主 编 简 介

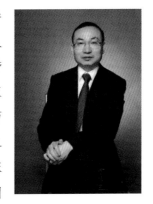

余剑波，医学博士，主任医师，教授，博士生和博士后导师。2012 年入选天津市"131"创新型人才培养工程第一层次人选，2015 年入选天津市"131"创新型人才培养工程创新团队带头人，首届天津名医，天津市高校学科领军人才，天津市临床医学研究中心分中心负责人，天津市重点实验室肺损伤与中西医修复方向负责人。荣获天津市卫生健康委员会"最美科技工作者"称号。现任天津市中西医结合急腹症研究所副所长，麻醉科和重症医学科主任，麻醉与急危重症教研室主任，兼任国家科技奖励专家库成员，教育部学位中心评审专家，国家卫生健康委员会能力建设和继续教育麻醉专家委员会成员，第一至三届中国中西医结合学会麻醉专业委员会副主任委员，第三届中国中西医结合学会科研院所工作委员会副主任委员，第十二、十三届中华医学会麻醉学分会委员和中西医结合学组副组长，第一届中国神经科学学会麻醉与脑功能分会常务委员，第四、五、六届中国医师协会麻醉学医师分会委员，中国中西医结合学会麻醉专业委员会穴位刺激治疗学术委员会主任，天津市中西医结合学会副会长，第一、二届天津市中西结合学会麻醉与镇痛专业委员会主任委员，第一届天津市中西结合学会重症医学专业委员会主任委员，第九、十届天津市医学会麻醉学分会副主任委员、候任主任委员，天津市卫生健康委员会麻醉质控中心副主任，天津市医师协会理事，第一、二届天津市医师协会麻醉科医师分会副会长，《中华麻醉学杂志》和《天津医药》编委，《临床麻醉学杂志》和《国际麻醉学与复苏杂志》通讯编委等。

主要研究方向为危重症器官损伤的内源性保护机制及调控。截至目前以第一作者和通信作者发表论文 160 余篇，其中在 SCI 收录期刊 *Redox Biology*、*Anesthesiology* 等发表论著 30 余篇；承担国家自然科学基金、省部级重点项目及人才基金 14 项；获得省部级科学技术进步奖一等奖、二等奖和三等奖共 6 项（其中一等奖为第一完成人），国家专利 5 项。主编专著 6 部，参编、译专著 9 部。

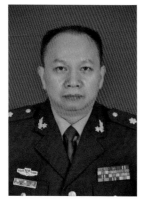

　　宋晓阳，中国人民解放军中部战区总医院麻醉科主任。从事临床麻醉及教学、科研工作 26 年。在高龄患者麻醉、小儿手术麻醉、复杂心脏病手术麻醉及重症患者救治方面积累了大量的临床经验，主要研究方向为老年患者围手术期器官保护。以第一作者及通信作者发表论著 30 余篇，其中 SCI 期刊收录 3 篇。以主编、副主编、编委身份编写专著 7 部。获湖北省科学技术进步奖二等奖 1 项、军队医疗成果二等奖 1 项，主持参与省市级基金项目 5 项。现兼任中国医师协会麻醉学医师分会委员，中国心胸血管麻醉学会胸科麻醉分会委员，湖北省医学会麻醉学分会副主任委员，武汉医学会麻醉学分会委员，湖北省生物医学工程学会体外生命支持专业委员会常委等职务。

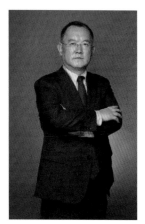

　　王英伟，医学博士，主任医师，教授，博士生导师，复旦大学附属华山医院麻醉科主任。国家自然科学基金二审专家，兼任同济大学、华东师范大学教授。现兼任中华医学会麻醉学分会常务委员兼麻醉人工智能学组组长、中国高等教育学会麻醉学教育研究理事会常务理事、中国神经科学学会麻醉与脑功能分会副主任委员、中国医师协会麻醉学医师分会常委、中国医疗器械行业协会麻醉与围术期医学分会副主任委员、中国药理学会麻醉药理学分会常务委员、中国研究型医院学会麻醉学分会常务委员、上海市医学会麻醉科专科分会副主任委员、*Molecular Pain* 编委和中文版主编、《国际麻醉学与复苏杂志》副总编及《中华麻醉学杂志》常务编委等职务，担任 10 余本 SCI 收录专业期刊的审稿人。

　　曾在美国华盛顿大学留学 3 年，后获得美国医师执照在华盛顿大学医学院附属 Barnes-Jewish 医院麻醉科担任讲师。主要从事围术期脑功能监测、全麻药物作用机制及神经病理性疼痛发病机制的研究。以通信作者发表 SCI 期刊论著 40 余篇，主编专著 4 部、副主编专著 3 部；作为项目负责人获得国家自然科学基金重点项目、国家 863 计划项目、科技部重大专项等国家级课题 10 余项。荣获教育部"新世纪优秀人才"、上海市"优秀学术带头人"等荣誉。

麻醉科常见急危重症
抢救流程与解析

主编　余剑波　宋晓阳　王英伟

科学出版社

北　京

内 容 简 介

本书共 38 章，精选出 60 余种麻醉科常见急危重症，均由临床一线的全国知名中青年专家根据国内外最新指南、专家共识及重要文献并结合自己的临床实践撰写而成。力求以简练、易懂、规范的"流程"，让临床一线医生在阅读本书后能在短时间内知道"是什么""怎么办"；其中的"解析"则较详细地阐明了疾病的病因、病理生理改变、诊断和救治方法，有助于读者进一步理解"流程"；同时，在线附上参考文献，方便读者进行延伸阅读。本书可作为基层和低年资麻醉医生临床处理急危重症的参考用书。

图书在版编目（CIP）数据

麻醉科常见急危重症抢救流程与解析 / 余剑波，宋晓阳，王英伟主编.
—北京：科学出版社，2022.3
ISBN 978-7-03-071676-7

Ⅰ.①麻… Ⅱ.①余… ②宋… ③王… Ⅲ.①麻醉学 ②急性病–急救 ③险症–急救 Ⅳ.①R614 ②R459.7

中国版本图书馆 CIP 数据核字（2022）第 032817 号

责任编辑：戚东桂 董 婕 / 责任校对：张小霞
责任印制：吴兆东 / 封面设计：龙 岩

科学出版社 出版
北京东黄城根北街 16 号
邮政编码：100717
http://www.sciencep.com
固安县铭成印刷有限公司印刷
科学出版社发行 各地新华书店经销

*

2022 年 3 月第 一 版 开本：787×1092 1/16
2024 年 4 月第五次印刷 印张：23 1/2 插页：1
字数：539 000
定价：128.00 元
（如有印装质量问题，我社负责调换）

《麻醉科常见急危重症抢救流程与解析》
编写人员

主　　编　　余剑波　天津市南开医院
　　　　　　宋晓阳　中国人民解放军中部战区总医院
　　　　　　王英伟　复旦大学附属华山医院
主　　审　　沈七襄　中国人民解放军中部战区总医院
　　　　　　姚尚龙　华中科技大学同济医学院附属协和医院
副 主 编　　戚思华　哈尔滨医科大学附属第四医院
　　　　　　陈向东　华中科技大学同济医学院附属协和医院
　　　　　　李　洪　陆军军医大学新桥医院
　　　　　　黎笔熙　中国人民解放军中部战区总医院
　　　　　　陈　敏　深圳市萨米国际医疗中心（深圳市第四人民医院）
编　　委　　（按姓氏汉语拼音排序）
　　　　　　陈俊亭　哈尔滨医科大学附属第四医院
　　　　　　刁玉刚　中国人民解放军北部战区总医院
　　　　　　甘国胜　中国人民解放军中部战区总医院
　　　　　　宫丽荣　天津市南开医院
　　　　　　胡宏强　中国人民解放军陆军第七十三集团军医院
　　　　　　李　宏　武警特色医学中心
　　　　　　李曙平　中国人民解放军中部战区总医院
　　　　　　林　群　福建医科大学附属第一医院
　　　　　　乔　辉　首都医科大学附属北京世纪坛医院
　　　　　　思永玉　昆明医科大学第二附属医院
　　　　　　王　锷　中南大学湘雅医院
　　　　　　王　胜　中国科学技术大学附属第一医院
　　　　　　王　云　首都医科大学附属北京朝阳医院
　　　　　　王海云　天津市第三中心医院
　　　　　　王寿平　广州医科大学附属第三医院

王晓斌　西南医科大学附属医院
王钟兴　中山大学附属第一医院
肖维民　华中科技大学同济医学院附属协和医院
徐　铭　复旦大学附属华山医院
杨天德　陆军军医大学新桥医院
于泳浩　天津医科大学总医院
喻文立　天津市第一中心医院
张　圆　天津市南开医院
张加强　河南省人民医院
张良成　福建医科大学附属协和医院
张燕辉　中国人民解放军中部战区总医院
赵　璇　同济大学附属第十人民医院
周　贤　西南医科大学附属医院
周　翔　中国人民解放军中部战区总医院

主编助理　史　佳　徐孟达　王海莲
编　者　（按姓氏汉语拼音排序）

曹慧娟	程鹏飞	高宝来	董树安	何思梦
胡光俊	季　蒙	李　坤	李　林	李海冰
林　云	刘　方	刘　健	罗中兵	穆　蕊
秦明哲	屈启才	阮剑辉	石　钊	唐　霓
王茂华	王庆利	文欣荣	翁亦齐	吴丽丽
吴卓熙	武丽娜	徐尤年	杨丽娜	俞　莹
张俊杰	张丽媛	赵茗姝	周文昱	邹　宇

序

2019 年至今，人类正在遭遇一场史无前例的瘟疫，凭借着中国特色社会主义制度的优越性、国家经济实力及国民的素质与凝心齐力，我们在"战疫"中取得了历史性成就，也为世界的抗疫斗争及经济民生的恢复与发展做出了巨大的贡献。我国医疗卫生战线也在抗疫斗争中经受了洗礼与检验。"战疫"期间，麻醉学科有识之士也在思考如何才能做到"不可同日而语而不忘初心"，如何迎难而上，建设好名副其实的二级临床学科；在反思"种豆得豆"，如何在"战疫"期间扎实地将麻醉学的理论与技术，特别是把对生命功能的监测、调节与控制，生命复苏及内环境维稳，以及重要脏器功能的保护等技术广泛地运用到疾病的预防、诊断与治疗中。唯有日复一日辛勤的耕耘才能让学科蓬勃发展。

正当全国同仁聚思、聚焦之时，《麻醉科常见急危重症抢救流程与解析》一书呈现在我的面前，使我眼前一亮，感到无比及时与应势，真是因势而谋、因势而动、与时俱进。该书共三十八章，内容涉及临床常见危重病症，撰写模式采用贴合临床实际、以流程为轴心，辅以必需的诊治要点与说明，读后不仅使人一目了然，而且能用于临床实践，具有很强的操作性。该书的作者是我国麻醉学界的一代新人，是近十年内涌现出来的一批年富力强、知识面宽、基础扎实、专业精通的优秀学术（科）带头人。该书的撰写不仅说明他们具有学术造诣，更有强烈的学科发展意识，是我国麻醉学科建设与发展的中坚力量，我国麻醉学科振兴有望。

我国麻醉学科的发展必须以问题与需求为导向，麻醉科必须坚定地拓展工作领域，除临床（手术）麻醉以外必须拓展到舒适化医疗、危重病症的监测与治疗、生命的维稳与复苏及疼痛诊疗等广泛的领域。经过数十年沉淀的麻醉学理论与技术体系将是上述工作的重要基础与支撑，期望该书的问世能起到拨云见日的作用，能为麻醉学科建设与发展助力。诚然，一部新作存在不足之处在所难免，希望全国同道在实践中与作者一起共同努力，使之日臻完善。

于徐州医科大学

前　言

　　急危重症患者大多发病急、病因复杂、病情危重、进展快，其病死率高；因此，对急危重症患者进行及时而准确的诊疗关系到患者的生存与生活质量，也是每一名临床医生需要经常面对的棘手问题。急危重症处理需要具备"快、准、狠"的诊疗能力，"时间就是生命，知识就是力量"也是对其最淋漓尽致的写照。如何快速提高临床一线麻醉医生的急危重症救治能力、减少忙中出错的概率，为此，我们组织编写了《麻醉科常见急危重症抢救流程与解析》。

　　本书精选出 60 余种麻醉科常见急危重症，几十名临床一线的全国知名中青年专家根据国内外最新指南、专家共识及重要文献并结合自己的临床实践撰写而成。力求以简练、易懂、规范的"流程"，让读者阅读后能在短时间内知道"是什么""怎么办"；其中的"解析"则较详细地阐明了疾病的病因、病理生理改变、诊断和救治方法，有助于读者进一步理解"流程"；同时，读者可通过扫描本书封底二维码获取附录（电除颤和心脏起搏的临床应用、人工肾和人工肝的临床应用、体外膜肺氧合及常用急救药物剂量与配制）和参考文献，方便进行延伸阅读。所谓急危重症，按照专科分类则不胜枚举，同时各专科都有相应专业书籍加以阐明，本书选择麻醉科最为常见的急危重症供读者参考，寄希望于本书能为读者提供简便易行的临床救治路径以挽救患者。基层和低年资麻醉医生可将本书作为临床处理急危重症的案头书，在遇见自己未处理过的情况或处理经验不足时参考使用，以保障医疗安全、改善患者转归。

　　同时寄望于通过学习本书能够规范化培养年轻医生、改进其临床处理急危重症能力，为我国麻醉医生诊疗水平的提高助一臂之力。

　　最后，衷心感谢两位主审的悉心指导，以及各位编委为本书编写所做出的贡献；感谢出版社的大力支持及一直关心本书出版的专家和广大读者们。

　　急危重症大多病因复杂、机制不明，对其认识和处理随着经验的积累和处理手段的进步需要不断更新，受本书编者水平所限，不妥之处恳请同道与读者批评指正。

余剑波　宋晓阳　王英伟

前 言

目　　录

第一章　抢救的基本原则及解析 ·· 1
　　第一节　抢救的基本原则 ·· 1
　　第二节　抢救基本原则解析 ·· 3
第二章　心肺脑复苏流程及解析 ·· 9
　　第一节　心肺脑复苏流程 ·· 9
　　第二节　心肺脑复苏解析 ··· 10
第三章　急性气道阻塞抢救流程及解析 ··· 23
　　第一节　急性气道阻塞抢救流程 ··· 23
　　第二节　急性气道阻塞抢救解析 ··· 24
第四章　急性喉头水肿、喉痉挛抢救流程及解析 ··································· 30
　　第一节　急性喉头水肿抢救流程及解析 ······································· 30
　　第二节　急性喉痉挛抢救流程及解析 ··· 32
第五章　重症哮喘和支气管痉挛抢救流程及解析 ··································· 35
　　第一节　重症哮喘和支气管痉挛抢救流程 ····································· 35
　　第二节　重症哮喘和支气管痉挛抢救解析 ····································· 36
第六章　局部麻醉药中毒抢救流程及解析 ··· 41
　　第一节　局部麻醉药中毒抢救流程 ··· 41
　　第二节　局部麻醉药中毒抢救解析 ··· 42
第七章　严重休克抢救流程及解析 ··· 47
　　第一节　低血容量性休克抢救流程及解析 ····································· 47
　　第二节　心源性休克抢救流程及解析 ··· 53
　　第三节　过敏性休克抢救流程及解析 ··· 59
第八章　严重皮下气肿与二氧化碳入血抢救流程及解析 ····························· 64
　　第一节　严重皮下气肿与二氧化碳入血抢救流程 ······························· 64
　　第二节　严重皮下气肿与二氧化碳入血抢救解析 ······························· 65
第九章　严重心律失常抢救流程及解析 ··· 68
　　第一节　严重快速性心律失常抢救流程及解析 ································· 68
　　第二节　严重缓慢性心律失常抢救流程及解析 ································· 73
第十章　急性心肌梗死抢救流程及解析 ··· 77
　　第一节　急性心肌梗死抢救流程 ··· 77
　　第二节　急性心肌梗死抢救解析 ··· 78
第十一章　急性肺栓塞抢救流程及解析 ··· 87

　　第一节　急性肺栓塞抢救流程···87
　　第二节　急性肺栓塞抢救解析···88
第十二章　大咯血抢救流程及解析···98
　　第一节　大咯血抢救流程···98
　　第二节　大咯血抢救解析···99
第十三章　急性呼吸窘迫综合征抢救流程及解析···106
　　第一节　急性呼吸窘迫综合征抢救流程··106
　　第二节　急性呼吸窘迫综合征抢救解析··107
第十四章　急性脑卒中抢救流程及解析···112
　　第一节　急性脑卒中抢救流程···112
　　第二节　急性脑卒中抢救解析···113
第十五章　全脊髓麻醉抢救流程及解析···121
　　第一节　全脊髓麻醉抢救流程···121
　　第二节　全脊髓麻醉抢救解析···122
第十六章　重度烧伤抢救流程及解析··126
　　第一节　重度烧伤抢救流程···126
　　第二节　重度烧伤抢救解析···127
第十七章　急性重症颅脑损伤抢救流程及解析··131
　　第一节　急性重症颅脑损伤抢救流程··131
　　第二节　急性重症颅脑损伤抢救解析··132
第十八章　急性颅内高压危象（脑疝）抢救流程及解析·······························139
　　第一节　急性颅内高压危象（脑疝）抢救流程·······································139
　　第二节　急性颅内高压危象（脑疝）抢救解析·······································140
第十九章　癫痫持续状态抢救流程及解析···146
　　第一节　癫痫持续状态抢救流程···146
　　第二节　癫痫持续状态抢救解析···147
第二十章　高位截瘫抢救流程及解析··151
　　第一节　高位截瘫抢救流程···151
　　第二节　高位截瘫抢救解析···152
第二十一章　急性心脏压塞抢救流程及解析···159
　　第一节　急性心脏压塞抢救流程···159
　　第二节　急性心脏压塞抢救解析···159
第二十二章　重症胸部创伤抢救流程及解析···166
　　第一节　重症胸部创伤抢救流程···166
　　第二节　重症胸部创伤抢救解析···167
第二十三章　严重创伤性膈疝抢救流程及解析··173
　　第一节　严重创伤性膈疝抢救流程··173
　　第二节　严重创伤性膈疝抢救解析··174

第二十四章　急性心力衰竭抢救流程及解析··180
　　第一节　急性左心衰竭抢救流程及解析··180
　　第二节　急性右心衰竭抢救流程及解析··194
第二十五章　新生儿窒息抢救流程及解析··200
　　第一节　新生儿窒息抢救流程···200
　　第二节　新生儿窒息抢救解析···201
第二十六章　急性上消化道大出血抢救流程及解析································208
　　第一节　急性上消化道大出血抢救流程···208
　　第二节　急性上消化道大出血抢救解析···209
第二十七章　严重肠梗阻抢救流程及解析··215
　　第一节　严重肠梗阻抢救流程···215
　　第二节　严重肠梗阻抢救解析···216
第二十八章　重症急性胰腺炎抢救流程及解析··221
　　第一节　重症急性胰腺炎抢救流程···221
　　第二节　重症急性胰腺炎抢救解析···222
第二十九章　弥散性血管内凝血抢救流程及解析····································228
　　第一节　弥散性血管内凝血抢救流程···228
　　第二节　弥散性血管内凝血抢救解析···229
第三十章　产科急危重症抢救流程及解析··236
　　第一节　子宫破裂抢救流程及解析···236
　　第二节　产后出血抢救流程及解析···239
　　第三节　子痫抢救流程及解析···244
　　第四节　羊水栓塞抢救流程及解析···248
第三十一章　急性肾损伤抢救流程及解析··255
　　第一节　急性肾损伤抢救流程···255
　　第二节　急性肾损伤抢救解析···257
第三十二章　急性肝衰竭抢救流程及解析··266
　　第一节　急性肝衰竭抢救流程···266
　　第二节　急性肝衰竭抢救解析···267
第三十三章　急性电解质紊乱抢救流程及解析··272
　　第一节　急性低钾血症抢救流程及解析···272
　　第二节　急性高钾血症抢救流程及解析···276
　　第三节　急性低钠血症抢救流程及解析···280
　　第四节　急性高钠血症抢救流程及解析···286
第三十四章　酸、碱中毒抢救流程及解析··291
　　第一节　呼吸性酸中毒抢救流程及解析···291
　　第二节　代谢性酸中毒抢救流程及解析···295
　　第三节　呼吸性碱中毒抢救流程及解析···299

　　第四节　代谢性碱中毒抢救流程及解析 ·· 303
第三十五章　糖尿病酮症酸中毒抢救流程及解析 ······················· 307
　　第一节　糖尿病酮症酸中毒抢救流程 ·· 307
　　第二节　糖尿病酮症酸中毒抢救解析 ·· 308
第三十六章　糖尿病非酮症高渗性综合征抢救流程及解析 ··········· 314
　　第一节　糖尿病非酮症高渗性综合征抢救流程 ······················· 314
　　第二节　糖尿病非酮症高渗性综合征抢救解析 ······················· 314
第三十七章　低血糖昏迷抢救流程及解析 ································· 322
　　第一节　低血糖昏迷抢救流程 ·· 322
　　第二节　低血糖昏迷抢救解析 ·· 323
第三十八章　与麻醉相关的术中危象抢救流程及解析 ················· 327
　　第一节　高血压危象抢救流程及解析 ·· 327
　　第二节　嗜铬细胞瘤危象抢救流程及解析 ·································· 333
　　第三节　恶性高热的抢救流程及解析 ·· 338
　　第四节　重症肌无力危象抢救流程及解析 ·································· 344
　　第五节　甲状腺功能亢进危象抢救流程及解析 ······················· 350
　　第六节　肾上腺危象抢救流程及解析 ·· 355
　　第七节　腺垂体功能减退危象抢救流程及解析 ······················· 361

第一章　抢救的基本原则及解析

第一节　抢救的基本原则

定义

抢救：是指在危急情况下突击救护。对于病危的伤员、患者，采取迅速及时的医疗手段，以挽救生命

快速诊断

准确判断病/伤情：应迅速明确病变/创伤部位，并确定该创伤是否直接危及患者的生命

心搏骤停
- 拍肩部并大声呼叫——无反应
- 没有呼吸或有呼吸异常（如叹息样呼吸、喘息）
- 大动脉（颈动脉、股动脉）搏动消失，心音消失
- 术中心电图显示室颤、直线或HR<30次/分

意识
- 拍肩部并大声呼叫——无反应
- 表情淡漠、烦躁不安、嗜睡——意识障碍
- 反应迟钝—浅昏迷—昏迷—脑功能障碍

紧急评估

心搏与血压
- 触摸颈动脉、股动脉搏动消失，心音消失，HR<30次/分
- 心电图
  - 心率
    - HR>100次/分：观察处理
    - HR>160次/分：紧急处理
    - HR<60次/分：观察处理
    - HR<30次/分：心脏按压
  - 心律：室性心动过速、心室颤动、直线——紧急处理（心肺复苏）
- 血压
  - BP>160/100mmHg：观察处理
  - BP>180/110mmHg：紧急处理
  - BP<90/60mmHg：观察处理
  - BP<70/50mmHg：紧急处理

气道与呼吸
- 气道阻塞
  - 部分阻塞：咳嗽、喘气、呼吸困难，面色青紫，鼻翼扇动、三凹征或点头呼吸
  - 完全阻塞：面色灰暗青紫，无法说话、咳嗽、呼吸，失去知觉，很快出现呼吸、心搏骤停
- 呼吸频率：呼吸增快，RR>24次/分；呼吸窘迫，RR>32次/分；呼吸抑制，RR<9次/分
- 缺氧程度
  - 低氧血症：SpO_2<90%，PaO_2<60mmHg
  - 明显缺氧：SpO_2<80%，PaO_2<50mmHg
  - 严重缺氧：SpO_2<75%，PaO_2<40mmHg
  - 生命极限：SpO_2<60%，PaO_2<36mmHg
  - 死亡线：SpO_2<36%，PaO_2<20mmHg

四肢活动度
- 截瘫（脊髓损伤）：双下肢活动受限+尿失禁
- 高位截瘫（颈椎损伤）：双上肢、双下肢均活动受限+呼吸困难
- 偏瘫（颅内疾病）：单侧肢体活动受限
- 骨折：单独一侧肢体活动受限+疼痛+假关节
- 心搏骤停：四肢活动受限+无反应+无心搏

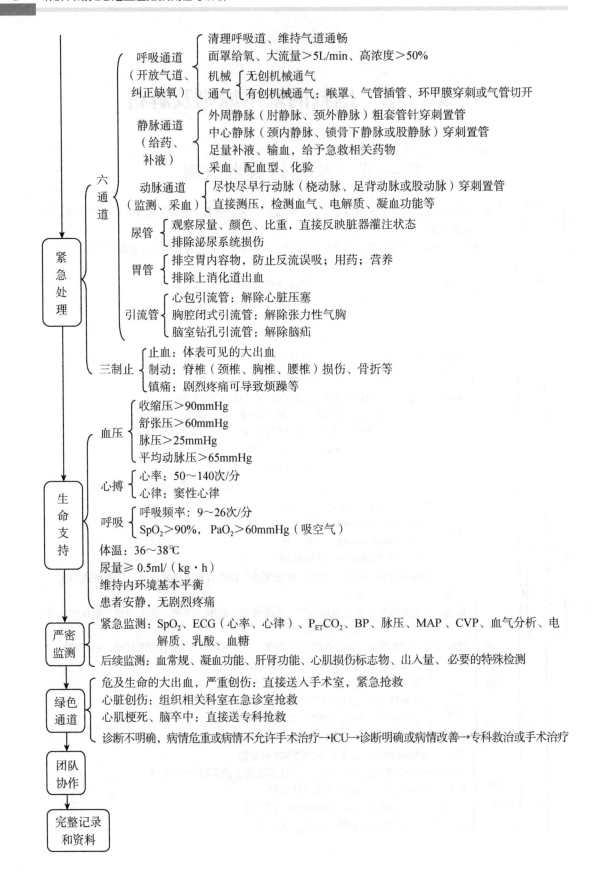

呼吸通道
（开放气道、
纠正缺氧）
清理呼吸道、维持气道通畅
面罩给氧、大流量＞5L/min、高浓度＞50%
机械通气｛无创机械通气
有创机械通气：喉罩、气管插管、环甲膜穿刺或气管切开

静脉通道
（给药、
补液）
外周静脉（肘静脉、颈外静脉）粗套管针穿刺置管
中心静脉（颈内静脉、锁骨下静脉或股静脉）穿刺置管
足量补液、输血，给予急救相关药物
采血、配血型、化验

动脉通道
（监测、采血）
尽快尽早行动脉（桡动脉、足背动脉或股动脉）穿刺置管
直接测压，检测血气、电解质、凝血功能等

尿管
观察尿量、颜色、比重，直接反映脏器灌注状态
排除泌尿系统损伤

胃管
排空胃内容物，防止反流误吸；用药；营养
排除上消化道出血

引流管
心包引流管：解除心脏压塞
胸腔闭式引流管：解除张力性气胸
脑室钻孔引流管：解除脑疝

六通道

三制止
止血：体表可见的大出血
制动：脊椎（颈椎、胸椎、腰椎）损伤、骨折等
镇痛：剧烈疼痛可导致烦躁等

紧急处理

血压
收缩压＞90mmHg
舒张压＞60mmHg
脉压＞25mmHg
平均动脉压＞65mmHg

心搏｛心率：50～140次/分
心律：窦性心律

呼吸｛呼吸频率：9～26次/分
SpO_2＞90%，PaO_2＞60mmHg（吸空气）

体温：36～38℃
尿量≥0.5ml/（kg·h）
维持内环境基本平衡
患者安静，无剧烈疼痛

生命支持

严密监测
紧急监测：SpO_2、ECG（心率、心律）、$P_{ET}CO_2$、BP、脉压、MAP、CVP、血气分析、电解质、乳酸、血糖
后续监测：血常规、凝血功能、肝肾功能、心肌损伤标志物、出入量、必要的特殊检测

绿色通道
危及生命的大出血，严重创伤：直接送入手术室，紧急抢救
心脏创伤：组织相关科室在急诊室抢救
心肌梗死、脑卒中：直接送专科抢救
诊断不明确，病情危重或病情不允许手术治疗→ICU→诊断明确或病情改善→专科救治或手术治疗

团队协作

完整记录和资料

第二节　抢救基本原则解析

急危重症患者的抢救都是与时间争夺生命，分秒必争。不论何种疾病，最初的救治原则和措施基本是一致的，即抢救生命是第一位的。

一、心搏骤停

心搏骤停是临床上最危急的状态，即临床死亡状态，必须立刻诊断和抢救，建议在 5～20s 内诊断，迅速进行心肺复苏。在院外、院内或手术室内凡遇到突然倒地者只需凭两条即可诊断并立即实施心肺复苏。①呼之不应——无意识；②大动脉搏动消失——无心搏。

在手术室内，若患者突然意识消失，心电图呈现心室颤动、直线或心率<30 次/分，应立即行心肺复苏。

二、紧急评估四要点

门诊、急诊、病房或手术室的急危重症患者，初诊医生应对患者进行紧急评估，判断患者当时是否存在生命危险，以及是否需要立即抢救。

（一）意识

意识反映大脑皮质和脑干网状结构的完整性，是人类特有的功能，也是接触患者的第一印象；一个正常人或轻症患者应该是神志清楚，有思维和记忆能力，讲话清晰，能交流，活动自如的人。

1. 意识障碍　目前有关判断意识障碍（大脑功能抑制或受损）程度常采用格拉斯哥昏迷量表（Glasgow coma scale，GCS）评分法（表 1-1），8 分是病情严重与否的分界线。

表 1-1　GCS 评分

评分	睁眼	语言	运动
6			按吩咐动作
5		正常交谈	对疼痛刺激定位反应
4	自发睁眼	言语错乱	对疼痛刺激屈曲反应
3	语言吩咐睁眼	只能说出（不适当）单词	异常屈曲（去皮质状态）
2	疼痛刺激睁眼	只能发音	异常伸展（去脑状态）
1	无睁眼	无发音	无反应

注：清醒，15 分；嗜睡，12～13 分；朦胧，10～12 分；浅昏迷，8～10 分；昏迷，4～7 分；深昏迷，3 分。

2. 昏迷　反映大脑皮质和脑干网状结构功能严重异常，是一种病理状态，任何疾病伴有意识障碍甚至出现昏迷都说明病情危急，需结合其他症状尽快做出诊断和处理。

（二）心搏与血压

心脏是人体循环系统的动力，人体通过血液循环系统运输体内的各种营养物质和代谢废物。

一旦停止生命活动即终止，故对任何一个需抢救的生命而言，紧急评估除第一印象以外，以心率和血压评估最重要。

1. 紧急判断　触诊大动脉（颈动脉或股动脉）可最快地判断。

2. 脉搏血氧饱和度（SpO₂）　使用手指脉搏血氧饱和度仪，能迅速反映心率和血氧饱和度，操作简单、快捷，是最快、最直接的监测。但在患者存在指端皮肤或颜色异常（如涂指甲油、指端有污垢、甲床厚、灰指甲等）、指尖皮肤冰冷、末梢循环差、被测部位剧烈运动时影响其准确性。

3. ECG 判断心率和心律

（1）正常心律：窦性心律。

（2）异常心律（严重）

1）阵发性室上性心动过速：用药、同步直流电复律。

2）心房颤动：用药、同步直流电复律。

3）室性心动过速：用药、非同步除颤。

4）心室颤动：非同步除颤、用药。

5）三度房室传导阻滞：用药、安装起搏器。

（3）心率

1）正常：60～100 次/分。

2）心动过速：HR＞100 次/分；HR＞160 次/分需紧急处理。

3）心动过缓：HR＜60 次/分；HR＜30 次/分需心脏按压，必要时给予肾上腺素 1mg 静脉注射。

4. 血压　主要是评估血压是否需要紧急处理。目前血压的监测有间接测量和直接测量，具体如下所述。

（1）间接测量：袖带、电子血压计（1 次/分或连续测量 5 分钟）。

（2）直接测量：尽快尽早建立动脉通路（桡动脉、足背动脉、股动脉穿刺置管），可连续、动态监测收缩压（SBP）、舒张压（DBP）及平均动脉压（MAP）。

基本正常血压范围:（140～120）/（90～60）mmHg,MAP 90～100mmHg,脉压 30～40mmHg。下述血压需要紧急处理：①血压≥180/120mmHg 或血压≤70/50mmHg；②MAP≥140mmHg 或 MAP≤55mmHg；③脉压＞60mmHg 或脉压＜20mmHg

5. 休克指数（shock index，SI）　SI=HR/SBP，判定有无休克或反映休克的轻重程度。

（1）正常：SI 0.4～0.6。

（2）应考虑存在休克：0.8＜SI≤1.0。

（3）存在休克：1.0＜SI≤1.5。

（4）应紧急处理：SI＞1.5～2.0。

（三）气道与呼吸

气道和呼吸是机体与外界进行气体交换（供氧和排除机体新陈代谢的产物 CO_2）的通道和动力，一旦严重气道受阻或呼吸停止，生命在很短时间内即可终止。在诸多的急救技术中，气道管理最为关键；急救中通过任何方法、任何手段确保气道通畅，保证呼吸的有效性，以维持有效的气体交换是急救最为重要的手段。

1. 气道阻塞　严重的气道阻塞是可以在很短时间内置人于死地的，需要紧急处理。

1）病史：①儿童由家长讲述；②成人自述或由家人讲述。

2）症状：①呼吸困难，即呼吸费力、急促、"三凹征"、鼻翼扇动、发绀；②咳嗽无声、不能言语，极度烦躁、恐惧；③严重者呼吸停止或有胸廓运动却无气流出入，发绀。

3）病因：①儿童，气管异物常见；②成人，过敏性喉头水肿、会厌炎、喉痉挛、支气管痉挛、严重的哮喘发作、误吸或颈部严重创伤等。

2. 呼吸　正常呼吸频率 9～24 次/分；异常的呼吸频率：①呼吸增快，RR 24～28 次/分；②呼吸急促，RR 28～32 次/分；③呼吸窘迫，RR≥32 次/分；④呼吸抑制，RR<9 次/分；⑤严重呼吸抑制，RR<7 次/分。

3. 缺氧程度

（1）低氧血症：SpO_2<90%，PaO_2<60mmHg。

（2）明显缺氧：SpO_2<80%，PaO_2<50mmHg。

（3）严重缺氧：SpO_2<75%，PaO_2<40mmHg。

（4）生命极限：SpO_2<60%，PaO_2<36mmHg。

（5）死亡线：SpO_2<36%，PaO_2<20mmHg。

（四）四肢活动度

四肢活动度是机体有无意识、心搏和呼吸的外部表现，同时也是判断中枢神经系统是否受损的重要指标。

1. 正常　按指令可自如、正确活动。

2. 心搏骤停　四肢不能活动、无反应、无心搏。

3. 截瘫（胸腰段脊髓损伤）　双下肢不能活动、大小便失禁。

4. 高位截瘫（颈椎损伤，C_4 或 C_4 以上）　双上肢、双下肢均不能活动、呼吸困难、大小便失禁。

5. 脑卒中（颅内疾病）　一侧上下肢不能活动、嘴角偏斜或伸舌偏向。

6. 骨折　单独一侧肢体不能活动且疼痛、肿胀出血，皮肤破损及假关节。

三、紧急处理

紧急处理包括六通道、三制止。

（一）六通道

凡是需要抢救的危重症患者，第一时间的紧急处理中必须立即建立如下通道，尤其是前两条通道。

1. 呼吸通道　是生命第一通道，应该尽快开放气道、纠正缺氧。下述情况应该尽快、尽早置入喉罩或气管内插管并行机械通气：①有意识障碍尤其是昏迷者；②呼吸困难，且 SpO_2≤75% 的患者；③颅脑、颌面、颈胸腹部严重创伤的患者。

2. 静脉通道　危重患者均应第一时间开放静脉通道。输液、给药、采血、配血，首选肘静脉（粗套管针）；心搏骤停时，可选择锁骨下静脉穿刺（锁骨下静脉不易塌陷）。

3. 动脉通道　危重患者在动脉尚可触及时，应尽早建立动脉通道以方便直接测压及监测血气分析、电解质和凝血功能等，可选择桡动脉、足背动脉、股动脉穿刺置管。

4. 尿管　通过观察尿量、尿比重以反映脏器灌注状态及肾功能状态，是监测循环功能直观而简便的方法，还可以通过观察尿液颜色来排除泌尿系统损伤和溶血状态。

5. 胃管　其作用：①排空胃内容物，预防反流、误吸；②用于补充营养和给药；③确诊是否存在上消化道出血。

6. 救命的引流管   如心包引流管可以解决心脏压塞，胸腔闭式引流管可以解除张力性气胸；脑室钻孔引流管可以解除脑疝危象。当心脏压塞、张力性气胸、脑疝危象危及生命时，上述三种引流措施可暂时挽救生命。

（二）三制止

1. 止血   体表可见的大出血必须尽快止血，如常见的有四肢粉碎性开放性骨折；一条长10cm左右的头皮全层损伤伤口的出血足以引起休克；颈部大血管损伤不仅可引起休克，而且若引起颈部血肿则可压迫气道、危及生命。应用止血带、止血钳、包扎、压迫和填塞等方法可以止血。

2. 制动   是指在受到外伤或者接受手术后，为了恢复需要，使人体全身或者局部保持固定姿势，为临床的一种保护性措施。例如，脊椎损伤患者，尤其是颈椎损伤，不适宜的体位或剧烈搬动，不仅可造成二次损伤，严重时甚至可致死；四肢骨折也需固定防止二次损伤。

3. 镇痛   危重患者若伴有剧烈疼痛，可引起机体不良应激反应，可出现焦虑、躁动甚至休克，应根据患者情况适当给予镇痛；对于昏迷患者如存在严重的膀胱积尿则可引起明显的躁动，应注意观察并及时解除。

四、术中紧急情况与处理

1. 患者突然出现神志消失（呼之不应），血压下降和（或）HR<30次/分和（或）SpO_2<75%，则应考虑立即施行心肺复苏。

2. 血压<70/50mmHg、MAP<55mmHg时，静脉注射肾上腺素0.5～1.0mg。

3. 严重缺氧SpO_2≤75%，应考虑置入喉罩或气管插管，并行机械通气。

4. 呼气末二氧化碳分压（$P_{ET}CO_2$）突然降低甚至消失，应立即查明原因，警惕发生肺栓塞。

5. 术中意外大出血或手术部位出血不止，血压下降（血压<70/50mmHg），HR>160次/分，在止血、快速补液输血和强心升压药物应用的同时应补充凝血因子，预防心搏骤停。

6. 需要紧急处理的ECG

（1）HR<30次/分：心脏按压，静脉注射肾上腺素0.5～1.0mg。

（2）室上性心动过速，HR 160～200次/分（规律）：静脉注射艾司洛尔0.5～1.0mg/kg，或美托洛尔3～5mg。

（3）三度房室传导阻滞：静脉注射阿托品1mg；必要时静脉注射异丙肾上腺素2～10μg，继之以0.05～0.20μg/（kg·min）的速率静脉泵注。

（4）室性心动过速、心室颤动：心脏按压，静脉注射肾上腺素1mg，必要时电除颤。

（5）心电分离：心脏按压，同时静脉注射肾上腺素1mg。

五、生命支持

（一）心血管功能

1. 维持心血管功能四要素

（1）心肌收缩力（动力）：强心药。

（2）血容量（心血管的物质基础），即前负荷：补充容量。

（3）血管张力（外周阻力），即后负荷：应用升压药或降压药。

（4）血流通道：解除阻塞。

2. 血压

（1）理想血压：120/80mmHg。

（2）正常血压：（90～130）/（60～85）mmHg。

（3）正常高值：SBP 130～139mmHg，DBP 85～89mmHg。

（4）SBP：主要反映心肌收缩力、血容量和大血管的弹性，保证大脑、肾、肝等重要脏器的供血供氧，不宜低于90mmHg。

（5）DBP：主要反映外周血管阻力，同时保证心脏自身的供血供氧，不宜低于60mmHg，老年患者宜DBP≥70mmHg。

（6）脉压：主要反映每搏量的变化，与血容量相关，正常值30～40mmHg。

（7）MAP：MAP=（SBP+2×DBP）/3或MAP=DBP+1/3脉压，正常值80～100mmHg，不宜MAP<70mmHg或MAP>120mmHg。

3. 心率和心律

（1）心率：①正常值60～100次/分；②HR<45次/分或HR>160次/分时，可影响心排血量；③力争维持在55～110次/分。

（2）心律：维持窦性心律对维持心血管稳定极为重要，异常心律处理方法同前述。

4. 尿量　是反映脏器灌注状态的直观指标，应不小于0.5ml/（kg·h），重视尿比重和颜色。

（二）呼吸功能

呼吸功能包括通气功能和换气功能两个基本部分，主要包括如下几个方面。

1. 呼吸频率　应维持正常呼吸频率9～24次/分；RR>32次/分为呼吸窘迫；RR<7次/分为呼吸严重抑制；RR<7次/分或RR>32次/分时应考虑气管插管、机械通气。

2. SpO₂　正常情况下，吸空气 SpO_2≥95%。

（1）低氧血症：SpO_2<90%，PaO_2<60mmHg。

（2）明显缺氧：SpO_2<80%，PaO_2<50mmHg。

（3）严重缺氧：SpO_2<75%，PaO_2<40mmHg。

（4）生命极限：SpO_2<60%，PaO_2<36mmHg。

（5）死亡线：SpO_2<36%，PaO_2<20mmHg。

3. 氧合指数（oxygenation index，OI）　是反映肺弥散功能的重要指标之一，$OI=PaO_2/FiO_2$，正常值OI=（80～100）/0.21=381～476mmHg。OI<300mmHg时提示轻度急性呼吸窘迫综合征（ARDS），可先试行氧疗；OI<200mmHg时提示中-重度ARDS，考虑机械通气治疗。

（三）体温

正常值：口温37℃（36.2～37℃），腋温36.7℃（36～36.7℃），肛温37.5℃（36.5～37.7℃），是维持正常新陈代谢的需要。体温小于35℃或大于40℃为重症，力争维持体温36～38℃。

（四）疼痛

疼痛是疾病的信号，是生命体征之一。

1. 部位　头颈胸肩、心前区、四肢关节、脊椎等。

2. 性质　刺痛、钝痛、锐痛等。

3. 程度　轻微、明显、剧烈等。

六、严密监测

危重患者病情复杂多变，必须加强监测，及时严密的监测才能为病情的变化和判断提供依据、调整抢救措施，确定最佳治疗方案。

（一）常规监测

常规监测包括血压、心率、呼吸、SpO_2、ECG、$P_{ET}CO_2$、温度、尿量、出入量、血型、血常规、血气、电解质、血糖、MAP、CVP、凝血功能、心肌损伤标志物、肝肾功能检测。

（二）特殊监测

特殊监测包括脑电图、脑电双频谱指数、经食管超声心动图检查、血栓弹力图等。

（三）强调

1. 即时监测　如血气、血糖、凝血功能、血钾水平等随病情变化应及时监测。
2. 连续、动态监测　如 ECG、CVP、MAP、SpO_2 等。

七、绿色通道

对于危重患者的抢救，时间就是生命，快诊断、快抢救，必须有绿色通道，从患者到急诊室、门诊、病房、手术室须一路畅通，而且在人员和设备上也应该优先，因此需有一套合理制度保证第一时间得到最及时的治疗。

（1）病情允许时，选择最有效、快捷的辅助检查以帮助初诊，如 B 超、CT 检查等。
（2）凡危及生命的大出血或严重创伤，应直接送手术室紧急抢救。
（3）对于心脏创伤，应避免搬动，组织相关科室就地抢救。
（4）对于子宫破裂，于紧急情况下在产房组织就地抢救。
（5）对于心肌梗死、脑卒中，直接送专科进行抢救。
（6）对于诊断不明而病情危重者，送重症监护病房（ICU）进行生命支持，待病情有所改善或诊断明确，送专科进一步救治。

八、团队协作

对急危重症患者的抢救是临床医疗中复杂多变、涉及知识面广、技术含量高的医疗实践，需要多学科共同参与发挥团队协作精神，包括内科、外科、麻醉科、妇产科、医技科室等学科，医生、护士、后勤保障人员及行政人员的通力合作，才能达到最佳的治疗效果，以提高患者的生存率和生存质量。

九、完善记录和资料

抢救中虽然极为忙碌和紧张，但仍需认真记录并完善各种医疗文书，真实反映抢救治疗的全过程，这不仅是日常工作规范的要求，而且对总结经验教训，提高对急危重症抢救的临床研究工作积累了第一手资料，其还是重要的档案和法律文件。

（沈七襄）

第二章　心肺脑复苏流程及解析

第一节　心肺脑复苏流程

定义　心搏骤停是临床上最严重的重症，即临床死亡。心肺脑复苏是指心搏骤停后，生命处于最危急时刻，为使循环、呼吸、脑等功能恢复而采取的一系列紧急抢救治疗措施。心肺复苏是基础，而脑复苏决定患者的生存质量

诊断
- （1）大声呼叫无反应或边推动患者边呼叫无反应
- （2）大动脉（颈动脉、股动脉）搏动消失
- （3）喘息样呼吸
- （4）瞳孔散大，对光反射消失
- （5）无心音，无脉
- （6）心电图监测：VF或VT波，心电-机械分离，直线
- **注**：以上前5条只要有第1、2两条，术中或病房有第6条即可诊断，无须为听心音、摸脉搏等而延误诊断时间

紧急评估
- 环境（E）：所在环境是否安全
- 神志（S）：呼叫患者，判断神志是否清楚
- 气道（A）：有无气道阻塞，检查有无气道异物
- 呼吸（B）：有无呼吸，呼吸的频率和幅度
- 出血（B）：有无体表可见的大量出血
- 脉搏（C）：有无脉搏，循环是否充分；5～15s内判断完成，非专业人士可省略
- 心电图：判断是否为可除颤心律
  - 心室颤动/无脉性室性心动过速：可除颤心律
  - 心室停博/无脉性电活动：不可除颤心律

紧急处理
- 生存链
  - 基本生命支持
    - 尽早识别与激活急诊医疗服务体系
    - 尽早实施CPR（C-A-B）
    - 快速除颤
  - 高级生命支持
    - 建立人工气道
    - 建立必要的监测措施
    - 判断是否存在可除颤的心律
    - 采取必要的治疗措施：输液、药物等
  - 复苏后治疗
    - 自主循环
    - 自主呼吸
    - 脑复苏
      - 亚低温/目标体温治疗
      - 脱水治疗
      - 脑保护药物
      - 高压氧
- 存在可除颤心律：心室颤动/无脉性室性心动过速
  - 第1次电除颤，继续5个周期CPR，评估心律
  - 第2次电除颤，继续5个周期CPR，评估心律
  - 给予血管活性药物，第3次电除颤，继续5个周期CPR，评估心律
  - 视情况给予抗心律失常药物
  - 如有脉搏，开始复苏后处理
  - 如无脉搏，继续重复上述电除颤→CPR→评估心律→药物

结局与转归
- 脑复苏结局：Glasgow-Pittsburg分级，5个等级
- 转归
  - 完全恢复
  - 去大脑皮质综合征——植物人
  - 脑死亡
  - 死亡

第二节　心肺脑复苏解析

心搏骤停是临床上最严重的重症，即临床死亡，是指心脏泵血功能机械活动的突然停止，造成全身血液循环中断、呼吸停止和意识丧失。心肺脑复苏（cardio-pulmonary-cerebral resuscitation，CPCR）是对心搏骤停患者所采取的以恢复循环、呼吸和中枢神经系统功能为目的的抢救措施，包括基础生命支持（basic life support，BLS）、高级生命支持（advance life support，ALS）和持续生命支持（persistent life support，PLS）三部分，这三部分是互相连接的不间断流程，采用规范化流程和关键技巧在 4～5min 黄金时段给予及时救治是 CPCR 成功的关键。

一、诊断

（一）心搏骤停的原因

1. 心源性原因　冠心病（主要病因）、各种心肌病、主动脉疾病、心脏瓣膜疾病、心脏压塞、肺栓塞等。

2. 非心源性原因　严重缺氧，严重酸碱失衡或电解质紊乱，药物中毒或过敏，麻醉和手术意外，意外事件如电击、雷击、溺水等，各种原因引起的休克和中毒，其他如临床诊疗技术操作等。

（二）心搏骤停的症状

（1）心音消失，大动脉搏动消失。

（2）患者对刺激无反应。

（3）无自主呼吸或濒死喘息等。

（4）瞳孔散大，对光反射消失。

在全身麻醉术中有心电图监测者，ECG 示 HR<30 次/分，心室颤动（ventricular fibrillation，VF）或无脉性室性心动过速（ventricular tachycardia，VT），直线，即可诊断心搏骤停，不要为听心音、摸脉搏、听肺呼吸音等而延误诊断时间。

（三）心搏骤停的心电图表现

1. 心室颤动或无脉性室性心动过速　成人占 80%，常见原因为急性心肌梗死、急性心肌缺血、低血钾、药物中毒、触电早期（较易复苏成功）等。

ECG：心肌纤维快速不规则颤动（不同步快速收缩），QRS 波群消失，代之以振幅与频率极不规则的颤动波，频率 200～500 次/分。

2. 心电-机械分离　常见于广泛的心肌损害，或其他原因引起的心脏破裂、心脏压塞或严重休克等。心脏处于"极度泵衰竭"状态，已无收缩能力，较难复苏成功，死亡率极高。

ECG：缓慢无效的心室自主节律，QRS 波群宽而畸形，低振幅，频率 20～30 次/分以下。

3. 心室停搏（心室静止）　常见原因为高血钾，室性自主心律或病态窦房结综合征，高度或完全性房室传导阻滞等。心肌完全失去电活动力，较难复苏成功。

ECG：心室完全无收缩，ECG 无心室激动波，偶见 P 波。

（四）心搏骤停时间与临床表现

心搏骤停后，心泵功能完全丧失，血液因失去推动循环的动力而停止流动，全身组织器官均处于缺血缺氧状态，导致细胞内线粒体功能障碍和多种酶功能失活，造成组织器官损伤。静息时脑血流量占心排血量的 15%～20%，需氧量占 20%～25%，葡萄糖消耗量占 65%，因此，脑组织在缺血缺氧时最先受到损害。

心搏骤停 3s：黑矇。

心搏骤停 5～10s：晕厥。

心搏骤停 15s：晕厥或抽搐。

心搏骤停 30s：呼吸停止。

心搏骤停 45s：瞳孔散大（中脑缺血，正常瞳孔直径 2～4mm，大于 5mm 甚至达到 7～8mm）。

心搏骤停 1～2min：瞳孔固定。

心搏骤停 4～5min：大脑细胞不可逆损害。

心搏骤停的安全复活时间定为 5min。

二、紧急评估

紧急评估是 CPCR 抢救流程中重要的一环，必须分秒必争。

1. **快速评估患者所处现场环境（E）是否安全** 判断患者所在现场环境是否存在和潜在各种危险，在避免、排除这些危险因素后才能进入现场接触、判断及救助患者。

2. **判断患者有无意识和反应（S）** 轻摇患者肩部并高声问："喂，你怎么啦？"如果认识患者，可呼唤姓名。

3. **呼叫旁观他人或电话呼叫急救中心给予支持** 院外拨打 120 急救电话；院内呼唤其他医务人员共同抢救。

4. **评估气道（A）是否通畅** 有无气道阻塞，检查并清理呼吸道异物；开放气道，气管插管。

5. **评估有无呼吸（B）** 保护患者，取仰卧位，把耳朵贴近患者口和鼻部，在开放气道情况下通过观察胸廓起伏、听呼吸声、感觉气流判断有无呼吸、呼吸的频率和幅度。

6. **评估有无体表可见的大量出血（B）。**

7. **评估有无脉搏（C）** 可用示指及中指指尖先触及气管正中部位，然后向旁滑移 2～3cm，在胸锁乳突肌内侧轻轻触摸颈动脉搏动；在腹股沟中点处位置表浅，可触及股动脉搏动，是临床上急救压迫止血和进行穿刺的部位；肱动脉搏动位于肘窝向上 2cm 臂内侧，肱动脉平第 4 肋软骨。评估有无脉搏在 5～15s 内完成，非专业人士可省略此步。

8. **如有心电图机，立即评估是否存在可除颤心律** 心室颤动/无脉性室性心动过速属于可除颤心律；心室停搏/无脉性电活动属于不可除颤心律。

主要风险——误诊：若心搏未停而诊断"骤停"进行心脏按压，实际上无大碍，按压后患者出现明显的心搏即可停止；比实际上"心搏骤停"因怕误诊而延误实施心脏按压时间所致的后果要严重。

三、紧急处理

现代心肺脑复苏术：①基本生命支持（basic life support，BLS），初期复苏、基础生命支持或现场急救；②高级生命支持（advance life support，BLS），二期复苏或加强生命支持；③持续生命支持（prolonged life support，PLS），后期复苏或长程生命支持。

（一）基本生命支持

1. 判断意识及紧急呼救，启动急诊医疗服务体系（emergency medical service system，EMSS）

轻摇患者肩部并高声问："喂，你怎么啦？"如果认识患者，可呼叫其姓名。注意只要发病地点不存在危险，应就地抢救；摇动患者不可过度用力，以免加重原有损伤；如果患者有头颈部创伤或怀疑有颈部损伤，要避免造成脊髓损伤，对患者不适当地搬动可能造成截瘫。

EMSS 是包含院前急救（120 急救中心）、院内急诊（医院急诊科）和危重症监护（重症监护病房或急诊重症加强治疗病房）一体的应急医疗救援体系，其目的是求救于专业急救人员，并快速携带除颤器到现场。

2019 年美国心脏协会（American Heart Association，AHA）心肺复苏和心血管急救指南中将成人生存链分为两链：一链为院内救治体系；另一链为院外救治体系，确认患者获得救治的不同途径，如图 2-1 所示。

院内心搏骤停

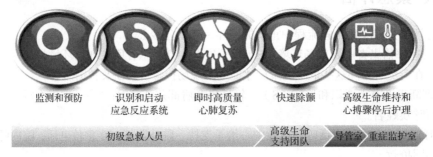

| 监测和预防 | 识别和启动应急反应系统 | 即时高质量心肺复苏 | 快速除颤 | 高级生命维持和心搏骤停后护理 |

初级急救人员　　高级生命支持团队　导管室　重症监护室

院外心搏骤停

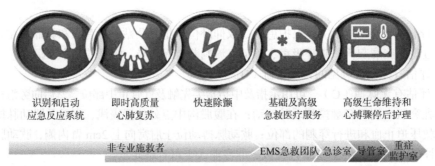

| 识别和启动应急反应系统 | 即时高质量心肺复苏 | 快速除颤 | 基础及高级急救医疗服务 | 高级生命维持和心搏骤停后护理 |

非专业施救者　　EMS急救团队　急诊室　导管室　重症监护室

图 2-1　院内心搏骤停与院外心搏骤停生存链

引自 Merchant RM, Topjian AA, Panchal AR, et al, 2020. Part 1: Executive Summary: 2020 American Heart Association Guidelines for Cardiopulmonary resuscitation and emergency cardiorascular care. Circulation. 2020, 142（Suppl_2）：S337-S357.

（1）院外心搏骤停（out-of-hospital-cardiac-arrest，OHCA）：依赖其社区预防体系及完善高效的 EMSS。高效完善的 EMSS 包括专业的调度系统、快速反应的院前急救队伍和优秀的转运和抢救体系。专业的调度系统能够快速派遣专业院前急救队伍的同时，通过辅助呼救者正确及时识别心搏骤停，鼓励并指导报警者实施心肺复苏。

2019 年 AHA 指南更新：建议紧急调度中心为现场施救者提供心肺复苏（cardio-pulmonary resuscitation，CPR）指导，并授权调度员为实施成人 CPR 提供指导；对于可疑发生 OHCA 的成年患者，调度员应该指导呼叫者实施 CPR；如果当地机构无法提供全面的心搏骤停后救治，则应采取区域化的心搏骤停后救治方法，其中包括将已复苏的患者直接送往专业的心搏骤停中心。

（2）院内心搏骤停（in-hospital cardiac arrest，IHCA）：依赖于医院内有效的监测和预防体系，包括建立早期预警系统和快速反应系统，组建院内快速反应小组或紧急医疗救护小组。如若发生 IHCA，启动院内应急反应体系包括呼救和组织现场医务人员 CPR 同时，启动院内专有的应急体系代码，呼叫负责院内 CPR 的复苏小组或团队。

2. 复苏体位　呼救的同时，迅速将患者摆放成仰卧位，翻身时轴线翻身，保护颈部，使患者头、颈、躯干平直无弯曲，双手放于躯干两侧。平卧于病床上的患者应垫心脏按压板。

3. 判断呼吸和脉搏（非医务人员只判断呼吸即可）　通过直接观察胸廓起伏来确定患者呼吸状况；也可以通过观察患者鼻部、口部有无气流或在光滑表面产生雾气等方法来参考判断。对于经过培训的医务人员，建议判断呼吸的同时应该判断患者的循环征象。循环征象包括大动脉（颈动脉、股动脉、肱动脉）搏动和患者任何发声、肢体活动等。同时判断呼吸、脉搏的时间限定在 5～10s。

4. 建立有效循环　目前主要是胸外心脏按压；至于开胸心脏按压要求条件高，一般极少应用，这里不做介绍。

（1）开始时间：越早越好，诊断心搏骤停后立即开始，每耽误 1min 生存率下降 3%～4%。

（2）按压部位：胸骨中下端 1/3 交界处，按压点位于双乳头连线中点。

（3）按压频率：100～120 次/分。

（4）按压深度：成人不少于 5cm 但不超过 6cm，婴儿约 4cm，儿童约 5cm，按压后胸骨完全回弹，保证有效泵血。

（5）按压分数：即胸外按压时间占整个 CPR 时间的比例应≥60%。

（6）按压/通气比：在建立人工气道前，成人单人 CPR 或双人 CPR，按压/通气比均为 30∶2，建立高级气道（如气管插管）后，按压与通气可能不同步，通气频率为 10 次/分。

（7）实施标准：操作者位于患者右侧，双足分开同肩宽，双手指紧扣，以手掌根部为着力点进行按压，身体稍前倾，使肩、肘、腕位于同一轴线上，与患者身体平面垂直，用上身重力按压，按压与放松时间相等，每次按压后胸廓完全回弹，但放松时手掌不离开胸壁。

（8）减少中断：双人操作过程中，救护者相互替换（每 2min 或每 5 个周期），复苏抢救中断时间不超过 10s，人工呼吸、判断心律、气管插管时均应尽可能减少胸外按压的中断。

5. 畅通气道　迅速检查口腔有无异物，如呕吐物、义齿等，立即清除口鼻咽部异物，开放气道以保持气道通畅。

（1）仰头抬颏法：最常用，完成仰头动作应把一只手放在患者前额，用手掌把额头用力向后推，使头部向后仰，另一只手的手指放在下颏处，向上抬颏，使牙关紧闭，下颏向上抬动，勿用力压迫下颌部软组织，以免可能造成气道阻塞。

（2）托下颌法（双手抬颌法）：把手放置患者头部两侧，肘部支撑在患者躺的平面上，托紧下颌角，用力向上托下颌，如患者紧闭双唇，可用拇指把口唇分开。对于怀疑有头、颈部创伤患者，此法更安全，不会因颈部活动而加重损伤。

6. 人工通气

（1）口对口人工呼吸：开放气道→捏闭患者鼻孔→口对口→平静吸气→缓慢吹气（1s 以上）并胸廓抬起→松口和松鼻→侧头观察且抢救者耳廓靠近患者口鼻→气体呼出并胸廓回落。每 30 次胸外心脏按压进行 2 次人工呼吸，呼吸频率为 6～8 次/分。

（2）口对鼻人工呼吸：适用于口周外伤或张口困难者。

（3）口对口鼻人工呼吸。

（4）面罩-球囊通气：双人操作时，一人压紧面罩，一人挤压球囊通气。如果气道开放不漏气，挤压 1L 成人球囊 1/2～2/3 量或 2L 成人球囊 1/3 量可获得满意的潮气量。2019 年 AHA 指南建议对成人心搏骤停进行 CPR 期间，任何情况下均可考虑面罩-球囊通气或高级气道策略。

（5）尽快建立高级气道：以支持充分通气并降低口腔和胃分泌物吸入肺的风险，包括气管插管、食管-气管联合导管插入、喉罩插入等。

2019 年 AHA 指南建议如果使用高级气道，则在气管插管成功率低或气管插管不熟练的情况下，声门上气道可用于院外心搏骤停的成人；在气管插管成功率高或气管插管熟练的情况下，声门上气道或气管导管均可用于院外心搏骤停的成人；建议实施气管插管者经常操作或经常进行再培训；实施院前气管插管的紧急医疗服务系统应提供持续质量改进计划，以最大限度地减少并发症的发生。

7. 电除颤　大多数成人突发非创伤性心搏骤停的原因是心室颤动，电除颤是救治心室颤动最为有效的方法。对心室颤动患者每延迟 1min 除颤，抢救成功率降低 7%～10%，因此早期电除颤是心搏骤停患者复苏成功的关键之一。

（1）除颤电极位置：胸骨电极置于胸骨右侧锁骨下方，心尖电极在左乳外侧腋中线位置（或心前区左侧）。

（2）电击能量：直线双向波首次 120J，双向方形波 150～200J，单向波 360J，不清楚厂家提供的除颤能量范围可选择 200J。

（3）除颤步骤：打开电源，粘贴电极板，选择能量，离开患者按电击按钮。

（4）自动体外除颤仪（automatic external defibrillator，AED）：能够自动识别可除颤心律，适用于各种类型的施救者。当可以立即获得 AED 时，对于有目击的成人心搏骤停，应尽快使用除颤器；若成人在未受监控的情况下发生心搏骤停，或不能立即获得 AED 时，应先做 5 个周期 CPR（大约 2min），在设备可供使用后尽快尝试进行除颤。

2019 年 AHA 指南建议应用 AED 时，给予 1 次电击后应该重新进行胸外按压，而循环评估应在实施 5 个周期 CPR（大约 2min）后进行。

（5）除颤效果

1）除颤成功：恢复窦性心律、结性心律、室上性心动过速等。

2）除颤失败：仍为心室颤动；无脉性室性心动过速至心室颤动；极短暂复搏至心室颤动。

主要风险：能量选择不当，能量过低效果不佳，过高易损伤心肌。多次除颤无效，应积极寻找原因，如缺氧、低血容量、出血、酸中毒、低血钾、高血钾、心脏压塞、张力性血气胸、血栓等对症处理。

8. 复苏效果的判断

（1）复苏有效：可触及大动脉搏动；皮肤色泽由发绀转为红润；散大的瞳孔缩小；自主呼吸恢复；意识恢复，可有知觉反射、呻吟等；肱动脉收缩压≥60mmHg；经心电监护显示有效波形。

（2）终止复苏

1）复苏成功：经积极复苏后自主呼吸及心搏已有良好恢复。

2）脑死亡：①有明确病因，且为不可逆性；②深昏迷，对任何刺激无反应；③无自主呼吸；④脑干反射消失；⑤心电图呈一直线或任何方法证明无脑血流；⑥不可逆性心搏骤停。

以上脑死亡诊断标准第 1～4 条加上无心搏且正确 CPR 持续 30min 以上无反应者，可以考虑患者死亡，终止复苏。

（二）高级生命支持

高级生命支持是指在对呼吸心搏骤停患者进行初步复苏后，运用专业救护设备和急救技术，建立并维持有效的通气和血液循环，继续进一步的生命救治。对心搏骤停的处理模式为 3min 内开始基本生命支持，8min 内开始高级生命支持，则复苏成功率可达 56%以上。其流程见图 2-2。

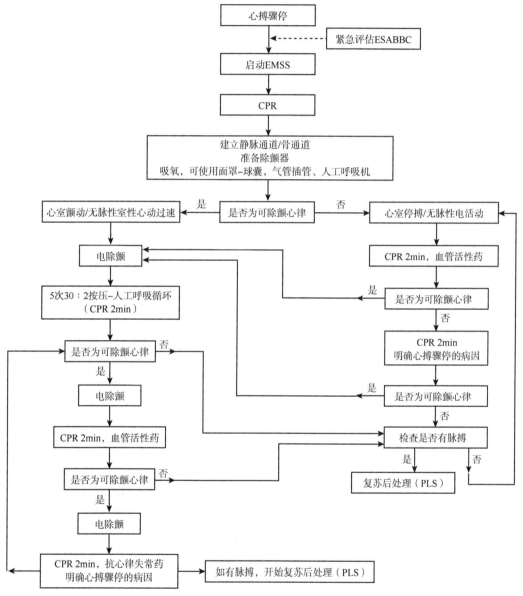

图 2-2 高级生命支持流程图

高级生命支持 ABCD 四步法

（1）气道（airway，A）评估和处理

1）口咽通气道：用于意识丧失、无咳嗽和咽反射的患者，不可用于清醒和半清醒患者，因可刺激引起恶心和呕吐。

2）鼻咽通气道：用于因牙关紧闭或颌面部创伤不能应用口咽通气道的患者，也可用于清醒和半清醒患者。

3）喉罩：对于了解基础生命支持人员来说，优于气管导管；对于熟悉高级生命支持人员来说，二者等同。

4）气管插管：适用于初级心肺复苏无法保持气道通畅、有呼吸停止危险需人工辅助通气者、气道阻塞需进行气管内吸引者以及需较长时间人工呼吸者。

5）气管切开术：适于需要长时间保持气道通畅，必须反复吸痰者。主要用于心肺复苏后仍然长期昏迷的患者。

注：在急救中 CPR 不被间断的条件下，急救专业人员可根据他们的培训和经验，来选择最适宜的高级气道装置，如气管导管、喉罩等。

（2）呼吸（breathing，B）评估和处理

1）简易呼吸器通气法（面罩-球囊通气法）：是提供正压通气的最常用方法，建议两名抢救人员在场时应用，一人胸外按压，另一人挤压球囊。成人球囊挤压幅度在 1/2 左右，提供大约 600ml 的潮气量。

2）机械通气：是目前临床上唯一确切有效的呼吸支持手段，可改善患者通气功能和氧合功能，纠正高碳酸血症和低氧血症，降低呼吸做功和氧耗量，为临床抢救治疗争取时间。应用机械通气时，需注意正压通气可使胸腔内压增加、减少静脉回心血量并降低心排血量，因此设置潮气量 6～8ml/kg，频率 8～10 次/分为宜，其间监测通气量、$P_{ET}CO_2$ 和气道压。

（3）人工循环（circulation，C）监测、给药途径建立和药物治疗

1）监测：CPR 中除最初现场抢救无条件监测外，应尽快建立深静脉和动脉穿刺置管监测、采血，在监测下调整救治方案，以提高抢救成功率。

A. ECG：监测心电图十分重要，可了解心肌复苏情况，如心率、节律、心肌供血、有无传导阻滞、药物对心肌的作用、部分电解质特别是 K^+ 紊乱等，并鉴别心搏骤停的类型，指导是否需要进行电击除颤或其他药物治疗。

B. 动脉压：是代表各器官血流的重要指标，监测有创动脉压可实时评估心脏按压时冠状动脉灌注压的情况，评价心脏按压的有效性，还能根据需要取动脉血进行血气分析。动脉压的高低取决于心排血量和周围血管阻力，心肺复苏后应将平均动脉压（mean arterial pressure，MAP）控制在 80～100mmHg，收缩压（systolic blood pressure，SBP）控制在 100～150mmHg，以利于脑灌注。

C. 中心静脉压（central venous pressure，CVP）：是指位于胸腔内的上下腔静脉或平均右心房的压力，可评价是否存在低血容量或心功能障碍，中心静脉穿刺置管还可用于输液及输注血管活性药物、静脉营养等，正常值 6～10mmHg，CVP＜4mmHg 提示右心充盈不佳或血容量不足；CVP＞12mmHg 提示右心功能不全或输液量超负荷。

D. 动脉血气分析：了解呼吸功能、循环功能、酸碱平衡、电解质、内环境的重要指标，是寻找病因、指导救治的重要依据之一；动脉血气分析正常参考值见表 2-1。

表 2-1　动脉血气分析正常参考值

指标	正常参考值
pH 值（酸碱度）	7.35～7.45
氧分压（PaO_2）	80～100mmHg
动脉血二氧化碳分压（$PaCO_2$）	35～45mmHg
氧含量（CaO_2）	7.6～10.3mmol/L

续表

指标	正常参考值
动脉血氧饱和度（SaO_2）	96%±3%
CO_2 总量（TCO_2）	24～32mmol/L
实际碳酸氢根（AB）	22～27mmol/L
标准碳酸氢根（SB）	22～27mmol/L
血浆缓冲碱（BBp）	40～44mmol/L
全血缓冲碱（BBb）	48mmol/L
剩余碱（BE）	±2.3mmol/L
二氧化碳结合力	22～31mmol/L
阴离子间隙（AG）	8～16mmol/L
肺泡动脉氧分压差（$A\text{-}aDO_2$）	5～15mmol/L
动脉氧分压/吸入氧浓度（氧合指数）	400～500mmHg
K^+	3.5～4.5mmol/L
Na^+	132～144mmol/L
Ca^{2+}	1.12～1.32mmol/L
Cl^-	98～107mmol/L
Glu	3.9～5.6mmol/L
Lac	0.5～1.7mmol/L
Hb	120～160g/L
Hct	35%～50%

E. $P_{ET}CO_2$：正常值 35～40mmHg，在 CPR 期间，体内 CO_2 排除主要取决于心排血量和肺组织的灌注量。当心排血量和肺灌注量很低时，$P_{ET}CO_2$ 很低，$P_{ET}CO_2<10$mmHg；当心排血量增加和肺灌注量改善时，$P_{ET}CO_2$ 升高，$P_{ET}CO_2>20$mmHg；当自主循环功能恢复时，最早的变化是 $P_{ET}CO_2$ 突然升高，可达 40mmHg 以上；2019AHA 指南推荐将 $P_{ET}CO_2$ 作为评价复苏预后的指标。

F. SpO_2：吸空气时正常值为 96%～98%。在 CPR 期间由于心排血量很低，末梢的血流灌注很差，很难监测到 SpO_2，只有自主心搏恢复，全身循环状态改善后，才能监测到 SpO_2。

G. 中心静脉血氧饱和度（central venous oxygen saturation，$ScvO_2$）：是反映组织氧平衡的重要参数，正常值为 70%～80%。在 CPR 期间持续监测 $ScvO_2$ 为判断心肌氧供是否充足、自主循环能否恢复提供了客观依据，如 $ScvO_2>40\%$，则有自主心搏恢复的可能；如 $ScvO_2$ 在 40%～72%，自主心搏恢复的概率增大；当 $ScvO_2>72\%$，自主心搏可能已经恢复。

H. 冠状动脉灌注压（coronary perfusion pressure，CPP）：为主动脉舒张压与右心房舒张压之差，是 CPR 质量评价的"金标准"，但在临床实践中常难以获得，通常建议以舒张期的有创动脉血压作为参考和替代。

I. 脑电双频谱指数（bispectral index，BIS）：判断昏迷程度与预后，具体见表 2-2。

表 2-2   BIS 值及意义

BIS 值	意义
100	清醒
85～65	睡眠状态
65～40	大脑皮质明显抑制（全身麻醉状态）
<40	大脑皮质极度抑制
0	完全无脑电活动（脑死亡判断指标之一）

注：长时间为"0"提示 CPR 无效，脑复苏无望；BIS 值>40 提示 CPR 应继续。

J. 颅内压（intra cranial pressure，ICP）：除了循环停止时间极短（<4min），经复苏后瞳孔对光反射和自主呼吸运动相继出现，以及短时间即清醒外，均应进行脑复苏，将 ICP 控制在 15mmHg 以下。

K. 尿量：在 CPR 期间及复苏后常规插入导尿管，动态监测尿量和尿比重，以及尿素氮（BUN）、肌酐（Cr），如果 24h 尿量<400ml 或尿量>2000ml，尿比重固定在 1.010，BUN、Cr 持续上升，提示已有急性肾衰竭，应及时应用呋塞米等利尿药，无效时可考虑应用腹膜透析或血液透析。

2）给药途径的建立

A. 静脉（intravenous，IV）途径：首选，如肘前静脉、颈外静脉；在紧急情况下，可行中心静脉（颈内静脉、锁骨下静脉、股静脉等）置管，建立外周静脉通路不需要中断 CPR，给药后应迅速注入生理盐水 5～20ml，抬高肢体 10～20s 有助于药物更快到达中心循环。

B. 骨内插管法（intraosseousinfusion，IO）：骨内中空未塌陷的静脉丛，能起到与中心静脉给药相似的作用，可进行液体复苏、药物输送及血标本采集。

C. 气管内给药：如果 IV/IO 无法完成，某些复苏药物（利多卡因、肾上腺素、阿托品、纳洛酮和血管升压素）可经气管内给予，一般气管内给药量为静脉给药量的 2～2.5 倍，用注射用水或生理盐水稀释至 5～10ml 后直接注射。

3）药物治疗

A. 肾上腺素：目前被认为是复苏的一线选择用药，可用于电击无效的心室颤动/无脉性室性心动过速、心脏静止或无脉性电活动。主要药理作用：增强心肌收缩力；增加冠脉及脑血流量；增加心肌自律性和使心室颤动易被电复律等。用量：首剂 1mg，静脉注射，3～5min 重复给予 1mg。2019 年 AHA 指南建议：对于非除颤心律的心搏骤停，应尽早给予肾上腺素；对于可除颤心律的心搏骤停，在最初数次除颤尝试失败后应给予肾上腺素；心搏骤停期间不建议常规使用大剂量（0.1～0.2mg/kg）肾上腺素。

B. 血管升压素：是一种抗利尿激素，大剂量应用作用于血管平滑肌 V_1 受体，产生非肾上腺素样的血管收缩作用，使外周血管阻力增加。用量：一次用量及重复用量 40U，IV/IO。2019 年 AHA 指南建议：心搏骤停期间可以考虑联合使用血管升压素与肾上腺素，或者单用肾上腺素，但血管升压素作为肾上腺素单药的替代品并无优势。

C. 阿托品：是 M 型胆碱能受体拮抗剂，通过解除迷走神经张力，加速窦房结放电和改善房室传导。不推荐在心脏静止和无脉性电活动中常规使用阿托品，但对于因严重心动过缓而引起临床症状或体征时，阿托品仍为一线用药。用量：首次剂量 0.5mg 静脉注射，可每隔 3～5min 重复一次，总剂量为 3mg。

D. 胺碘酮：属Ⅲ类抗心律失常药物，对房性和室性心律失常均有治疗效应，当 CPR、两次电除颤及给予血管升压素后，如心室颤动/无脉性室性心动过速仍持续时，应考虑给予抗心律失常药物，优选胺碘酮。对由心室颤动/无脉性室性心动过速引起的心搏骤停，胺碘酮 300mg 快速静脉注射，对复发的或顽固性室性心动过速或心室颤动，可追加 150mg 快速静脉注射，继之 1mg/min 静脉滴注 6h，之后 0.5mg/min 静脉滴注至最大剂量 2g/d。

E. 利多卡因：在室性心动过速或心室颤动时选用。对除颤和肾上腺素无效的心室颤动/无脉性室性心动过速，利多卡因可有助于恢复窦性心律和自主循环。初始剂量为 1.0～1.5mg/kg 静脉注射。若心室颤动或室性心动过速持续，可追加 0.50～0.75mg/kg，每 5～10 分钟 1 次，最大剂量为 3mg/kg。

F. 碳酸氢钠：用于有效通气及胸外心脏按压 10min 后动脉血 pH 值<7.2 时；心搏骤停前即已存在代谢性酸中毒时；伴有严重高钾血症时。根据患者的临床状态应用碳酸氢盐，使用时以 1mmol/kg 作为起始量，在持续 CPR 过程中每 15min 给予 1/2 量，建议根据血气分析结果调整补碱量，防止产生碱中毒。用量（mmol）：BE×0.25×体重，5%碳酸氢钠 1ml 即 50mg 碳酸氢钠，碳酸氢钠相对分子量为 84，50/84=0.59523；因此，5%碳酸氢钠 1ml 约为 0.6mmol。

G. 硫酸镁：仅用于尖端扭转型室性心动过速和伴有低镁血症的心室颤动/室性心动过速，以及其他心律失常。用法：对于尖端扭转型室性心动过速，紧急情况下可用硫酸镁 1～2g 稀释至 5%葡萄糖注射液 10ml 中后缓慢（5～20min）静脉注射；或 1～2g 加入 50～100ml 液体中静脉滴注。注意：硫酸镁快速给药有可能导致严重低血压和心搏骤停。

H. 识别（differential diagnosis，D）：识别心搏骤停的可能原因（"7H""5T"），鉴别诊断，确定病因进行治疗。

a. "7H"内涵：组织缺氧，hypoxemia。

血容量减少，hypovolemia。

氢离子增多（酸中毒），hydrogen ions（acidosis）。

低钾血症，hypokalemia。

高钾血症，hyperkalemia。

低血糖，hypoglycemia。

低体温，hypothermia。

b. "5T"内涵：毒素（药物过量），toxins（drug overdose）。

心脏压塞，tamponade。

张力性气胸，tension pneumothorax。

血栓形成（冠状动脉/肺动脉），thrombosis（coronary/pulmonary）。

创伤（低血容量/增加的颅内压），trauma（hypovolemia/increased ICP）。

（三）持续生命支持

持续生命支持又称复苏后支持治疗，是心肺脑复苏的重要组成部分，患者在恢复自主循环和状况初步稳定后仍有很高的死亡率，复苏后处理问题多而复杂，72h 的预后难以估计。2019 年 AHA 指南强调综合的心搏骤停后的治疗。

持续生命支持的目的：①优化心肺功能和体循环灌注，特别是脑灌注；②将院前心搏骤停患者及时转至医院急诊室，再转至设备完善的重症监护病房；③积极寻找并治疗导致心搏骤停的病因；④完善措施，预防复发；⑤采取措施，改善远期预后；⑥加强各脏器功能支持，尤其是神经系统的完全康复，积极体温控制和调整代谢紊乱。

1. 及早建立高级气道支持 首先应评估气道是否开放，可用仰头提颏法、托下颌法、口咽/

鼻咽通气道等方法维持气道通畅；对于尚未恢复自主呼吸或处于昏迷状态患者，可选择气管插管、气管切开、喉罩置入等以维持气道通畅及通气氧合；建立高级气道后可给予球囊辅助通气或呼吸机支持，维持正常的通气（PaO_2 100mmHg，$PaCO_2$ 35～45mmHg，$P_{ET}CO_2$ 35～40mmHg）。对于心搏骤停患者先给予纯氧浓度，然后根据患者 SpO_2 调整吸入氧浓度，直至可维持 $SpO_2 \geqslant 94\%$ 的最小吸入氧浓度。

2. 自主循环系统支持　应严密监测 ECG 和有创动脉压，建议维持复苏后患者的 $SBP \geqslant 90mmHg$、$MAP \geqslant 65mmHg$、$ScvO_2 \geqslant 70\%$；对于血压低于上述目标值，且存在休克表现患者，应该积极给予容量复苏，同时注意心功能情况确定补液量，及时纠正酸中毒；在容量复苏效果不佳时，应考虑选择适当的血管活性药物维持目标血压；连续监测患者心率及心律，积极处理影响血流动力学稳定的心律失常。

3. 积极治疗体温调节障碍　目标体温管理（targeted temperature management，TTM）是改善心搏骤停患者预后的治疗手段之一。复苏成功后，如果患者仍处于昏迷状态，应尽快使用多种体温控制方法将患者的核心体温控制在 32～36℃并稳定维持至少 24h，复温时应将升温速度控制在 0.25～0.50℃/h。目前可用降温毯、冰袋、新型体表降温设备、冰生理盐水输注、鼻咽部降温设备和血管内低温设备等控制低温，TTM 治疗过程中患者会出现寒战、心律失常、水电解质紊乱、凝血功能障碍和感染等并发症，应进行严密监测和对症处理，避免加重病情。

4. 脑复苏　脑组织，尤其是大脑皮质对缺氧最敏感，耐受时间仅为 4～5min，同时脑是缺氧受到损害最难恢复的重要器官。CPCR 中只有大脑完全复苏才算复苏成功，患者才有生活质量，这也是 CPCR 的最终目标。

（1）呼吸支持：机械辅助通气，将 PaO_2 控制在 80～100mmHg，pH 在 7.35～7.45。

（2）维持血压：循环停止后，脑血流的自主调节功能丧失，而只能依赖于脑灌注压，故应维持血压于正常或稍高水平，以恢复脑循环和改善全身组织灌注；同时，应防止血压过高而加重脑水肿，防止血压过低而加重脑和其他脏器组织缺血、缺氧。

（3）低温治疗：脑复苏时一般采用体表降温结合头部重点降温，降温程度以达亚低温 32～34℃为宜，低温持续至脑水肿消退、听觉恢复及其他生命体征适宜复温时为止。

1）降温开始时间：循环停止后的最初 5min 内。

2）降温持续时间：12～24h，严重者可能 1 周以上，以听觉恢复为指标，然后逐步停止降温，让体温自动缓慢上升，一般每 24h 将体温升高 1～2℃。

3）降温方法：物理降温和药物降温。

4）降温前先用降温辅助药物，如丙嗪类、地西泮、硫喷妥钠或巴比妥类，以防寒战，复温后 1～2d 再停用降温辅助药物。

（4）药物治疗

1）脱水疗法：若循环和肾功能良好，在早期头部降温同时宜尽早应用脱水剂，如 20%甘露醇 0.5～1.0g/kg 或呋塞米 20～40mg 静脉注射，脱水时应维持血浆胶体渗透压 $\geqslant 15mmHg$，血浆渗透压不低于 280～330mOsm/L。

2）肾上腺皮质激素：能保持毛细血管和血脑屏障的完整性，减轻脑水肿、降低颅内压，还能改善循环功能，稳定溶酶体膜，防止细胞自溶和死亡。地塞米松 10mg 静脉注射，5～10mg，每 8h 1 次，或甲泼尼龙 20mg 首次静脉注射。

3）钙通道阻滞药：稳定钙通道，防止细胞内因 Ca^{2+} 水平升高而引起的各种负性反应，如激活磷脂酶、促进游离脂肪酸释放、诱发氧自由基产生等。在心搏骤停 10min 恢复自主循环后立即给予利多氟嗪 1mg/kg，于恢复自主循环后 8h 和 10h 重复给药，可明显改善脑损害。

4）促进脑细胞代谢：如腺苷三磷酸（adenosine triphosphate，ATP）、辅酶A、细胞色素C、多种维生素等。

（5）高压氧：心搏骤停患者只要生命体征平稳，应尽早应用高压氧治疗。高压氧对急性脑缺血缺氧的治疗机制是多方面的：

1）提高血氧分压，增加组织氧储备。

2）增加氧的弥散率和弥散范围。

3）增加椎动脉血流量。

4）促进脑血管和神经组织的修复。

5）直接刺激血管使血管收缩，血流量减少，从而降低颅内压，改善脑循环。

（6）综合治疗：控制血糖，高血糖可加重脑血流紊乱和脑代谢紊乱，促进脑水肿的形成，加重脑缺血损伤，血糖控制在8～10mmol/L，同时应避免低血糖的发生。

（7）脑复苏效果监测

1）瞳孔缩小：是脑复苏有效的，有价值和敏感的体征，但应注意药物对瞳孔的影响。

2）有瞳孔对光反射：是良好的体征，但复苏早期难以引出。

3）睫毛反射出现：表示心搏恢复后神志可能很快恢复，角膜反射亦然。

4）挣扎：突然发生挣扎是复苏有效和脑功能恢复的早期体征，但严重挣扎不好。

5）肌张力增强和吞咽反射：是脑活动恢复的体征。

5. 寻找并治疗可逆转的病因　如低氧、低血容量、酸中毒、高钾血症、低钾血症、低血糖、低体温、中毒、心脏压塞、创伤、血栓（冠脉/肺）、张力性气胸等。

6. 维持内环境稳定和脏器功能支持　复苏后除呼吸、循环和中枢神经系统损害外，常并发肝衰竭、肾衰竭、胰腺炎、全身炎症反应，甚至脓毒症，应积极地进行各器官支持治疗，纠正酸中毒，防治肝衰竭、肾衰竭，如采取血液透析、连续性肾替代疗法等。

7. 特殊生命支持技术的实施

（1）体外CPR：对于部分难治性心搏骤停患者，如传统CPR无效可考虑采用体外膜肺氧合和体外CPR。2019年AHA指南更新：无充分证据建议心搏骤停者常规使用体外CPR；在熟练的提供者迅速实施并支持的情况下，如果常规CPR努力失败，可考虑将体外CPR作为某些患者的抢救治疗。

（2）血液透析：支持肾功能，调整内环境紊乱。

（3）人工肝：支持肝功能。

（4）主动脉内球囊反搏：支持心功能。

（5）血液灌流：防止感染。

四、结局与转归

（一）结局

CPCR最终结局主要决定于脑功能，即缺血、缺氧性脑损伤的治疗和恢复是关键。脑复苏恢复过程按解剖水平面是自上而下，按生理功能的恢复是从低级到高级。①首先延髓：自主呼吸恢复（多在1h内）（低级）；②其次中脑：瞳孔缩小、光反射恢复，咳嗽、吞咽、痛觉反射恢复，四肢屈伸；③最后大脑皮质：听觉恢复、呼之有反应；共济功能恢复；视觉恢复；清醒（高级）。

目前主要根据Glasgow-Pittsburg总体情况分级（OPC）来判定脑复苏的最终结局，可分为5个等级。

1级：脑及总体情况优良。清醒、健康、思维清晰，能从事工作和正常生活，可能有轻度神经及精神障碍。

2级：轻度脑和总体残疾。清醒，可自理生活，能在有保护的环境下参加工作，或伴有其他系统的中度功能残疾，不能参加竞争性工作。

3级：中度脑和总体残疾。清醒，但有脑功能障碍，依赖旁人料理生活，轻者可自行走动，重者痴呆或瘫痪。

4级：植物状态（或大脑死亡）。昏迷，无神志，对外界无反应，可自动睁眼或发声，无大脑反应，呈角弓反张状。

5级：脑死亡。无呼吸，无任何反射，脑电图呈平线。

（二）转归

1. 完全恢复 恢复意识和行动正常或遗留智力减退，是最好的转归。

2. 去大脑皮质综合征 即植物人，无意识，脑干功能恢复，有呼吸、心搏，眼睑开闭自由，眼球无目的转动，有吞咽、咳嗽、角膜反射，有咀嚼、吮吸动作，肢体对疼痛有回避、肌张力升高、大小便失禁、饮食靠鼻饲。

3. 脑死亡 包括脑皮质、脑干在内的全部脑组织不可逆性损害；人工呼吸和药物维持呼吸和心搏，可维持数小时至1～2周。

4. 死亡 最差的结局。

（史　佳　余剑波）

第三章 急性气道阻塞抢救流程及解析

第一节 急性气道阻塞抢救流程

定义
急性气道阻塞由多种原因造成气道气流严重受阻致空气部分或完全不能进出肺内的临床急症，严重者可立即致死。以外源性异物最为常见，其余较常见者有喉运动障碍、感染、肿瘤、创伤及医源性因素等

诊断
- 病史：包括异物吸入、感染、过敏、肿瘤、创伤及医源性因素等
- 症状：突然发生剧烈呛咳、呼吸困难、颜面发红，严重者面色苍白、口唇发绀、"窒息痛苦表情"和"三凹征"
- 体征：听诊呼吸音减弱或消失，呼吸时气道杂音等
- 辅助检查：喉镜检查、纤维支气管镜检查、影像学检查等
- 昏迷患者：突然出现呼吸困难、面色青紫及烦躁不安

紧急评估

- 阻塞程度
  - 部分阻塞：评估气流受限程度
  - 完全阻塞：无气流运动

- 阻塞原因
  - 异物
    - 内源性异物：胃内容物、痰、血液、气道黏膜、肿瘤等
    - 外源性异物：固体、液体或气体
  - 舌后坠
  - 喉或气道痉挛
  - 气道黏膜水肿：炎症、过敏、创伤、异物刺激等
  - 急性会厌炎：剧烈咽喉痛，喉镜下可见充血肿大的会厌
  - 其他：颈部或气道外伤、血肿压迫、喉运动神经疾病等

- 阻塞部位
  - 鼻咽口咽部阻塞：一般无急性呼吸困难
  - 喉部或大气道阻塞：吸气性呼吸困难，吸气期喘鸣音，"三凹征"
  - 支气管阻塞：呼气性呼吸困难，呼气期哮鸣音或混合性呼吸困难
  - 活动性气管异物：呼气末声门拍击音

- 全身状况
  - 是否存在缺氧及缺氧程度
  - 是否存在意识障碍：如烦躁不安、意识丧失、昏迷
  - 是否存在血小板、凝血功能异常及出血倾向
  - 梗阻发生的时间及禁食、禁水情况
  - 是否合并心肺脑基础疾病
  - 已发生心搏骤停：立即心肺复苏，开放气道是关键

紧急处理

- 异物取出
  - 固体异物
    - Heimlich手法
    - 可弯曲支气管镜、喉镜及硬质气管镜等取出异物
    - 无法完全取出时可部分取出或将异物推向一侧支气管
    - 外科手术取出异物
  - 液体异物：负压吸引术、支气管肺泡灌洗清除术

- 气道大出血
  - 负压吸引、冲洗
  - 药物：气管内滴入肾上腺素、凝血酶及静脉滴注垂体后叶素
  - 纤维支气管镜引导下直接止血
  - 如确诊无名动脉出血，应尽快开胸手术修补或结扎无名动脉

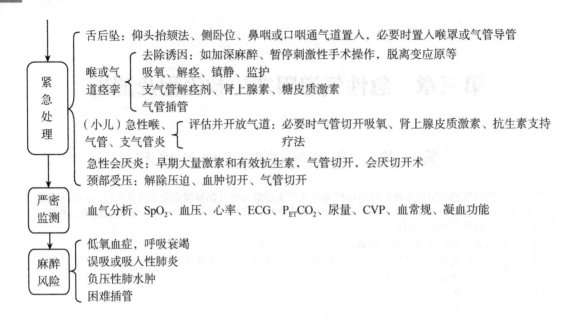

急

紧急处理

舌后坠：仰头抬颏法、侧卧位、鼻咽或口咽通气道置入，必要时置入喉罩或气管导管

喉或气道痉挛：
　去除诱因：如加深麻醉、暂停刺激性手术操作，脱离变应原等
　吸氧、解痉、镇静、监护
　支气管解痉剂、肾上腺素、糖皮质激素
　气管插管

（小儿）急性喉、气管、支气管炎：评估并开放气道：必要时气管切开吸氧、肾上腺皮质激素、抗生素支持疗法

急性会厌炎：早期大量激素和有效抗生素，气管切开，会厌切开术

颈部受压：解除压迫、血肿切开、气管切开

严密监测：血气分析、SpO_2、血压、心率、ECG、$P_{ET}CO_2$、尿量、CVP、血常规、凝血功能

麻醉风险：
低氧血症，呼吸衰竭
误吸或吸入性肺炎
负压性肺水肿
困难插管

第二节　急性气道阻塞抢救解析

急性气道阻塞是一种由多种原因所致的气道气流严重受阻的临床急症，引起原因以外源性异物所致者最为常见，其余较常见者有喉运动障碍、感染、肿瘤、创伤及医源性等，通常气管管径缩小 20%以上时才开始有呼吸道症状，表现为喘憋、呼吸困难。

一、病因及危险因素

引起急性气道阻塞的原因包括异物吸入，舌后坠，喉或支气管痉挛，小儿急性喉炎、气管、支气管炎，急性会厌炎，颈部外力压迫，肿瘤，创伤或医源性等。急性气道阻塞通常引起呼吸功能障碍，如急救不及时或处理不当，不能及时解除梗阻状态，则可能会导致窒息、呼吸心搏骤停或严重的神经系统后遗症。

二、诊断与鉴别诊断

（一）诊断

1. 病史　详细询问病史对急性气道阻塞的快速诊断有重要指导意义：异物吸入史是气道异物最重要的诊断依据；小儿急性喉炎多继发于上呼吸道感染；其他可导致急性气道阻塞的病史还包括既往患有支气管哮喘、气道内肿瘤、气道创伤、接受气管或支气管手术和检查导致的气道狭窄及医源性异物落入等。

2. 症状　急性气道阻塞常见症状有呛咳、喘息、呼吸困难等。误吸异物后突发咳嗽、喘息、呼吸困难、喘鸣、发绀为异物吸入的典型症状。吸气性喘鸣、吸气性呼吸困难、"三凹征"是喉阻塞的主要症状，若病变部位累及声带还会合并声嘶或失声，缺氧严重时出现发绀等。

窒息痛苦表情：患者双手抓住颈部、恐惧、躁动、无法说话、面色青紫，通常提示气道阻塞程度严重，须紧急处理。

昏迷患者突然出现的呼吸困难，面色青紫和烦躁不安，应考虑可能出现气道阻塞。

3. 体征

（1）听诊：有无气流运动、呼吸音减低、干啰音或哮鸣音可辅助诊断气道阻塞情况。

（2）"三凹征"：指患者上呼吸道梗阻，吸气时由于呼吸肌运动而使胸内负压极度增大，导致胸骨上窝、锁骨上窝、肋间肌明显凹陷称为"三凹征"。其常见于喉部、气管、大支气管的狭窄或阻塞。

4. 辅助检查

（1）间接喉镜检查：可以发现急性会厌炎（会厌充血肿大），喉痉挛（声带内收正常、外展受限）等。

（2）直接喉镜检查：一般用于间接喉镜检查不能明确的喉部病变。

（3）纤维支气管镜检查：是气道异物检出的金标准。急性喉、气管、支气管炎时声门、声门下及气管支气管黏膜红肿，有分泌物。

情况允许或诊断困难时还可进行影像学检查以进一步诊断。

（二）鉴别诊断

应与其他可引起呼吸困难的疾病相鉴别，包括影响呼吸运动、心肺循环功能及肺泡气体交换的疾病，如慢性支气管炎、呼吸衰竭、风湿性心脏病、肺心病、呼吸中枢病变、呼吸肌功能障碍等。这些疾病主要表现为呼吸频率和幅度、氧合指数、循环阻力及二氧化碳蓄积等改变。

三、紧急评估

须快速评估患者有无窒息、呼吸窘迫、发绀、意识不清等需要紧急处置的危急状况。这些通常与阻塞的程度、部位及原因相关。

（一）梗阻程度

1. 部分气道阻塞　分为气体交换良好和气体交换不足两种。气体交换良好患者咳嗽强而有力、通气尚良好、咳嗽间有哮鸣音；气体交换不足时可表现为咳嗽微弱无力、通气不足，吸气时有高调哮鸣音、呼吸困难及发绀。

2. 完全气道阻塞　完全性喉痉挛表现为无吸气性喘鸣音且无气流运动及呼吸音。患者突然不能说话，不能回答询问，无咳嗽、呼吸费力、面色晦暗或发绀，可快速发展为因缺氧性昏迷而死亡。"寂静肺"是支气管强烈痉挛导致的气道完全阻塞而出现的哮鸣音及呼吸音减弱或消失的一种危象。

完全气道阻塞是可以立即致命的紧急状态，部分气道阻塞可发展为完全气道阻塞，须严密观察并进行紧急处理。

（二）阻塞原因

1. 异物吸入　是气道阻塞的最常见原因，其导致的临床症状与异物大小和形状、阻塞部位、阻塞程度、存留时间及理化性质等因素密切相关。

固体异物吸入可能并发气道损伤，异物阻塞导致通气下降甚至窒息。液体异物如胃酸吸入后可引起强烈的支气管痉挛，海水、河水及污水等吸入均可出现窒息缺氧、电解质紊乱，淡水大量吸入可以出现溶血，腐蚀性液体还可出现感染及化学损伤。气体异物包括火焰、蒸汽、雾气、有害气体或化学毒剂，主要致伤因素为热力损伤和化学损伤，气体异物吸入的早期即可能出现缺氧引起的肺水肿，甚至出现急性呼吸衰竭，同时还可能因热力等因素造成气道内膜损伤、水肿、瘢痕挛缩或气道黏膜坏死脱落加重气道阻塞。

气道内大出血指声门下呼吸道或肺组织出血，主要表现为咯血。大咯血通常指一次咯血量超过 200ml 或 24h 内咯血量超过 300ml 或持续咯血而需要输液维持血容量及因咯血引起气道阻塞导致窒息者。咯血原因主要包括支气管扩张、真菌感染、活动性肺结核、肿瘤、弥漫性肺泡出血等。突发大咯血引起的窒息是患者死亡的主要原因，须及早地诊断和抢救。

因尖锐异物可能刺破气道壁且异物阻塞后气道内压力改变，可能造成气胸、纵隔气肿及皮下气肿等并发症，须同步关注和处理。对于已合并肺炎或原有哮喘等呼吸系统疾病的患者，还应注意气道痉挛等并发症的处理。对于已发生心搏骤停的患者，须及时识别并立即予以有效心肺复苏及高级生命支持。危及生命的气道异物，如尖锐性、腐蚀性及引起窒息者，须立即开通绿色通道迅速进入手术室或内镜室争分夺秒进行抢救。

2. 舌后坠　主要见于昏迷、醉酒或麻醉下患者，也可见于一些存在小下颌、舌下垂等先天性解剖异常的病症，如 Piere-Robin 综合征等。发生舌后坠的原因有重力性下坠、动力性上呼吸道软组织塌陷和先天性解剖异常等。

3. 喉或气道痉挛　主要评估痉挛程度对呼吸的影响。喉或气道痉挛可以通过呼吸频率、辅助呼吸肌活动、"三凹征"、哮鸣音及血氧饱和度初步判断。

（1）轻度：可有呼吸频率轻度增加，呼吸末期散在的哮鸣音。

（2）中度：可有呼吸频率增加、出现辅助呼吸肌活动或"三凹征"，弥散性响亮哮鸣音，血氧饱和度可有轻度下降。

（3）重度：可见呼吸频率大于 30 次/分，辅助呼吸肌活动及"三凹征"，弥散性响亮哮鸣音，脉搏血氧饱和度小于 90%。

（4）危重：呼吸消失、胸腹矛盾呼吸、哮鸣音减弱或消失、血氧饱和度持续下降。中重度及危重情况下，心率增快，血气分析二氧化碳分压升高，患者可出现焦虑、烦躁甚至意识丧失。

4. 气道黏膜水肿　气道黏膜水肿是多种气道阻塞疾病共有的临床症状，与炎症、过敏、创伤和异物刺激等因素相关，可导致气道阻力增加甚至完全闭塞。急性喉、气管、支气管炎是一种喉、气管支气管黏膜的急性感染性疾病，是婴幼儿常见的危急重症，可迅速发展引起呼吸道梗阻并危及患儿生命。发病急，先有上呼吸道感染症状，随后出现高热、声嘶、喉鸣及呼吸困难。喉镜或支气管镜检查可见声门及声门下、气管支气管黏膜红肿，有分泌物，听诊肺呼吸音减低，有干啰音，胸部 X 线检查肺纹理增粗，有时有点片状阴影。病情进行性恶化，呼吸困难进行性加重，甚至惊厥或昏迷。

5. 急性会厌炎　是一种危及生命的严重感染，可引起喉阻塞而窒息死亡。高调吸气性喘鸣，呼气性鼻干响，言语含糊不清，流涎是喉阻塞的重要体征，喉鸣声响度与喉阻塞程度成正比。纤维喉镜检查是判断喉阻塞最直观的方法，可见充血肿大的会厌。已有明显喉阻塞症状的患者，应先行气管切开后再检查。

6. 其他　颈部开放性及闭合性损伤、喉部挫伤、烧灼伤，以及各种原因引起的两侧声带外展瘫痪、先天性喉喘鸣、喉蹼、喉软骨畸形等均可导致气道阻塞。甲状腺手术术后切口下出血等常出现颈部血肿压迫导致气道阻塞。

（三）梗阻部位

1. 鼻咽和口咽部的阻塞　一般无急性气道阻塞症状。

2. 喉部和大气道阻塞　可见吸气性呼吸困难，表现为吸气运动加强、时间延长和不伴有通气量增加的深慢吸气。吸气性喉喘鸣音大小与阻塞程度呈正相关，而出现完全性喉痉挛时喘鸣音消失。通常吸气性呼吸困难可见较为明显的"三凹征"。

3. 支气管阻塞　咳嗽伴有呼气性哮鸣音，常见于支气管痉挛、支气管异物等。

4. 活动性异物　通常声门区较小的异物即可引起气道阻塞症状。声门下区空间较大，较小异物在声门下气管内可能随气流活动，产生呼气末声门拍击音。

（四）全身状况

立即评估患者是否存在缺氧、缺氧程度、意识状态，除此之外，还应详细询问病史，关注梗阻发生的时间及禁食水情况、合并症和用药禁忌，同时了解可能的出血风险并做相关的化验检查，为后续紧急处理如气管异物取出术等治疗方案提供依据。并根据症状、体征和影像学检查结果进一步评估。

四、紧急处理

已发生心搏骤停的患者，应立即进行心肺复苏术，开放气道恢复供氧是关键。

（一）异物取出

1. 固体异物　Heimlich 手法是一种排出梗阻性气道异物团的技术，即急救者将手臂从背后搂住受试者，突然向胸腔下方的腹部猛烈地向内和向上推进，使膈肌突然上升，造成患者胸腔压力骤然增加，胸腔内气体在压力作用下涌向气管开口处，每次冲击可产生 400～500ml 气体，从而有可能将异物排出。主要用于呼吸道完全堵塞、严重堵塞患者及溺水患者，是气道异物现场急救处理解除因异物嵌顿于喉头引起呼吸道梗阻、窒息的重要手法。

固体气道异物如不伴有气道损伤，利用内镜经鼻或经口完整取出是适宜的治疗方式，硬质支气管镜是目前治疗成人复杂气道异物的适宜选择。根据异物的大小、形状、种类，异物与周围组织的关系及患者的年龄，选择不同种类及型号的异物摘除装置，包括各种形状的异物钳、气囊导管、圈套器、冷冻电极及热消融装备。对于活体异物如水蛭等，除冷冻技术外，还可尝试气体麻醉药物吸入，在麻醉患者同时麻醉水蛭，解除吸盘的吸附作用从而取出。晚期肿瘤引起的气道狭窄，可进行气管支架置入术或外科手术来解决患者气道狭窄引起的呼吸困难，延长患者生存时间。对于危重症，术中首要任务是快速使肺泡得到氧供，如异物难以快速完整取出，可选择部分取出或将异物推至下一级支气管（如嵌顿于声门下或气管的异物，推至一侧主支气管；双侧支气管异物阻塞患者，将异物推送至下一级支气管，以开放部分气道，恢复部分通气）。若异物破入胸腔，可内科胸腔镜辅助异物取出或联合外科胸腔镜或开胸手术行异物取出。

2. 液体异物　气道内普通液体异物可采取负压吸引术、支气管肺泡灌洗术排出。

气道内大出血属于特殊类型气道内液体异物，与其他异物抢救措施比较有其特殊性。当患者出现大咯血等气道出血表现时，将患者平卧、头偏向一侧，处于低位引流，用压舌板或张口器开启口腔，用舌钳将舌拉出，清除血块，拍击胸背部，使堵塞的血块排出，利用吸引器经鼻腔或口腔吸出血块，刺激患者用力咳嗽排出血液或血块或在支气管镜下吸引、冲洗，恢复气道通畅。在保持气道通畅的同时采取各种有效方法止血，包括气道内滴入肾上腺素、凝血酶及静脉滴注垂体后叶素等止血药物或利用纤维支气管镜直接止血及支气管动脉栓塞术。气管切开术并发的无名动脉出血，应尽快开胸手术修补或结扎无名动脉，紧急情况下可用示指经气管切开处沿气管前壁向下，将无名动脉压向胸骨暂时止血，以争取手术时间。

3. 气体异物 有毒有害气体吸入的早期即可能出现缺氧引起的肺水肿,甚至出现急性呼吸衰竭,临床应尽早建立人工气道;热力损伤和化学损伤通常导致气道高反应性病变,这类患者气道稍受刺激即可引起支气管痉挛。抢救同支气管痉挛抢救流程。同时,热力损伤和化学损伤引起的气道灼伤、瘢痕挛缩、气道黏膜坏死脱落,可通过支气管镜下灌洗、钳取异物和球囊扩张狭窄的气道来解除气道阻塞。

(二)舌后坠

仰头抬颏法或将患者侧卧改变梗阻组织下坠方向以解除梗阻,可置入鼻咽或口咽通气道,必要时置入喉罩或气管导管。

(三)喉或气道痉挛

对气道痉挛的患者处理基本原则为给予吸氧、解痉、镇静及心电监护。

喉痉挛多见于婴幼儿,发作时松解衣服,用冷毛巾冷敷面部,撬开口,深呼吸,给氧。成人喉痉挛发作时须保持镇静,闭口用鼻缓慢呼吸。麻醉期间出现的喉痉挛,轻度或刚刚发生的喉痉挛可面罩正压通气,Larson 手法用力方向内压双侧"喉痉挛切迹"(下颌骨和乳突之间);严重喉痉挛时,面罩加压无效且可能加重梗阻,暂停刺激性操作的同时应静脉使用麻醉药加深麻醉程度,如梗阻仍不能解除,给予骨骼肌松弛药行气管插管。

对于有过敏性哮喘的患者,脱离变应原的接触是防治的关键和有效手段。支气管解痉剂首选 β_2 受体激动剂,如沙丁胺醇气雾剂 8~10 揿经气管导管喷入气管内,也可使用大剂量肾上腺皮质激素治疗,如地塞米松 20~40mg 静脉注射,甲基泼尼松龙 40~80mg 静脉注射或氢化可的松 100mg 静脉输注。静脉滴注硫酸镁 2g 可能对难治性支气管痉挛有效。酌情可选用氨茶碱。当患者出现极度烦躁、严重低氧血症,应立即行气管插管,辅助通气。若气管插管患者出现气道压迅速升高,无法通气的情况,首先应迅速使用可视喉镜或纤维支气管镜确认气管位置正确并排除导管弯折或气道异物堵塞后,立即增加纯氧吸入浓度,加大流量至 8L/min,进行手动通气维持氧合,加深麻醉,气道内首次给予肾上腺素 1~10µg/kg,并根据患者具体情况调整剂量,同时注意孕妇,以及糖尿病、青光眼、甲状腺功能亢进、精神神经症和严重心律失常患者需谨慎使用肾上腺素。

(四)急性喉、气管、支气管炎

小儿急性喉、气管、支气管炎常比成人起病急、病情重,如诊断治疗不及时,会危及生命。一旦诊断为小儿急性喉炎应立即采取有效措施解除患儿呼吸困难,如出现喉阻塞症状,应及时行气管切开。急性喉、气管、支气管炎的治疗包括给氧、肾上腺皮质激素消除喉黏膜水肿、足量抗生素控制感染、维持水电解质平衡等综合治疗。

(五)急性会厌炎

全身足量应用抗生素和糖皮质激素进行抗感染和消肿。对已有明显喉阻塞症状的患者,宜先行气管切开后再检查。对会厌肿胀呈球状、软骨正常标志消失者,立即在就诊现场行气管切开术。

(六)颈部或气道外伤、血肿压迫、喉运动神经疾病、畸形等

颈部闭合性损伤应持续观察,特别是颈部肿胀,容易并发会厌、喉黏膜水肿甚至血肿压迫

气道，开放性外伤累及气道、喉返神经等都应紧急建立人工气道。

甲状腺手术术后因局部血肿、气管软化、喉返神经麻痹、喉头水肿等原因发生气道阻塞。甲状腺术后进行性加重的呼吸困难，患者情绪紧张、烦躁不安、出汗或口唇发绀，甚至典型的"三凹征"等可直接诊断术后气道阻塞。发现患者发生甲状腺术后出血时，要迅速做出判断，果断在床旁拆除伤口缝线，清除淤血和血肿，敞开伤口，解除气道压迫后，再紧急返回手术室再次手术，完善止血。必要时必须毫不犹豫地选择建立人工气道，改善缺氧。

喉运动神经病累及双侧声带导致呼吸困难者，须行气管切开术解决急性气道阻塞。

五、麻醉风险

（一）低氧血症、呼吸衰竭

异物取出术麻醉管理的难点是气道管理，麻醉过浅易导致气道痉挛，麻醉过深易导致呼吸抑制或暂停，均会导致低氧血症。由于与手术医生共用气道，麻醉医生难以有效控制呼吸，可能出现低氧血症、二氧化碳蓄积甚至呼吸心搏骤停。

（二）误吸

气管镜对咽喉部刺激，易导致患者呕吐，对于急诊饱胃患者容易发生误吸。

（三）负压性肺水肿

负压性肺水肿常见于喉梗阻或上呼吸道梗阻，患者尽力呼吸以对抗较细或完全闭塞的气道，表现与其他肺水肿类似，可先出现缺氧，而后出现咳粉红色泡沫痰。临床表现紧急，早发现并及时治疗是降低病死率的关键。

（四）困难插管

纤维支气管镜可解决多数困难气道问题，但在气道异物或梗阻时，纤维支气管镜占据气道空间，可能加重呼吸困难风险。必要时可采取有创措施解决气道问题。

（李　宏　周文昱）

第四章 急性喉头水肿、喉痉挛抢救流程及解析

第一节 急性喉头水肿抢救流程及解析

一、急性喉头水肿抢救流程

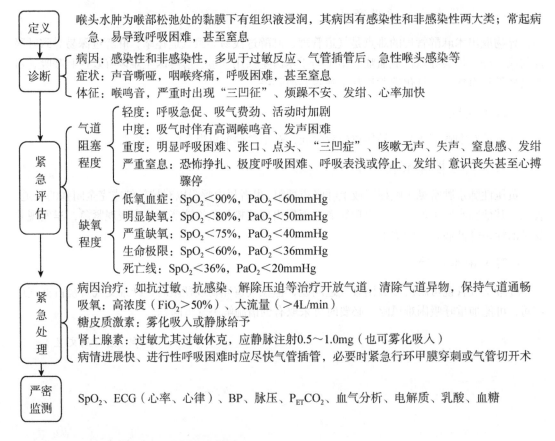

定义 喉头水肿为喉部松弛处的黏膜下有组织液浸润，其病因有感染性和非感染性两大类；常起病急，易导致呼吸困难，甚至窒息

诊断
病因：感染性和非感染性，多见于过敏反应、气管插管后、急性喉头感染等
症状：声音嘶哑，咽喉疼痛，呼吸困难，甚至窒息
体征：喉鸣音，严重时出现"三凹征"、烦躁不安、发绀、心率加快

紧急评估
气道阻塞程度
轻度：呼吸急促、吸气费劲、活动时加剧
中度：吸气时伴有高调喉鸣音、发声困难
重度：明显呼吸困难、张口、点头、"三凹症"、咳嗽无声、失声、窒息感、发绀
严重窒息：恐怖挣扎、极度呼吸困难、呼吸表浅或停止、发绀、意识丧失甚至心搏骤停

缺氧程度
低氧血症：$SpO_2 < 90\%$，$PaO_2 < 60mmHg$
明显缺氧：$SpO_2 < 80\%$，$PaO_2 < 50mmHg$
严重缺氧：$SpO_2 < 75\%$，$PaO_2 < 40mmHg$
生命极限：$SpO_2 < 60\%$，$PaO_2 < 36mmHg$
死亡线：$SpO_2 < 36\%$，$PaO_2 < 20mmHg$

紧急处理
病因治疗：如抗过敏、抗感染、解除压迫等治疗开放气道，清除气道异物，保持气道通畅
吸氧：高浓度（$FiO_2 > 50\%$）、大流量（$>4L/min$）
糖皮质激素：雾化吸入或静脉给予
肾上腺素：过敏尤其过敏休克，应静脉注射0.5～1.0mg（也可雾化吸入）
病情进展快、进行性呼吸困难时应尽快气管插管，必要时紧急行环甲膜穿刺或气管切开术

严密监测 SpO_2、ECG（心率、心律）、BP、脉压、$P_{ET}CO_2$、血气分析、电解质、乳酸、血糖

二、急性喉头水肿抢救解析

喉头水肿是指喉部松弛处的黏膜下有组织液浸润，常见于由气管插管所引起的创伤性咽喉部损伤，也见于过敏反应、气管上段压迫、急性喉头感染、喉部外伤等，特别是小儿喉腔狭窄，喉部黏膜淋巴组织及血管丰富更容易发生。常起病急、发展快，易导致呼吸困难，甚至窒息，如处理不当或不及时常可危及生命。

（一）病因

1. 咽喉部损伤

（1）气管插管过程中导管选择过粗、动作粗暴、反复多次插管或管芯过长等均可导致咽喉

部的直接损伤。

（2）头颈部手术时不断变换头位，致使气管导管与气管、喉头不断摩擦；患者挣扎、呛咳或导管固定不牢固，使导管在气管内反复摩擦致损伤。

（3）留置导管过程中气囊压力过大或导管留置时间过长造成压迫性损伤。

（4）拔管时未充分排空气囊、反复刺激咽喉部等不当拔管操作可导致损伤。

（5）鼻胃管的不当放置或食管反流增加咽喉部刺激。

2. 呼吸道感染　感染引起的咽喉部分泌物潴留刺激、炎性黏膜充血水肿。

3. 过敏反应　药物或其他因素引起的过敏反应常导致急性喉水肿。

4. 充血性水肿　颈部外伤或手术后肿胀压迫气管上段可造成咽喉部充血性水肿。

（二）临床表现

喉头水肿轻度时可仅表现为声音嘶哑、咽喉疼痛，几天后可自愈；严重时以喉鸣、吸气性呼吸困难为主要临床表现，进行性加重，可出现"三凹征"，明显发绀，脉搏血氧饱和度下降，甚至窒息，可伴有不同程度的烦躁不安、出汗、心率加快，甚至意识丧失、心搏骤停。

（三）紧急评估

急性喉头水肿常进展快，尤其是小儿，可迅速造成气道完全阻塞，引起窒息甚至死亡。因此，一旦发生进展性喉头水肿，应严密观察、启动急救、紧急处理。

1. 明确病因　喉头水肿常见于气管插管术后，也见于过敏反应、气管上段压迫、急性喉头感染、喉部外伤等。发病后需尽快明确病因，尤其是过敏反应、颈部严重压迫等在处理喉头水肿的同时须尽快解除发病因素。

2. 气道评估

（1）气道阻塞程度：喉头水肿可直接导致气道阻塞，尤其是小儿喉腔狭窄、喉部黏膜淋巴组织及血管丰富，创伤或炎症很容易造成喉头及声门下水肿，阻塞气道。轻度气道阻塞表现为呼吸急促、吸气费劲、活动时可加剧；加重时可出现喉鸣音、发声困难、吸气性呼吸困难、张口、"三凹征"等；气道完全阻塞时患者失声、呼吸无进气或停止、发绀、SpO_2 进行性下降、有窒息感、恐怖挣扎、甚至意识丧失、心搏骤停。

（2）呼吸频率：正常时呼吸频率为 9～24 次/分；随着气道阻塞程度加重，出现呼吸加快（24～28 次/分）、呼吸急促（28～32 次/分）、呼吸窘迫（≥32 次/分），甚至呼吸抑制（<7 次/分）；气道完全阻塞时无有效呼吸。

（3）缺氧程度：随着气道阻塞程度加重，患者缺氧也逐渐加重。吸气条件下 $SpO_2 < 90\%$，$PaO_2 < 60mmHg$ 即为低氧血症，$SpO_2 < 80\%$，$PaO_2 < 50mmHg$ 为明显缺氧；$SpO_2 < 75\%$，$PaO_2 < 40mmHg$ 为严重缺氧，应紧急处理；$SpO_2 < 60\%$，$PaO_2 < 36mmHg$ 为生命极限；$SpO_2 < 36\%$，$PaO_2 < 20mmHg$ 为死亡线。

3. 其他　密切观察患者意识状况及心血管反应，是否出现烦躁不安、脉率增快、大量出汗等，尤其避免意识丧失、心搏骤停的发生。

（四）紧急处理

1. 解除气道阻塞

（1）完全性气道阻塞：严重喉头水肿可将气道完全阻塞，患者在数分钟内因窒息而死亡。需紧急启动心肺复苏，行环甲膜穿刺或气管切开术建立气道通气以迅速纠正缺氧，气道是否通畅决定着抢救的成败；对于意识丧失、心率减慢甚至心搏骤停者同时行胸外心脏按压或电除颤。

（2）不完全性气道阻塞：轻、中度气道阻塞时开放气道，清除气道异物，保持气道通畅；重度气道阻塞时须紧急行环甲膜穿刺或气管切开术尽快建立气道通气。

2. 吸氧 给予高浓度（$FiO_2 > 50\%$）、大流量（氧流量$> 4L/min$）吸氧。

3. 静脉给予糖皮质激素 静脉给予地塞米松，紧急时须选择起效快的氢化可的松或者甲基波尼松龙，以减轻水肿。

4. 雾化吸入 给予含糖皮质激素或抗生素的雾化液多次雾化吸入，由过敏引起的喉头水肿可加肾上腺素雾化吸入。

5. 病因治疗 根据引起喉头水肿的原因对症治疗，如抗过敏、抗感染、解除颈部压迫等。

6. 纠正缺氧所致的全身性损害 大脑、心脏、肝脏和肾脏各主要脏器功能的支持治疗，纠正酸中毒，稳定内环境平衡，严密监测。

第二节　急性喉痉挛抢救流程及解析

一、急性喉痉挛抢救流程

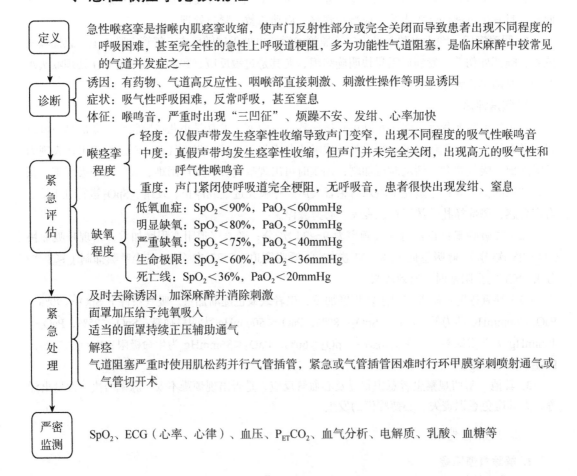

| 定义 | 急性喉痉挛是指喉内肌痉挛收缩，使声门反射性部分或完全关闭而导致患者出现不同程度的呼吸困难，甚至完全性的急性上呼吸道梗阻，多为功能性气道阻塞，是临床麻醉中较常见的气道并发症之一 |

诊断
诱因：有药物、气道高反应性、咽喉部直接刺激、刺激性操作等明显诱因
症状：吸气性呼吸困难，反常呼吸，甚至窒息
体征：喉鸣音，严重时出现"三凹征"、烦躁不安、发绀、心率加快

紧急评估
喉痉挛程度
　轻度：仅假声带发生痉挛性收缩导致声门变窄，出现不同程度的吸气性喉鸣音
　中度：真假声带均发生痉挛性收缩，但声门并未完全关闭，出现高亢的吸气性和呼气性喉鸣音
　重度：声门紧闭使呼吸道完全梗阻，无呼吸音，患者很快出现发绀、窒息

缺氧程度
　低氧血症：$SpO_2 < 90\%$，$PaO_2 < 60mmHg$
　明显缺氧：$SpO_2 < 80\%$，$PaO_2 < 50mmHg$
　严重缺氧：$SpO_2 < 75\%$，$PaO_2 < 40mmHg$
　生命极限：$SpO_2 < 60\%$，$PaO_2 < 36mmHg$
　死亡线：$SpO_2 < 36\%$，$PaO_2 < 20mmHg$

紧急处理
及时去除诱因，加深麻醉并消除刺激
面罩加压给予纯氧吸入
适当的面罩持续正压辅助通气
解痉
气道阻塞严重时使用肌松药并行气管插管，紧急或气管插管困难时行环甲膜穿刺喷射通气或气管切开术

严密监测
SpO_2、ECG（心率、心律）、血压、$P_{ET}CO_2$、血气分析、电解质、乳酸、血糖等

二、急性喉痉挛抢救解析

急性喉痉挛是指喉内肌反射性痉挛收缩，使声带内收，声门部分或完全关闭而导致患者出现不同程度的呼吸困难，甚至完全性的急性上呼吸道梗阻。喉痉挛多为功能性气道阻塞，属机体防止异物入侵的保护性反射，虽不十分常见，但常须紧急处理。

（一）诱因

1. 咽喉部的直接刺激　在相对浅麻醉状态下进行吸痰、气管插管、放置口咽或鼻咽通气道等操作或者行气道手术，咽喉部分泌物过多或者有胃内容物反流误吸等直接刺激咽喉部，均可诱发喉痉挛。

2. 药物的作用　如 β_2 受体阻滞药等可兴奋迷走神经使喉头肌敏感性增高而易诱发喉痉挛，某些麻醉药物如琥珀胆碱、阿曲库铵、吗啡等可促使组胺释放而诱发喉痉挛。

3. 气道高反应性　长期大量吸烟、近期有上呼吸道感染史、哮喘史等的患者，气道高反应性容易诱发喉痉挛。

4. 远隔部位的间接刺激　有时远隔部位的刺激性操作（如牵拉腹膜、肠道，以及迷走神经分布相对丰富的胆囊、膀胱和肛门等部位）也可诱发反射性的喉痉挛。

5. 其他　浅麻醉下疼痛刺激、缺氧或二氧化碳蓄积也易促发喉痉挛。

（二）临床表现及紧急评估

急性喉痉挛典型的临床表现为出现吸气性呼吸困难，以高调吸气性哮鸣音为特征。喉痉挛一旦诱发，大多需紧急干预，这就需要明确诱因并及时消除诱因、紧急评估喉痉挛的程度及缺氧程度，并严密观察其他并发症。

1. 喉痉挛程度　临床上根据气道阻塞程度将喉痉挛分为轻、中、重三度。

（1）轻度喉痉挛：仅假声带痉挛，吸气时声带紧张使声门变窄，出现不同程度的吸气性喉鸣。

（2）中度喉痉挛：真假声带均出现痉挛，但声门仍未完全关闭，吸气相和呼气相均可有高亢的喉鸣音，吸气时可出现"三凹征"。

（3）重度喉痉挛：患者声门紧闭致完全性上呼吸道梗阻，呼吸气流中断，呼吸音消失，无喉鸣音，很快出现缺氧和窒息的症状。

2. 缺氧程度　随着气道阻塞程度加重，患者缺氧也逐渐加重。吸气条件下 $SpO_2<90\%$，$PaO_2<60mmHg$ 即为低氧血症；$SpO_2<80\%$，$PaO_2<50mmHg$ 为明显缺氧；$SpO_2<75\%$，$PaO_2<40mmHg$ 为严重缺氧，应紧急处理；$SpO_2<60\%$，$PaO_2<36mmHg$ 为生命极限；$SpO_2<36\%$，$PaO_2<20mmHg$ 为死亡线。

3. 其他　密切观察是否出现缺氧性烦躁不安、意识丧失，避免心搏骤停的发生。

（三）紧急处理

喉痉挛是严重威胁患者生命的急症，需要紧急诊断和处理，处理不当可迅速出现严重缺氧，甚至死亡，因此临床上强调预防重于治疗。

1. 及时消除诱发原因，如加深麻醉、清除咽喉部异物、停止刺激性操作等。

2. 轻度喉痉挛患者一般在消除局部刺激、托起下颌开放气道、面罩加压给予高浓度氧气吸入后缓解；中度喉痉挛患者在停止刺激性操作后及时行面罩正压通气给予纯氧吸入，同时给予氨茶碱、激素等治疗，必要时给予短效静脉麻醉药（多推荐丙泊酚）加深麻醉，如不能缓解即按重度喉痉挛处理；重度喉痉挛患者应立刻以短效静脉麻醉药加深麻醉，并使用起效快的短效肌松药（如琥珀胆碱）解除痉挛，必要时行气管插管，来不及气管插管或插管困难时需行环甲膜穿刺喷射通气或气管切开术。

3. 出现严重缺氧、意识丧失、心率减慢甚至停止者需立即启动心肺复苏术。并同时应注意保护大脑、心脏、肝脏和肾脏等主要脏器功能，纠正酸中毒，稳定内环境平衡，加强监测。

（宫丽荣　余剑波）

第五章 重症哮喘和支气管痉挛抢救流程及解析

第一节 重症哮喘和支气管痉挛抢救流程

一、重症哮喘抢救流程

定义
支气管哮喘简称哮喘，发作分为轻、中、重和危重四度；重症哮喘是指严重的哮喘急性发作，引起呼吸困难、缺氧和呼吸衰竭，甚至死亡

诊断
病史：反复发作性喘息、气急、胸闷或咳嗽等
诱因：接触变应原、冷空气、呼吸道感染、运动、物理和化学刺激等
典型症状与体征：
- 急性发作、呼吸急促、呼吸频率>30次/分、发绀，且伴有"三凹征"
- 发作时在双肺可闻及散在或弥漫性以呼气相为主的哮鸣音，呼气相延长
- 危重时呼吸音或哮鸣音明显下降甚至消失，即"沉默肺"
- 发作时间12~24h，一般治疗不缓解称"哮喘持续状态"

血气分析：$SaO_2 < 90\%$，$PaO_2 < 60mmHg$，$PaCO_2 > 45mmHg$

紧急评估
呼吸：
- 是否存在呼吸困难、$SaO_2 < 90\%$
- 气道是否通畅
- 是否存在支气管平滑肌痉挛、气道阻力增高
- 是否存在"沉默肺"

循环：是否心率>120次/分
意识：是否异常，嗜睡、昏迷为重症

紧急处理
吸氧：高浓度（FiO_2 80%~100%）、大流量（6~8L/min）面罩吸氧或加压吸氧
保持气道通畅：气道阻塞、有分泌物或误吸者，必要时行气管插管、吸痰、机械通气
解痉：吸入短效β受体激动药，如沙丁胺醇或特布他林雾化剂

扩张支气管：
- 静脉滴注氨茶碱0.75~1g/d
- 糖皮质激素如琥珀酸氢化可的松或甲泼尼龙40~200mg/d
- 缓慢静脉注射硫酸镁1g（舒张支气管平滑肌）
- 麻醉状态下可吸入麻醉药，如氟烷、七氟烷

呼吸支持（机械通气）：
呼吸困难伴意识障碍、心率减慢者，应紧急气管插管、机械通气
通气参数：
- 小潮气量（V_T 6~7ml/kg）、低频率（10~12次/分）
- 长吸呼比（1:3）
- 低PEEP（3~5cmH_2O）
- 高浓度氧吸入，使$PaO_2 > 60mmHg$、$SaO_2 > 95\%$

允许性高碳酸血症：$PaCO_2 > 45~50mmHg$，以pH不低于7.25为宜
面罩无创正压通气：无气道阻塞、误吸，分泌物不多者经气管导管内直接注入雾化剂效果更好
通气模式：自主呼吸+PSV（需适当镇静）、SIMV、SIMV+PSV

纠正酸中毒：当pH<7.25、$HCO_3^- < 16mmol/L$、$BE < -10mmol/L$时，须用5%$NaHCO_3$ 1~2ml/kg静脉输注
补液：维持血流动力学平稳

严密监测
血压、脉搏、心电图、脉搏血氧饱和度、血气分析、电解质、血红蛋白、血细胞比容、尿、肝功能、肾功能、心肌酶和心肌损伤标志物

二、重症支气管痉挛抢救流程

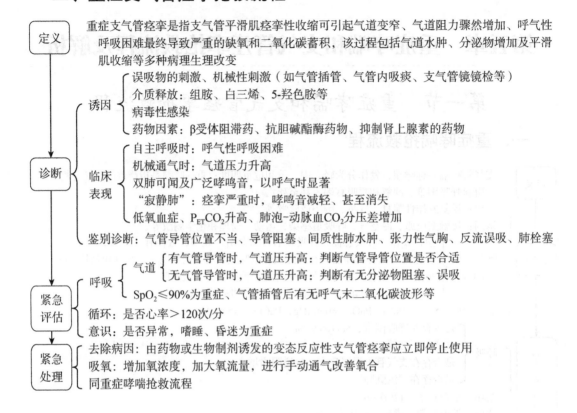

定义　重症支气管痉挛是指支气管平滑肌痉挛性收缩可引起气道变窄、气道阻力骤然增加、呼气性呼吸困难最终导致严重的缺氧和二氧化碳蓄积，该过程包括气道水肿、分泌物增加及平滑肌收缩等多种病理生理改变

诊断
　　诱因
　　　　误吸物的刺激、机械性刺激（如气管插管、气管内吸痰、支气管镜镜检等）
　　　　介质释放：组胺、白三烯、5-羟色胺等
　　　　病毒性感染
　　　　药物因素：β受体阻滞药、抗胆碱酯酶药物、抑制肾上腺素的药物

　　临床表现
　　　　自主呼吸时：呼气性呼吸困难
　　　　机械通气时：气道压力升高
　　　　双肺可闻及广泛哮鸣音，以呼气时显著
　　　　"寂静肺"：痉挛严重时，哮鸣音减轻、甚至消失
　　　　低氧血症、$P_{ET}CO_2$升高、肺泡-动脉血CO_2分压差增加

　　鉴别诊断：气管导管位置不当、导管阻塞、间质性肺水肿、张力性气胸、反流误吸、肺栓塞

紧急评估
　　呼吸
　　　　气道
　　　　　　有气管导管时，气道压升高：判断气管导管位置是否合适
　　　　　　无气管导管时，气道压升高：判断有无分泌物阻塞、误吸
　　　　$SpO_2 \leq 90\%$为重症、气管插管后有无呼气末二氧化碳波形等
　　循环：是否心率>120次/分
　　意识：是否异常，嗜睡、昏迷为重症

紧急处理
　　去除病因：由药物或生物制剂诱发的变态反应性支气管痉挛应立即停止使用
　　吸氧：增加氧浓度，加大氧流量，进行手动通气改善氧合
　　同重症哮喘抢救流程

第二节　重症哮喘和支气管痉挛抢救解析

支气管哮喘简称哮喘，支气管哮喘是由多种细胞共同参与的：①气道的炎性细胞，包括嗜酸性粒细胞、肥大细胞、T淋巴细胞、中性粒细胞；②结构细胞包括平滑肌细胞、气道上皮细胞；③细胞组分。

气道慢性炎症性疾病，并可导致气道高反应性，出现广泛多变的、可逆的气道阻塞，引起反复发作性的喘息、气急、胸闷或咳嗽等症状，常在夜间和（或）清晨发作或加剧。多数患者可自行缓解或经治疗后缓解，因此，气道慢性炎症是支气管哮喘的本质。

气道高反应性，是指患者的气管、支气管对各种物理、化学、药物变应原等刺激物引起过度收缩反应，出现气道管腔狭窄和气道阻力明显增加，后者称为气道高反应性。因此，患者气道高反应性是支气管哮喘的主要病理生理特征和诊断依据。

一、重症哮喘发作和支气管痉挛常见诱因和持续原因

重症哮喘发作和支气管痉挛常见诱因和持续原因：①致敏原或致哮喘因素的持续存在；②呼吸道感染、痰液黏稠阻塞气道；③对β₂受体激动药雾化剂"失敏"；④气道反应性反跳性增高；⑤患者情绪过度紧张；⑥糖皮质激素依赖型哮喘突然停药或减量过快；⑦严重缺氧所致代谢性酸中毒及呼吸性酸中毒。

有时将诱因和原因去除，哮喘即可好转，如吸净分泌物。

二、哮喘分期

（一）急性发作期

突然发作的气急、咳嗽、胸闷，常伴呼吸困难，以急性呼吸气流量降低为特征，常有诱发因素，发作的时间和严重程度不一，可在数小时、数天内逐渐出现，也可在数分钟内危及生命。

（二）慢性持续期

哮喘患者每周均不同频度和（或）不同程度地出现喘息、气急、胸闷、咳嗽等症状。

（三）临床缓解期

经治疗或未治疗，患者症状、体征消失，肺功能恢复至发作前或正常，并维持 3 个月以上。

三、诊断标准

1. 反复发作的喘息、气急、胸闷和咳嗽，多与接触变应原、冷空气、物理性和化学性物质、感冒、运动及手术刺激有关。
2. 发作时双肺可闻及散在或弥漫性哮鸣音，呼气相为主，呼气时间延长，严重者呼吸音减弱甚至消失呈"沉默肺"。
3. 上述症状和体征可经治疗缓解或自行缓解。
4. 排除其他疾病所引起的喘息、气急、胸闷和咳嗽。
5. 临床试验
（1）支气管激发试验或运动激发试验阳性。
（2）支气管舒张试验阳性，第一秒用力呼气量（forced expiratory volume in one second, FEV_1）增加≥12%，绝对值增加≥200ml。
（3）呼气流量峰值（peak expiratory flow, PEF）每日监测 2 次（至少 2 周），如成人 PEF 平均变异率>10%或 PEF 周变异率>20%，儿童 PEF 平均变异率>13%。
上述临床试验 1 项阳性者即可诊断。

四、哮喘发病时的严重程度及诊断评估

根据哮喘发病时的严重程度不同可分为 4 度，具体见表 5-1。

表 5-1　哮喘急性发作时病情严重程度分级

临床特点	轻度	中度	重度	危重
气短	步行、上楼	稍事活动	休息时	随时
体位	可平卧	喜坐位	喘坐呼吸	喘坐前弓位呼吸
讲话方式	连续成句	单词	单字	不能讲话
精神状态	可有焦虑、尚安静	时有焦虑或烦躁	常有焦虑烦躁	嗜睡或意识模糊
出汗	无	有	大汗淋漓	大汗淋漓
呼吸频率	轻度增快	增快	常大于 30 次/分	>30 次/分
三凹征	无	可有	常有	明显，胸腹矛盾呼吸

续表

临床特点	轻度	中度	重度	危重
哮鸣音	散在呼气末	响亮、散在	响亮、弥漫	减弱或无
脉搏（次/分）	<100	100～120	>120	变慢或不规则
奇脉（SBP↓）	无（<10mmHg）	可有（10～25mmHg）	常有（>25mmHg）	无
PaO_2（吸空气）	正常	60～80mmHg	≤60mmHg	<60mmHg
$PaCO_2$	<45mmHg	≤45mmHg	≥45mmHg	>45mmHg
SaO_2（吸空气）	>95%	91～95%	≤90%	<90%
pH	正常	正常	正常	降低

注：只要符合某一严重程度的某些指标，而不需要满足全部指标，即可提示为该级别的急性发作。

　　重症哮喘或致命性哮喘是指发作时症状严重，持续发作可危及生命，须紧急救治患者。重症哮喘的病死率可达 9%～38%。目前全球约有 3 亿哮喘患者，每年约有 25 万人死于哮喘，其快速诊断可用表 5-2 的诊断评估。

表 5-2　美国常采用简单的成人急性重症哮喘的诊断评估

评估内容	指标	有/无
症状/既往史	严重呼吸困难、咳嗽、胸闷和喘息 行走 100ft（约 30m）以上困难 呼吸急促引起讲话不连续 晕厥或几乎晕厥	
体检结果	奇脉（SBP 下降≥12mmHg） 动用辅助呼吸肌 出汗、无法平卧 心率>120 次/分、呼吸>30 次/分	
呼气流速	FEV_1 或 PEFR 基础值 30%～50%， 估计值或个人最佳值治疗完成后 PEFR 仍无法提高 10%	
氧合作用	PaO_2<60mmHg，SaO_2<90%	
通气	$PaCO_2$≥45mmHg	

五、治疗原则及具体处理

（一）治疗原则

1. 吸氧、湿化呼吸道，维持 SpO_2>90%。

2. 尽快治疗。

3. 泼尼松 30～60mg 口服或（和）氢化可的松 200mg 静脉滴注。

4. 联合用药，如 β_2 受体激动药和糖皮质激素。

5. 氨茶碱 5mg/kg 静脉缓慢静脉注射（20min），0.8～1.0mg/（kg·h）维持。

6. 补液、纠酸，2500～3000ml/d 纠正脱水；pH<7.25 可给予 5% $NaHCO_3$ 1～2ml/kg 静脉滴注。

7. 抗感染。

8. 重症呼吸不良者行机械通气，必要时改用呼吸机。

值得注意的是，对于正在行机械通气时出现的重度支气管痉挛，患者临床表现与"寂静肺"极为相似，应快速排除回路阻塞、滑脱、气管插管过深、肺水肿、肺栓塞、气胸、严重过敏反应和误吸等因素后，应迅速给予积极、有效的治疗。

（二）具体处理方法

1. 增加吸入氧浓度、必要时吸入纯氧，加大氧流量至 8L/min，必要时进行手动辅助通气以维持氧合。

2. 全身麻醉时，可通过增加七氟烷吸入浓度至最大（8%），和（或）静脉输注丙泊酚来增加麻醉深度。

3. 肾上腺素扩张支气管作用较强，也可改善气道黏膜水肿，建议首次静脉注射 10～30μg（气管插管患者自气管内给予效果更好），用药期间需要密切监测，防止心动过速和高血压；对于孕妇及糖尿病、青光眼（开角型青光眼除外）、甲状腺功能亢进症、精神神经症和严重心律失常患者，需要谨慎使用。

4. $β_2$ 受体激动药，如沙丁胺醇气雾剂 8～10 揿经气管导管喷入气管内用以扩张支气管。

5. 糖皮质激素类药物具有抗感染和减轻气道水肿的作用，可静脉滴注氢化可的松 100mg 或甲泼尼龙 80mg。

6. 硫酸镁可能对难治性支气管痉挛有效，可静脉输注硫酸镁 2g，滴注时间不少于 20min。

六、重症或致命性支气管痉挛的抢救

重症或致命性支气管痉挛患者由于肺泡通气量迅速锐减，出现严重的通气/血流比例失调，发生严重的低氧血症和呼吸性酸中毒，可危及生命。因此，抢救重点是开放气道、增加通气，纠正致命的低氧血症和 CO_2 蓄积。

（一）建立人工气道

1. 快速经口或经鼻气管插管，加压吸氧，用细长导管经气管导管内直接喷入速效解痉扩张支气管药，如沙丁胺醇雾化剂效果较好。

2. 紧急情况下，气管切开或环甲膜切开加压给氧、给药。

（二）机械通气

为减轻气压伤和人工呼吸对循环的影响应采用下述措施。

1. 呼吸参数调节

（1）小潮气量（V_T）：6～7ml/kg；

（2）慢频率：10～12 次/分；

（3）长吸呼比为 1∶3；

（4）低 PEEP：3～5cmH_2O；

（5）高浓度氧：$FiO_2 > 80\%$。

2. 允许性高碳酸血症（permissive hypercapnia，PHC）　由于潮气量较小，导致 $PaCO_2$ 上升、pH 下降，称为 PHC，但 pH 应控制在不低于 7.25。病情好转后调整呼吸机参数，调至正常状态。

3. 通气模式　包括 3 种呼吸模式，即自主呼吸+PSV、SIMV、SIMV+PSV。

4. 镇静　镇静深度以无严重人机对抗为宜，可选用地西泮、咪达唑仑、丙泊酚等药物。尽可能不用肌松药，以保留自主呼吸和咳嗽反射，利于分泌物排出。

5. 撤离呼吸机条件　①生命体征基本稳定；②$PaO_2 > 80mmHg$，$SaO_2 > 95\%$，氧合指数 $\geq 300mmHg$，$PaCO_2 < 45mmHg$；③呼吸肌疲劳基本恢复。

6. 氧维持　拔除气管导管，经面罩或鼻导管给氧维持。

（三）无气管插管条件或插管困难者

无气管插管条件或插管困难者可插入鼻咽通气道，经面罩无创正压通气或应用简易呼吸器进行抢救。

七、哮喘患者死亡原因分析

死亡原因主要为缺氧、呼吸心搏骤停，有的患者入院时即已心搏骤停。动脉血气分析表现为严重的呼吸性酸中毒、代谢性酸中毒，急诊 2～24h 内病死率约占 20%，24h 后病死率为 5%，急诊治疗欠合理导致病死率可高达 80%，气管插管延迟或操作不顺利是治疗过程中死亡的重要原因，故对重症哮喘患者除反复吸入支气管扩张剂外，更重要的是采用简易呼吸器加压、人工呼吸、气管插管机械通气来挽救患者的生命。

（张丽媛　张加强）

第六章　局部麻醉药中毒抢救流程及解析

第一节　局部麻醉药中毒抢救流程

定义

局部麻醉药误入血管或单位时间内吸收入血的局部麻醉药剂量过大或患者全身营养差、肝肾功能不全，使血液中局部麻醉药浓度过高引起的毒性反应，主要表现为中枢神经系统毒性和心血管功能障碍

诊断

病史：有局部麻醉药应用史

临床表现：一般局部麻醉药的中枢神经系统毒性表现多先于心脏毒性

神经系统 { 兴奋：头晕目眩、多语、寒战、烦躁不安、恶心呕吐、肌肉抽动或震颤、全身强直、阵挛性惊厥

抑制：神情淡漠、嗜睡或昏迷

非特异性表现：金属味、舌或唇麻木、复视、耳鸣等

心血管 { 最初出现高血压、心动过速或室性心律失常

随后是血压逐渐下降、心动过速渐至心动过缓，甚至心搏骤停

注意：轻度镇静也可能会干扰对患者全身毒性反应症状的识别

紧急评估

呼吸 { 是否气道通畅

是否存在呼吸抑制、喉水肿、支气管痉挛或急性肺水肿

是否存在呼吸困难和低氧血症

心血管 { 循环是否稳定

是否存在心律失常

是否存在头晕目眩、多语、寒战、烦躁不安、恶心呕吐、神志不清、意识丧失，以及是否存在全身强直、阵挛性惊厥

紧急处理

立即停止给予局部麻醉药

保护患者免受意外伤害

寻求帮助

最初的重点 { 维持气道通畅，吸氧

镇静：优先使用苯二氮䓬类药物，心血管疾病不稳定者避免使用丙泊酚

经气管插管、人工通气后，惊厥仍未得到控制者，可辅用短效肌肉松弛药

全程动态评估心血管状况

备体外循环设备

心血管 {
心律失常 { 室性心律失常：首选胺碘酮，不建议使用局部麻醉药

避免使用：血管升压素、钙通道阻滞药、β受体阻滞药及局部麻醉药

血压有下降趋势：给予麻黄碱或去氧肾上腺素等血管升压药，同时适当加快输液速度

心搏骤停：如果使用肾上腺素，建议初始剂量给予小剂量≤1μg/kg

脂肪乳剂（20%）治疗 { 首次：2～3min内静脉输注1.5ml/kg（瘦体重）

如果心血管系统持续衰竭，重复用药，再推注1次或2次

如果循环不稳定，则将输注速度加倍至0.5ml/（kg·h）

循环稳定后，持续输注0.25ml/（kg·min）（至少10min）

脂肪乳剂使用上限：最初30min内约12ml/kg

预防 麻醉前详细询问病史，了解有无局麻药或其他药物过敏史
麻醉前适量应用镇静药与镇痛药，以减少局部麻醉药用量，降低局部麻醉药毒性反应
严格掌握局部麻醉药适应证、常规剂量、浓度及限量，避免单位时间内给药过量
注意在血运丰富的局部组织应用局部麻醉药时应控制用量并加入适量肾上腺素
严防局部麻醉药误入血管，注药前应回抽观察有无血液回流，判断无误后才可注入

第二节　局部麻醉药中毒抢救解析

局部麻醉药（local anesthetics，LA）是麻醉医师、外科医师、急诊科医师及牙科医师等许多临床医生在临床实践中的常用药物。尽管局部麻醉药已经在临床广泛使用，但部分临床医师仍然缺乏对局部麻醉药全身毒性（local anesthetic systemic toxicity，LAST）及其急救管理知识的全面了解。LAST 作为一种潜在的并发症在进行区域阻滞时可能会出现，其主要影响中枢神经系统和循环系统，严重时可能会危及患者的生命。

一、病因

1. 大多数情况与局部麻醉药意外注入血管内有关。
2. 注射部位血运丰富，导致局部麻醉药吸收增加。
3. 单位时间内使用超过局部麻醉药最大剂量（通常在多次注射时发生）。
4. 肝、肾功能障碍，心脏病，妊娠，以及代谢综合征等合并症也可能增加局部麻醉药过量的风险，从而增加全身毒性的风险。
5. 由于清除能力降低，极端年龄（年龄＜4 个月及年龄＞70 岁）患者中毒风险增加。
6. 药效强、作用时间长的药物毒性大，左旋体（左旋布比卡因和罗哌卡因）比右旋体及消旋体毒性小。

二、局部麻醉药全身毒性的风险因素和诊断

（一）LAST 的风险因素

1. 极端年龄（年龄＜4 个月及年龄＞70 岁）。
2. 心脏传导疾病。
3. 缺血性心脏病。
4. 肾功能不全。
5. 肝功能障碍。
6. 妊娠。
7. 肉碱缺乏症。
8. 阻滞部位血运丰富。
9. 代谢紊乱，如酸中毒、缺氧、高碳酸血症可能会增加中毒的风险。

（二）LAST 的诊断要点

1. **典型临床表现**　最初表现为中枢神经系统兴奋症状（躁动、听觉改变、金属味或突然发作的精神症状），继而出现癫痫发作，最后出现中枢神经系统抑制表现（嗜睡、昏迷或呼吸停止）。在此进展过程的后期，心脏毒性从开始的心脏兴奋性增加（高血压、心动过速或室性心律失常）

变为心脏抑制状态（心动过缓、传导阻滞、心搏骤停、心肌收缩力降低和低血压）。

LAST 临床表现存在很大差异，存在与典型临床表现不同的情形：①同时出现中枢神经系统和心脏毒性；②表现为心脏毒性而没有中枢神经系统毒性的前兆症状和体征。因此，必须警惕 LAST 的非典型或意外表现。

2. LAST 起病时间是可变的　即刻出现 LAST（<60s）提示血管内注射了局部麻醉药，可直接进入大脑，而延迟 1~5min 出现 LAST 提示间歇性血管内注射、下肢注射或组织吸收延迟。最近的病例报告表明，LAST 起病时间大多数是延迟发生的。由于 LAST 可能会在注射后超过 15min 甚至有时在 1h 内出现，因此对接受潜在毒性剂量局部麻醉药的患者应在注射后密切监测至少 30min。

3. 对于接受超过最小剂量局部麻醉药后出现非典型或意外中枢神经系统或心脏症状和体征患者，应降低诊断 LAST 门槛。

（三）准备和监测

在使用局部麻醉药时，都应提供紧急复苏设备，应遵循美国区域麻醉和疼痛医学学会（American society of regional anesthesia and pain medicine，ASRA）的要求进行安全核查，包括对复苏设备和药物（如血管活性药物和脂肪乳剂）的检查，以预防和及时治疗 LAST 和局部麻醉的其他并发症（如迷走神经反应）。在进行区域阻滞或气道局部麻醉之前，应建立静脉通路，并连续监测脉搏、血氧饱和度、心电图及血压。在实施周围神经阻滞时，应吸氧，局部麻醉实施后，监测生命体征至少 30min，以防延迟出现的 LAST。

三、紧急评估

（一）气道评估

气道评估主要包括如下几个方面：①气道是否通畅；②是否存在喉头水肿、支气管痉挛或急性肺水肿；③是否存在呼吸抑制和低氧血症。

局部麻醉药的中枢神经系统毒性所致的惊厥、抽搐、呕吐、意识丧失可以导致患者发生反流误吸、气道阻塞和呼吸抑制。在吸气时，$SpO_2<90\%$，$PaO_2<60mmHg$；吸氧时（FiO_2 30%~40%），$SpO_2<95\%$ 即可诊断为低氧血症；$SpO_2\leqslant75\%$，$PaO_2\leqslant40mmHg$ 为严重缺氧，应紧急处理。

（二）心血管评估

心血管评估主要包括如下两个方面：循环是否稳定；是否存在心律失常。

局部麻醉药对循环系统有直接抑制作用，表现为心肌收缩性减弱、不应期延长、传导减慢及血管平滑肌松弛等。初始的血压上升及心率加快是中枢兴奋的结果，随后表现为心率减慢、血压下降、传导阻滞直至心搏骤停。但是在某些情况下，如直接将局部麻醉药注射到血管中，则可能会发生循环崩溃而没有任何神经系统毒性症状和体征，其特征性心电图表现为 PR 延长和 QRS 增宽。心肌对局部麻醉药耐受性较高，中毒后常见呼吸先停止，须立即采用人工呼吸抢救。

（三）中枢神经系统毒性反应评估

中枢神经系统毒性反应评估主要包括如下两个方面：①是否存在头晕目眩、多语、寒战、烦躁不安、恶心呕吐，进而神志不清、昏迷；②是否存在全身强直、阵挛性惊厥。

局部麻醉药的中枢神经系统毒性表现为初期的兴奋相和终末期的抑制相，最初表现为患者烦躁不安、焦虑、感觉异常、耳鸣或口周麻木，进而出现面肌痉挛和全身抽搐，最终发展为严重的中枢神经系统抑制、昏迷和呼吸心搏骤停。中枢神经抑制性神经元对局部麻醉药比较敏感，首先被局部麻醉药所抑制，因此引起脱抑制而出现兴奋现象。局部麻醉药引起的惊厥是边缘系统兴奋灶扩散所致。苯二氮䓬类药物能加强边缘系统 γ-氨基丁酸能神经元的抑制作用，对局部麻醉药中毒性惊厥的疗效好，说明局部麻醉药引起的惊厥是抑制的减弱而不是兴奋的加强，此时应禁用中枢抑制性药物。中毒昏迷时应着重稳定呼吸及循环功能。

四、局部麻醉药中毒的紧急处理

成功处理 LAST 的关键要素包括快速反应、有效通气和给氧、抑制癫痫发作和心血管功能支持。一旦怀疑 LAST，应遵循以下步骤。

1. 立即停止注射局部麻醉药　有任何意外血管内注射迹象时，应立即停止注射。

2. 寻求帮助　如果发生 LAST 进行性加重或出现严重症状或体征时，在建立静脉通路的同时寻求有效的帮助，如呼唤专业人员帮助、快速获取抢救设备和药品（如脂肪乳剂等）等。

3. 准备体外循环　如有条件，要求体外循环（cardiopulmonary bypass，CPB）设备处于备用状态。如果高级心脏生命支持和静脉给予脂肪乳剂治疗失败，则在等待局部麻醉药从心脏受体解离出来的过程中，可能需要 CPB。

4. 气道管理　如果出现 LAST 的症状和体征，在停止注射局部麻醉药的同时面罩吸入纯氧；如有必要，则应经声门上气道或气管导管控制通气，及时有效的气道管理对于预防缺氧、高碳酸血症和酸中毒至关重要，因为缺氧、高碳酸血症和酸中毒会增强 LAST。

5. 脂肪乳剂治疗　一旦出现 LAST，在有效控制气道后立即给予脂肪乳剂；须注意及时给予脂肪乳剂远比其给药方式（静脉注射、静脉输注）的顺序更为重要。

（1）20%脂肪乳剂单次静脉注射：①如果患者体重超过 70kg，在 2～3min 内给予 100ml；②如果患者少于 70kg，在 2～3min 内给予 1.5ml/kg。

（2）20%脂肪乳剂静脉输注：①如果患者体重超过 70kg，则在 15～20min 内给予 200～250ml；②如果患者体重少于 70kg，则以 0.25ml/（kg·min）给予脂肪乳剂；③如果循环仍不稳定，应考虑再次给药或将输注量增加至 0.5ml/（kg·min）。

（3）循环稳定后，继续静脉输注至少 10min。

（4）建议将约 12ml/kg 脂肪乳剂作为初始剂量的上限。

（5）丙泊酚不能替代脂肪乳剂。

6. 控制癫痫发作

（1）如果癫痫发作，应立即优先给予苯二氮䓬类药物。如果苯二氮䓬类药物不易获得，可以给予脂肪乳剂或小剂量的丙泊酚。丙泊酚可以阻止癫痫发作，但大剂量可进一步降低心脏功能；血流动力学不稳定时，应避免使用。

（2）如果给予苯二氮䓬类药物后仍持续发作，则应考虑使用小剂量的琥珀胆碱或类似的肌松药控制呼吸，以降低酸中毒和低氧血症发生概率。

7. 维持血流动力学平衡　血流动力学不稳定时，应给予麻黄碱或去氧肾上腺素等血管升压药维持血压，同时适当加快输液速度。如果发生心搏骤停应注意下述几点。

（1）使用肾上腺素时建议初始剂量给予小剂量（≤1μg/kg）。

（2）不建议使用血管升压素。

（3）避免使用钙通道阻滞药和 β 受体阻滞药。

（4）如果发生室性心律失常，首选胺碘酮进行治疗，不建议使用局部麻醉药（利多卡因或普鲁卡因胺）进行治疗。

8. 建立 CPB　对脂肪乳剂和升压药（肾上腺素、麻黄碱、去氧肾上腺素等）治疗无效的应立即建立 CPB。由于实施 CPB 需要一定的准备时间，因此，在 LAST 发作期间首次发现心血管损害时，及时通知准备 CPB。

9. 严密监测　出现严重心血管事件的患者应监测生命体征至少 4～6h；如果事件仅限于中枢神经系统症状，并已迅速缓解，则应监测至少 2h。

五、局部麻醉药全身毒性的预防

LAST 的预防是关键。麻醉前详细询问病史，了解有无局部麻醉药或其他药物过敏史，严格掌握局部麻醉药的适应证、最低有效剂量、常规剂量、浓度及限量，应用安全注射技术如超声引导下的神经阻滞技术，避免单位时间内给药过量，在血运丰富的局部组织应用局部麻醉药时应该控制用量，以及避免镇静过度。

（1）局部麻醉药物剂量：局部麻醉药物的总剂量应为所需阻滞程度和持续时间的最低剂量。已发布的最大推荐剂量可以作为参考（表6-1），但应注意以下几点。

1）麻醉药的最大剂量应基于去脂体重，而不是实际体重。

2）对于注射部位血运丰富、局部麻醉药摄取快的高风险患者（如孕妇、尿毒症患者），应减少局部麻醉药剂量。

3）对于 α_1 酸性糖蛋白水平低的患者（如新生儿、孕妇），应减少局部麻醉药剂量。

4）对于局部麻醉药敏感的患者（如老年人、孕妇），应减少局部麻醉药剂量。

5）对于有可能会导致局部麻醉药清除率降低的患者（如肾脏、肝脏或心脏疾病患者），应减少局部麻醉药连续或重复给药的剂量。

6）在局部麻醉药溶液中加入适量肾上腺素可减慢其局部麻醉药的吸收速度，降低其血浆峰值水平，并可将局部麻醉药的吸收减少 20%～50%。

（2）安全注射技术：可以采用如下注射技术进行区域麻醉，以降低血管内注射的风险并尽早发现意外的血管内注射。

1）缓慢的分次注射：可以以 3～5ml 分次给予局部麻醉药，两次注射之间至少间隔 30～45s。

2）注射前抽吸：每次注射之前应轻轻抽吸，如果回抽有血液，应重新放置针头或导管。

3）血管内意外注射监测：在局部麻醉药溶液中添加适量肾上腺素（1∶200 000 或 1∶400 000）可以及时发现血管内意外注射。血管内注射 15μg 肾上腺素通常会导致心率增加≥10 次/分，并且收缩压在 20～40s 内增加≥15mmHg，是血管内注射阳性反应。β 受体阻滞药、分娩痛、高龄、深度镇静和全身麻醉可能会混淆肾上腺素的这些作用。

4）血管内意外注射判断指标：对于接受全身麻醉的患者，局部麻醉药中的肾上腺素所致收缩压升高与心率增快之比增大是更可靠的判断血管内意外注射指标。

表 6-1　周围神经阻滞常用局部麻醉药

局部麻醉药	起效时间（min）	麻醉作用时间（h）	镇痛作用时间（h）	最大剂量（mg/kg）不含/含肾上腺素
2%利多卡因	10～20	2～5	3～8	4.5/7
1.5%甲哌卡因	10～20	2～5	3～10	5/7

局部麻醉药	起效时间（min）	麻醉作用时间（h）	镇痛作用时间（h）	最大剂量（mg/kg）不含/含肾上腺素
0.2%罗哌卡因	15～30	—	5～16	3/3.5
0.5%罗哌卡因	15～30	4～12	5～24	3/3.5
0.25%布比卡因	15～30	—	5～26	2.5/3
0.5%布比卡因（+硬膜外腔）	15～30	5～15	6～30	2.5/3

注：这些建议未考虑注射部位、给药速度或全身毒性危险因素（如肾或肝功能障碍、心力衰竭、妊娠及高龄）。

资料来源：Gadsen J，2013. Local anesthetics：clinical pharmacology and rational selection. The New York School of Regional Anesthesia website.

（3）麻醉前可适量应用镇静药与镇痛药，以减少局部麻醉药用量，降低局部麻醉药毒性反应，但应避免过度镇静。患者的异常反应，如疼痛或感觉异常、进行性运动和感觉障碍、LAST早期征兆，有助于及时判断是否出现中枢神经系统毒性。需注意的是在没有 LAST 中枢神经系统毒性症状，如耳鸣、口周围麻木、头晕时，局部麻醉药的心血管毒性也可能是 LAST 最先出现的临床表现。

（4）利用超声引导来提高周围神经阻滞的安全性和有效性。

（林　群）

第七章　严重休克抢救流程及解析

第一节　低血容量性休克抢救流程及解析

一、低血容量性休克抢救流程

定义：低血容量性休克是指因全血丢失、体液减少引起的有效循环血容量减少、组织灌注不足，导致细胞缺氧、功能受损的病理生理过程，是以组织灌注不足为核心的一种临床综合征

诊断
- 病史：有大量失血或体液丢失史或有液体（水）严重摄入不足史
- 症状与体征
  - 意识状态改变、皮肤湿冷
  - SBP下降：SBP＜80～90mmHg或较基础血压下降20%以上
  - 脉压减小：脉压＜20mmHg
  - 休克指数≥1
  - 少尿：尿量＜0.5ml/（kg·h），甚至无尿
  - CVP＜5mmHg或PAWP＜8mmHg
  - 组织灌注不足：血乳酸＞2mmol/L、碱缺失＜-5mmol/L

紧急评估
- 意识
  - 休克早期：烦躁不安、焦虑
  - 休克中期：意识不清、表情淡漠、反应迟钝
  - 休克晚期：嗜睡或昏迷
- 呼吸：呼吸道是否存在梗阻、是否存在低氧血症
- 失血、失液量评估
  - 以休克指数评估
    - 0.8～1.0：失血、液量≥750～1000ml
    - 1.0～1.5：失血、液量＞1000～1500ml
    - 1.5～2.0：失血、液量＞1500～2500ml
  - 以Hb、Hct评估
    - Hb下降10g/L时，约出血400ml
    - Hb≥100g/L，Hct≥30%，出血量750～1000ml
    - Hb 70～80g/L，Hct 21%～25%，出血量1000～1500ml
    - Hb＜70g/L，Hct＜21%，出血量1500～2000ml
    - Hb＜50g/L，Hct＜15%，出血量＞2500ml
  - 活动性出血评估
    - Hb、Hct持续下降
    - 输血后Hb一度上升随后又下降
- 尿量：休克早期尿量＜30ml/h，尿量＜20ml/h提示急性肾衰竭
- 皮肤温度和色泽
  - 温暖、红润：提示小动脉阻力低，组织灌注尚可
  - 湿冷、苍白：提示血管收缩，小动脉阻力高
- 呼吸管理
  - 保证气道通畅
  - 高浓度、大流量吸氧
  - 呼吸困难、意识障碍、SpO₂≤75%时行气管插管、机械通气
- 开放动静脉通路：输血、输液，监测内环境和凝血功能等
- 抗休克治疗
  - 病因治疗：对症处理，治疗原发病
  - 扩容（首选）
    - 输液：早期、快速、足量三原则
    - 输血：Hb≤70g/L，Hct≤21%时应输血
    - 改善凝血功能：出血量＞2000ml时补充凝血因子
  - 血管活性药：必要时使用以维持血液循环，如去甲肾上腺素、多巴胺、去氧肾上腺素等

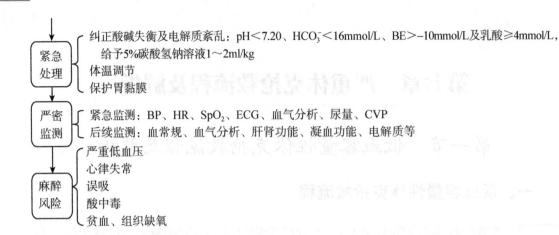

紧急处理	纠正酸碱失衡及电解质紊乱：pH＜7.20、HCO$_3^-$＜16mmol/L、BE＞−10mmol/L及乳酸≥4mmol/L，给予5%碳酸氢钠溶液1～2ml/kg 体温调节 保护胃黏膜
严密监测	紧急监测：BP、HR、SpO$_2$、ECG、血气分析、尿量、CVP 后续监测：血常规、血气分析、肝肾功能、凝血功能、电解质等
麻醉风险	严重低血压 心律失常 误吸 酸中毒 贫血、组织缺氧

二、低血容量性休克抢救解析

低血容量性休克是指因全血丢失、体液减少引起的有效循环血容量减少、组织灌注不足，导致细胞缺氧、功能受损的病理生理过程，是以组织灌注不足为核心的一种临床综合征。因大量失血引起血管内容量减少而导致休克者称为失血性休克；因严重创伤或烧伤后引起大量体液的丢失及其他应激反应而导致休克者称为创伤性休克。

（一）常见病因

1. 体液的体外丢失

（1）失血：包括外伤、手术、咯血、呕血、便血、围生期子宫出血等。

（2）经消化道丢失：如呕吐、腹泻、胃肠道外瘘等。

（3）体液经肾脏丢失：如尿崩症、糖尿病引起的高渗性利尿、大量使用利尿药等。

（4）经皮肤损失：如大量出汗、烧伤等。

2. 体液的体内丢失

（1）内失血：如骨盆闭合性骨折及长骨闭合性骨折引起的组织内出血，肾破裂等造成腹膜后出血，肝脾破裂腹主动脉瘤破裂，异位妊娠引起的腹腔内出血，胸部外伤引起的胸腔内出血等。

（2）各种炎症如胸膜炎、腹膜炎、脓肿等引起的第三间隙液体集聚。

（3）肠梗阻大量体液淤积在肠腔内、胸腔积液、腹水的形成等。虽然总体液量并不减少，但有效循环血容量不足。

（二）临床表现与诊断

1. 临床表现

（1）中枢神经系统：在休克代偿期多数患者神志清醒，但可表现为烦躁不安或淡漠；在失代偿期，大多数患者处于嗜睡状态，有的可出现谵妄或昏迷。

（2）循环系统

1）在休克代偿期，由于交感神经兴奋，外周血管收缩，动脉血压可表现为轻度降低、正常或高于正常，脉压减小，脉搏细弱，心率加快；在失代偿期，血压都低于正常，心率明显增快。

2）每搏量和心排血量都降低，外周血管阻力升高，呈低排高阻状态。随着休克程度的加重，到休克不可逆时，血管被动舒张，失去张力。

3）在休克代偿期，由于静脉回流减少，中心静脉压（CVP）和右房压都降低，但由于血管代偿性收缩,临床可出现CVP与实际血容量丢失不相称的情况,即CVP可偏高。

(3)呼吸系统:休克早期呼吸频率加快、可达20~30次/分,常出现过度通气和呼吸性碱中毒;在休克晚期,呼吸的代偿功能已耗尽,可出现呼吸衰竭。

(4)肾脏:休克早期尿量减少,比重升高,尿钠降低;休克晚期出现无尿。

(5)其他:皮肤冰冷、潮湿、苍白或发花(交感神经兴奋)。组织灌注不足导致无氧代谢增加,血乳酸堆积,出现代谢性酸中毒。

2. 诊断 低血容量性休克的早期诊断对预后至关重要。

(1)病史:有体内外急性大量失血或体液丢失史或有液体(水)严重摄入不足史。

(2)临床诊断指标

1)意识状态改变、皮肤湿冷。

2)SBP下降<80~90mmHg或较基础血压下降20%以上或脉压减少<20mmHg,心率增快(心率>100次/分),休克指数≥1。

3)CVP<5mmHg和肺毛细血管楔压(PCWP)<8mmHg。

4)尿量减少:成人尿量<0.5ml/(kg·h),小儿尿量<0.8ml/(kg·h)。

5)组织灌注不足:血乳酸浓度>2mmol/L、碱缺失<−5mmol/L。

(3)在休克复苏中,每搏量(stroke volume,SV)、心排血量(cardiac output,CO)、氧供(oxygen delivery,DO_2)、氧耗(oxygen consumption,VO_2)、胃黏膜CO_2张力和胃黏膜pH(pHi)、混合静脉血氧饱和度(SvO_2)等指标也具有一定程度的临床意义,但尚需要循证医学证据支持。

(三)紧急评估

1. 意识状态 意识变化可反映脑缺血缺氧的程度。在休克代偿期多数患者神志清醒,但可表现为烦躁不安或淡漠,随病情进展出现嗜睡或昏睡;在失代偿期,大多数患者处于嗜睡状态,部分患者则出现谵妄或昏迷。

2. 呼吸系统

(1)是否有气道阻塞:在频繁咯血、呕血、呕吐时,食物、血液可在咽喉部积存而致口腔、咽喉部食物进入气管内而引起误吸,通常表现为剧烈咳嗽、呛咳、呼吸困难、鼻翼扇动、"三凹征",严重时出现失声、意识丧失、心搏骤停。

1)如误吸量小、液状、pH<2.5则可引起吸入性肺炎、部分性气管、支气管阻塞、肺不张。

2)若误吸的食物、血凝块量大,则可阻塞主气管,严重时可引起大部或全部气管阻塞,可发生窒息而致死。

(2)是否缺氧和缺氧程度:是对气道紧急评估的重点。吸气条件下,SpO_2<90%,PaO_2<60mmHg,吸氧时($FiO_2$30%~40%),SpO_2<95%即可诊断为低氧血症;若SpO_2≤75%,PaO_2≤40mmHg,为严重缺氧,应紧急处理。

3. 循环系统 紧急评估包括失血量、失液量、贫血程度、是否存在活动性出血、出血量、休克程度。

(1)失血和失液量、贫血程度判断

1)以休克指数评估:紧急情况下以休克指数最易获得、最方便计算,是最快能评估失血和失液量的方法:①休克指数0.8~1.0时,失血、失液量≥750~1000ml;②休克指数1.0~1.5时,失血、失液量>1000~1500ml;③休克指数1.5~2.0时,失血、失液量>1500~2500ml。

2)以血红蛋白(Hb)和血细胞比容(Hct)评估:①Hb下降10g/L时,出血量约400ml;②Hb≥100g/L、Hct≥30%时,出血量为750~1000ml;③Hb 80~70g/L、Hct 25%~21%时,出

血量为 1500～2000ml；④Hb＜70g/L、Hct＜21%时，出血量为 2000～2500ml，此时呈明显贫血状。

（2）是否存在活动性出血：是紧急评估中重要的一环，有以下情况可判断存在活动性出血。①意识障碍加重，四肢末梢发绀、发凉、尿少；②血流动力学不稳定，血压、CVP 逐渐下降，心率逐渐加快，脉压＜20mmHg；③Hb、Hct 逐渐下降，特别是输血后 Hb 和 Hct 虽短时间上升但随后又下降。

（3）评估血容量及休克程度：紧急评估中不仅要评估出血量及损失液体量，还要根据皮肤黏膜、血压、心率、休克指数、尿量等对休克等级做出判断，休克早期的诊断尤为重要。休克程度分级见表 7-1。

表 7-1 休克程度分级

临床表现	轻度	中度	重度	极重度
血压	脉压＜30mmHg	脉压＜20mmHg	SBP 40～60mmHg	SBP＜40mmHg
心率（次/分）	＞100	100～120	＞120	＞140 或心律失常
尿量	尿量略减	＜20ml/h	尿量明显减少或无尿	无尿
休克指数	0.5～1.0	1.0～1.5	1.5～2.0	＞2.0
皮肤色泽	面色苍白	面色苍白	皮肤发绀	极度发绀
	肢端稍发绀	肢端发绀	可有花斑	或皮下出血
皮肤温度	四肢温暖或稍凉	四肢发凉	四肢湿冷	四肢冰冷

4. 尿量 反映肾脏及内脏的器官灌注情况（与有效循环血量和微循环灌注有关）。休克早期尿量＜30ml/h，尿量＜20ml/h 提示急性肾衰竭。尿量应维持 0.5～1.0ml/（kg·h）以上。

5. 皮肤温度和色泽 反映体表灌注情况。皮肤温暖、红润提示小动脉阻力低、组织灌注尚可；皮肤湿冷、苍白提示血管收缩，小动脉阻力高，但皮肤的变化不能完全反映心脏、脑、肾脏等主要脏器的血流灌注情况。

（四）紧急处理

治疗低血容量性休克的关键是及早诊断，保证气道通畅，建立静脉通路，快速扩容、输血，积极抗休克治疗的同时准备手术并及时纠正各种并发症。

1. 呼吸管理

（1）通畅气道：清除口腔和气道分泌物，防止患者呕吐、误吸。

（2）可采用高浓度、大流量吸氧。

（3）当患者出现呼吸困难伴意识障碍，且 $SpO_2 \leqslant 75\%$ 时，应立即行气管插管、机械通气；头面或颈部损伤开放气道困难者行气管切开。

2. 开放动静脉通路

（1）立即开放静脉通路：尽快建立外周及中心静脉通路。中心静脉通路可供快速输液和判断血容量，注意补液治疗应与开放中心静脉同时进行。

（2）开放动脉通路：动脉穿刺置管，直接测压，并可行各种必要的监测。

3. 抗休克治疗

（1）病因治疗：休克所导致组织器官损害的程度与血容量丢失量和持续时间直接相关，尽快积极去除低血容量性休克的病因是治疗的基本措施。

1）采取有效措施治疗呕吐、腹泻等。

2）积极治疗腹膜炎、肠梗阻等原发病。

3）对于出血部位明确、存在活动性失血的休克患者，应尽快进行手术或介入止血。

4）对于存在失血性休克又无法确定出血部位的患者，CT 检查进一步评估，做到早发现、早诊断、早处理。

（2）液体复苏：低血容量是引起组织低灌注最普遍的原因，输液是首要的治疗方法。液体选择的关键在于如何最安全和最有效地达到适当的血管内容量，以维持组织灌注。

1）选用晶体液或胶体液都可以使组织恢复灌注，但选择何种进行容量复苏目前仍有争论。

2）从扩容的效果、速度及持续时间来看，胶体液明显优于晶体液，且胶体液可维持血管内液的胶体渗透压，而晶体液在血管内的半衰期明显短于胶体液。

3）由于失血性或创伤性休克时，丢失的组织间液及第三间隙形成的体液为功能性细胞外液，因此应适当补充与其相似成分的液体，即晶体液。建议在最初的液体复苏治疗中，醋酸钠林格液应作为首选，最初用量成人可达 1～2L，儿童为 20ml/kg。

（3）输血治疗：输血及输注血制品在低血容量性休克中应用广泛。输血也可能带来一些不良反应，甚至严重并发症，输血量增加是导致患者不良预后的独立因素，因此要严格掌握输血指征。

1）浓缩红细胞：血红蛋白降至 70g/L 时应输血。对于有活动性出血、高龄及有心肌梗死风险的患者，使血红蛋白保持在 100g/L 也是合理的。没有活动性出血的患者每输注 1 个单位的浓缩红细胞其血红蛋白升高约 10g/L、血细胞比容约升高 3%。

2）血小板：血小板计数 $<50 \times 10^9/L$，应考虑输注；血小板计数在（50～100）$\times 10^9/L$，应根据是否有自发性出血或伤口渗血决定；如术中出现不可控渗血，确定血小板功能低下，输注血小板不受上述条件限制。

3）新鲜冰冻血浆：应在早期积极改善凝血功能，早期复苏时红细胞与新鲜冰冻血浆的输注比例应为 1∶1。

4）冷沉淀：内含凝血因子Ⅴ、凝血因子Ⅷ、凝血因子Ⅻ、纤维蛋白原等，适用于特定凝血因子缺乏所引起的疾病。对大量输血后并发凝血异常的患者及时输注冷沉淀可提高血液循环中凝血因子及纤维蛋白原等凝血物质的含量，缩短凝血时间，纠正凝血异常。

（4）血管活性药物与正性肌力药物：通常临床在足够的液体复苏后仍存在低血压或者还未补液的严重低血压患者，考虑应用血管活性药与正性肌力药，常用药物有多巴胺、多巴酚丁胺、去甲肾上腺素、肾上腺素、去氧肾上腺素等（表 7-2）。另外，在休克早期宜选择性地舒张微血管，以缓解微血管因过度代偿而出现强烈收缩，在血压允许的前提下，给予适量的硝酸甘油。

表 7-2　常用的血管活性药物

药物	剂量	心脏刺激	缩血管	扩血管	多巴胺受体
多巴胺	1～10μg/（kg·min）	+++	+	+++	+++
	10～20μg/（kg·min）	+++	+++	—	—
多巴酚丁胺	2～10μg/（kg·min）	++++	+	++	—
去甲肾上腺素	0.05～2.00μg/（kg·min）	+	++++	—	—
肾上腺素	0.05～2.00μg/（kg·min）	++++	++++	++	—
去氧肾上腺素	20～200μg/min	—	++++	—	—

（5）纠正酸碱平衡及电解质紊乱：休克时，由于组织灌注不足和缺氧，无氧代谢增加，乳酸、丙酮酸等代谢产物的积聚，导致代谢性酸中毒，其严重程度与创伤的严重性及持续时间有关。

1）快速发生的代谢性酸中毒可能引起严重的低血压、心律失常和死亡。

2）在休克早期，一般不用药物纠正酸中毒，经容量复苏改善组织灌注后，酸中毒多能自行纠正。

3）酸中毒严重时应以药物纠正（pH<7.20），常用药物为碳酸氢钠，建议根据动脉血气分析结果来指导碱性药物的应用，碳酸氢钠用量可按以下公式估算：碳酸氢钠（mmol）=BE×体重（kg）×0.25。一般先静脉输入半量，观察临床表现检查血气分析后，再决定是否继续用药。

（6）体温控制：严重低血容量休克常伴有顽固性低体温、严重酸中毒、凝血功能障碍。失血性休克合并低体温是一种病情严重的临床征象，回顾性研究显示低体温通常伴随更多的血液丢失和更高的病死率。低体温（体温<35℃）可影响血小板的功能、降低凝血因子的活性、影响纤维蛋白的形成。低体温增加创伤患者严重出血的危险性，是出血和病死率增加的独立危险因素。但是，在合并颅脑损伤的患者控制性降温与正常体温相比显示出一定的积极效果。

（7）胃肠黏膜保护：失血性休克时，肠道低灌注、缺血缺氧发生得最早、最严重。肠黏膜屏障功能迅速减弱，肠腔内细菌或内毒素向肠腔外转移机会增加。保护肠黏膜屏障功能，减少细菌与毒素移位，应及早抗感染并给予质子泵抑制剂、能量支持等。

（五）麻醉注意事项

1. 清除口腔和气道分泌物，备好吸引器，防止患者呕吐误吸，保证气道通畅，预防缺氧，可高浓度、大流量吸氧。

2. 当患者出现呼吸困难伴意识障碍，且 $SpO_2 \leqslant 75\%$ 时，应立即行气管插管、机械通气，头面或颈部损伤开放气道困难者行气管切开术。

3. 休克的纠正有赖于早诊断和早治疗，早发现和消除休克的病因至关重要。在其尚未发展到难治性休克前给予有效治疗，终止病程进一步恶化，避免发生多器官功能衰竭。

4. 实际上在患者出现明显临床症状之前能够早发现或预测可能发生休克的客观指标不多，在接诊患者时多数患者已经出现明显临床症状，如心率加快、血压降低、皮肤湿冷、尿量减少等，这些征象表明休克已经发展到失代偿阶段，首要任务是尽可能准确地判断病情，提供正确有效的治疗。

5. 存在活动性出血患者在加压包扎等简单止血措施、抗休克治疗的同时积极准备手术，尤其体腔内大出血患者应尽早安排手术治疗，对四肢和脊柱骨折患者注意制动，减轻疼痛并防止意外伤害。

6. 围手术期由于伤口暴露、组织低灌注、大量输血输液及麻醉对体温有调节作用，对休克患者应注意保暖，避免体温下降。

第二节　心源性休克抢救流程及解析

一、心源性休克抢救流程

```
定义 ─── 心源性休克是由于各种原因导致的心排血量急剧减少，组织灌注不足，导致细胞缺氧、功能受
          损的病理生理过程，是以组织灌注不足为核心的一种临床综合征

诊断 ─┬─ 严重的心血管疾病：如广泛心肌梗死、心肌炎、心脏压塞、心律失常、机械瓣失灵等
      │                  ┌（1）意识状态改变、少尿或无尿、皮肤湿冷
      │   症状与         │（2）持续性低血压，SBP<90mmHg，持续时间≥30min
      ├─  体征  ────────┤（3）CVP正常或偏高
      │                  │（4）左心室舒张末期充盈压或PCWP升高
      │                  └（5）心排血量极度降低
      └─ 经积极扩容治疗后，低血压及临床症状无改善或恶化

紧急评估 ─┬─          ┌ 休克早期：烦燥不安、焦虑
          │   意识  ──┤ 休克中期：意识模糊、表情淡漠、反应迟钝
          │           └ 休克晚期：嗜睡或昏迷
          │
          ├─ 呼吸：气道是否存在阻塞、是否存在低氧血症
          │           ┌ ECG：心肌缺血或梗死、传导和节律异常
          │           │ 休克指数 ┌ 1.0～1.5：提示有休克
          │           │          └ ≥2.0：提示存在严重休克
          ├─  循环  ──┤ CVP ┌ <4cmH₂O 提示循环血量可能不足
          │           │      └ >15cmH₂O 提示右心功能不全或容量超负荷
          │           │ 肺动脉导管检查：RAP、RVP、PAP、PCWP等
          │           │ 心排血量、心指数：反映循环系统总体功能状况
          │           └ 经食管超声心动图监测：心脏和大血管的形态和功能
          ├─ 尿量：休克早期尿量<30ml/h，尿量<20ml/h 提示急性肾衰竭
          │   皮肤温度 ┌ 温暖、红润：提示小动脉阻力低，组织灌注尚可
          └─  和色泽  └ 湿冷、苍白：提示血管收缩，小动脉阻力高

紧急处理 ─┬─ 绝对卧床休息，头部抬高20°～30°，下肢略抬高
          ├─ 尽快开放动静脉通路：直接测压，调控液体出入量，监测内环境和凝血功能等
          │           ┌ 保证气道通畅
          │   呼吸     │ 高浓度、大流量给氧
          ├─  管理  ──┤ 肺水肿时可使用无创双相正压通气模式
          │           └ 呼吸困难、意识障碍、SpO₂≤75%时行气管插管、机械通气
          │           ┌ 急性心   ┌ 应用吗啡、哌替啶和利尿药为主，也可选用血管扩张药以减轻心脏前、后
          │           │ 肌梗死   │   负荷
          │           │          ├ 经上述治疗后，泵衰竭仍难以控制，可考虑应用非洋地黄类正性肌力药物
          │   病因     │          └ 心脏扩大而其他药物治疗无效时，也可酌情应用快作用洋地黄制剂
          └─  治疗  ──┤ 严重快速性 ┌ 血流动力学不稳定：电复律
                      │ 心律失常   └ 血流动力学稳定：抗心律失常药物治疗
          ↓
```

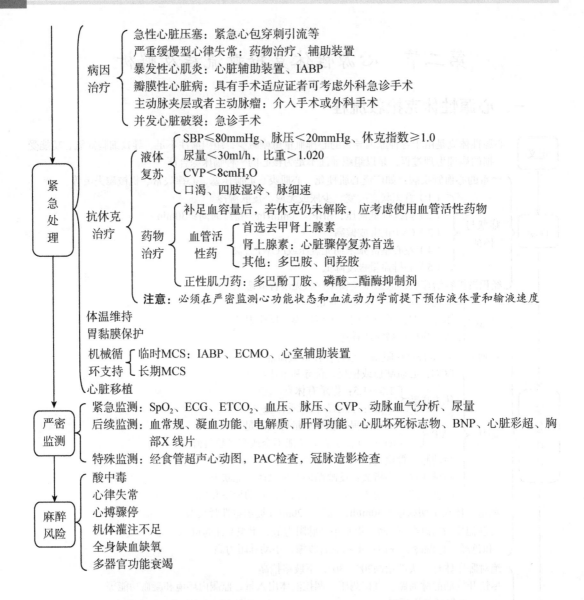

二、心源性休克抢救解析

心源性休克是指由于各种原因导致的心排血量急剧减少，组织灌注不足，导致细胞缺氧和功能受损的病理生理过程，是以组织灌注不足为核心的一种临床综合征。例如，急性心肌梗死、心肌病等，由于心脏的泵血功能不足，使全身组织（包括心肌）灌流不足，而冠脉灌流不足又可抑制心脏功能，因此形成恶性循环。

（一）病因

1. 心肌病变　如急性心肌梗死（最多见，约占 81%）、急性心力衰竭、心脏手术后低心排综合征、流出道梗阻、心肌顿抑、全身系统炎症反应或脓毒症综合征并发心肌损伤、心肌挫伤等。

2. 瓣膜病变　包括自身瓣膜病变和人工瓣膜病变。人工瓣膜病变又包括人工瓣膜阻塞、关闭不全或受限、瓣叶裂等。

3. 电生理性　如房性和室性快速性心律失常及缓慢性心律失常。

4. 心脏病变　如心脏压塞、缩窄性心包炎和肺栓塞。

5. 其他　如中毒、低温等。

（二）临床症状与诊断

1. 典型临床表现

（1）血流动力学异常：持续性低血压，SBP<90mmHg，持续时间>30min；或须使用血管升压药物维持 SBP 在 90mmHg 以上；CVP 正常或偏高。

（2）器官灌注受损体征：由于心排血量持续性降低，组织脏器有效血量减少，可出现相应的表现：精神状态改变，轻者烦躁或淡漠，重者意识模糊，甚至昏迷；少尿或无尿，通常尿量在 30ml/h 以下；消化道可有肠梗阻表现；周围血管灌注不足及血管收缩可见皮肤苍白甚至花斑、肢端湿冷、发绀等。

（3）严重的心血管疾病：急性心肌梗死、重症心肌炎、大块肺栓塞等可有胸痛；主动脉夹层时可有胸背部疼痛；重症心肌炎还可有上呼吸道感染症状，如发热、恶寒、战栗等。

（4）其他：常见呼吸深快；心率>100 次/分等。

2. 不同临床试验和指南中心源性休克的临床标准

（1）SHOCK 试验

1）临床标准：SBP<90mmHg 并持续≥30min，或在支持治疗下 SBP≥90mmHg 且终末器官灌注不足，表现为尿量<30ml/h 或肢端湿冷。

2）血流动力学标准：心指数（CI）≤2.2L/（min·m²）且 PCWP≥15mmHg。血流动力学参数并非必须，但有助于明确诊断并对不同临床研究进行比较。

（2）IABP-SHOCK Ⅱ：其临床标准包括 SBP<90mmHg 并持续≥30min，或在儿茶酚胺维持下 SBP>90mmHg 且存在临床肺充血和终末器官灌注不足，如精神状态改变、皮肤和肢端湿冷、尿量<30ml/h 或乳酸>2.0mmol/L。

（3）欧洲心脏病学会（European Society of Cardiology，ESC）心力衰竭指南：其临床标准包括 SBP<90mmHg 且存在组织灌注不足临床或实验室指征，如肢端湿冷、少尿、精神错乱、眩晕、脉压减小及代谢性酸中毒、血清乳酸升高和血肌酐升高等。

（三）紧急评估

1. 意识状态　意识变化可反映脑缺血缺氧的程度。在休克代偿期多数患者神志清醒，但可表现为烦躁不安或淡漠；随病情进展出现嗜睡或昏睡；在失代偿期，大多数患者处于嗜睡状态，有的患者出现谵妄或昏迷。

2. 呼吸系统

（1）是否有反流误吸：饱胃和昏迷患者胃内容物反流误吸可导致气道阻塞，造成急性肺损伤。术前放置胃管，如不能完全排空胃内容物，则使食管下段开放，更容易发生反流。此外，休克患者因为紧张而吞咽大量气体使胃内压增加也是反流误吸的易发因素。

（2）是否缺氧和缺氧程度：是对气道紧急评估的重点。吸气条件下 SpO_2<90%，PaO_2<60mmHg，吸氧时（FiO_2 30%～40%），SpO_2<95%即可诊断为低氧血症；SpO_2≤75%，PaO_2≤40mmHg 为严重缺氧，应紧急处理。

3. 循环系统

（1）ECG 监测：评估是否存在心肌缺血或梗死、传导和节律的异常、药物和电解质紊乱等。心率是最简明、快捷的指标，通过心率来判断休克病情，及时调节补液和血管活性药物的治疗；

心率的动态变化还可以反映治疗效果。

（2）血压监测和脉搏监测：休克指数=脉率/收缩压，休克指数 0.5 提示无休克；休克指数＞1.0～1.5 提示有休克；休克指数＞2.0 提示存在严重休克。

（3）CVP：用于评估循环血容量及右心射血功能。正常范围为 4～12cmH$_2$O。CVP＜4cmH$_2$O 提示循环血容量可能不足，CVP＞15cmH$_2$O 提示可能存在右心功能不全或容量超负荷。

（4）肺动脉导管（pulmonary artery catheter，PAC）检查：依靠 PAC 导管进行的各项指标测定是对心脏病和休克患者进行诊断和治疗、观察病情和评估疗效较为准确的方法之一，其中 PCWP 可用于评估肺循环状态和左心室功能，判断血管活性药物的治疗效果，判断低血容量及输血输液效果。一般将 PCWP 12～15mmHg 作为休克的治疗目标。

（5）心排血量（cardiac output，CO）：CO=每搏量（stroke volume，SV）×心率。心排血量反映整个循环系统总体的功能状况。静息状态下，SV 正常范围是 60～90ml，CO 正常范围是 4～6L/min，CI（CI=CO/体表面积）正常范围是 2.5～3.5L/（min·m^2）。

（6）经食管超声心动图（transesophageal echocardiography，TEE）监测：可早期发现心肌缺血，评估心脏和大血管的形态和功能。

4. 尿量　反映肾脏及内脏的器官灌注情况，与有效循环血量和微循环灌注有关。休克早期尿量＜30ml/h，尿量＜20ml/h 提示急性肾衰竭。尿量应维持 0.5～1.0ml/（kg·h）以上。

5. 皮肤温度和色泽　反映体表灌注情况。皮肤温暖、红润提示小动脉阻力低，组织灌注尚可；皮肤湿冷苍白提示血管收缩，小动脉阻力高。但皮肤的变化不能完全反映心脏、脑、肾脏等主要脏器的血流灌注情况。

（四）紧急处理

心源性休克的处理原则包括适当补充血容量以维持理想的前负荷，适当使用正性肌力药和血管活性药，进行病因学相关治疗，必要时行机械循环支持治疗，及早行介入或手术治疗。

1. 一般处理　绝对卧床休息，立即吸氧，有效镇痛，尽快建立静脉给药通路，留置尿管以观察尿量。

2. 呼吸管理　通畅气道，防止患者呕吐物或分泌物误吸入气道。先采用鼻导管或面罩给氧，当患者有肺水肿时可采用无创双相正压通气模式；患者出现呼吸困难伴意识障碍且 SpO$_2$≤75% 时应立即行气管插管、机械通气。通气模式与参数设置的目标是纠正低氧血症和避免高氧，优化血流动力学。

3. 病因治疗　是治疗心源性休克的关键，因此应把明确病因放在首位。

（1）急性心肌梗死

1）应用吗啡（或哌替啶）和利尿药为主，也可选用血管扩张药以减轻心脏前、后负荷。

2）经上述治疗后，如果泵衰竭仍难以控制，可考虑应用非洋地黄类正性肌力药物。

3）心脏扩大而其他药物治疗无效时，也可酌情应用洋地黄制剂。

（2）急性心脏压塞：紧急心包穿刺引流等。

（3）严重快速性心律失常

1）血流动力学不稳定：电复律治疗。

2）血流动力学稳定：抗心律失常药物治疗。

（4）严重缓慢性心律失常：药物治疗（阿托品、异丙肾上腺素），辅助装置（临时心脏起搏器）治疗。

（5）暴发性心肌炎：心脏辅助装置、主动脉内球囊反搏（intra-aortic balloon pump，IABP）。

（6）瓣膜性心脏病：具有手术适应证者可考虑外科急诊手术治疗。

（7）主动脉夹层或者主动脉瘤：介入手术或外科手术。

（8）并发心脏破裂：急诊手术。

4. 抗休克治疗

（1）体位：置患者于平卧位，下肢应略抬高，以利于静脉回流。若有呼吸困难可将头部和躯干抬高 20°～30°，以利于呼吸。尽量避免采用头低足高位。

（2）开放动静脉通路

1）立即开放静脉通路：建立外周静脉和中心静脉双通道。中心静脉通道可供快速输血输液用药，也可用于监测 CVP。

2）开放动脉通路：首选桡动脉穿刺置管、直接测压，并可行各种必要的监测。根据血气分析判断酸碱失衡类型和机体缺氧程度。乳酸水平升高反映组织灌注不良，与休克死亡率增加相关；乳酸水平大于 2mmol/L 为升高。血清碳酸氢盐水平降低比乳酸水平升高更早，特别适合心源性休克早期的评估，也是心源性休克 30 天死亡率的预测因子。

（3）PAC 检查：病情严重者考虑置入 PAC，以利于观察心肺功能和指导补液。置于上腔静脉的中心静脉导管应间断或持续监测 $ScvO_2$。

（4）补充血容量（液体复苏）：是保持循环稳定的措施之一，但因为存在泵衰竭，补液必须在血流动力学监测下进行。视情况选用晶体液和胶体液复苏，必要时成分输血；也可应用高渗盐溶液复苏。

1）容量不足的指标：①口渴、四肢湿冷、脉细速；②SBP≤80mmHg、脉压<20mmHg、休克指数≥1.0；③尿量<30ml/h，尿比重>1.020；④CVP<8cmH₂O。

1）容量不足的指标：①口渴、四肢湿冷、脉细速；②SBP≤80mmHg、脉压<20mmHg、休克指数≥1.0；③尿量<30ml/h，尿比重>1.020；④CVP<$8cmH_2O$。

2）容量补足的指标：①口渴消除、颈静脉充盈、四肢暖、脉搏有力不快；②SBP>90mmHg、脉压>30mmHg、休克指数≤0.8；③尿量>30ml/h，尿比重<1.020；④CVP 8～12cmH_2O。

（5）纠正酸中毒：应根据血气分析结果加以纠正，防止盲目、大量补充碱性药物，pH<7.20、HCO_3^-<16mmol/L、BE>–10mmol/L、乳酸≥4mmol/L，给予 5%碳酸氢钠溶液 1～2ml/kg 或按公式补充。

（6）药物治疗：血管活性药和正性肌力药均应尽量使用最小的有效剂量，在增加心肌收缩力、加重心肌氧耗及在增加外周血管阻力与增加组织灌注压之间寻求适宜平衡点。

一般将原血压正常的患者 SBP 维持在 90～100mmHg；原有高血压的患者 SBP 维持在 110～130mmHg，DBP 维持在 60～80mmHg。

1）血管活性药

A. 去甲肾上腺素：首选，其激动 α 受体作用强，激动 $β_1$ 受体作用较弱。小剂量去甲肾上腺素可使心脏兴奋，心排血量增加，SBP 上升，DBP 上升不多，脉压增加。去甲肾上腺素常以 0.03～2.00μg/（kg·min）静脉滴注，小剂量逐渐增加。

B. 多巴胺：主要兴奋 $β_1$、$α_1$ 及多巴胺受体。小剂量 1～2μg/（kg·min）时，扩张血管，改善脏器供血（肾、肠、脑、心）；中剂量 2～10μg/（kg·min）时，加强心肌收缩力，收缩皮肤、四肢肌肉血管，使血压升高；大剂量>10μg/（kg·min）时产生广泛的血管收缩反应，升高血压。心源性休克时药物浓度从 2～5μg/（kg·min）开始，按需逐渐增加，但剂量不宜过大。

C. 间羟胺：能激动 α 和 β 受体，可增加低血压和休克患者的心排血量，在抗休克的临床治疗中是去甲肾上腺素良好的替代品，但反复连续应用可产生快速耐受现象。以 0.5～1.0μg/（kg·min）开始静脉滴注，根据血压水平逐渐增加剂量。

D. 肾上腺素：在心源性休克中不建议作为血管活性药物使用，仅作为心搏骤停的复苏治疗。

E. 硝酸甘油：扩血管药，直接松弛血管平滑肌，以扩张静脉为主，对周围阻力血管和冠状动脉有轻度扩张作用，适用于心肌梗死导致心源性休克；常用量 $0.5\sim5\mu g/$（kg·min），开始时 $1\mu g/$（kg·min）每 $3\sim5$ 分钟调整一次剂量。

F. 硝普钠：扩血管药，直接作用于血管平滑肌，扩张小动脉、小静脉，以动脉为甚，扩张肺血管，减轻心脏前后负荷；常用量 $0.1\sim0.5\mu g/$（kg·min）静脉泵注。

2）正性肌力药

A. 多巴酚丁胺：主要激动 β_1 受体，对 β_2 和 α 受体作用较弱，增加心排血量的同时降低体循环、肺循环阻力。其主要适用于心源性休克、心肌梗死及无严重低血压的心力衰竭患者。常用剂量为 $2\sim20\mu g/$（kg·min）。当出现心动过速或室性心律失常应减量或停用。

B. 磷酸二酯酶抑制剂：具有正性肌力和扩张血管作用。当有外周组织低灌注证据，伴或不伴有淤血，对适宜剂量的利尿药和血管扩张药无效时可使用。临床应用的有米力农、依诺昔酮、左西孟旦等，但是不作为一线用药。

5. 体温调控　体温过低者注意保暖。低温会降低乳酸和枸橼酸代谢，加重酸碱紊乱和凝血功能障碍，影响心功能。也有些患者由于炎症反应和抗胆碱能药物的作用，使体温升高，应予物理或化学降温。

6. 胃肠黏膜保护　肠道低灌注、缺血缺氧，肠黏膜屏障功能迅速减弱，肠腔内细菌或内毒素向肠腔外转移机会增加，因此要保护肠黏膜屏障功能，减少细菌与毒素移位，尽早抗感染并给予质子泵抑制剂和能量支持等。

7. 机械循环支持治疗

（1）临时的机械循环支持装置（mechanical circulatory support，MCS）

1）IABP 适应证：①心源性休克（不能由药物治疗迅速纠正）；②出现血流动力学障碍的严重冠心病（急性心肌梗死合并机械并发症）；③顽固性肺水肿。

2）体外膜肺氧合适应证：①进展性或难治性休克（顽固乳酸酸中毒、低心排血量综合征、需大剂量儿茶酚胺治疗、肾和/或肝功能衰竭）；②心搏骤停（有血流）合并晚期慢性心脏病且无心脏移植禁忌证者。

3）心室辅助装置：Impella RP（abiomed europe）和 TandemHeart 装置已在临床上尝试用于右心功能的支持。

（2）长期的 MCS：可以作为恢复期辅助治疗、移植前辅助支持或永久性替代治疗策略。患者如没有不可逆的终末器官功能障碍、全身感染或相对禁忌证，长期的 MCS 可以被认为是心源性休克患者的主要措施。

8. 心脏移植　如果临时或长期的 MCS 装置植入不能改善心功能的患者可考虑行心脏移植术。

（五）麻醉注意事项

1. 早期识别心源性休克并及早治疗是治疗成功的关键。休克刚开始发展时的症状常隐匿且无特异性，对于所有具有心源性休克危险因素的患者随时需要警惕休克的发生。

2. 在休克发生之前对因治疗是关键，如急性心肌梗死及时行再灌注治疗，心脏压塞及时减轻心脏的压迫等。

3. 对于发生的休克，及早恢复循环状态可以改善预后。血管活性药和正性肌力药的灵活应用是纠正早期休克的关键，均应尽量使用最小的有效剂量。

4. 休克发展到恶化期或终末期时，机械循环辅助治疗必不可少。

5. 休克未纠正前禁止应用椎管内麻醉。

6. 休克患者的吸入麻醉药、静脉麻醉药和肌松药应适当减量。

第三节　过敏性休克抢救流程及解析

一、过敏性休克的抢救流程

定义：过敏性休克是外界某些抗原性物质进入已致敏的机体后，通过免疫机制在短时间内发生的一种强烈的多脏器受累症候群，是以组织灌注不足为核心的一种临床综合征。通常突然发生，若不及时处理，常可危及生命

诊断：

过敏原接触史

症状与体征：
- 皮肤潮红、皮疹或荨麻疹、血管性水肿、喉头水肿和（或）支气管痉挛（哮喘）、低氧血症、休克、心动过缓或过速
- 严重可致心搏骤停

注意：不明原因地发生休克或支气管痉挛，应高度怀疑严重过敏反应

紧急评估：

意识：
- 休克早期：烦躁不安
- 休克中期：意识清楚、表情淡漠、反应迟钝
- 休克晚期：嗜睡或昏迷

呼吸：
- 是否存在气道阻塞
- 是否存在支气管痉挛（哮喘）和（或）喉头水肿
- 是否存在低氧血症

循环：
- 评估休克程度：休克指数1.0～1.5，提示有休克；休克指数≥2.0提示存在严重休克
- 是否存在心律失常、心力衰竭、甚至心搏骤停

尿量：休克早期尿量<30ml/h，尿量<20ml/h 提示急性肾衰竭

皮肤温度和色泽：温暖、红润提示小动脉阻力低、组织灌注尚可；湿冷、苍白提示血管收缩、小动脉阻力高

紧急处理：

基本处理：消除一切可能的致敏因素（抗生素、胶体、乳胶等），寻求帮助开放动静脉通路

抗过敏：糖皮质激素（氢化可的松100mg 静脉输注），异丙嗪（静脉注射25mg）

呼吸管理：
- 保证气道通畅
- 纯氧、大流量给氧
- 解除支气管痉挛：氨茶碱5～6mg/kg 静脉注射，气管内吸入肾上腺素
- 呼吸困难、意识障碍、SpO_2≤75%时行气管插管、机械通气
- 严重喉头水肿：危及生命时应紧急气管插管或气管切开

抗休克治疗：
- 液体治疗：输注晶体溶液，避免应用胶体溶液
- 纠正酸碱平衡及电解质紊乱：pH<7.20、HCO_3^-<16mmol/L、BE>-10mmol/L及乳酸≥4mmol/L，给予5%碳酸氢钠溶液1～2ml/kg
- 肾上腺素（首选）：
  - 轻至中度：初始剂量，成人0.01mg～0.05mg，儿童0.001mg～0.005mg 静脉注射
  - 心搏骤停：成人肾上腺素1mg、儿童0.01mg/kg 静脉注射，必要时持续静脉输注肾上腺素0.01～1.00μg/（kg·min）

体温维持
胃黏膜保护

严密监测：

紧急监测：SpO_2、ECG（心率、心律）、$P_{ET}CO_2$、BP、脉压、MAP、CVP、动脉血气分析、尿量

后续检测：血常规、凝血功能、电解质、肝肾功能等

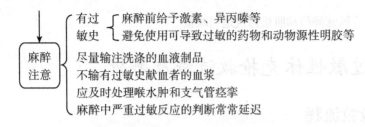

二、过敏性休克的抢救解析

过敏性休克是外界某些抗原性物质进入已致敏的机体后，通过免疫机制在短时间内发生的一种强烈的多脏器受累症候群。抗体与抗原反应后，可使机体肥大细胞释放出大量具有生物活性的物质，如组胺、多肽等，可使血管突然扩张，毛细血管通透性增加，血压骤降，组织灌注不足和缺氧，严重者可导致患者死亡。

（一）病因

引起过敏性休克的病因或诱因变化多端，以药物与生物制品常见，引起围手术期过敏反应的主要药物或物质为肌松药、乳胶、抗生素、明胶、脂类局部麻醉药、血液制品和鱼精蛋白等。

（二）临床症状及诊断

1. 临床表现　过敏性休克 80%～90% 发生在用药后 30 分钟内，常发生在用药后 5 分钟内，仅 10%～20% 发生在用药后 30 分钟后。

（1）皮肤黏膜表现：是过敏性休克最早且最常出现的症状，包括皮肤潮红、瘙痒，继以广泛的荨麻疹或血管神经性水肿。

（2）呼吸系统：呼吸道梗阻是本症最多见的表现，也是最主要的死因。首先表现为咽喉部发痒、咳嗽、喷嚏和声音嘶哑，严重时可出现咽喉部水肿，表现为迅速出现的喘息、喉痉挛、顽固性支气管痉挛、呼吸急促、严重发绀，甚至肺水肿。

（3）循环系统：一般首先表现为低血压，患者面色苍白、四肢厥冷、烦躁不安、冷汗、心悸；随后表现有胸闷、心律失常、脉率细速、血压迅速下降，甚至严重休克；严重者脉搏消失、血压测不出，最终导致心搏骤停。

（4）中枢神经系统：常先出现恐惧感、烦躁不安和头晕；随着脑缺氧和脑水肿加剧，可发生意识不清或完全丧失；可伴有抽搐、肢体强直等。

（5）其他症状：比较常见的有刺激性咳嗽，连续打喷嚏、恶心、呕吐、腹痛、腹泻，甚至可出现大小便失禁。

2. 诊断　主要依据为病史、症状及体征。

（1）凡在接受注射、口服药物或其他特殊物品后立即发生全身反应，出现休克症状者，应首先考虑发生过敏性休克。

（2）在没有任何征兆的情况下发生，常有多系统症状表现，包括皮肤、呼吸、心血管及消化道，病情严重的患者可以发生气道完全梗阻、循环系统衰竭，甚至死亡。

（3）根据不同临床表现过敏反应严重程度分为四级。

1）Ⅰ级：仅表现为皮肤黏膜症状，如红斑、荨麻疹、伴或不伴血管性水肿。

2）Ⅱ级：除皮肤黏膜症状外，出现低血压和心动过速，气道高反应及消化道症状。

3）Ⅲ级：出现严重的累及多器官系统的症状，如心力衰竭、心动过速或过缓、心律失常、支气管痉挛、胃肠功能紊乱。

4）Ⅳ级：呼吸、心搏骤停。

（4）术中出现呼吸、循环同时受累时，尤其是全身麻醉患者，应高度警惕。

（三）紧急评估

1. 意识状态　意识变化可反映脑缺血缺氧的程度。在休克代偿期多数患者神志清醒，但可表现为烦躁不安或淡漠；随病情进展出现嗜睡或昏睡；在失代偿期，大多数患者处于嗜睡状态，有的患者出现谵妄或昏迷。

2. 呼吸系统

（1）是否有呼吸困难及气道压增高：上呼吸道症状有口腔、舌、咽或喉水肿，其中喉水肿从声音嘶哑、失语到窒息轻重不等，后者是致死的主要原因；下呼吸道症状有胸部约束感、刺激性咳嗽、哮鸣、呼吸停止等。

（2）是否缺氧和缺氧程度：是对气道紧急评估的重点。吸气条件下，$SpO_2 < 90\%$，$PaO_2 < 60mmHg$，吸氧时（FiO_2 30%～40%），$SpO_2 < 95\%$即可诊断为低氧血症；$SpO_2 \leqslant 75\%$，$PaO_2 \leqslant 40mmHg$为严重缺氧，应紧急处理，必要时紧急气管插管。

3. 循环系统

（1）是否出现低血压（对肾上腺素以外的缩血管药是否敏感）、心动过速，并根据休克指数评估休克程度：休克指数 1.0～1.5 提示有休克；当休克指数 > 2.0 提示存在严重休克。

（2）是否存在心动过速/过缓、心律失常、心力衰竭、甚至心搏骤停。

4. 尿量　反映肾脏及内脏的器官灌注情况。休克早期尿量 < 30ml/h，尿量 < 20ml/h 提示急性肾衰竭。尿量应维持 0.5～1.0 ml/（kg·h）或以上。

5. 皮肤温度和色泽　反映体表灌注情况。皮肤温暖、红润提示小动脉阻力低，组织灌注尚可；皮肤湿冷、苍白提示血管收缩、小动脉阻力高。但皮肤的变化不能完全反映心脏、脑、肾脏等主要脏器的血流灌注情况。

（四）紧急处理

处理原则包括去除过敏原、给氧、监护、扩充血容量、肾上腺素、抗休克、防治并发症。

1. 基本处理　立即去除一切可能的致敏因素，如抗生素、胶体、乳胶、氯己定等，并寻求帮助。

2. 呼吸管理

（1）保持气道通畅，给予纯氧和大流量。清醒患者同时吸入 0.3% 沙丁胺醇或 0.03% 溴化异丙托铵。

（2）可静脉注射支气管舒张剂氨茶碱 5～6mg/kg，氨茶碱 0.25～0.50g 加入 5% 葡萄糖注射液 250ml 稀释后静脉滴注，必要时给予尼可刹米、洛贝林等呼吸兴奋剂肌内注射。

（3）急性喉头水肿或支气管痉挛影响呼吸甚至窒息，出现呼吸困难、意识障碍、$SpO_2 \leqslant 75\%$时，应立即气管插管、机械通气。全身麻醉患者增大吸入麻醉药浓度，加深麻醉，给予肌松药，必要时气管内滴入肾上腺素。

3. 开放动静脉通路

（1）开放外周静脉通路时首选肘静脉，尽快行中心静脉穿刺置管，中心静脉通路可供快速输液和判断血容量，注意补液治疗应与开放中心静脉同时进行。

（2）动脉穿刺置管：持续测压，并行各种必要的监测，如血气分析，凝血功能等。

4. 抗休克治疗

（1）液体治疗：发生严重过敏时，血管通透性增加，通常在 15 分钟内有超过 50% 的血管内液体流入组织间隙导致休克。因此，在严重过敏反应早期应进行容量治疗，补充外周血管扩张和间质毛细血管液体渗出造成的容量损失。

1）低血压时，抬高患者下肢。

2）早期快速补液：及早建立静脉通路，加压快速输注醋酸钠林格液或乳酸林格液（1～4L）。

3）足量补液：严密观察尿量，当尿量达到 0.5ml/（kg·h）且心率、血压、CVP 基本正常并稳定，即可控制输入量。

4）输注晶体溶液，避免应用胶体溶液。

（2）血管活性药的应用

1）肾上腺素：首选药物，通过 α 受体效应使外周小血管收缩，并能兴奋心肌、增加心排血量，恢复血管张力和有效血容量；肾上腺素的 β_2 受体激动作用可以缓解支气管平滑肌痉挛，同时能够抑制炎性介质释放。推荐剂量见表 7-3。

表 7-3   过敏性休克中肾上腺素的使用

稀释肾上腺素静脉注射		成人	儿童
最大浓度 0.1mg/ml	轻至中度	0.01～0.05mg 静脉注射	0.001～0.005mg 静脉注射
根据患者反应滴定	循环虚脱	0.1～1.0mg 静脉注射	0.01mg/kg 静脉注射
如果需要大剂量可选择静脉泵注	静脉泵注起始剂量	0.05～0.10μg/（kg·min）	0.05～0.10μg/（kg·min）
	如果没有静脉通路	0.5～0.8mg 肌内注射	0.005～0.010mg 肌内注射

2）循环受严重抑制时，还可以根据需要持续静脉输注去氧肾上腺素、去甲肾上腺素、多巴胺、血管升压素，用药剂量参考表 7-2。

5. 抗过敏

（1）静脉注射肾上腺皮质激素：宜选用不需代谢、直接作用于其受体的氢化可的松，应立即静脉注射琥珀酸氢化可的松 1～5mg/kg，可 6h 后重复给予，24h 不超过 300mg。也可静脉注射甲泼尼龙 1mg/kg。地塞米松抗炎作用强，作用持续时间长，水钠潴留副作用小，但起效慢，达峰时间长需 12～24h，过敏反应时并非首选。

（2）抗组胺药物的应用：异丙嗪和雷尼替丁联合应用；苯海拉明 40mg 或异丙嗪 25mg 肌内注射；雷尼替丁 150mg 加入 0.9% 生理盐水 250ml 静脉滴注。

目前还没有药物能够有效预防过敏反应的发生。过敏反应可在数秒或数分钟出现急性期症状，须及时发现，果断处理；晚期症状通常持续 4～6h，也有延续达 24h，需要在重症监护室实时监测，随时调整治疗方案，维持生命体征正常。患者痊愈后 4～6 周应该完成皮肤试验，确定过敏原，并将结果告知患者和家属，同时填写过敏反应警示卡记录在案。

6. 纠正酸碱失衡及电解质紊乱   应根据血气分析结果加以纠正，防止盲目、大量补充碱性药物，pH<7.20、HCO_3^-<16mmol/L、BE>-10mmol/L、乳酸≥4mmol/L，给予 5% 碳酸氢钠溶液 1～2ml/kg 或按公式补充[碳酸氢钠（mmol）=BE×体重（kg）×0.25]。

7. 体温维持   体温过低的患者注意保暖。低温会降低乳酸和枸橼酸代谢，加重酸碱紊乱和凝血功能障碍。

8. 胃肠黏膜保护   肠道低灌注、缺血缺氧发生得最早、最严重。肠黏膜屏障功能迅速减弱，肠腔内细菌或内毒素向肠腔外转移机会增加。保护肠黏膜屏障功能，减少细菌与毒素移位，尽早抗感染并给予质子泵抑制剂、能量支持等。

（五）麻醉注意事项

1. 准确地采集病史非常重要。

2. 有相关过敏史的患者，避免再次使用与过敏反应有关的可疑药物。

3. 有过敏性哮喘史的患者，尽可能使用局部麻醉药或区域麻醉；避免使用能释放组胺的药物；尽可能减少药物种类；单独缓慢注射药物。

4. 无足够证据显示预先给予激素或抗组胺药物能降低过敏反应的严重性，应做好处理过敏反应的应急准备。

5. 麻醉中严重过敏反应的判断常延迟，因为关键体征如低血压、支气管痉挛常有其他原因；尽早发现、及时处理围手术期发生的严重过敏反应，可避免围手术期严重过敏反应导致的死亡。

6. 初期抢救成功后，对过敏性休克的连续观察时间不得少于24h。大约25%的患者存在双相发作，即在初期成功的救治后8h内可再发危及生命的过敏症状。

（戚思华　陈俊亭）

第八章　严重皮下气肿与二氧化碳入血
抢救流程及解析

第一节　严重皮下气肿与二氧化碳入血抢救流程

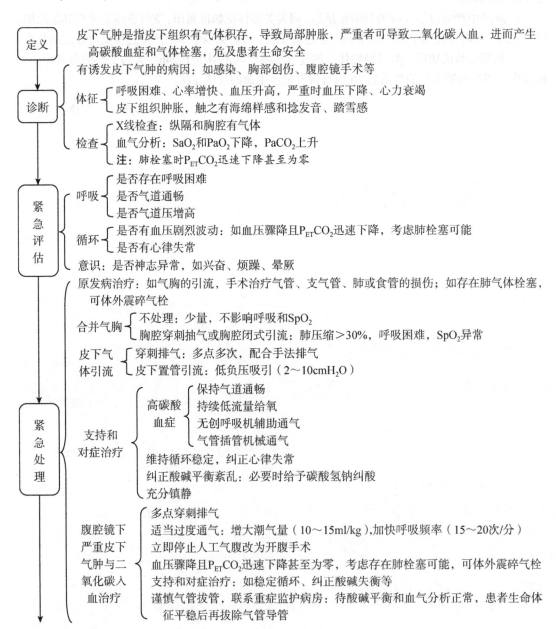

定义 | 皮下气肿是指皮下组织有气体积存，导致局部肿胀，严重者可导致二氧化碳入血，进而产生高碳酸血症和气体栓塞，危及患者生命安全

诊断
- 有诱发皮下气肿的病因：如感染、胸部创伤、腹腔镜手术等
- 体征
  - 呼吸困难、心率增快、血压升高，严重时血压下降、心力衰竭
  - 皮下组织肿胀，触之有海绵样感和捻发音、踏雪感
- 检查
  - X线检查：纵隔和胸腔有气体
  - 血气分析：SaO_2和PaO_2下降，$PaCO_2$上升
  - 注：肺栓塞时$P_{ET}CO_2$迅速下降甚至为零

紧急评估
- 呼吸
  - 是否存在呼吸困难
  - 是否气道通畅
  - 是否气道压增高
- 循环
  - 是否有血压剧烈波动：如血压骤降且$P_{ET}CO_2$迅速下降，考虑肺栓塞可能
  - 是否有心律失常
- 意识：是否神志异常，如兴奋、烦躁、晕厥

紧急处理
- 原发病治疗：如气胸的引流，手术治疗气管、支气管、肺或食管的损伤；如存在肺气体栓塞，可体外震碎气栓
- 合并气胸
  - 不处理：少量，不影响呼吸和SpO_2
  - 胸腔穿刺抽气或胸腔闭式引流：肺压缩>30%，呼吸困难，SpO_2异常
- 皮下气体引流
  - 穿刺排气：多点多次，配合手法排气
  - 皮下置管引流：低负压吸引（2～10cmH_2O）
- 支持和对症治疗
  - 高碳酸血症
    - 保持气道通畅
    - 持续低流量给氧
    - 无创呼吸机辅助通气
    - 气管插管机械通气
  - 维持循环稳定，纠正心律失常
  - 纠正酸碱平衡紊乱：必要时给予碳酸氢钠纠酸
  - 充分镇静
- 腹腔镜下严重皮下气肿与二氧化碳入血治疗
  - 多点穿刺排气
  - 适当过度通气：增大潮气量（10～15ml/kg），加快呼吸频率（15～20次/分）
  - 立即停止人工气腹改为开腹手术
  - 血压骤降且$P_{ET}CO_2$迅速下降甚至为零，考虑存在肺栓塞可能，可体外震碎气栓
  - 支持和对症治疗：如稳定循环、纠正酸碱失衡等
  - 谨慎气管拔管，联系重症监护病房：待酸碱平衡和血气分析正常，患者生命体征平稳后再拔除气管导管

严密监测 血压、SpO_2、$P_{ET}CO_2$、ECG、血气分析

麻醉风险 重度皮下气肿患者容易并发高碳酸血症和呼吸性酸中毒
重度皮下气肿可能引起气栓，进入肺循环导致肺动脉高压、右心衰竭甚至心搏骤停
高龄，长期基础病和（或）合并症

第二节 严重皮下气肿与二氧化碳入血抢救解析

一、严重皮下气肿与二氧化碳入血

皮下气肿是指皮下组织有气体积存，导致局部肿胀，严重者可导致二氧化碳入血，进而产生气体栓塞和高碳酸血症，威胁患者生命安全。典型的皮下气肿可出现捻发音和握雪感。皮下气肿的病因包括气胸、胸部创伤等多种原发病，也可由腔镜手术的人工气腹导致。

二、病因

（一）严重皮下气肿的病因（原发病）

1. 创伤、手术操作 最常见的有气胸、肺、气管、胸膜受损、肋骨骨折、胸部术后、肺部手术切口缝合不良等，此外手术操作如腔镜手术的人工气腹也可导致皮下气肿，原因如下所述。

（1）操作者不熟练，气腹针未穿破腹腔，充气至皮下。

（2）患者肥胖，气腹针未一次穿刺进腹腔，反复穿刺过程中穿刺针偏离首次穿刺途径形成假通道，一定压力的二氧化碳气体通过假性通道溢入皮下形成气肿。

（3）术中气腹压力过高，穿刺套管脱出，二氧化碳漏至皮下。

（4）腹内持续正压，可以导致手术区腹膜被分离撕裂，二氧化碳气体经腹膜破损区逸入皮下形成气肿。

2. 麻醉导致皮下气肿

（1）创伤性气管插管或喉镜检查引起食管/咽下穿孔。

（2）麻醉回路阻塞。

（3）过度人工通气。

（4）正压通气，尤其对患有慢性阻塞性肺疾病和哮喘患者。

（5）气管套囊内压力过高导致溃疡肉芽形成。

（6）分娩期间广泛的 Valsalva 动作（意大利解剖学家 Antonio Maria Valsalva 于 1704 年提出并命名，深吸气后紧闭声门，再用力做呼气动作，呼气时对抗紧闭的会厌，通过增加胸腔内压来影响血液循环和自主神经功能状态）。

（7）Boerhaave 综合征（为自发性食管破裂，不包括由外来异物或医源性设备引起的穿孔）。

（8）球阀现象导致异物气道阻塞。

（二）皮下气肿与二氧化碳入血的病因

内镜检查、腔镜手术时二氧化碳气腹压力导致二氧化碳弥散进入血液循环，或者二氧化碳气体直接进入损伤破裂的静脉所致。

三、发病机制与病理生理改变

严重皮下气肿的发病机制可分为 3 种：①外部进入的空气，如穿透性创伤或外科手术，人工气腹过程中进入皮下的气体；②内部进入的空气，如肺间质性肺气肿或气胸等；③局部组织产生的空气，如坏死性筋膜炎。

病理生理改变：主要病理生理改变为软组织和空腔接触，且间隙内存在有一定压力的气体。

皮下气肿时二氧化碳入血发病机制：二氧化碳气体直接进入损伤破裂的静脉或者弥散进入血液循环。小量气体入血，可溶解入血液内，不会发生气体栓塞，但可能造成高碳酸血症和呼吸性酸中毒，引起血流动力学的波动和内环境紊乱；若大量气体（＞100ml）迅速进入静脉，随血流到右心后，因心脏搏动将空气与血液搅拌形成大量气泡，使血液变成可压缩的泡沫状充满心腔，阻碍了静脉血的回流和向肺动脉的输出，造成严重的循环障碍；患者可出现呼吸困难、发绀和猝死。进入右心的部分气泡可进入肺动脉，阻塞小的肺动脉分支，引起肺小动脉气体栓塞；小气泡亦可经过肺动脉小分支和毛细血管到左心，通过体循环引起器官栓塞。

四、严重皮下气肿与二氧化碳入血主要临床表现

严重皮下气肿与二氧化碳入血的临床表现因病而异，表现为头面部、颈部、胸腹部，甚至腹股沟、会阴部等处皮肤肿胀，有捻发音和踏雪感。

（一）颈部皮下气肿

颈部皮下气肿可引起呼吸困难甚至窒息。

（二）纵隔气肿

纵隔气肿表现为胸闷或胸骨后疼痛，可伴声音嘶哑，闻及粗糙的嘎吱声伴随心搏出现，严重可影响静脉回流，表现为颈静脉扩张、心动过速、呼吸困难，甚至心力衰竭。

（三）高碳酸血症

交感神经系统兴奋，表现为心率增快、血压升高，肺血管阻力增加，右心负荷加重，可诱发心力衰竭，脑血管扩张，脑血流增加，颅内压增高等。

五、严重皮下气肿与二氧化碳入血的诊断

严重皮下气肿与二氧化碳入血诊断要点：
（1）有诱发皮下气肿的病因，如感染、胸部创伤、腔镜手术等。
（2）皮下组织肿胀，触之有海绵样感、捻发音及踏雪感。
（3）呼吸困难，心率增快，血压升高，严重时可出现血压下降、心力衰竭。
（4）影像学检查，如胸部 X 线显示纵隔或胸腔有气体，CT 成像可见软组织内气体。
（5）实验室检查，如 SaO_2 和 PaO_2 下降，$PaCO_2$ 上升。

六、紧急处理

（一）积极治疗原发病

去除导致皮下气肿的原因，控制气体来源，如气胸的引流，手术治疗气管、支气管、肺或

食管的损伤。

（二）严重皮下气肿合并气胸

严重皮下气肿应首先排除气胸可能，如存在气胸，少量未影响呼吸和 SpO_2 时可不予处理，如肺压缩>30%或呼吸困难、SpO_2 不能维持在正常水平，可行胸腔穿刺抽气或胸腔闭式引流。

（三）穿刺排气

穿刺排气应采用多点多次的原则，穿刺点一般选择气肿严重处，多位于锁骨中线第 2 肋间隙，用粗针头穿刺配合手法排气。

（四）皮下置管引流

1. 穿刺点选择　视情况选择皮肤张力较高，且易穿刺，不会损伤其他组织和器官的部位。

2. 消毒麻醉　常规消毒皮肤，2%利多卡因局部麻醉。

3. 置管引流　与皮肤面成 10°～15°角将套管针刺入皮下 3～4cm，退出针芯，留置外套管并将其固定于皮肤；将套管尾部外接水封瓶和低负压（一般 2～10cmH₂O）；用手掌由周围向穿刺点轻轻挤压，促进排气。

4. 拔除引流管　待皮下气肿消失，原发病缓解后才可拔管；拔管后用创可贴加压包扎。

5. 对症和支持治疗

（1）高碳酸血症：给予持续低流量吸氧（氧流量<2L/min），监测动脉血气，若效果不佳可采用无创呼吸机辅助通气，必要时可行气管插管进行机械通气，排除体内二氧化碳。

（2）维持循环稳定：高碳酸血症前期可引起心率增快、血压升高，但严重的二氧化碳蓄积可使心肌收缩力减弱，血压下降甚至循环衰竭。因此，在此期间须根据患者具体情况维持循环功能稳定。

（3）纠正酸碱失衡：根据情况适当给予碱性药物，如 5%碳酸氢钠溶液。

（4）充分镇静：缓解患者紧张情绪，降低全身耗氧量。

6. 腹腔镜下严重皮下气肿与二氧化碳入血治疗

（1）立即停止气腹：一旦患者出现大面积皮下气肿伴 $P_{ET}CO_2$ 异常升高，应立即停止气腹，放弃腹腔镜手术并改为开腹手术。

（2）适当过度通气：调整呼吸机参数，增大潮气量（10～15ml/kg），加快呼吸频率（15～20 次/分）。

（3）及时更换钠石灰，防止进一步吸收二氧化碳。监测血气变化，缓慢降低 $P_{ET}CO_2$，避免发生二氧化碳排出综合征。

（4）监测气道压：皮下气肿会导致腹内压增高，从而增加气道压，造成气道压伤。

（5）支持和对症治疗：尼卡地平 0.5mg 静脉注射，艾司洛尔 10～20mg 静脉滴注，降低血压和心率；纠正酸碱失衡，可酌情予以少量碳酸氢钠溶液（5%碳酸氢钠溶液 100ml 静脉滴注）；适当利尿。

（6）多点穿刺排气：当患者皮下气肿比较严重时，可消毒气肿部位皮肤，插入无菌粗针头，双手掌挤压气肿部位，将气体从针头排出。

（7）谨慎拔出气管导管，联系重症监护病房：皮下气肿吸收缓慢，需要一定时间，患者在此期间可能出现烦躁或其他并发症，所以不要急于拔除气管导管。待酸碱平衡和血气分析正常，患者生命体征平稳后再拔管。若情况严重，可联系重症监护病房获得帮助。

（林　云　陈向东）

第九章 严重心律失常抢救流程及解析

第一节 严重快速性心律失常抢救流程及解析

一、严重快速性心律失常抢救流程

定义 严重快速性心律失常是指心室率>100次/分，可引起严重血流动力学障碍、短暂意识丧失或猝死等危急状态的心律失常；致命性快速性心律失常是指不规则、宽QRS波的心动过速，如尖端扭转型室性心动过速，可迅速恶化为心室颤动（VF）、心搏骤停

诊断
心电图：心室率>100次/分（成人），按不同波形进行分析

临床症状和体征
- 心悸、胸闷、心绞痛
- 意识障碍，甚至丧失
- 低血压甚至休克、急性心力衰竭
- 头晕、黑矇、昏厥，甚至猝死

紧急评估
呼吸
- 是否气道通畅
- 有无呼吸，呼吸频率和程度

循环
- 大动脉是否搏动
- 血流动力学是否稳定：如低血压、休克
- 是否存在心力衰竭

是否存在意识障碍，甚至丧失
应迅速识别心律失常性质及是否存在致命性快速性心律失常

紧急处理
保持气道通畅、给氧，必要时行CPR，如心脏按压、气管插管、机械通气等，开通动静脉通路

紧急电复律
- 多形性室性心动过速：同步或非同步电除颤
- 心室颤动：非同步电除颤
- 室上性心动过速、AF（心房颤动、心房扑动）：同步电复律

刺激迷走神经（如屏气、按压眼球、刺激咽部等）：折返性室上性心动过速伴差异传导

药物治疗

折返性室上性心动过速
- 腺苷：首次静脉注射6mg；若未复律2min后可再给予12mg静脉注射
- 胺碘酮：150mg缓慢静脉注射，10min可重复150mg，最大剂量2.2g/d
- β受体阻滞药：美托洛尔3～5mg静脉注射，每5min重复一次，总量15mg；艾司洛尔0.5～1.0mg/kg静脉注射，0.1～0.3mg/（kg·min）静脉泵注
- 维拉帕米（异搏定）：2.5～5.0mg静脉注射，15~30min可重复5～10mg静脉注射

AF
- 毛花苷丙（西地兰）：0.2～0.4mg静脉注射，每4～6h 1次
- β受体阻滞药：美托洛尔、艾司洛尔，给药剂量如前述
- 普鲁卡因酰胺：先以100mg缓慢静脉注射，必要时每隔5～10min重复，总量不超过10～15mg/kg，或以10～15mg/kg静脉滴注1h，继以1.0～1.5mg/kg维持；儿童：每次2mg/kg，溶于葡萄糖溶液50～100ml中，缓慢静脉注射或静脉滴注

多形性不规则室性心动过速
- 胺碘酮：用量如前述
- 利多卡因：1～2mg/kg静脉注射，5～10min可重复，静脉泵注2～4mg/min

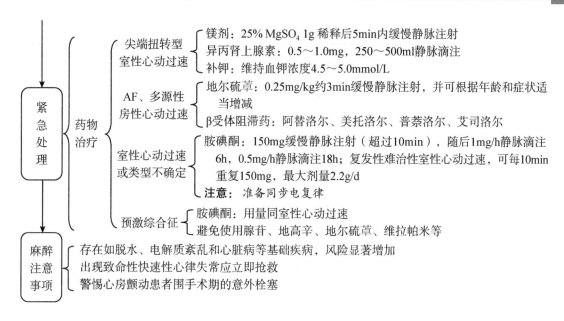

镁剂：25% MgSO₄ 1g稀释后5min内缓慢静脉注射

异丙肾上腺素：0.5～1.0mg，250～500ml静脉滴注

补钾：维持血钾浓度4.5～5.0mmol/L

AF、多源性房性心动过速

地尔硫䓬：0.25mg/kg约3min缓慢静脉注射，并可根据年龄和症状适当增减

β受体阻滞药：阿替洛尔、美托洛尔、普萘洛尔、艾司洛尔

室性心动过速或类型不确定

胺碘酮：150mg缓慢静脉注射（超过10min），随后1mg/h静脉滴注6h，0.5mg/h静脉滴注18h；复发性难治性室性心动过速，可每10min重复150mg，最大剂量2.2g/d

注意：准备同步电复律

预激综合征

胺碘酮：用量同室性心动过速

避免使用腺苷、地高辛、地尔硫䓬、维拉帕米等

麻醉注意事项

存在如脱水、电解质紊乱和心脏病等基础疾病，风险显著增加

出现致命性快速性心律失常应立即抢救

警惕心房颤动患者围手术期的意外栓塞

二、严重快速性心律失常抢救流程解析

（一）定义

严重快速性心律失常是指心室率超过了相应年龄的正常心率范围（成人心率>100次/分）。致命性快速性心律失常则是指不规则、宽QRS波的心动过速，如尖端扭转型室性心动过速，可迅速恶化为心室颤动（ventricular fibrillation，VF）、室性扑动、心搏骤停。

异位快速性心律失常是指起源于窦房结以外心脏任何部位的快速性心律失常，包括心房、房室结、希-浦系统和心室。异位快速性心律失常发生时，起源部位、类型是否相同，演变过程、血流动力学是否稳定，对患者预后的影响存在明显差异，因此，必须快速而准确地判断，并及时而有效地处理。

（二）诊断

1. 心电图　心室率>100次/分（成人），按不同波形进行分析，见表9-1和表9-2。

表9-1　快速性心律失常分类 I

窄QRS波群（QRS间期<0.12s）		宽QRS波群（QRS间期≥0.12s）	
节律整齐	节律不整齐	节律整齐	节律不整齐
窦性心动过速	心房颤动	单形性室性心动过速	多形性室性心动过速
房性心动过速	多形性房性心动过速	室上性心动过速伴束支阻滞	心房颤动
房室结折返性心动过速	房性心动过速/心房扑动下传比例不规则	房室折返性心动过速（逆向性）	房性心动过速/心房扑动下传比例不规则合并束支阻滞
房室折返性心动过速（正向性）			心房颤动合并旁路前传
非阵发性房室交界区			
心房扑动下传比例规则			

表 9-2　快速性心律失常分类 Ⅱ

分类			ECG 特点
QRS 波正常 P 波正常	窦性	窦性心动过速	RR 间期＞0.6s
QRS 波改变	室性	室性心动过速	（1）RR 间期＜0.6s
			（2）QRS 波宽大畸形（宽度＞0.1s）
			（3）ST 段下垂，T 波倒置
		心室扑动	（1）RR 间期＜0.6s
			（2）QRS 波宽大畸形
			（3）下垂的 ST 段与倒置 T 波融为一体，已看不到 ST 段
		心室颤动	（1）RR 间期＜0.6s
			（2）QRS 波与 ST-T 的融合波再融合，融合波变小、频率加快，形成形状不一、大小不等的心室颤动波
QRS 波正常 P 波与 T 波融合	房性	室上性心动过速	（1）RR 间期＜0.6s
			（2）P 波与 T 波的融合波波峰较钝，波底开口较窄
		心房扑动	（1）RR 间期＜0.6s
			（2）P 波与 T 波的融合波波峰尖锐，波底开口较宽，呈锯齿状（大 F 波）
		心房颤动	（1）RR 间期长短不一，部分 P 波之后无 QRS 波
			（2）P 波与 T 波的融合波被频率更快、形状不规则、大小不一的小 f 波所取代

2. 临床表现　心悸、胸闷、心绞痛，意识障碍甚至丧失，低血压甚至休克、急性心力衰竭，头晕、黑矇、晕厥，甚至猝死。

（三）危险评估及分诊

如表 9-1 和表 9-2 所示，快速性心律失常种类繁多，是否需要紧急处理，关键在于快速性心律失常发作时是否造成血流动力学不稳定、出现明显临床不适症状或可能使原发疾病加重。

患者临床上出现由于快速心率引起的相关表现，如神志意识改变、缺血性胸痛、急性心力衰竭、低血压等，应立即处理，必要时行心脏电复律。

对于短时间血流动力学稳定，但持续快速性心律失常不能自行转复者，由于心肌耗氧量的持续增加和心排血量减少，最终将导致血流动力学的恶化，甚至猝死；因此，必须立即采取终止心律失常或减慢心室率的措施。

（四）快速心律失常判断步骤

1. 临床血流动力学不稳定是否为快速性心律失常所致。
2. 标准 12 导联心电图分析 QRS 波群宽窄。
3. 快速性心律失常的节律是否规整。

（五）紧急处理原则

1. 治疗基础疾病和消除诱因。
2. 终止心律失常或控制心室率。
3. 改善血流动力学状况，避免重要脏器灌注持续减低。
4. 心室颤动、心室扑动和多形性室性心动过速均可在短时间内引起血流动力学障碍，出现晕厥甚至猝死，需立即行电除颤、电复律、心肺脑复苏。

（六）异位快速性心律失常复律治疗

血流动力学相对稳定，临床无缺血性胸痛、急性心力衰竭、低血压等相应症状患者，根据心电图上 QRS 波宽及节律可以采取不同的措施。

1. 规则的窄 QRS 波心动过速

（1）迷走神经刺激：规则的窄 QRS 波心动过速一般为室上性心动过速，刺激迷走神经，如 Valsalva 动作（深吸气后屏气、再用力做呼气动作）、刺激咽部、冷水浸脸、颈动脉窦按摩（取仰卧位，先右侧，每次 5~10s，不可双侧同时按摩）等，可以终止心动过速或影响房室传导。

（2）抗心律失常药物

1）腺苷：对于室上性心动过速而血流动力学稳定患者，迷走神经刺激和快速静脉注射腺苷是首选的治疗措施。腺苷通过与心肌细胞外表面的 A_1 受体结合，激活钾通道，进而缩短心房肌的动作电位时程，对窦房结、房室结产生负性变时和负性变传导作用，静脉快速注射具有起效迅速、半衰期短的优点。首剂静脉快速注射腺苷 6mg，如心动过速未终止，2min 后再次静脉注射腺苷 12mg。严重哮喘、高度房室传导阻滞、急性心肌梗死患者禁用。

2）其他药物：室上性心动过速发作无心功能受损者，还可选用钙通道阻滞药（维拉帕米 2.5~5.0mg 缓慢静脉注射，地尔硫䓬0.25mg/kg 静脉注射）、β受体阻滞药[美托洛尔 5mg 静脉注射；艾司洛尔 0.5mg/kg 静脉注射，继之以 0.05mg/（kg·min）维持]、普罗帕酮 1~2mg/kg 静脉注射；合并心功能不全时，可用地高辛、胺碘酮等。

（3）同步直流电复律：对血流动力学不稳定的患者可选用直流电复律，一般首次选择 50~100J，可逐渐增加能量至 100、200、300 和 360J，建议在电复律前静脉注射苯二氮䓬类药物。

2. 不规则的窄 QRS 波心动过速　不规则的窄 QRS 波心动过速可以是心房颤动、心房扑动或多源性房性心动过速，心房颤动最常见，急诊处理以控制心室率为主，但急性发作时如出现低血压、心力衰竭或心绞痛等状况，应立即实施同步电复律治疗。

（1）控制心室率：存在快速心房颤动、心房扑动但血流动力学尚稳定的患者，无论持续时间长短，均应用药物控制心室率。

初发的心房颤动大约 50%在 24h 内可以自动转复。无基础心脏疾病且心功能正常者，可给予休息、镇静，选择β受体阻滞药（美托洛尔、艾司洛尔）、钙通道阻滞药（维拉帕米、地尔硫䓬）等控制心室率；如合并心功能不全，可考虑给予地高辛、胺碘酮等。

控制心室率的目标：休息时心室率 60~80 次/分，中等强度体力活动时心室率 90~115 次/分。

（2）恢复窦性节律：方式包括药物转复、同步电复律、射频消融治疗。

1）药物转复：抗心律失常药物如胺碘酮、普罗帕酮、依布利特、奎尼丁、普鲁卡因胺等均可用作转复治疗，成功率达 60%以上。奎尼丁因诱发致命性心律失常等副作用，已少用；胺碘酮致心律失常发生率低，目前常用于转复和窦性心律维持，尤其适用于合并器质性心脏病患者。

2）窦性心律维持：复律成功及窦性节律能否维持，与不规则的窄 QRS 心动过速持续时间长短、心房大小、有无器质性心脏病等密切相关。心房越大、心动过速持续时间越长，成功转复并维持窦性节律的可能性越小。

（3）预防栓塞

1）阵发性心房颤动血栓栓塞的发生率与持续性心房颤动几乎相当，对于合并瓣膜病或非瓣膜病、CHADS$_2$评分≥2分（表9-3）的高危人群，应接受华法林长期治疗；其他患者可选用阿司匹林。

表9-3　CHADS$_2$评分

危险因素	计分
C（congestive heart failure）充血性心力衰竭	1
H（hypertension）血压持续高于140/90mmHg或接受抗高血压药物治疗	1
A（age）年龄大于75岁	1
D（diabetes mellitus）糖尿病	1
S$_2$（prior stroke or TIA）既往卒中或短暂性脑缺血发作	1

CHADS$_2$得分：0~1分为低危，2~3分为中危，4~6分为高危

2）心房颤动持续时间<24h，复律前无须抗凝；持续时间>48h者，复律前应华法林抗凝3周，成功复律后继续抗凝4周。

3）因快速心室率难以控制、血流动力学不稳定，需紧急复律治疗者，可静脉注射肝素或皮下注射低分子量肝素。

4）新型口服抗凝药物如利法沙班、依度沙班等具有起效快、无需常规凝血监测和剂量调整等优势，在预防心房颤动血栓栓塞中值得期待。

3. 规则的宽QRS心动过速

（1）心室率>100次/分，QRS波群形态匀齐，波宽≥0.12s，多数为室性心动过速，部分为伴束支阻滞的室上性心动过速、旁路前传房室折返性心动过速，需注意鉴别。

（2）室性心动过速心电图诊断分析

1）出现房室分离、融合波、心室夺获。

2）胸前全部导联QRS波群主波方向呈同向性。

3）胸前导联的RS间期>100ms。

4）无人区心电轴（-90°～±180°）。

（3）宽QRS心动过速出现血流动力学不稳定，如血压下降、意识障碍，甚至阿-斯综合征等应立即电复律。

（4）药物应用：宽QRS心动过速血流动力学稳定者，可先选择抗心律失常药物治疗，无效时再选择电复律。洋地黄中毒引起的室性心动过速，不宜用电复律，应给予药物治疗。

1）对于宽QRS心动过速诊断，首先考虑室性心动过速，如诊断不明确，应按室性心动过速处理。抗心律失常药物可选择普鲁卡因胺、胺碘酮、索他洛尔、利多卡因等。由于缺血性心脏病所致室性心动过速，推荐给予胺碘酮或索他洛尔。

胺碘酮150mg静脉注射（经10min以上），继以1mg/min静脉泵注，每日总量不超过2g；索他洛尔1.0~1.5mg/kg静脉注射（经10min以上）。

2）节律规整、鉴别困难的单形性宽QRS心动过速，静脉使用腺苷相对安全；除已确诊为室上性心动过速外，维拉帕米禁用于其他诊断不明的宽QRS心动过速。

4. 不规则的宽 QRS 心动过速

（1）心房颤动心室率快：常发生室内差异性传导，连续的差异性传导心电图表现为蝉联现象，可给予普鲁卡因胺 15mg/kg 500ml 生理盐水连续输注 30min（最大剂量 1500mg），如果患者在最大剂量之前转为窦性心律，则停止输液。若血流动力学稳定，可给予 β 受体阻滞药（美托洛尔、艾司洛尔）、钙通道阻滞药（维拉帕米、地尔硫䓬）等控制心室率。合并心力衰竭者，可用洋地黄类，必要时使用电复律。

（2）预激综合征合并心房颤动：宜选择胺碘酮、普鲁卡因胺、普罗帕酮或直流电复律，避免使用维拉帕米、地尔硫䓬、洋地黄和 β 受体阻滞药等影响房室结传导的药物。

（3）多形性室性心动过速：一般血流动力学不稳定，可能恶化转变为心室扑动、心室颤动，应立即采取治疗措施，可以给予胺碘酮、索他洛尔、普鲁卡因胺、利多卡因等。

（4）尖端扭转型室性心动过速：是一种与 QT 间期异常延长相关的致命性室性心动过速，应去除导致 QT 间期延长的获得性因素，停止使用可延长 QT 间期的药物，并纠正电解质紊乱，如补钾（维持血钾浓度 4.5～5.0mmol/L），静脉注射镁剂或静脉滴注异丙肾上腺素，合并心动过缓或有长间歇者应临时起搏。

（七）电复律（同步电复律）

电复律是用一定强度的脉冲电流直接或经胸壁作用于心脏，使多种快速心律失常消失，恢复为窦性心律的方法。电复律以自身的心电信号为触发标志，放电时需与心电图上的 R 波同步。

电复律指征：室上性心动过速、预激综合征合并室上性心动过速或合并心房颤动。

电复律时需在静脉麻醉下实施，如地西泮 10～12mg，或咪达唑仑 5～10mg，或丙泊酚 15～20mg，静脉注射，能量 100～200J。

（八）电除颤（非同步电除颤）

心室颤动时，心肌电活动来自心室肌内的浦肯野纤维，用高能量脉冲电流（直流电）通过心脏，使心脏全部或大部分细胞瞬间同时除极，让心脏起搏系统中自律性最高的窦房结率先恢复，重新主导心脏节律，恢复窦性心律。由于心室颤动心电图呈无规律颤动的 R 波，放电时无 R 波可同步，故为非同步除颤。

绝对适应证：心室颤动、心室扑动（心室扑动一般很易变成心室颤动）。

心室颤动除颤时必须分秒必争，无须麻醉，能量选择：胸外除颤 200J→300J→最高 360J。

（吴卓熙　李　洪）

第二节　严重缓慢性心律失常抢救流程及解析

一、严重缓慢性心律失常抢救流程

定义　心室率＜60次/分为心动过缓。严重（症状性）缓慢性心律失常一般指心动过缓和（或）长PR间期伴有血流动力学改变并出现临床症状者，严重者可致心搏骤停

诊断　ECG：心室率＜60次/分和（或）PR间期＞1800ms，按不同波形进行分析
临床症状和体征：胸闷、乏力、头晕、休克，甚至阿-斯综合征发作等

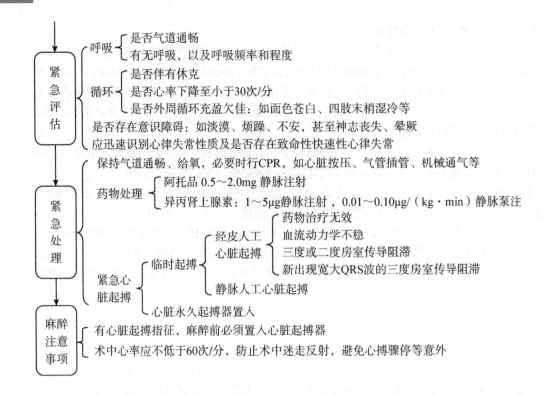

二、严重缓慢性心律失常抢救解析

（一）定义

缓慢性心律失常是指心律＜60 次/分，通常由于心脏传导异常导致，如窦房结疾病或房室传导阻滞。心率减慢或停止会增加心脏猝死的风险。随着年龄增长，心率会逐渐减慢，老年人窦性心率可以在 50～60 次/分或更低而没有临床症状。

严重（症状性）缓慢性心律失常：一般是指心动过缓和（或）长 PR 间期（＞1800ms）伴有血流动力学改变，出现临床症状者。其主要见于病态窦房结综合征、房室传导阻滞、室内传导阻滞、颈动脉窦综合征、心脏抑制型血管迷走性晕厥等。当心室率＜50 次/分或心室率＞50 次/分但已有血流动力学改变时，应立即进行处理。当心室率突然减慢至 30 次/分左右，就可能导致严重的结果，必要时行心肺复苏。

（二）诊断

心电图是诊断心动过缓原因的重要检查，部分需动态心电图分析，心电图分析可以迅速而准确地判断心律失常类型。

1. 窦性心动过缓　各种原因可能导致窦性心动过缓，如手术、麻醉、严重缺氧、低温、严重恶心呕吐、病态窦房结综合征等。

2. 窦房阻滞　心电图表现为窦性节律中有长间歇漏搏，间歇长度与 PP 间期呈倍数关系。

3. 窦性静止　多见于急性心肌梗死、洋地黄中毒、严重缺氧、高钾血症、迷走神经张力过高等。

4. 病态窦房结综合征　由窦房结及其周围组织病变引起的窦房结起搏和（或）传导功能障碍，出现一系列心律失常和相应临床症状。

5. 房室传导阻滞　一度房室传导阻滞、二度房室传导阻滞（Ⅰ型和Ⅱ型）、三度房室传导阻滞。

6. 室内传导阻滞　左、右束支传导阻滞，左前、左后分支阻滞，双分支阻滞，以及三分支阻滞。

（三）临床评估

无论何种缓慢性心律失常，若造成心排血量下降并引起组织灌注不足，患者出现与心率缓慢相关的临床症状，如胸闷、头晕、黑矇、休克、阿-斯综合征发作等，则提示血流动力学不稳定，应立即采取措施。

1. 窦性心动过缓　分为功能性、病理性和药源性。如果心肺复苏后出现窦性心动过缓，通常提示预后不良。

2. 窦房阻滞　窦房结产生的冲动不能传出激动心房或传出延迟。如果漏搏次数过多、间歇过长，可出现低血压表现，甚至会出现阿-斯综合征。体表心电图上一度窦房传导阻滞无法诊断；三度窦房传导阻滞出现逸搏心律时，应与窦性停搏相鉴别。

3. 窦性静止　窦房结不能产生冲动，心脏的活动需由次级起搏点维持，如果窦性停搏时间过长，而无次级起搏点的逸搏替代，患者则可以出现上述症状。

4. 房室传导阻滞　①一度房室传导阻滞：临床上常无症状；②急性发生的二度房室传导阻滞（传导比例3∶1以上）或三度房室传导阻滞，多伴有上述临床症状，甚至可能猝死，需紧急治疗。

5. 室内传导阻滞　左束支传导阻滞多见于左心脏负荷过重的心脏病患者，如高血压、主动脉狭窄、冠心病等。右束支传导阻滞多见于右心负荷过重者，如二尖瓣狭窄、房间隔缺损、肺源性心脏病等。目前尚无特效疗法，如演变为完全性房室传导阻滞，则应积极安置人工心脏起搏器。

6. 病态窦房结综合征　心电图主要表现为持续而严重的窦性心动过缓（HR<50次/分），心动过缓-心动过速综合征，合并存在交界性逸搏和（或）房室传导阻滞。

（四）治疗

积极寻找病因和消除诱因是缓慢性心律失常重要的急救措施之一，如低血容量、低氧血症、低钾血症、高钾血症、酸碱失衡、药物过量等。完全性心脏传导阻滞是人工心脏起搏最常见的适应证，其次是窦房结疾病。对于房室传导阻滞，其治疗方法因阻滞程度的不同而不同。对于二度Ⅱ型房室传导阻滞和完全性心脏传导阻滞，无论其症状如何，都应考虑安装人工心脏起搏器。有症状的二度Ⅰ型房室传导阻滞，建议安装人工心脏起搏器；对于无症状的二度Ⅰ型房室传导阻滞的老年患者可酌情考虑植入人工心脏起搏器，因为其进展为完全性房室传导阻滞的风险更大。

1. 人工心脏电起搏治疗　用脉冲发生器（起搏器）发放一定形式的电脉冲，刺激心房或心室肌使局部心肌兴奋并向周围心肌扩散引起整个心房或心室兴奋和收缩，完成一次有效的心脏搏动。

（1）临时心脏起搏：缓慢性心律失常患者合并血流动力学改变，尤其急性发生的二度房室传导阻滞（传导比例3∶1以上）或三度房室传导阻滞是选择紧急临时人工心脏起搏的绝对指征；因次级起搏点替代功能尚可或药物因素使心率暂时改善，虽然患者无明显临床症状，也应安置临时人工心脏起搏器。

（2）永久心脏起搏：是挽救患者生命、延长生存时间、提高生活质量、预防心源性猝死的有效手段。

2. 药物治疗　仅适用于暂时或等待电起搏治疗或无心脏电起搏条件的紧急情况，而且使用时间不宜过长。目前常使用的药物：①阿托品，0.5～2.0mg 静脉注射；②异丙肾上腺素，1～5μg 静脉注射；随后以 0.01～0.10μg/（kg·min）静脉泵注，维持心率 60～70 次/分。

3. 生物心脏起搏治疗　通过基因疗法和细胞疗法重建生物心脏起搏，并恢复心脏传导功能。理论上，这是保持心脏生理功能和人体自然适应的更理想方式，但目前仍存在许多基础研究方面的问题需要解决。

（吴卓熙　李　洪）

第十章 急性心肌梗死抢救流程及解析

第一节 急性心肌梗死抢救流程

定义
急性心肌梗死是指冠状动脉急性、持续性缺血缺氧时间过长而导致缺血部位的心肌细胞死亡，是心肌灌注供给与需求失衡的结果

诊断
- 诱因：紧张、创伤、应激、血容量不足、心律失常、低钾血症等
- 典型心绞痛（胸痛）及其相关症状
  - 突然发作剧烈而持久（持续时间>10～20min）的胸骨后或心前区压榨性疼痛，可向左上臂、颈或下颌放射；部分患者疼痛位于上腹部
  - 可伴胃肠道症状：如恶心、呕吐、腹胀等
  - 部分有低血压、休克
- 特征性心电图衍变
  - 新出现的或推测新出现的明显ST段改变或新发生的左束支传导阻滞
  - 病理性Q波
- 生物标志物：首选肌钙蛋白(cTnI/cTnT)，高敏肌钙蛋白（hs-cTn）为常规检测
- 影像学证据：显示有新的心肌活力丧失或新发局部室壁运动异常

紧急评估
- 呼吸：是否气道通畅，是否存在呼吸困难、发绀
- 心血管：是否存在心律失常、低血压、休克
- 意识：是否存在烦躁不安、神志淡漠和意识障碍
- 心电图评估
  - 心肌梗死类型
    - ST段抬高型：ST段抬高呈弓背向上，伴或不伴病理性Q波，R波减低，常伴对应导联镜像性ST段压低
    - 非ST段抬高型：ST段下移、一过性ST段抬高和（或）T波改变
  - 心律失常
    - 是否存在心室颤动、室性心动过速
    - 是否存在房室传导阻滞和束支传导阻滞等

紧急处理
- 绝对静卧
- 高浓度、大流量吸氧，必要时气管插管、机械通气
- 镇静、镇痛：吗啡3～5mg，咪达唑仑1～2mg，静脉注射
- 调整血容量：注意出入量平衡
- 再灌注治疗，缩小梗死面积
  - 经皮冠状动脉介入治疗（PCI）：若120min内能转送到PCI中心并完成PCI，则应首选PCI
  - 溶栓
    - 在症状发作12h内没有溶栓禁忌且首次就诊后预期120min内不能行PCI治疗，可予溶栓治疗
    - 常用溶栓剂：尿激酶、链激酶和重组组织型纤溶酶原激活剂
    - 溶栓后：进行抗凝和抗血小板治疗
    - 溶栓失败：挽救性PCI
- 药物治疗
  - 硝酸甘油：持续胸痛患者若无低血压可静脉滴注
  - 阿司匹林：所有无禁忌证的患者均应口服150～300mg
  - 氯吡格雷：300mg口服，置入药物支架患者应服用1年，未置入支架患者可服用1个月
  - 低分子量肝素或肝素：应用rt-PA溶栓或未溶栓治疗者可用低分子量肝素皮下注射或肝素静脉注射3～5d
  - 其他药物：如他汀类药物、β受体阻滞药、血管紧张素转化酶抑制剂、血管紧张素受体阻滞剂、维拉帕米或地尔硫䓬

```
        ┌ 抗心律失常治疗：具体处理见第九章，一旦发现室性心动过速、心室颤动应及时处理
┌─────┐ │            ┌ 肺水肿：吸氧，静脉注射吗啡、呋塞米，静脉输注硝普钠
│ 紧 │ │ 急性心肌梗  │ 心源性休克：可用多巴胺、多巴酚丁胺或阿拉明静脉输注，如能维持血压，可
│ 急 │─┤ 死合并心源  │    在严密观察下加用小量硝普钠；必要时可用强心药
│ 处 │ │ 性休克和泵  │ PCI：药物治疗不佳时应在主动脉内球囊反搏术支持下行直接PCI
│ 理 │ │ 衰竭的治疗  └ 冠状动脉搭桥术：若冠状动脉造影病变不适于PCI，应考虑冠状动脉搭桥术
└─────┘
┌─────┐ ┌ 心肌梗死后必须做好二级预防，预防心肌梗死再发：控制高血压、糖尿病等危险因素，坚持服
│ 预 │ │    用抗血小板药物（如阿司匹林）、β受体阻滞药、他汀类调脂药及血管紧张素转化酶抑制剂
│ 防 │─┤ 避免术前紧张、焦虑
└─────┘ └ 避免围手术期血压波动幅度过大
```

第二节   急性心肌梗死抢救解析

一、定义及分类

急性心肌梗死（acute myocardial infarction，AMI）是指冠状动脉急性、持续性缺血缺氧时间过长而导致缺血部位的心肌细胞死亡，AMI 是心肌灌注供给与需求失衡的结果。心电图可以表现为 ST 段抬高、ST 段压低、T 波（低平或倒置）改变和病理性 Q 波形成。根据发病时心电图 ST 段是否抬高分为 ST 段抬高心肌梗死（ST segment elevation myocardial infarction，STEMI）和非 ST 段抬高心肌梗死（non-ST segment elevation myocardial infarction，NSTEMI）。近年来将STEMI、NSTEMI 及不稳定型心绞痛（unstable angina pectoris，UAP）合称为急性冠脉综合征（acute coronary syndrome，ACS）。

ACS 是冠心病中急性发病的临床表现类型，NSTEMI 和 UAP 起病原因及临床表现相似但程度不同，其差异表现在两者缺血的程度及是否导致心肌损害。NSTEMI 或 UAP 的发病机制与急性 STEMI 相类似，但两者的治疗原则和处理措施有所不同，需及时和准确判断。

心肌梗死最新的五型 7 类临床分类：①原发于冠状动脉事件引起的自发性心肌梗死（1 型）；②继发于心肌氧供需失衡的心肌梗死（2 型）；③心脏性猝死（3 型）；④经皮冠状动脉介入治疗相关心肌梗死（4a 型）；⑤支架血栓形成引起的心肌梗死（4b 型）；⑥支架内再狭窄或球囊扩张后再狭窄相关的心肌梗死（4c 型）；⑦外科冠状动脉旁路移植术相关心肌梗死（5 型）。

二、诊断标准

根据第四版《2018 心肌梗死通用定义》标准，心肌损伤是有肌钙蛋白（cTn）升高的证据，其升高至少有一次超过第 99 百分位正常值上限，如果 cTn 升高或下降，考虑急性心肌损伤。而心肌梗死的诊断除需要有心肌损伤标志物 cTn 的升高外，还需存在心肌缺血的临床证据，包括下列情况之一。

（一）急性心肌缺血症状

在紧张、创伤、运动、血容量不足、心律失常、低钾血症等诱因下出现急性心肌缺血症状。典型的缺血性胸痛为胸骨后或心前区剧烈的压榨性疼痛，通常超过 10~20min，可向左上臂、下颌、颈部、背部或肩部放射；常伴有恶心、呕吐、大汗和呼吸困难等，部分患者可发生晕厥，

但也可能无症状，通过 ECG、心脏影像学检查或其他方法诊断。

（二）新出现的缺血性 ECG 改变

就诊后 10min 内需记录 ECG，急性心肌缺血发作期间 ECG 波形的动态变化常需要记录多份心电图，尤其最初就诊时心电图无诊断价值。无左心室肥厚和左束支传导阻滞时急性心肌缺血的 ECG 表现：ST 段抬高，两个相邻导联新发 ST 段在 J 点抬高，在 $V_2 \sim V_3$ 导联，年龄 ≥ 40 岁男性 ST 段抬高 $\geq 0.2mV$，年龄 < 40 岁男性 ST 段抬高 $\geq 0.25mV$，或女性 $V_2 \sim V_3$ 导联 ST 段抬高 $\geq 0.15mV$；其他所有导联 ST 段抬高 $\geq 0.1mV$。ST 段下移和 T 波改变，在两个相邻导联新发水平或下斜型 ST 段下移 $\geq 0.05mV$，和（或）在以 R 波直立为主或 R/S 比值 > 1 的两个相邻导联 T 波倒置 $\geq 0.1mV$。

（三）新发病理性 Q 波

如果无 QRS 混淆因素，缺血性心脏病患者出现 Q 波或 QS 波形是陈旧心肌梗死的特征性表现（无论有无症状）。当 Q 波出现于多个导联或导联组合，心肌梗死诊断的特异度增强。当同一导联 Q 波合并 ST 段移位和 T 波改变，心肌梗死的可能性增加。

（四）影像学证据

影像学技术显示心室功能正常及心肌存活，具有非常高的阴性预测值，临床上可排除急性心肌梗死，因此影像学技术对疑似心肌梗死患者的早期筛查和出院有应用价值。超声心动图可评价多种非缺血性急性胸痛原因，以及检查急性心肌梗死的并发症。组织多普勒和应变成像可对整体和局部心功能定量。放射性核素显像可用于评价急诊血管重建治疗挽救的心肌细胞数量；提供可靠的心肌运动、增厚率与心脏整体功能的评价。对疑似心肌梗死后晚期的患者，没有非缺血性原因存在时出现的区域性室壁运动异常、室壁变薄或瘢痕，可提供既往心肌梗死的证据。磁共振成像可准确评价心功能、心肌灌注及心肌纤维化。

（五）冠状动脉造影、腔内影像学检查或尸检证实冠状动脉血栓

急性心肌梗死诊断已从过去的"3：2"模式（缺血性胸痛的病史、心肌缺血及坏死的心电图动态演变、心肌坏死时血清心肌生化标志物浓度的动态改变，三条中两条符合急性心肌梗死诊断成立）转变为现在的"1+1"新模式，即以标志物肌钙蛋白水平升高和（或）回落为主要的诊断依据。ACS 的详细诊断标准见表 10-1。

表 10-1　ACS 的诊断标准

ACS 分类	诊断标准
STEMI	cTn>99th 正常参考值上线（ULN）或 CK-MB>99th ULN，ECG 表现为相应区域的 ST 段弓背向上抬高，伴有下列情况之一或以上者：持续缺血性胸痛；超声心动图显示节段性室壁活动异常；冠状动脉造影异常。除变异型心绞痛外，提示对应的冠状动脉已经闭塞，发生心肌全层损害。
NSTEMI	cTn>99th ULN 或 CK-MB>99th ULN，并同时伴有下列情况之一或以上者：持续缺血性胸痛；心电图表现为新发的 ST 段压低或 T 波低平、倒置；超声心动图显示节段性室壁活动异常；冠状动脉造影异常。胸痛表现不如 ST 段抬高者明显，常提示相对应的冠状动脉尚未完全闭塞，心肌缺血损伤尚未波及全层。
UAP	cTn 阴性，缺血性胸痛，心电图表现为一过性 ST 段压低或 T 波低平，倒置，少见 ST 段抬高（血管痉挛性心绞痛）

三、危险评估及分层

（一）紧急评估

在 AMI 尤其 STEMI 死亡患者中，约 50% 于发病后 1h 内在院外死亡，多数与致命性心律失常（如心室颤动）相关，STEMI 起病 12h 内、持续 ST 段抬高或新发生左束支传导阻滞者，积极早期药物或机械性再灌注治疗获益明确，因此，应强调"时间就是心肌，时间就是生命"。迅速完成（10min 内）临床检查（病史、查体）、12 导联心电图（必要时 18 导联）检查，并进行初步的评估判断，随着病情进展，需要不断更新最初的评估。同时，NSTEMI 或 UAP 患者应尽快完成是否在短期内可能发生致死性或非致死性危险的分层。

1. 呼吸　是否气道通畅，是否存在呼吸短促、发绀等。

2. 心血管　评估患者是否出现急性心力衰竭、心源性休克、心搏骤停等血流动力学不稳定的危急情况。

3. 意识　是否存在烦躁不安、神志淡漠、意识障碍、晕厥等，如果是清醒患者需要询问胸痛等症状。

4. ECG　在首次医疗接触后尽可能短的时间内完成标准 ECG 检查，判断 ST 段是属于抬高型还是非抬高型：①ST 段抬高型表现为 ST 段弓背向上型抬高（呈单相曲线）伴或不伴病理性 Q 波、R 波减低（正后壁心肌梗死时，ST 段变化可以不明显），常伴对应导联镜像性 ST 段压低；②非 ST 段抬高型包括 ST 段下移、一过性 ST 段抬高和 T 波改变。此外，还需要判断发病早期是否合并有心律失常，院前发生的室性心动过速和心室颤动是心脏性猝死的主要原因。心房颤动是 STEMI 患者最常见的室上性心律失常，发生率为 6%～21%。窦性心动过缓多见于下壁心肌梗死患者。STEMI 患者发生房室传导阻滞需要进行风险评估，完全性房室传导阻滞和二度 Ⅱ 型的房室传导阻滞必要时需进行治疗。

（二）NSTEMI 或 UAP 的危险评估

中国经皮冠状动脉介入治疗指南 2012 推荐采用 GRACE 评分作为 NSTE-ACS 患者危险分层的首选评分方法，具体见表 10-2。

（三）STEMI 危险分层

STEMI 危险分层是一个连续的过程，建议进行缺血和出血风险评估。有以下临床情况应判断为高危 STEMI。

（1）高龄：尤其是老龄女性。

（2）有严重的基础疾病：如糖尿病、心功能不全、肾功能不全、脑血管疾病、既往心肌梗死或心房颤动等。

（3）重要脏器出血病史：脑出血或消化道出血。

（4）大面积心肌梗死：广泛前壁心肌梗死、下壁合并右心室和（或）正后壁心肌梗死、反复再发心肌梗死。

（5）合并严重并发症：恶性心律失常（室性心动过速、心室颤动）、急性心力衰竭、心源性休克和机械并发症等。

（6）院外心搏骤停。

表 10-2　GRACE 评分

年龄（岁）	评分（分）	心率（次/分）	评分（分）	收缩压（mmHg）	评分（分）	肌酐（mg/dl）	评分（分）	Killip 分级	评分（分）	危险因素	评分（分）
<30	0	<50	0	<80	58	0~0.39	1	I	0	入院时心搏骤停	39
30~39	8	50~69	3	80~99	53	0.40~0.79	4	II	20		
40~49	25	70~89	9	100~119	43	0.80~1.19	7	III	39	心电图 ST 段改变	28
50~59	41	90~109	15	120~139	34	1.20~1.59	10	IV	59		
60~69	58	110~149	24	140~159	24	1.60~1.99	13			心肌坏死标志物升高	14
70~79	75	150~199	38	160~199	10	2.00~3.99	21				
80~89	91	≥200	46	≥200	0	≥4	28				
患者得分		患者得分		患者得分		患者得分		患者得分		患者得分	
患者合计得分											

危险级别	GRACE 评分（分）	院内死亡风险（%）
低危	≤108	<1
中危	109~140	1~3
高危	>140	>3

四、紧急处理

除急性心肌梗死的快速诊断可前移至院前急救体系外，其治疗也可从院前开始，并与院内急诊处理保持连续性。

（一）监护和一般治疗

1. 休息　急性期绝对卧床休息，保持环境安静；减少探视，防止不良刺激，解除焦虑。

2. 吸氧　动脉血氧饱和度＜90%是低氧血症患者进行氧疗的指征，可予高浓度、大流量吸氧，必要时行气管插管、机械通气。动脉血氧饱和度≥90%时不建议常规氧疗，因为组织氧过多可能加重心肌损伤。

3. 镇静、镇痛　疼痛会激活交感神经系统，并会导致血管收缩和心脏负荷增加。急性心肌梗死伴剧烈疼痛可考虑给予阿片类药物，常用吗啡 3~5mg 静脉注射。焦虑是对疼痛及发生心肌梗死时周围环境的自然反应，因此，除对患者进行安抚外，严重者可给予中效镇静药如咪达唑仑 1~2mg 静脉注射。

4. 监测生命体征及建立静脉通路　所有患者应立即监测心电图、血压和脉搏血氧饱和度，观察生命体征。若考虑患者有血容量不足，可在 15~30min 内给予生理盐水或平衡盐溶液 200ml。

（二）心肌再灌注治疗

尽早开通闭塞冠状动脉，使心肌获得再灌注，以挽救濒临死亡心肌、缩小梗死范围，并明显改善预后。主要措施包括经皮冠状动脉介入治疗（percutaneous coronary intervention，PCI）和经静脉溶栓治疗，少数患者需要紧急行冠状动脉旁路移植术（coronary artery bypass grafting，CABG）。紧急 CABG 仅在少部分患者中考虑实施。STEMI 患者拟行再灌注治疗分诊见图 10-1。

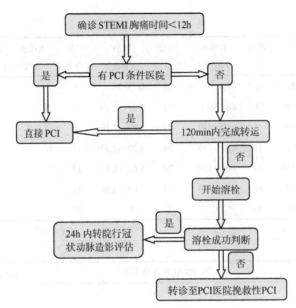

图 10-1　STEMI 患者拟行再灌注治疗分诊

1. 急诊 PCI 治疗

（1）STEMI 患者行 PCI 的推荐意见，具体见表 10-3。

表 10-3　STEMI 患者行 PCI 的推荐意见

推荐意见	建议分类	证据级别
发病 12h 内（包括正后壁心肌梗死）或伴有新出现左束支传导阻滞	I	A
伴严重急性心力衰竭或心源性休克时（不受发病时间限制）	I	B
发病 12～24h 内，存在持续性心肌缺血、心力衰竭或致命性心律失常的症状或体征	I	C
对于因就诊延迟（12～48h）并具有临床和（或）心电图缺血证据的患者行直接 PCI	IIa	B

（2）NSTE-ACS 的 PCI：准确危险分层，早期识别高危患者。对高危或极高危患者，建议采取积极的早期介入策略，具体见表 10-4。

表 10-4　NSTE-ACS 危险性评估与介入性策略的推荐意见

推荐意见	建议分类	证据级别
极高危缺血患者：①心源性休克或血流动力学不稳定；②危及生命的心律失常或心搏骤停；③心肌梗死机械性并发症；④急性心力衰竭伴难治性心绞痛和 ST 段改变；⑤再发 ST-T 动态演变，尤其是伴有间歇性 ST 段抬高 建议行紧急介入策略（<2h）	I	C
高危缺血患者：①cTn 动态改变；②ST 段或 T 波动态演变（有或无症状）；③GRACE 评分>140 分 建议行早期介入策略（<24h）	I	A
中危缺血患者：①糖尿病；②肾功能不全，估算肾小球滤过率<60ml/（min·1.73m²）；③左心室功能下降（左心室射血分数<40%）或充血性心力衰竭；④早期心肌梗死后心绞痛；⑤近期行 PCI 治疗；⑥既往行 GABA 治疗；⑦109 分<GRACE 评分<140 分；⑧无创检查时反复出现缺血症状 建议行介入策略（<72h）	I	A
对无症状的低危患者，建议先行无创性检查（如负荷试验、心脏超声等），寻找缺血证据，再决定是否采用介入策略	I	A

2. 溶栓治疗　快速、简便，在不具备 PCI 条件的医院或因各种原因使首次医疗接触（first medical contact，FMC）至 PCI 时间明显延迟时，对有适应证的 STEMI 患者，静脉内溶栓仍是较好的选择。决定是否溶栓治疗时应综合分析预期风险/效益比、发病至就诊时间、就诊时临床及血流动力学特征、合并症、出血风险、禁忌证和预期 PCI 延误时间。

（1）溶栓治疗的适应证及注意事项

1）发病时间＜12h，预期 FMC 至开通梗死相关动脉（infarct related artery，IRA）时间＞120min，可溶栓。

2）发病 12～24h 仍有进行性缺血性胸痛和持续 ST 段抬高，溶栓治疗仍然有效。

3）发病时间＜3h 溶栓治疗的疗效与直接 PCI 基本相似；发病 3h 以上，应考虑转行 PCI，而不是溶栓治疗。

4）计划进行直接 PCI 前不推荐溶栓治疗。

5）NSTE-ACS 患者一般不宜溶栓。

6）STEMI 发病超过 12h 症状已缓解或消失者不宜溶栓。

（2）溶栓治疗的禁忌证：具体见表 10-5。

表 10-5　STEMI 患者溶栓治疗的禁忌证

绝对禁忌证	相对禁忌证
既往颅内出血史或未知原因卒中	6 个月内有短暂性脑缺血发作
近 6 个月发生过脑缺血卒中	口服抗凝药治疗中
中枢神经系统损伤、肿瘤或动静脉畸形	妊娠或产后 1 周
近 1 个月内有严重创伤、手术、头部损伤，以及胃肠道出血	严重未控制的高血压[收缩压＞180mmHg 和（或）舒张压＞110mmHg]
已知原因的出血性疾病（不包括月经来潮）	晚期肝病
明确、高度怀疑或不能排除主动脉夹层	感染性心内膜炎
24h 内接受非可压迫性穿刺术（如肝活检、腰椎穿刺术）	活动性消化性溃疡
	长时间或有创性复苏

（3）常见的溶栓药物

1）特异性纤溶酶原激活剂

a. 阿替普酶：全量 90min 加速法，静脉注射 15mg，随后取 0.75mg/kg 于 30min 内持续静脉输注（最大剂量＜50mg），继之取 0.5mg/kg 经 60min 持续静脉输注（最大剂量不超过 35mg）。

b. 瑞替普酶：两次静脉注射，每次 1000 万 U 负荷剂量，间隔 30min。

c. 重组 TNK 阻滞型纤溶酶原激活剂：取 16mg，用注射用水 3ml 稀释后经 5～10s 静脉注射。

2）非特异性纤溶酶原激活剂

a. 尿激酶：150 万 U 溶于 100ml 生理盐水经 30min 静脉输注。

b. 重组人尿激酶原：取 20mg 溶于 10ml 生理盐水，经 3min 静脉注射，随后 30mg 溶于 90ml 生理盐水，经 30min 静脉输注完毕。

（4）疗效评估：典型的溶栓治疗成功标准是抬高的 ST 段回落≥50%的基础上，伴有胸痛症状明显缓解和（或）出现再灌注性心律失常。

（5）溶栓后 PCI：溶栓后应尽早将患者转运至有 PCI 条件的医院，出现心力衰竭或休克患者必要时推荐行急诊冠状动脉造影和有指征的 PCI；溶栓治疗成功的患者应在溶栓后 2～24h 内常规行冠状动脉造影 IRA 血运重建治疗；溶栓治疗失败，或在任何时候出现血流动力学、心电不稳定或缺血症状加重，推荐立即行补救性 PCI；初始溶栓治疗成功后缺血症状再发或有证据证实再闭塞，推荐行急诊冠状动脉造影和 PCI。

（6）溶栓后患者的抗栓治疗：纤维蛋白特异性纤溶酶原激活剂的作用机制是将纤维蛋白降解为纤维蛋白片段而溶解血栓，并不降解循环中的纤维蛋白原。STEMI 患者早期体内凝血系统活性很高，凝血及纤溶系统处于动态平衡之中，在溶栓药物溶解的同时或之后仍然不断有新的血栓形成，因此，溶栓治疗期间及之后必须联合使用抗凝和抗血小板治疗，以抑制新的血栓形成，防止 IRA 再闭塞；主要包括抗血小板治疗及抗凝治疗。

（三）抗心肌缺血药物治疗

抗心肌缺血药物治疗目的是减少心肌耗氧量（减慢心率、降低体循环血压和减弱心肌收缩力）、扩张冠状动脉、缓解胸痛症状。

1. 硝酸酯类（硝酸甘油、硝酸异山梨酯）　硝酸甘油 0.5mg 舌下含服，每 3～5 分钟重复 1 次，连续 3 次；若无效，可静脉输入，输注速度以 5～10μg/min 开始，酌情逐渐增加剂量（每 5～10 分钟增加 5～10μg），直至症状缓解；症状消失 12～24h 后改为口服制剂。在 NSTEMI 患者中，症状控制后，则没有必要继续使用硝酸酯类药物，随机对照试验没有证实硝酸酯类药物可降低主要心血管事件。患者收缩压＜90mmHg 或较基础血压降低幅度＞30%、拟诊右心室梗死的 STEMI 患者不使用硝酸酯类药物。

2. β受体阻滞药　所有无禁忌证（如心动过缓、心脏传导阻滞、低血压或哮喘等）的 ACS 患者都应尽早（24h 内）使用β受体阻滞药。建议口服美托洛尔，从低剂量开始，逐渐加量。

3. 钙通道阻滞药　持续或反复缺血发作并且存在β受体阻滞药禁忌的 NSTE-ACS 患者，应选择非二氢吡啶类钙通道阻滞药如维拉帕米或地尔硫草作为初始治疗。在应用β受体阻滞药和硝酸酯类药物治疗后患者仍然存在心绞痛或难以控制的高血压，可加用非二氢吡啶类钙通道阻滞药。目前尚无证据提示在 STEMI 急性期使用二氢吡啶类钙通道阻滞药能改善预后。

4. 肾素–血管紧张素–醛固酮系统抑制剂　血管紧张素转化酶抑制剂（angiotensin converting enzyme inhibitors，ACEI）/血管紧张素 II 受体阻滞剂（angiotensin receptor II blocker，ARB）通过影响心肌重塑、减轻心室过度扩张而减少心力衰竭的发生，降低死亡率。在 STEMI 最初 24h 内，对有心力衰竭证据、左心室收缩功能不全、糖尿病、前壁心肌梗死，但无低血压或明确禁忌证者，应尽早口服 ACEI。所有 LVEF＜40%的 NSTEMI 或 UAP 患者，以及高血压、糖尿病或稳定的慢性肾病患者，如无禁忌证，应开始并长期持续使用 ACEI 类药物，可以降低心血管事件发生率。ACEI 不能耐受者可改用 ARB，优选缬沙坦。

心肌梗死后接受 ACEI 和（或）β受体阻滞药且合并 LVEF＜40%、糖尿病或心力衰竭的患者，如无明显肾功能不全（男性血肌酐浓度≤221μmol/L、女性血肌酐浓度≤177μmol/L、血钾浓度≤5.0mmol/L），应给予醛固酮受体拮抗剂治疗。

5. 他汀类药物　除具有调节血脂作用外，还具有抗感染、修复内皮功能、抑制血小板聚集等作用，从而达到稳定斑块、降低心脑血管事件的功效。无论基线血脂水平如何，所有 ACS 患者（排除禁忌证）都应尽早（24h 内）使用他汀类药物，强化他汀类药物治疗，并长期维持。

6. 抗血小板治疗　急性心肌梗死的主要原因是冠状动脉斑块破裂或侵蚀诱发血栓性阻塞。因此，抗血小板治疗十分有必要。抗血小板药物包括环氧化酶抑制剂（阿司匹林）、P2Y12 受体拮抗剂（替格瑞洛、氯吡格雷等）、血小板膜糖蛋白（GP）IIb/IIIa 受体拮抗剂（阿昔单抗、替罗非班等）。

（1）所有无阿司匹林禁忌证的患者应立即服用肠溶阿司匹林150～300mg，随后以75～100mg/d长期维持。

（2）除非有极高出血风险等禁忌证，在阿司匹林基础上，联用一种P2Y12受体拮抗剂，并维持至少12个月。药物选择包括替格瑞洛（180mg负荷剂量，继以90mg，2次/日）或氯吡格雷（负荷剂量300～600mg，继以75mg/d维持）。

（3）双重抗血小板治疗和有效抗凝治疗情况下，不推荐GPⅡb/Ⅲa受体拮抗剂常规应用，但血栓负荷重、拟行急诊PCI的ACS患者可合理选用阿昔单抗、替罗非班和依替非巴肽。

7. 抗凝治疗 可抑制凝血酶的生成和（或）活化，减少血栓事件发生。除非有禁忌，所有患者均应在抗血小板治疗基础上常规接受抗凝治疗，根据治疗策略，以及缺血、出血事件风险选择不同的药物。常用的抗凝药物：普通肝素、低分子量肝素、磺达肝葵钠、比伐芦定。

（1）优先推荐普通肝素，静脉注射普通肝素（70～100U/kg），维持活化凝血时间（activated clotting time，ACT）250～300s。若联合使用GPⅡb/Ⅲa受体拮抗剂时，静脉注射普通肝素50～70U/kg，维持ACT 200～250s；或静脉注射比伐芦定0.75mg/kg，然后以1.75mg/（kg·h）静脉输注，维持ACT 300～350s。

（2）患者若拟行非介入治疗，宜选用磺达肝葵钠（2.5mg，皮下注射，1次/日）或低分子量肝素；其中对于出血风险高的患者，宜选用磺达肝葵钠。

（四）抗心律失常治疗（此节更具体的处理见第九章）

STEMI发病早期心律失常较为常见，且与预后密切相关，院前发生的室性心动过速及心室颤动是心源性猝死的主要原因。早期再灌注治疗可减少室性心律失常和心血管死亡的风险。

1. 合并多形性室性心动过速和心室颤动的患者如无禁忌应静脉使用β受体阻滞药；反复出现多形性室性心动过速者推荐静脉使用胺碘酮；应注意纠正电解质紊乱，尤其是低钾血症与低镁血症；反复发作室性心动过速和（或）心室颤动者推荐早期行完全血运重建以解除潜在的心肌缺血。

2. STEMI急性期心房颤动的心室率控制比心律控制更为有效，如无心力衰竭或低血压时可静脉使用β受体阻滞药控制心室率；当存在急性心力衰竭但不伴有低血压时可静脉给予胺碘酮；同时，有心力衰竭和低血压可考虑静脉使用洋地黄类药物，如药物不能控制，应立即使用电复律。

3. 伴有血流动力学不稳定的窦性心动过缓或无稳定逸搏心律的高度房室传导阻滞时，可使用正性传导药物，如肾上腺素、阿托品、血管升压素，药物治疗无效时应安装临时起搏器。

（五）心源性休克和泵衰竭治疗

1. 心源性休克

（1）诊断

1）临床表现：静息心率增快、意识状态改变、少尿、四肢湿冷等组织低灌注表现。

2）严重持续的低血压（收缩压<90mmHg）。

3）血流动力学监测心指数（CI）<2.2L/（min·m²），肺毛细血管楔压（PCWP）≥18mmHg。

4）需使用升压药物/正性肌力药物或机械循环辅助装置才能维持收缩压>90mmHg的患者也应考虑为心源性休克。

（2）治疗

1）尽早采取即刻PCI，如冠状动脉条件不适合PCI，建议紧急行CABG。

2）补充血容量：无临床征象提示容量负荷增多的情况下，可先在15～30min内给予生理盐水或平衡盐溶液 200ml。

3）正性肌力药物：包括多巴酚丁胺、多巴胺、左西孟旦及磷酸二酯酶Ⅲ抑制剂（米力农）。多巴胺可能增加恶性心律失常风险，若必须使用，建议使用小剂量。

4）应用升压药物：首选去甲肾上腺素，建议监测动脉血压。

5）机械循环辅助装置：主动脉内球囊反搏（intra-aortic balloon counterpulsation，IABP）、体外膜肺氧合、左心室辅助装置、心室辅助系统或体外循环。

2. 心力衰竭治疗　合并心力衰竭的患者应尽早使用辅助通气治疗，尽早行超声心动图检查，必要时行血流动力学监测，以评价左心功能的变化、指导治疗及监测疗效。

（1）肺水肿且 SaO_2<90%的患者推荐吸氧，维持 SaO_2>90%；伴呼吸困难的患者，可以使用吗啡缓解呼吸困难及焦虑症状。患者出现导致低氧血症、高碳酸血症或酸中毒的呼吸衰竭且无法耐受无创通气支持时，建议有创通气治疗。

（2）伴有容量负荷过重症状/体征的患者推荐使用静脉袢利尿药。

（3）收缩压>90mmHg，可酌情给予硝酸酯类药物以缓解症状及减轻肺淤血。

（4）除利尿药和血管扩张药外，心排血量严重降低而终末器官灌注受损的患者可考虑加用正性肌力药。

（5）存在持续心肌缺血的患者应早期行冠状动脉血运重建治疗。

五、预防

（一）二级预防

急性心肌梗死的患者恢复后可发生再次心肌梗死、心力衰竭及心血管不良事件等。患者出院后应积极控制心血管危险因素，进行科学合理的二级预防和以运动为主的心脏康复治疗，以改善患者的生活质量和远期预后。

1. 非药物干预　主要的非药物干预包括戒烟、强化血压控制、饮食建议和控制体重，并鼓励患者积极锻炼身体，这些改变的实施和维持是一个长期的过程。

2. 药物预防　出院后需坚持长期药物治疗、控制缺血症状、降低心肌梗死和死亡的发生。所谓的 ABCDE 方案对于指导二级预防是有帮助的，①抗血小板、抗心绞痛和 ACEI；②β受体阻滞药预防心律失常、减轻心脏负荷等，控制血压；③控制血脂和戒烟；④控制饮食和糖尿病治疗；⑤健康教育和运动。

（二）围麻醉期预防

冠心病患者的麻醉管理是基于术前左心室功能的评估和维持较好的心肌氧耗与氧供平衡，以防止心肌缺血。凡是引起持续性心动过速、低氧血症、收缩压升高、舒张压降低的因素都能打破心肌氧耗与氧供平衡。术中严密监测血流动力学，重者可经食管超声心动图监测，以及输注适当的药物使血流动力学保持在正常范围内（通常波动幅度不超过清醒时基础血压的20%），能减少高危患者围手术期心肌梗死的发生率。

（屈启才　思永玉）

第十一章　急性肺栓塞抢救流程及解析

第一节　急性肺栓塞抢救流程

定义

急性肺栓塞是由内源性或外源性栓子阻塞肺动脉，引起以肺循环、右心功能和呼吸功能障碍为主要病理生理特征和临床表现的临床综合征

诊断

高危因素：创伤、长时间手术、骨折、内科疾病、恶性肿瘤、高龄等

临床表现：突然不明原因的呼吸困难或气促、胸痛、咯血、烦躁、濒死感、神志不清、晕厥等

生命体征
- 循环
  - 心率增快、低血压、休克、CVP升高、严重者心搏骤停
  - ECG：$S_I Q_{III} T_{III}$、肺性P波、$V_1 \sim V_4$ ST-T异常、右束支传导阻滞等
  - 听诊：肺动脉第二心音亢进、胸骨左缘第2肋间收缩期杂音、三尖瓣反流性杂音
  - 超声心动图：肺动脉压明显增高、右心功能不全、右心房或右心室可发现栓子
- 呼吸
  - $SpO_2 \downarrow$、$P_{ET}CO_2$骤降甚至为零（全身麻醉期间有$P_{ET}CO_2$监测）
  - 血气：$PaO_2 \downarrow$、$P_{(A-a)}DO_2 \uparrow$、$PaCO_2 \uparrow$

进一步明确诊断
- D-二聚体＜500μg/L可排除APE
- 首选：CT肺动脉造影
- 次选：肺通气/灌注放射性核素扫描、磁共振肺动脉造影
- 肺动脉造影："金标准"（现在少用）

紧急评估

意识：是否神志不清、丧失、晕厥

呼吸
- 是否有自主呼吸、低氧血症、呼吸衰竭
- 气道是否存在梗阻

心脏
- 是否有心搏骤停
- 是否有右心功能不全、心肌损伤

血流动力学
- 不稳定（高危）
  - SBP＜90mmHg
  - 或较基础值下降幅度≥40mmHg　　持续15min
  - 除外新发生的心律失常、低血容量或感染中毒症
- 稳定（非高危）
  - 中危
    - 中高危：右心功能不全和心脏生物学标志物升高
    - 中低危：右心功能不全或心脏生物学标志物升高
  - 低危：血流动力学稳定

栓子性质
- 血栓：最常见，占绝大多数
- 脂肪：骨科、整容手术多见，易猝死
- 气栓：血管、腔镜手术常见，经食管超声心动图检查敏感
- 癌栓：肿瘤手术多见，术前筛查
- 细菌：少见

紧急处理

一般处理：吸氧、镇静、镇痛

呼吸支持
- 自主呼吸存在：保持呼吸道通畅，鼻导管、面罩吸氧、辅助通气
- 无自主呼吸：开放气道，无创机械通气；气管插管，机械通气（V_T 6～8ml/kg，吸气末平台压＜30cmH₂O，PEEP＜5cmH₂O）

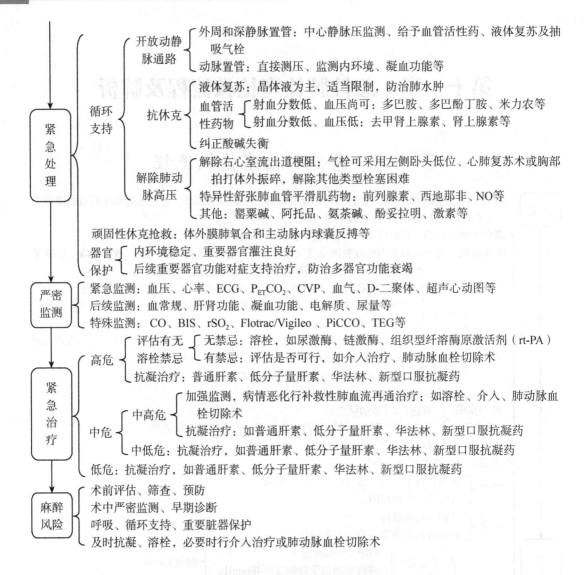

第二节　急性肺栓塞抢救解析

　　急性肺栓塞（acute pulmonary embolism，APE）是由内源性或外源性栓子阻塞肺动脉，引起以肺循环、右心功能和呼吸功能障碍为主要病理生理特征和临床表现的临床综合征，发病急、症状重，救治不及时易致死亡，是手术及创伤后猝死的常见疾病。

一、临床表现和诊断

（一）临床表现

　　1. 症状　缺乏特异性，严重程度取决于流入肺动脉栓子的大小、形状、数量、速度、部位、程度，以及对氧合功能和血流动力学影响程度，轻者无临床症状，重者可猝死。常见类型：猝死型（多为中心肺动脉栓塞）、休克型（大面积肺栓塞）、急性肺源性心脏病型、肺梗死型（多为周围肺动脉栓塞）、"不能解释的"呼吸困难型。

（1）呼吸困难：90%以上的 APE 患者有呼吸困难，多由靠近中心部位的 APE 所致。既往无心肺疾病的患者，突发无其他原因解释的进行性加重的呼吸困难，可能是唯一症状，呼吸困难的程度取决于血管堵塞程度、发生速度和心肺的基础状态；高危 APE，尤其既往存在心力衰竭或肺部疾病的患者多见呼吸困难急剧加重。

（2）胸痛：有两种类型，多数由于远端栓子或肺梗死刺激胸膜引发较剧烈的胸膜性胸痛，部位明确，与呼吸运动有关，是 APE 的常见表现；少数为高危 APE 引发冠状动脉痉挛或右心室缺血所致心绞痛样胸痛，表现为胸骨后胸痛，疼痛性质不明确。

（3）咯血：在 APE 时，存在基础心肺疾病或病情严重影响到肺组织的多重氧供，可导致肺梗死，咯血多在肺梗死后 24h 内发生，呈鲜红色，数日内发生可为暗红色；另外，远端小栓子可能造成局部的出血性肺不张，引起局部肺泡出血，表现为咯血。

（4）咳嗽：多为干咳，少痰，可伴哮鸣音。

（5）晕厥：多为大块 APE 或重症肺动脉高压引起的一时性脑缺血所致，为 APE 的首发或唯一症状。

（6）其他：多汗、心悸、烦躁不安、惊恐甚至濒死感、腹痛较少见，预后差，需引起重视。

2. 体征 无特异性，除心肺体征外，需特别检查颈静脉和下肢静脉。

（1）一般情况

1）体温：可伴发热，多为低热，少数患者 38℃以上，多为急性血栓性静脉炎引起。

2）呼吸急促：呼吸频率＞20 次/分，是病情变化的重要指标。

3）脉搏加快：通常脉率＞90 次/分。

4）血压下降甚至休克：提示为大块 APE。

5）发绀：急性肺源性心脏病型 APE 常见，提示病情严重。

（2）肺脏：如一侧 APE 范围较大，肺容积可缩小，气管移向患侧，膈肌抬高；肺部可闻及哮鸣音和（或）细湿啰音、胸膜摩擦音，偶可闻及随吸气增强的血管杂音；合并肺不张和胸腔积液时出现相应的体征。

（3）心脏：听诊肺动脉第二心音亢进、胸骨左缘第 2 肋间收缩期杂音、三尖瓣反流性杂音、心包摩擦音，甚至可见心前区抬举样搏动。

（4）颈静脉：颈静脉充盈、异常搏动和肝颈静脉回流征阳性，结合病情对高危 APE 患者诊断和鉴别诊断有意义。

（5）下肢静脉：75%～90%APE 的栓子来源于下肢静脉系统（包括髂静脉、股静脉），50%下肢深静脉血栓形成（deep venous thrombosis，DVT）的患者可并发 APE，特别是急性血栓性静脉炎患者；因此，DVT 是 APE 的标志，主要表现为患肢肿胀、周径增粗、疼痛或压痛、肢体肌肉僵硬、浅静脉扩张、皮肤色素沉着甚至溃烂，行走后患肢易疲劳或肿胀加重。

上述表现缺乏特异性，不同病例表现为以上症状的不同组合，仅 1/3 患者出现典型肺梗死三联征：呼吸困难、胸痛及咯血。

3. 全身麻醉下患者表现 ①心动过速（HR＞120 次/分）；②无明显原因的低血压；③低氧状态：动脉血氧分压（PaO_2）、SpO_2 下降，甚至发绀；④$P_{ET}CO_2$ 突然下降、甚至为零；⑤CVP 增高；⑥ECG：电轴右偏、右束支传导阻滞、I 导联出现明显的 S 波、III 导联出现大 Q 波并 T 波倒置（$S_IQ_{III}T_{III}$）、肺性 P 波、V_1～V_4 T 波倒置或 ST 段异常等；⑦床旁胸部 X 线片可见区域性片状影。

（二）辅助检查

1. 实验室及其他检查

（1）血浆 D-二聚体：浓度＜500μg/L 可排除 APE，年龄校正的 D-二聚体（年龄＞50 岁患者为年龄×10μg/L 作为临界标准）可提高诊断特异度。

（2）动脉血气：低氧血症、肺泡-动脉血氧分压差[$P_{(A-a)}DO_2$]增大、$PaCO_2$ 升高。

（3）血浆肌钙蛋白（cTNI、cTNT）：水平越高，心肌损伤程度越严重，预后不良。

（4）脑钠肽（BNP）和 N-末端脑钠肽前体（NT-proBNP）：无明确心脏基础疾病者 BNP 或 NT-proBNP 增高，需考虑 APE；升高水平可反映右心功能不全（right ventricular dysfunction，RVD）、血流动力学紊乱程度及预后。

（5）超声心动图：床旁超声心动图是紧急情况下最重要、最实用的诊断和协助治疗决策的工具；分为经胸或经食管超声心动图检查（TTE、TEE）；可发现 RVD 征象，为危险分层依据；若发现右心系统（右心房、右心室及肺动脉）栓子，结合临床表现可诊断 APE。

（6）ECG：①最常见窦性心动过速；②当肺动脉及右心压力升高时可出现：$V_1 \sim V_4$ T 波倒置或 ST 段异常、$S_1Q_{III}T_{III}$、新发的完全或不完全性右束支传导阻滞、肺型 P 波、电轴右偏及顺钟向转位等。可出现一种或者几种心电图的变化组合，动态监测有助于预测 APE 不良预后。

（7）胸部 X 线片：可见区域性肺血管纹理变细、稀疏或消失，肺野透亮度增加、局部浸润性阴影，尖端指向肺门的楔形阴影，肺不张或膨胀不全，右下肺动脉干增宽或伴截断征，肺动脉段膨隆及右心室扩大征，患侧横膈抬高，少至中量胸腔积液征等，缺乏特异性，不能确诊或排除 APE，但在提供疑似 APE 线索和除外其他疾病方面，胸部 X 线片具有重要作用。

2. 确诊相关影像学检查

（1）CT 肺动脉造影：可直观显示肺动脉内血栓形态、部位及血管堵塞程度；同时显示肺及肺外的其他胸部病变，诊断的敏感度和特异度较高，为确诊 APE 的首选。

（2）肺通气/灌注（V/Q）放射性核素扫描：典型征象是呈肺段分布的肺灌注缺损，并与通气显像不匹配，结合临床判读是 APE 重要的诊断方法。

（3）磁共振肺动脉造影：可直接显示肺动脉内的栓子及 APE 所致的低灌注区。

（4）肺动脉造影：APE 诊断的"金标准"，直接征象有肺血管内造影剂充盈缺损，伴或不伴轨道征的血流阻断；间接征象有肺动脉造影剂流动缓慢，局部低灌注，静脉回流延迟等。其有创，易发生并发症，现已少用。

（三）诊断

流入肺动脉血栓的大小、形状、数量及速度不同，决定了 APE 的发病和临床表现为多样、隐匿、复杂及缺乏特异性，而确诊需要特殊的检测手段，增加了诊断难度，导致临床上容易漏诊和误诊。

1. 全身麻醉下 APE 诊断策略　术中 APE 起病急骤、病情凶险，临床表现多无特异性，加之患者处于麻醉状态下，临床症状被掩盖，仅表现为生命体征的剧烈变化，无法进行一些必要的检查，病死率极高，是需紧急处理的急、危、重症，因此快速准确的 APE 诊断和及时处理，直接影响患者的生命及预后。

（1）术中突发不明原因（排除麻醉和手术因素）的异常心率，进行性低血压及 SpO_2 下降，$PaCO_2$ 上升，$P_{(A-a)}DO_2$ 增大，颈静脉充盈或怒张，CVP 骤增，心电图可见电轴右偏、右束支传导阻滞、$S_1Q_{III}T_{III}$、ST-T 异常，尤其 $P_{ET}CO_2$ 骤降，对于上述临床表现无其他原因或疾病来解释时应高度疑似 APE。

（2）床旁超声心动图：对于 APE 的紧急诊断和动态监测具有高度的临床价值，TTE 和 TEE 能快捷、准确地反映肺动脉压力、右心负荷变化，以及肺动脉是否增宽、有无充盈及右心血栓的证据，对提示 APE 诊断和排除其他疾病有决定性作用。

（3）双下肢加压静脉超声发现 DVT，更增加确诊可能性。

值得指出的是全身麻醉下出现严重的心肺功能异常时，在保证呼吸、循环支持治疗的同时，充分结合病史、发病特征及辅助检查，多数情况下做出细致、全面的排他性诊断及正确的鉴别诊断并不困难，重要的是提高警惕并能考虑到 APE 可能。

2. 诊断　包括疑诊、确诊和病因诊断三部分：①疑诊，凡具有 APE 高危因素及临床表现者，应先行常规检查（胸部 X 线片、ECG、血气分析、D-二聚体、双下肢加压静脉超声、超声心动图等）；②确诊，如有异常，再根据条件，选择特殊检查（CT 肺动脉造影、磁共振肺动脉造影、肺通气/灌注放射性核素扫描、肺动脉造影）中的一项，以明确或排除 APE；③求因，寻找其 APE 的原因，如 DVT、血液性疾病、肿瘤等。

（1）并存多个危险因素的病例，需有较强的诊断意识。

（2）结合 ECG、胸部 X 线片、动脉血气等基本检查，可初步疑诊 APE 或排除其他疾病。

（3）临床症状、体征，特别是疑诊 APE 病例出现不明原因的呼吸困难、胸痛、咯血、晕厥或休克，并伴有单侧或双侧不对称性下肢肿胀、疼痛等，应高度疑诊 APE。

（4）年龄校正的 D-二聚体检测，可做出排除诊断。

（5）根据病情的严重度、紧急性，优先选择确诊相关影像学检查：CT 肺动脉造影首选，其次肺通气/灌注放射性核素扫描、磁共振肺动脉造影，肺动脉造影少用；不能行上述检查，可行床旁 TTE 和 TEE，结合临床表现对提示 APE 诊断和排除其他疾病具有重要价值。

（6）APE 者中存在未完全脱落的深静脉血栓者居多，二次栓塞风险具有更高死亡率，应行超声心动图进行病因诊断明确血栓来源予以治疗。

二、紧急评估

（一）意识变化——反映脑缺血、缺氧程度

APE 时，肺动脉阻塞，血流减少或中断，导致血流动力学和呼吸功能改变，肺血管阻力增加，肺动脉高压，心排血量下降，出现缺氧表现，如烦躁不安、头晕、胸闷；低氧血症、右心功能不全或衰竭及心源性休克进一步加重冠状动脉和脑动脉供血不足，导致神志丧失、晕厥甚至死亡。

1. 晕厥和意识消失　APE 时中枢神经系统症状表现为晕厥、烦躁、抽搐，个别为头痛，晕厥可为首发症状，主要原因如下所述。

（1）当大块、中心型 APE 导致重症肺动脉高压及急性右心衰竭，影响左心室充盈，心排血量下降，体循环压力突然降低，产生瞬时脑供血不足。

（2）APE 加重心脏负荷，引起血流动力学不稳定的快速性或缓慢性心律失常，继而出现晕厥。

（3）APE 也可引起血管迷走性反射，导致晕厥。这是大栓子阻塞肺动脉所致血流动力学严重紊乱的中心型 APE 的临床特点，也是致命性 APE 的一种征兆，严重者直接导致心搏骤停，易被忽视。

2. 意识状态评估

（1）鉴别诊断：APE 引发右心衰竭、中重度低血压和低氧血症持续过久；心内栓子脱落通过未闭卵圆孔，以及腹腔镜 CO_2 气腹偶尔导致 CO_2 气栓入脑引起脑栓塞，均可致晕厥和意识消失；对新出现的局灶性中枢神经系统征象者，应尽早施行相应检查，排除脑占位病变、栓塞和脑疝危象等。

（2）确保气道通畅，必要时行气管插管，确保供氧充分。

（3）支持循环，维持血压正常，确保脑灌注及能量利用正常。

（4）尽早施行控制性浅低温，以降低脑代谢。

（5）严密监测，出现颅内高压，采取对症治疗措施。

（二）呼吸

呼吸方面主要评估是否存在低氧血症、呼吸衰竭。

低氧血症、呼吸衰竭是 APE 的主要临床表现，其原因：栓塞部位肺血流减少，肺泡无效腔量增大，肺血流重新分布，通气血流比例失调；栓塞部位肺泡表面活性物质分泌减少，毛细血管通透性增高，间质和肺泡内液体增多；肺泡萎陷、肺不张、呼吸面积减小、肺顺应性下降、支气管痉挛、胸腔积液等均可导致低氧血症、呼吸功能不全；右房压升高，未闭合的卵圆孔开放，右向左分流；加之血流动力学紊乱进一步加重低氧血症甚至发生呼吸衰竭。

气道和呼吸功能评估：注意气道是否通畅，有无反流误吸的风险，两肺呼吸音、$P_{ET}CO_2$、SpO_2、血气分析、胸部 X 线等有无异常。当出现严重的呼吸抑制、呼吸骤停、气道阻塞、严重低氧血症甚至呼吸衰竭等情况时需要紧急处理，否则将影响预后，甚至危及患者生命。

（三）循环

肺动脉机械性阻塞和神经体液反射等因素致肺血管阻力增加，肺动脉压骤升导致急性右心功能不全或衰竭；同时，血液不能经肺循环进入左心，左心排血量骤降，出现心源性休克甚至猝死。

1. 是否心搏骤停　APE 导致肺血管床面积减少＞85%，尤其急性肺动脉主干完全性阻塞时，易发生心搏骤停并且复苏困难，甚至几分钟内猝死。

2. 血流动力学是否稳定　SBP＜90mmHg（1mmHg=0.133kPa），或血压下降超过 40mmHg 持续 15min，须除外新发生的心律失常、低血容量或感染中毒症等所致血压下降，定义为血流动力学不稳定。

3. 是否存在 RVD　RVD 诊断标准如下所述。

（1）超声心动图检查：①右心室扩张（右心室舒张末期内径/左心室舒张末期内径＞1.0）；②右心室游离壁运动幅度减低；③三尖瓣反流速度增快；④三尖瓣环收缩期位移减低（＜17mm）。

（2）CT 肺动脉造影检查：四腔心层面发现右心室扩张（右心室舒张末期内径/左心室舒张末期内径＞1.0）。

4. 心肌有无损伤　心脏生物学标志物是否升高，如脑钠肽（BNP）和 N-末端脑钠肽前体（NT-proBNP）、肌钙蛋白 I（cTnI）及肌钙蛋白 T（cTnT）。

（四）危险分层

基于患者血流动力学状态、心脏生物学标志物及右心室功能等指标，以评价病情程度及预后，便于采取个体化治疗方案。

1. 高危　即血流动力学不稳定（收缩压<90mmHg 或较基础值下降幅度≥40mmHg，持续 15min 以上，除外新发生的心律失常、低血容量或感染中毒症所致的血压下降），以持续性低血压和休克为主要表现；约占所有 APE 患者的 15%，病死率高达 50%；一旦确诊，应紧急处理，在抗凝治疗的同时给予肺血流再通治疗，如溶栓、导管介入和外科肺动脉血栓切除术等。

2. 中危　血流动力学稳定，但存在 RVD 的影像学证据和（或）心脏生物学标志物升高。根据病情严重程度，可将中危 APE 再分层。

（1）中高危：RVD 和心脏生物学标志物升高同时存在；占 APE 绝大多数，病死率>25%；如果经抗凝治疗病情恶化，建议给予补救性肺血流再通治疗，如溶栓、导管介入或肺动脉血栓切除术。

（2）中低危：单纯存在 RVD 或心脏生物学标志物升高；病死率为 3%～15%，可抗凝治疗。

3. 低危　血流动力学稳定，不存在 RVD 和心脏生物学标志物升高，病死率<1%，可采用抗凝治疗。

（五）高危因素

APE 的栓子主要来源于下肢及腹腔 DVT，DVT 与 APE 实质上是一种疾病过程在不同部位、不同阶段的不同表现，DVT 形成的 3 个诱因包括局部血流淤滞、静脉内皮受损及血液高凝状态等，任何能够导致上述 3 个风险因素的情况均视为 APE 的高危因素。

1. 发生 APE 的危险因素

（1）患者自身因素：下肢 DVT 及肺栓塞病史、年龄>40 岁、吸烟、重度肥胖、血液黏滞度增加（如恶性肿瘤、服用避孕药、补充雌激素、妊娠期、脱水等）、血液病（如红细胞增多症、感染等）、血管因素（如静脉曲张，长时间制动或活动减少等）、抗凝血机制异常、高血压、高血脂、糖尿病、慢性心肺疾病、心房颤动等。

（2）麻醉相关因素：术前长时间禁食禁饮、麻醉方式、长时间低血压、低体温、深静脉（尤其股静脉）置管等。

（3）手术相关因素：严重创伤、烧伤、急性脊髓损伤、骨科、神经外科、泌尿外科、妇产科、腔镜、血管外科等手术。

2. 术前筛查　有上述 APE 的危险因素，应列为血栓高危人群，应行术前系统的筛查与评估，包括 D-二聚体、双下肢加压静脉超声、超声心动图，必要时进行冠状动脉、肺动脉 CT 造影检查等。

3. 术前预防　外科手术患者是 APE 危险人群，围手术期易出现局部血液淤滞、静脉内皮受损及血液高凝状态等 3 个风险因素并存现象，这些因素使得手术患者易发生 DVT，进而发生 APE，故而 APE 的预防关键在于 DVT 的防治。围手术期 DVT-APE 的预防措施从机制上可分为防止血液淤滞和防止高凝状态两类，相应的主要预防措施有机械性、抗凝药物和介入性预防措施，机械性预防措施有分级加压长筒袜和间歇序贯充气泵等；抗凝药物预防措施包括小剂量肝素、低分子量肝素和华法林；介入性预防措施可置入下腔静脉滤器。

4. 阶梯式预防策略　综合患者年龄、手术部位及方式、术前诱发因素的评估，进行阶梯式预防。

（1）低危：40 岁以下做小手术者，可选用单一的机械性预防，如应用分级加压长筒袜。

（2）中危：40 岁以下大手术者或 40 岁以上任何手术者，建议选用分级加压长筒袜联合间歇序贯充气泵或低分子量肝素。

（3）高危：60 岁以上做任何手术且有 DVT 史者，建议采用分级加压长筒袜联合间歇序贯充气泵和低分子量肝素的三联预防措施。

（4）极高危：彩超明确有血栓/癌栓者，做任何手术都首选以下腔静脉滤器为主的预防措施，联合分级加压长筒袜、间歇序贯充气泵和低分子量肝素。

（六）栓子的性质

肺栓塞包括肺血栓栓塞症（占82.2%）、肿瘤栓塞（占13.3%）、脂肪栓塞（占3.3%）、羊水栓塞（占1.1%）、空气栓塞和细菌栓塞等。抗凝治疗对脂肪栓塞、空气栓塞等类型的APE是无效的；临床检查中超声心动图、CT肺动脉造影、磁共振肺动脉造影、肺通气/灌注放射性核素扫描、肺动脉造影等均符合APE的诊断标准，但这些检查并不能完全确定栓子的性质，阳性征象并不意味就是血栓，必须结合病史、临床症状和体征进行综合判断；APE的鉴别诊断时，除了与其他易混淆的心肺疾病等进行鉴别外，对APE的栓子性质也应进行鉴别，从而有的放矢地进行治疗。

1. 血栓栓塞 最常见，占肺栓塞的绝大多数，多见于静脉血栓形成和肺栓塞病史、抗凝血机制异常、心房颤动等，其筛查、预防和处理见前述。

2. 脂肪栓塞 常继发于长骨或骨盆骨折等严重创伤，或有髓内操作的骨科手术，整容手术及大面积脂肪组织受到破坏，脂肪栓子进入肺内引起肺栓塞或脂肪栓塞综合征；典型症状包括急性呼吸衰竭、神经系统功能障碍和瘀斑；防治措施包括保证充分的通气、氧合及血流动力学稳定，激素及早期血液净化治疗对脂肪栓塞有一定的疗效。

3. 肿瘤栓塞 肿瘤（如肾癌）根治术和腔静脉癌栓取出术中发生癌栓脱落，一般不易大块脱落，一旦发生肺栓塞，无溶栓指征，病死率高。术前应评估受侵犯的血管、癌栓的大小、长度、位置及手术方式；决定是否需体外循环、安装下腔静脉滤器及TTE和TEE实时监测；一旦发生，应立即给予机械通气、血管活性药物、激素、利尿及预防感染等治疗；通过血气分析、CVP调整用药，维持生命体征平稳。

4. 气栓 血管、腔镜手术多见；术中$P_{ET}CO_2$下降明显，TEE对气栓的诊断最敏感；置于左侧卧头低位，气栓流向右心室尖；胸部拍打振碎气栓，以缓解肺流出道梗阻；可从颈内静脉插入右心导管吸引气体；静脉注射微量酒精利于气体排出。

5. 羊水栓塞 具体见第三十章第四节。

三、紧急处理

（一）一般处理

卧床、吸氧、镇静、镇痛；防治相关感染；对于发热、咳嗽等症状给予对症治疗；严密监测生命体征；必要时收入重症监护治疗病房。

（二）呼吸支持

1. 自主呼吸尚存的患者，应确保气道通畅，可经鼻导管或面罩吸氧，必要时给予正压辅助通气。

2. 意识不清、自主呼吸受限、氧合不佳，甚至呼吸衰竭的患者，立即开放气道，经鼻/面罩无创机械通气或经气管插管行机械通气。机械通气应采用低潮气量（6～8ml/kg），吸气末平台压<30cmH$_2$O（1cmH$_2$O=0.098kPa）。

（三）循环支持

主要采取纠正严重心律失常、适当扩充血容量联合血管活性药物维持动脉压和冠脉灌注、维持内环境稳态、降低肺血管阻力和肺动脉压等措施，以改善右心功能不全或衰竭继发的心源性休克。

1. 心搏骤停时应立即行心肺复苏术　有效的胸外按压可能使危及生命的大栓子改变位置或分解为小碎片，为重新恢复肺循环创造条件；也可保证一部分血液挤入左心室参与循环，维持一定的灌注压，保证脑、心、肾等重要脏器的血液供应及组织代谢。出现心室颤动应立即行胸外电除颤。

2. 动脉及中心静脉置管　建立有效静脉通路，便于抽吸气栓、血气分析，在有创动脉压、中心静脉压监测下可有效、快速补充循环血容量。

3. 液体复苏　晶体液为基础，限制液体入量、适当利尿，警惕发生左心衰竭、肺水肿。

4. 射血分数　射血分数低、血压尚可者，给予多巴胺、多巴酚丁胺或米力农等；若射血分数低、血压下降，可改用去甲肾上腺素、肾上腺素等。

5. 解除肺动脉高压　首选特异性降低肺动脉高压的药物（前列环素及其衍生物、内皮素受体拮抗剂及磷酸二酯酶抑制剂），如前列环素、米力农、西地那非、吸入一氧化氮及前列环素等；也可给予强心苷、罂粟碱、阿托品、氨茶碱、酚妥拉明、激素等，有助于降低肺动脉高压，改善循环和氧合功能。

6. 纠酸　pH<7.20，应根据血气分析结果，按公式输注 5%碳酸氢钠溶液以改善心血管对儿茶酚胺的敏感性，并阻断与休克间的恶性循环；酸中毒的纠正有赖于组织灌流的改善，切忌盲目、大量补充。

7. 顽固性休克治疗　对于血管活性药物无效的顽固性休克，可考虑进行体外膜肺氧合和主动脉内球囊反搏等支持下溶栓、导管介入或肺动脉血栓切除术。

（四）器官功能支持与保护

在血容量充足的前提下，纠正水电解质紊乱、维持酸碱平衡、维持生命体征及内环境稳定，保证重要脏器灌注与功能；继续做好神经系统保护、亚低温治疗、控制血糖、防治感染、胃肠功能维护、微循环的监测与改善、免疫调节与抗氧化治疗等，以防治多器官功能衰竭。

（五）消除诱因

1. 术前积极治疗患者的基础疾病，并指导患者术前、术后主动或被动功能锻炼，抬高患肢、术后尽早活动，促进下肢血液循环，合理运用抗凝药物。

2. 加强麻醉管理

（1）术中调控应激反应。

（2）严格控制止血药、抗纤溶药的适应证。

（3）适当的血液稀释降低血液黏滞度。

（4）避免长时间低血压和血流动力学的剧烈波动。

3. 轻柔搬动，避免对腔静脉的挤压，避免过度牵拉及反复钳夹阻断血管，慎用过氧化氢溶液（双氧水）冲洗，给予适当的气腹压，尽可能避免长时间手术和使用止血带。

4. 骨科患者应尽早手术、稳定骨折；警惕止血带充放气、髓内钉植入、体位变动等过程中栓子的脱落。

（六）肺栓塞救治团队的建立

结合医院自身资源、专家状况等条件建立以麻醉科、心内科、心外科、呼吸科、急诊科、介入科、血管外科、体外循环中心、血液科、影像科等多学科联合的肺栓塞救治团队，可有效提高 APE 救治能力。

四、紧急治疗

疑诊高危 APE，其发病急骤，可发生血流动力学不稳定或严重的呼吸困难；由于病情所限，不具备检查条件，缺乏可靠的诊断标准，APE 的临床诊断困难；在能充分排除其他的可能诊断并且无显著出血风险的前提下，可根据不同的病因分别采取抗凝、溶栓、介入或者外科手术治疗。目标是稳定病情、使肺血管再通、预防血栓再发、挽救生命、减少病死率，此外，还要平衡因治疗带来的出血危险。

（一）抗凝治疗

抗凝治疗适用于中、低危和临床高度疑诊 APE 等待诊断性检查结果时，以及溶栓后的序贯治疗。

1. 常用药物 包括普通肝素、低分子量肝素及华法林。

（1）普通肝素：先给予 2000～5000U 或按 80U/kg 静脉注射，继之以 18U/（kg·h）持续静脉输注；根据活化部分凝血活酶时间（activated partial thromboplastin time，APTT）调整肝素剂量，APTT 的目标范围为基线对照值的 1.5～2.5 倍。

（2）低分子量肝素：不同种类低分子量肝素的剂量不同，根据体重给药，皮下注射每日 1～2 次连续使用 3～5d。

（3）华法林：起效慢，抗凝疗程应足够长，为后续口服抗凝药。

2. 新型口服抗凝药（NOAC） 包括直接 Xa 因子抑制剂（利伐沙班、阿哌沙班和依度沙班）和直接凝血酶抑制剂（达比加群酯），是更可靠、有效的治疗药物，后续抗凝治疗的首选。

（二）溶栓治疗

高度怀疑 APE 所致血流动力学不稳定甚至心搏骤停者，常规的心肺复苏术罕见成功，应立即选择适宜的溶栓药物、药物剂量和给药方式进行早期溶栓治疗，迅速解除肺动脉梗阻，才能提高生存率，心肺复苏过程中的溶栓治疗有望成为挽救患者生命的有效措施。

目前临床常用药物有尿激酶、链激酶及重组组织型纤溶酶原激活物（rt-PA），一般建议尿激酶 20 000U/kg 或 rt-PA 50～100mg，持续静脉滴注 2h。治疗窗以发病后 2 周内为宜，发病后 4h 是溶栓治疗的适宜时机，早期溶栓治疗有可能改善患者的预后。

（三）介入治疗

介入治疗的目的是清除阻塞肺动脉的栓子，恢复右心功能，改善症状和生存，包括经导管碎解和抽吸血栓、气栓，或同时进行局部小剂量溶栓。

（四）手术治疗

外科肺动脉血栓切除术可作为全身溶栓的替代补救措施，适用于经内科或介入治疗无效的高危 APE；尤其是脂肪、癌栓所致的肺栓塞，血流动力学难以维持时，应积极进行体外膜肺氧合和主动脉内球囊反搏等支持，并在体外循环下实施外科肺动脉血栓切除术。

五、严密监测

迅速而全面的监测是实施 APE 有效救治的保证，应贯穿抢救过程始终，包括如下内容。

（一）紧急监测

心电图、有创血压、$P_{ET}CO_2$、SpO_2、CVP、血气分析、心脏生物学标志物、D-二聚体、超声心动图、下肢静脉压迫超声等可实时监测患者生命体征变化，及早发现 APE 所致右心功能不全或衰竭、心源性休克和低氧血症的临床证据，有助于 APE 早期疑诊，并与其他疾病相鉴别；超声检查于床旁提供即刻、连续的相关信息，可作为血流动力学监测的有效手段，一旦发现肺动脉高压、RVD、右心栓子及 DVT，则增加了 APE 确诊的可能性。

（二）后续监测

血常规、肝肾功能、凝血功能、电解质、尿量等可监测水电解质、酸碱平衡及重要脏器灌注与功能；有助于凝血功能、内环境的评估；以利于 APE 的病情监测及治疗。

（三）特殊监测

对于血流动力学不稳定患者可借助 Flotrac/Vigileo、PiCCO 等进行心排血量、每搏量变异（stroke volume variation，SVV）或脉压变异（pulse pressure variation，PPV）监测，指导目标导向液体治疗及 APE 抢救与鉴别诊断；脑电双频谱指数（bispectral index，BIS）、脑组织氧饱和度（cerebral oxygen saturation，rSO_2）是反映脑灌注的敏感指标，可监测脑功能状态，协助判断、处理脑保护与复苏；血栓弹力图（thromboela-stogram，TEG）能够对凝血因子、血小板聚集功能及纤维蛋白等进行综合评价，比传统凝血指标得出的结果更接近体内凝血的发生、发展，操作简便，短时间内快速报告结果，可精准指导临床实施肺血流再通治疗。

六、麻醉风险与注意事项

1. 充分术前评估、筛查，采用阶梯式预防策略。

2. 加强麻醉管理，积极消除诱因。

3. 术中严密监测，及早诊断。高危患者应行床旁 TTE、TEE，尤其 TEE 超声衰减较少，应用于临床麻醉监测，可实时评价心脏结构与功能、持续监测血流动力学及快速协助诊断 APE。

4. 充分供氧，维持呼吸、循环功能稳定，注意右心功能的支持，在保证心、脑等重要脏器灌注的同时降低肺动脉阻力，增加肺血流，抢救成功后应注重各器官的保护。

5. 一旦心搏骤停，应立即胸外心脏按压、气管插管，在及时心肺复苏的同时实施肺血流再通治疗，主要包括抗凝、溶栓、介入治疗与外科肺动脉血栓切除术，APE 救治的每一项都是专业性极强的工作，需要高质量多学科团队的积极配合与共同管理。

（高宝来　肖维民　余剑波）

第十二章 大咯血抢救流程及解析

第一节 大咯血抢救流程

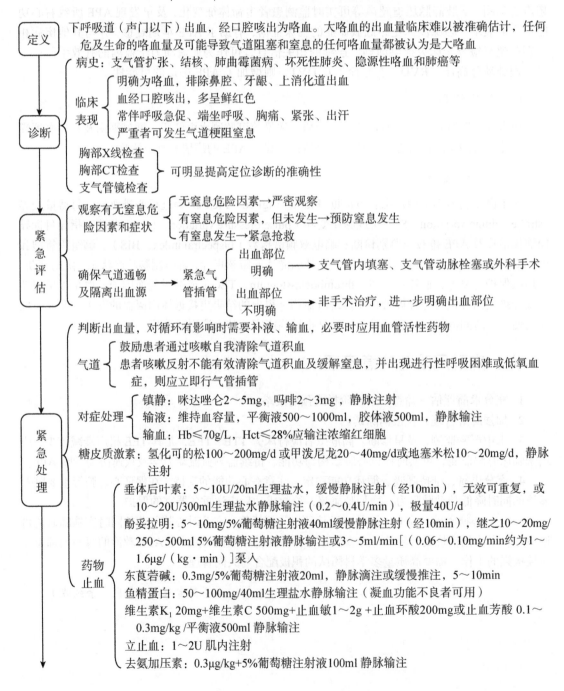

定义

下呼吸道（声门以下）出血，经口腔咳出为咯血。大咯血的出血量临床难以被准确估计，任何危及生命的咯血量及可能导致气道阻塞和窒息的任何咯血量都被认为是大咯血

诊断

病史：支气管扩张、结核、肺曲霉菌病、坏死性肺炎、隐源性咯血和肺癌等

临床表现
- 明确为咯血，排除鼻腔、牙龈、上消化道出血
- 血经口腔咳出，多呈鲜红色
- 常伴呼吸急促、端坐呼吸、胸痛、紧张、出汗
- 严重者可发生气道梗阻窒息

胸部X线检查
胸部CT检查 可明显提高定位诊断的准确性
支气管镜检查

紧急评估

观察有无窒息危险因素和症状
- 无窒息危险因素→严密观察
- 有窒息危险因素，但未发生→预防窒息发生
- 有窒息发生→紧急抢救

确保气道通畅及隔离出血源 → 紧急气管插管
- 出血部位明确 → 支气管内填塞、支气管动脉栓塞或外科手术
- 出血部位不明确 → 非手术治疗，进一步明确出血部位

紧急处理

判断出血量，对循环有影响时需要补液、输血，必要时应用血管活性药物

气道
- 鼓励患者通过咳嗽自我清除气道积血
- 患者咳嗽反射不能有效清除气道积血及缓解窒息，并出现进行性呼吸困难或低氧血症，则应立即行气管插管

对症处理
- 镇静：咪达唑仑2～5mg，吗啡2～3mg，静脉注射
- 输液：维持血容量，平衡液500～1000ml，胶体液500ml，静脉输注
- 输血：Hb≤70g/L，Hct≤28%应输注浓缩红细胞

糖皮质激素：氢化可的松100～200mg/d或甲泼尼龙20～40mg/d或地塞米松10～20mg/d，静脉注射

药物止血
- 垂体后叶素：5～10U/20ml生理盐水，缓慢静脉注射（经10min），无效可重复，或10～20U/300ml生理盐水静脉输注（0.2～0.4U/min），极量40U/d
- 酚妥拉明：5～10mg/5%葡萄糖注射液40ml缓慢静脉注射（经10min），继之10～20mg/250～500ml 5%葡萄糖注射液静脉输注或3～5ml/min[（0.06～0.10mg/min约为1～1.6μg/（kg·min）]泵入
- 东莨菪碱：0.3mg/5%葡萄糖注射液20ml，静脉滴注或缓慢推注，5～10min
- 鱼精蛋白：50～100mg/40ml生理盐水静脉输注（凝血功能不良者可用）
- 维生素K_1 20mg+维生素C 500mg+止血敏1～2g+止血环酸200mg或止血芳酸 0.1～0.3mg/kg/平衡液500ml 静脉输注
- 立止血：1～2U 肌内注射
- 去氨加压素：0.3μg/kg+5%葡萄糖注射液100ml 静脉输注

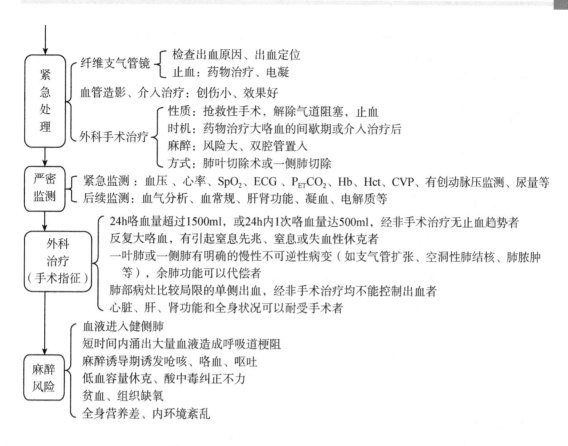

第二节　大咯血抢救解析

一、定义

下呼吸道（声门以下）出血，经口腔咳出为咯血。临床难以准确估计大咯血的出血量，现任何危及生命的咯血量及可能导致气道阻塞和窒息的任何咯血量都被认为是大咯血。

二、咯血量的判断

通常规定 24h 咯血量＜100ml 为小量咯血；24h 咯血量 100～500ml 为中量咯血；24h 咯血量＞500ml（或一次咯血量 100ml 以上）为大量咯血。但是，临床准确判断咯血量有时很困难，特别是有时咯血量的多少与病变严重程度并不完全一致。对咯血量的评估除了出血量以外，还应考虑咯血持续时间、频率和机体状态，特别是应注意肺功能严重障碍或发生血块阻塞窒息，即便少量咯血也可致命；因此，除考虑咯血量外，综合考虑咯血的预后和危险性更为重要。

三、病因

大咯血病因复杂，呼吸系统疾病及全身各系统疾病均可导致大咯血。按解剖部位可以分为气管支气管疾病、肺部疾病、心血管疾病、全身性疾病或其他系统（器官）疾病等；按病因可以分为感染性疾病、肿瘤、支气管-肺和肺血管结构异常、血液病、免疫性疾病、肺损伤、物理因素等；按照发病机制又可分为支气管性、肺源性及肺血管性、血液病性、血管炎等。在我国大咯血最常见的疾病依次为肺结核、支气管扩张、支气管肺癌和肺脓肿；尽管医学在不断进步和发展，仍有高达 20% 的患者未发现明显病因，被归类为隐源性大咯血。

四、临床诊断

（一）询问病史

对于咯血患者，病史询问时应从以下几个方面考虑。

1. 首先明确是否为咯血，除外鼻腔、牙龈和上消化道等出血。

2. 询问咯血量、次数和时间　大量咯血常发生于肺结核空洞、支气管扩张、慢性肺脓肿、二尖瓣重度狭窄等，痰中带血持续数周或者数月（应警惕肺癌），慢性支气管炎剧烈咳嗽时可偶有血性痰；同时，询问出血是初次还是多次，若为多次还应询问此次咯血与以往有何不同，对于反复咯血者应追问有无呼吸系统疾病和心源性疾病病史。

3. 咯血的颜色及性状　空洞性肺结核、气管支气管结核、支气管扩张者，咯血颜色多为鲜红色；大叶性肺炎患者可见铁锈色痰；肺炎克雷伯菌肺炎患者可见砖红色胶冻样血痰；卫氏并殖吸虫病患者咯出烂桃样血痰；肺淤血患者咯血一般为暗红色；左心衰竭致肺水肿患者咯粉红色泡沫样血痰；肺栓塞患者咯黏稠暗红色血痰。

4. 起病急缓　起病急多考虑肺炎、传染性疾病，慢性起病反复咯血多考虑肺结核空洞、支气管扩张、心血管疾病等。

5. 伴随症状

（1）伴有发热、咳嗽、脓痰等：咯血伴有急性发热见于肺炎或急性传染病，长期低热、盗汗、消瘦应考虑肺结核，咯血、发热伴咳吐大量脓痰见于肺脓肿，反复咳嗽、咳脓痰不伴发热多见于支气管扩张。

（2）伴呛咳：气道异物、支气管肺癌、气道肿瘤。

（3）伴胸痛、呼吸困难：肺栓塞、肺癌、肺炎。

（4）伴关节痛、肌肉痛：狼疮性肺炎。

（5）伴皮肤瘀斑或口腔出血：血液系统疾病。

（6）伴血尿或尿量明显减少：可见于抗中性粒细胞胞浆抗体相关性血管炎、红斑狼疮等。

6. 年龄、性别、吸烟史　发生于幼年多见于支气管扩张或先天性心脏病；发生于青壮年多考虑支气管扩张、肺结核；发生于中年以上，并伴有慢性咳嗽和吸烟史则警惕支气管肺癌；女性反复咯血多考虑肺结核和支气管腺瘤；生育期女性咯血应考虑子宫内膜异位症；女性伴多系统损害考虑结缔组织病所致肺损伤。

7. 基础疾病及个人生活史　幼年有肺炎、麻疹，而后长期反复咳嗽、咯血，考虑支气管扩张，有风湿病、心脏病病史考虑二尖瓣狭窄和左心功能不全，咯血与月经周期相关考虑子宫内膜异位症，有长期粉尘接触时考虑尘肺，骨折外伤、长期卧床、口服避孕药者咯血伴胸痛考虑肺栓塞。

8. 诱因　需要询问有无感染及外伤。一般肺炎很少引起咯血，支气管肺癌合并肺炎、肺炎克雷伯菌肺炎、金黄色葡萄球菌肺炎可有咯血。还要注意询问有无口服抗凝药史。

（二）体格检查

1. 口咽和鼻咽部检查　应仔细检查口咽、鼻咽部，除外声门以上部位出血。

2. 胸部听诊　为尽早明确咯血部位，可听诊，咯血开始时一侧肺呼吸音减弱，或出现啰音，而对侧肺呼吸音良好；若局部出现哮鸣音常提示支气管内病变；心尖部舒张期隆隆样杂音有利于风湿性心脏病二尖瓣狭窄的诊断；肺野内闻及血管杂音支持肺血管畸形；肺部局限性呼吸音减弱和固定湿啰音可见于支气管扩张；肺部湿啰音伴胸膜摩擦音可能是肺部炎症病变体征；肺部湿啰音也可考虑有血液停留在呼吸道。

3. 浅表淋巴结检查　锁骨上及前斜角肌淋巴结肿大多见于肺癌淋巴转移。

4. 全身其他部位　有无神志改变、贫血，皮肤颜色，出血点，皮下结节，杵状指，呼吸频率，心率，心律，肝脾大小，以及下肢水肿等。

（三）辅助检查

1. 实验室检查　初始评估应包括完整的血常规、尿常规、便常规、血型、凝血功能、肝肾功能等实验室检查。红细胞计数与血红蛋白测定有助于判断出血程度，凝血功能监测与血小板计数有助于咯血的病因学诊断；此外，应根据可能病因进行相应的实验室检查。

2. 胸部 X 线检查　是一项重要的初始评估工具，其假阴性率高达 20%～40%。从胸部 X 线检查可以发现肺部肿瘤、咯血后肺不张、肺结核、肺炎等。严重的左心衰竭或二尖瓣狭窄在胸部 X 线检查上也有征象，双侧弥漫性肺泡浸润提示肺泡出血。

3. 胸部 CT 检查　对于咯血的诊断和病因探寻非常重要，不仅有助于发现出血部位，而且对于一些疾病可明确诊断，如支气管腔内的占位性病变或异物、肺血管畸形、肺血管炎等。咯血原因不明的患者还可在 CT 引导下经皮肺活检，或行经纤维支气管镜肺活检，以明确诊断。

4. 支气管镜检查　可快速准确诊断出血的部位和原因，并可以直视出血部位，具有检查与治疗双重意义。

5. 超声心动图检查和右心导管检查　可发现心脏疾病和大血管异常，确诊是否为先天性心脏病、肺动脉高压引起的咯血，同时可评估心脏功能。

6. 支气管动脉造影　当胸部 X 线检查和胸部 CT 检查阴性但是咯血量又较大，临床上怀疑支气管动脉受累可考虑此项检查，如发现支气管动脉异常可同时进行动脉栓塞。

（四）鉴别诊断

具体咯血与呕血的鉴别见表 12-1。

表 12-1　咯血与呕血的鉴别

	咯血	呕血
病因	呼吸系统疾病，如支气管扩张、肺结核、肺癌、肺脓肿及心脏疾病等	消化系统疾病，如消化性溃疡、急性糜烂出血性胃炎、胃癌、肝硬化、胆道出血等，长期饮酒史
出血前症状	喉痒感、胸闷、咳嗽等	上腹不适、恶心、呕吐等
出血方式	咯出	呕出，可为喷射状
血色形态	鲜红色或紫色，血丝或血块	棕黑色，暗红色，有时鲜红色
血中混有物	痰泡沫	食物残渣，胃液
酸碱性	碱性	酸性
黑便	除非咽下血液，否则没有	有，可为柏油样，呕血停止后仍可有
出血后痰性状	常有血痰数日	无痰
体检	随病因不同而异	上腹压痛或有腹水，腹壁静脉曲张，脾大等

五、紧急评估

（一）尽快确定是否为咯血、咯血量及生命体征

首先，确定是否为咯血，而非口鼻腔出血或上消化道出血（呕血）；其次，确定是否为大咯血，是否需要立刻实施抢救，长时间累积出血量较大或短时间快速、大量咯血均需引起重视，需高度警惕外观无明显出血却危害极大的弥漫性肺泡出血；最重要的是迅速评估患者生命体征，如已出现危及生命的咯血及可能导致气道阻塞和窒息的危险因素，则应立即将患者转移至抢救室或呼吸重症监护病房（respiratory intensive care unit，RICU）。

（二）观察有无窒息危险因素和症状，确保气道通畅、隔离出血源

在保证气道通畅、患者无气道阻塞或窒息的前提下，尽快完善辅助检查以明确咯血病因，通过支气管动脉栓塞或外科手术等解除咯血。

（三）评估出血量，警惕是否进入休克早期

若患者心率加快，收缩压变化不大而主要表现为舒张压升高，脉压变小，休克指数>0.8，面色苍白，手心出冷汗（交感神经兴奋），口渴（晶体渗透压升高），尿少（肾血流灌注减少，体液回收增加）；表情淡漠，烦躁不安，嗜睡（大脑缺血、缺氧表现），即可诊断休克早期。对循环系统有影响时需要补液、输血，必要时应用血管活性药物。致命性大咯血的紧急评估流程见图 12-1。

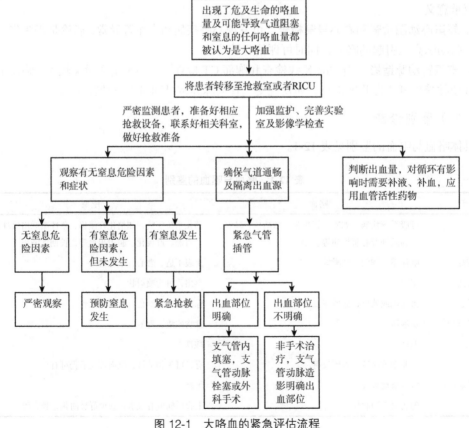

图 12-1 大咯血的紧急评估流程

六、紧急处理

(一)保持气道通畅

急性活动性出血并发大咯血时,清理气道内积血和分泌物最好的方式就是患者的咳嗽反射,应鼓励患者通过咳嗽自我清除气道内积血。若患者咳嗽反射不能有效清除气道内积血、缓解窒息并出现进行性呼吸困难或低氧血症,则应立即行气管插管。建议使用带大侧孔的大号(8.0~8.5mm)气管导管以便于通过插入支气管镜进行介入诊疗。必要时可直接使用硬质支气管镜进行处理。

(二)隔离出血源

在气管插管或硬质支气管镜下快速清理气道内积血,保持气道通畅的同时,要尽快隔离出血源,防止溢入健侧的血液形成血凝块阻塞气道,影响肺泡气体交换。因此,在非双侧肺同时出血情况下,首先应快速明确出血来自哪侧肺及哪个肺叶,并防止血液进入健侧肺叶,最基本的方法是让患者患侧卧位。找到出血源后,要尽可能地隔离出血源。

(三)取出血凝块

大咯血后血凝块形成可阻塞中央气道,导致低氧血症或窒息,此时应设法取出血凝块以改善通气是首先要考虑的,可根据学科具备的条件决定使用硬质支气管镜或软支气管镜(可弯曲支气管镜,分为纤维支气管镜和电子支气管镜),有条件者硬质支气管镜优先使用,亦可硬质支气管镜、软支气管镜结合同时使用,无条件者可在气管插管引导下使用软支气管镜。

(四)开放动静脉

1. 立即开放静脉通路　开放外周静脉时首选肘静脉,条件允许时尽快建立中心静脉通路,中心静脉通路可供快速输液、输血,并判断血容量。

2. 开放动脉通路　首选桡动脉穿刺置管,动态监测血压的同时可行各种必要的监测,如血气分析和电解质检测。

(五)抗休克治疗

1. 液体治疗　应掌握早期、快速、足量三原则。

(1)早期补液:及早建立静脉通路,以平衡液为主,先晶体液后胶体液,两条通路则晶体液、胶体液结合。

(2)快速补液:输液速度先快后慢,前2h以10~20ml/(kg·h)的速度补液,当输入1000~2000ml液体且心率开始减慢即可降低输液速度;当心率≤100次/分时应进一步控制输液速度。

(3)足量补液:可观察尿量,当达到0.5ml/(kg·h),并且心率、血压、CVP基本正常并稳定,即可控制入量。出血量>1000ml应补胶体液。Hb和Hct减少是输血的唯一指标,一般Hb≤70g/L、Hct≤28%应输注浓缩红细胞。当出血量≥2000ml时,则应补充凝血因子(如新鲜冰冻血浆,冷沉淀等)和血小板;或根据凝血功能监测的结果及时进行相应补充。

2. 血管活性药的应用　对低血容量患者以补充血容量为主,不宜通过输注大剂量血管收缩药来提升血压;当血容量已得到充分补充后,血压、心率仍不稳定或大出血危及生命时,可使用血管活性药物维持心血管功能,同时应严密监测内环境的变化,及时补液、纠酸;当心血管功能逐步好转时,应酌情减量,逐步停药。常用药物有去甲肾上腺素、多巴胺、多巴酚丁胺、肾上腺素和去氧肾上腺素等。

（六）止血药物的应用

大咯血时，在以上治疗措施的基础上，可同时应用全身止血药。止血药物的选择应根据病情和药物特点合理选择。常用的止血药物如下。

1. 脑垂体后叶素　通过收缩内脏小动脉使末梢血流速度减低而有利于血栓形成达到止血目的，可肌内注射、皮下注射或稀释后静脉滴注，止血效果明确，起效迅速，但对于高血压患者需慎用。

2. 血凝酶　如白眉蛇毒血凝酶、尖吻蝮蛇血凝酶、矛头蝮蛇血凝酶等，通过促进凝血因子活性发挥止血作用，可肌内注射、皮下注射、静脉注射，也可在支气管镜下局部使用；静脉注射时一般 5～10min 起效，20～30min 达到峰值。脑垂体后叶素和血凝酶在治疗大咯血时可同时联合使用，加强止血效果。

3. 其他止血药物　作用于血管壁的止血药物，如卡络磺钠、肾上腺色腙片；作用于血小板的止血药物，如酚磺乙胺、血小板悬液；促进凝血因子活性药物，如醋酸去氨加压素；直接补充凝血因子的药物，如新鲜血、冻干血浆、凝血酶原复合物；促进凝血因子合成的药物，如维生素 K；抗纤维蛋白溶解的止血药物，如氨基己酸、氨甲苯酸、氨甲环酸。以上药物或血液制品在大咯血急救时作用较弱，但可用于后续止血的处理。

4. 其他药物　如利多卡因、普鲁卡因、酚妥拉明、山莨菪碱（654-2）等可根据病情酌情使用。

（七）病因治疗

1. 支气管动脉栓塞术　在咯血初步稳定和内镜治疗无效或失败后，应首先考虑支气管动脉栓塞术。成功的栓塞有赖于通过血管造影显示出血血管的解剖结构，如栓塞后仍持续反复咯血的患者（6～12 个月，10%～20%），可尝试再次栓塞止血。晚期再出血（超过 1 年）通常是由新生血管形成或血管再通所致。一般而言，支气管动脉栓塞术较为安全，并发症极少。主要适应证如下所述。

（1）任何原因所致的急性大咯血，病因一时无法去除，为缓解病情并创造条件进行手术者。

（2）不适合手术，或者患者拒绝手术，内、外科治疗无效者。

（3）咯血量不大，但反复发生者。

2. 经支气管镜治疗　其主要治疗目的是清除积血、防止窒息、局部止血。尽管大咯血时进行支气管镜操作有加重咯血的风险，但在必要时仍不失为有效的诊断治疗措施。支气管镜操作前应做好充分的救治准备，应保证气道畅通，建议建立可靠的人工气道，并尽量减轻操作引起的咳嗽。

3. 外科手术治疗　对于反复大咯血经积极保守治疗无效；24h 内咯血量超过 1500ml；或一次咯血量达到 500ml，有引起窒息先兆且出血部位明确，但没有手术禁忌者，可考虑急诊手术止血。

4. 其他　当因非解剖结构性病因出现大咯血和（或）低氧性呼吸衰竭时，如肺出血-肾炎综合征引起的大咯血，应积极使用大剂量激素冲击治疗。

（八）并发症的防治

咯血并发症主要有窒息、失血性休克、吸入性肺炎和急性肺不张等，应注意保证气道通畅、补充血容量、抗感染、肺复张等。

七、麻醉风险评估

大咯血麻醉的风险包括血液进入对侧肺，肺功能迅速下降；短时间内涌出大量血液造成呼吸道梗阻；麻醉诱导期药物或气管导管刺激诱发呛咳、咯血、呕吐；低血容量性休克；酸中毒纠正不力，机体内环境紊乱；贫血、组织缺氧；全身营养差等。

为保证麻醉期间安全平稳，麻醉医师除关注患者一般情况外，术前应着重评估气管插管的难易程度，通过体格或辅助检查判断气管移位或受压情况，考虑是否存在肺大疱、肺脓肿、肺气肿、肺不张、肺实变等情况，判断患者呼吸功能受损的程度，以期为麻醉手术方案的制订提供最可靠依据。

麻醉诱导一般采用快速诱导气管插管，推荐使用双腔气管导管，隔离两侧肺脏，以便观察出血来源，为手术者提供选择开胸侧的依据。气管插管后应及时清除呼吸道内血液和分泌物，并保证充分供氧。由于术中多需反复吸引，静脉麻醉维持较理想，应建立可靠的静脉通路积极维持循环血容量，及时纠正酸碱失衡及水电解质紊乱，维持麻醉期间血流动力学稳定以降低心脑血管恶性事件的风险。

（张　圆　何思梦　余剑波）

第十三章 急性呼吸窘迫综合征抢救流程及解析

第一节 急性呼吸窘迫综合征抢救流程

定义
急性呼吸窘迫综合征（ARDS）是由多种危险因素导致肺毛细血管内皮细胞和肺泡上皮细胞损伤引起的弥漫性肺间质及肺泡水肿，主要表现为进行性低氧血症和呼吸窘迫

诊断
- 发病时间：患者在具有已知临床危险因素后一周内发病，或新发/原有呼吸系统症状加重后一周内发病
- 氧合障碍：PEEP≥5cmH$_2$O或CPAP≥5cmH$_2$O，PaO$_2$/FiO$_2$≤300mmHg
- 影像学改变：胸部X线或CT扫描，显示双肺致密透光度减低，且不能完全用胸腔积液、肺不张、肺结节解释
- 鉴别诊断：心源性肺水肿；急性肺栓塞；其他非心源性肺水肿

紧急评估
- 病因：直接因素，如肺或胸部挫伤、误吸、严重肺部感染等；间接因素，如休克、大量输血、严重非胸部创伤等
- 氧合障碍程度
  - 轻度：200mmHg＜PaO$_2$/FiO$_2$≤300mmHg，PEEP≥5cmH$_2$O或CPAP≥5cmH$_2$O
  - 中度：100mmHg＜PaO$_2$/FiO$_2$≤200mmHg，PEEP≥5cmH$_2$O
  - 重度：PaO$_2$/FiO$_2$≤100mmHg，PEEP≥5cmH$_2$O

紧急处理
- 积极治疗原发疾病
- 支持治疗
  - 轻度ARDS：氧疗和无创机械通气（低-中水平PEEP、小潮气量≤7ml/kg、低气道平台压≤30cmH$_2$O）
  - 中度ARDS：机械通气（中-高水平PEEP、小潮气量≤7ml/kg、低气道平台压≤30cmH$_2$O），肺复张，可使用神经肌肉阻滞药
  - 重度ARDS
    - （1）机械通气（高水平PEEP、小潮气量≤7ml/kg、低气道平台压≤30cmH$_2$O）
    - （2）可使用神经肌肉阻滞药
    - （3）可选择俯卧位
    - （4）肺复张
    - （5）允许性高碳酸血症：维持PaCO$_2$40～80mmHg、pH＞7.20
    - （6）考虑使用高频通气、体外膜肺氧合等
- 循环稳定基础上的液体负平衡或零平衡（目标CVP＜4cmH$_2$O）

严密监测
- 紧急监测：动脉血气分析、SpO$_2$、血压、心率、ECG、P$_{ET}$CO$_2$、尿量、中心静脉压
- 后续监测：血常规、肝肾功能、凝血功能、电解质等

外科治疗
- 控制严重感染的手术，如脓肿切开引流
- 控制活动性出血的手术，如严重创伤致肝脾破裂
- 控制严重炎症反应的手术，如重症胰腺炎引流

麻醉风险
- 术前、术中不能早期识别ARDS并予以及时处理
- 低氧血症致多器官功能障碍，如心、肾、脑等功能不全表现
- 全身炎症反应重，可能存在高热、严重创伤、大出血等病情
- 氧疗效果差，出现难以纠正的低氧血症
- 严重的内环境紊乱，对升压药不敏感

第二节　急性呼吸窘迫综合征抢救解析

急性呼吸窘迫综合征（acute respiratory distress syndrome，ARDS）是由多种危险因素导致肺毛细血管内皮细胞和肺泡上皮细胞损伤引起的弥漫性肺间质及肺泡水肿，主要表现为进行性低氧血症和呼吸窘迫。2012 年由欧洲危急重病医学会主持，对 1994 年美国–欧洲会议提出的 ARDS 定义进行了修改和补充，提出最新 ARDS 定义，即柏林定义，具体如下：患者在具有已知临床危险因素后一周内发病，或新发/原有呼吸系统症状加重后一周内发病；胸部 X 线或 CT 扫描显示双肺致密透光度减低，且不能完全用胸腔积液、肺不张、肺结节解释；无法用心力衰竭或体液超负荷完全解释的呼吸衰竭；氧合状态：①轻度 ARDS（200mmHg＜PaO_2/FiO_2≤300mmHg，且 PEEP 或 CPAP≥5cmH$_2$O）；②中度 ARDS（100mmHg＜PaO_2/FiO_2≤200mmHg，PEEP≥5cmH$_2$O）；③严重 ARDS（PaO_2/FiO_2≤100mmHg，PEEP≥5cmH$_2$O）。若海拔超过 1km 要做校正，即 PaO_2/FiO_2×（大气压/760）。

一、危险因素

诱发 ARDS 的危险因素可以分为直接肺损伤（肺源性）因素和间接肺损伤（肺外源性）因素。直接肺损伤中肺部感染是 ARDS 最常见的危险因素，具有较高病死率，胃内容物误吸、肺外伤次之；间接肺损伤中以非肺源性的全身性感染最多见，还包括严重的非胸部创伤、急性重症胰腺炎、大量输血和体外循环等。不同病因所致 ARDS 的发病率不同，若同时具有多种危险因素，或长时间暴露于危险因素，ARDS 发病率则显著升高。

二、遗传因素和生物学标志

大多数有临床危险因素的患者（如肺炎、脓毒症或创伤等），并不会发展为 ARDS，这表明遗传易感性因素在该疾病的发展过程中起到了关键作用；目前已知有 40 多个基因与 ARDS 发病相关，包括编码血管紧张素转化酶（ACE）、白细胞介素 10（IL-10）、肿瘤坏死因子（TNF）、血管内皮生长因子（VEGF）、SOD3、MYLK、NFE2L2、NAMPT 及 SFTPB 等的基因。目前有研究认为，ACE 与 ARDS 整体易感性相关，ACE2 蛋白是严重急性呼吸综合征冠状病毒（SARS-CoV）棘突 S 蛋白的功能性受体，阻断肾素–血管紧张素途径能减轻 SARS-CoV 诱导的实验性急性肺损伤，该研究结果不仅从分子层面解释 SARS-CoV 诱导严重 ARDS，而且也为其提供了一种潜在的治疗策略。此外，血浆生物学标志物，如全身炎症因子（IL-10 和 IL-8）、上皮损伤（晚期糖基化终产物和表面活性蛋白 D）和凝血紊乱标志物（低水平蛋白 C 和高水平纤溶酶原激活物抑制剂 1）等均与 ARDS 不良预后有关，但目前仍然很难找到单一而明确的生物标志物。

三、基本病理生理改变

ARDS 的基本病理生理改变经历了渗出期、增生期、纤维化期，三个阶段相互关联又部分重叠。渗出期：免疫细胞介导肺毛细血管内皮细胞与肺泡上皮细胞屏障的通透性增高，致使大量富含蛋白和炎性细胞的水肿液进入肺间质与肺泡腔，形成肺水肿。增生期：大量Ⅱ型肺泡细胞增生，并随后分化成 Ⅰ 型肺泡细胞。纤维化期：清除肺泡胶原蛋白失败和囊性变化发展，肺功能恢复受限。弥漫性肺泡损伤（透明膜形成）被认为是 ARDS 的特征性表现，但也有部分 ARDS 患者没有透明膜形成。少数患者在发病后 1 周内可缓解，但多数患者病情持续进展，进入亚急性期，可见 Ⅱ 型肺泡上皮细胞增生，肺间质纤维化，微血管破坏，微血栓形成；若持续超过 14d，病理上常表现为严重的肺纤维化、肺泡结构破坏和重建。

ARDS 的基本病理生理特征包括低氧血症、肺毛细血管通透性增加、肺顺应性下降、通气血流比例失衡和分流增加，其临床后果是顽固性低氧血症。

（1）肺毛细血管通透性增加：是 ARDS 早期特征，肺毛细血管通透性增加根本原因是肺实质细胞的损害，主要包括肺毛细血管内皮细胞、肺泡上皮细胞的损害；表现为肺间质和肺泡水肿，大量富含蛋白的液体从肺毛细血管渗出，肺淋巴液引流量明显增加，淋巴液蛋白浓度/血浆蛋白浓度比值显著升高。

（2）肺容量降低：是 ARDS 最重要的病理生理特征之一，表现为肺总量、肺活量、潮气量和功能残气量均明显降低，其中最重要的是功能残气量显著降低，严重 ARDS 患者可能仅有 20%~30% 的肺泡能够参与通气，肺容积减少与以下 3 个因素有关：①肺水肿导致水肿液充满肺泡，使参与通气的肺泡明显减少；②肺泡表面活性物质减少，导致肺泡表面张力明显增加，引起肺泡塌陷；③间质性肺水肿压迫小气道加之小气道痉挛，使所支配的肺泡单位通气量减少。

（3）肺顺应性降低是 ARDS 重要的力学特征，表现为需要较高的气道压力才能维持正常的潮气量，其机制主要与肺泡表面张力增高，以及肺不张、肺水肿造成肺容积减少有关；但在 ARDS 后期，肺水肿明显好转，肺顺应性的降低则主要与肺纤维化和肺实变有关。

（4）肺内分流增加及通气血流比例失调是 ARDS 发生低氧血症的本质原因，肺内分流的基础是肺泡水肿、广泛微小肺不张、白细胞扣押等，通气血流比例降低是间质性水肿压迫小气道和小气道痉挛的结果。

四、治疗

（一）原发病治疗

肺炎、严重全身感染、胃内容物的吸入、大面积创伤、肺挫裂伤等是导致 ARDS 的常见病因，积极控制原发病（如充分引流感染灶，有效清创，合理使用抗生素），限制其导致的全身炎症反应，是预防和治疗 ARDS 的基础和重要措施。

（二）支持治疗

ARDS 的支持治疗主要在于遏制进一步的肺损伤，主要包括肺保护性通气策略及限制性液体管理来预防肺水肿形成，并促进肺水肿吸收。

1. 纠正缺氧血症

（1）氧疗与无创机械通气：ARDS 患者一旦诊断明确，常规的氧疗（如鼻导管、文丘里面罩）常难以奏效，机械通气仍然是最主要的呼吸支持手段。无创机械通气可以避免气管插管和气管切开引起的并发症，但无创机械通气治疗 ARDS 的效果差异较大，且目前尚无足够的研究证明无创机械通气可以降低气管插管率、改善预后；因此，无创机械通气并不推荐作为 ARDS 常规治疗方法。仅当 ARDS 患者神志清楚、血流动力学稳定、能自主咳痰，并在严密监测和随时可行气管插管且预计病情能够短期缓解或合并免疫功能低下时，早期可先试用无创机械通气，通气参数：小潮气量≤7ml/kg、低气道平台压≤30cmH$_2$O，呼气末正压（positive end expiratory pressure，PEEP）可以从低水平 3～5cmH$_2$O 开始，逐渐增加至最佳 PEEP。

无创机械通气的优点：①避免上气道损伤、鼻窦炎、呼吸机相关性肺损伤的发生；②减少呼吸肌疲劳，作为有创通气支持和自主呼吸的桥接。缺点：①漏气最常见；②胃胀气，当气道压力高（＞25cmH$_2$O）或反复吞气可引起胃胀气；③面部压迫损伤；④误吸。

（2）机械通气：ARDS 患者经高浓度吸氧和无创机械通气仍不能改善低氧血症时，应行气管插管或气管切开，进行有创机械通气。目前对于 ARDS 患者应行肺保护性通气策略，即在维持适当氧合和机体基本氧供的前提下，防止肺泡过度扩张和使萎陷肺泡重新开放，降低呼吸机相关性肺损伤的发生，保护和改善肺功能、减少肺部并发症、降低患者死亡率的呼吸支持策略。其中包括小潮气量通气（V$_T$≤7ml/kg）、低气道平台压（≤30cmH$_2$O）、允许性高碳酸血症、最佳 PEEP、肺复张等，临床上常结合小潮气量、最佳 PEEP 和定时肺复张 3 种途径达到预期的肺保护效果。

1）允许性高碳酸血症：小潮气量必然带来一定程度的高碳酸血症，尽管一定程度高碳酸血症是安全的，但高碳酸血症不是 ARDS 的治疗目标，颅内压增高是应用允许性高碳酸血症的禁忌证。目前允许的 PaCO$_2$ 在 40～80mmHg，且一般主张使 pH＞7.20。

2）PEEP：有研究建议对于中重度 ARDS 患者早期可尝试采用较高 PEEP（＞12cmH$_2$O）治疗；对于肺可复张性较好的 ARDS 患者，高 PEEP 可改善呼吸系统顺应性，而对可复张性差的 ARDS 患者，高 PEEP 则可使正常肺泡过度牵张，从而增加肺损伤风险。为此，目前大多学者建议选用最佳 PEEP，即该 PEEP 水平可使肺顺应性最好、已萎陷的肺泡膨胀、氧分压达到最高、肺内分流降至最低、氧输送最多且对心排血量影响最小。目前最佳 PEEP 的测定方法：肺静态压力-容量曲线（P-V 环）法、氧合法、最大顺应性法、CT 法、肺牵张指数等，目前未有研究证实何种 PEEP 设置方法适宜。临床较常用 P-V 环法，目前认为，最佳 PEEP＝低位拐点+2cmH$_2$O；但是，Hickling 数学模型示，非低位拐点而是呼吸相最大拐点才是选择 PEEP 的依据。目前临床选择的所谓最佳 PEEP 可能是代表部分肺泡已过度扩张、部分肺泡复张、最基底部肺泡仍处于萎陷的一种平衡状态。

3）肺复张：是指在有创正压通气过程中通过短暂给予明显高于常规的气道及肺泡内正压，增加跨肺压以复张萎陷肺泡；推荐对中、重度 ARDS 患者实施肺复张。有研究表明，肺复张手法可能会降低 ARDS 患者病死率，且不会增加其他相关并发症，但是仍然缺乏大样本的临床研究。肺复张具体实施方法见表 13-1；目前没有研究证实何种肺复张优于其他方式，而且肺复张的适宜气道压力、实施时间和频率仍有待探讨。

表 13-1　临床实施肺复张手法的常用方法

实施方法	方法描述
控制性肺膨胀/CPAP 法	CPAP 水平 30～50cmH$_2$O，维持 20～40s
压力控制通气法	压力控制通气模式，调节吸气压 10～15cmH$_2$O 和 PEEP 25～30cmH$_2$O，使峰压达到 40～45cmH$_2$O，维持 2min
叹气法	3 次/分的连续叹气呼吸，叹气呼吸时调节潮气量使平台压达到 45cmH$_2$O
增强叹气法	逐步增强 PEEP 水平（每次 5cmH$_2$O，维持 30s），同时降低潮气量，直至 PEEP 水平达到 30cmH$_2$O，维持 30s；然后以相同方式降低 PEEP 水平和增加潮气量直至恢复基础通气
间断 PEEP 递增法	间断（每分钟连续 2 次）增加 PEEP 水平至预设水平

4）通气模式：高频振荡通气是以超高呼吸频率（3～5Hz，即 180～900 次/分）、超小潮气

量（1～4ml/kg）和低气道压为特征的机械通气模式；有荟萃分析发现，当患者伴有严重低氧血症（$PaO_2/FiO_2<64mmHg$）时应用高频振荡通气可以有效改善患者病死率。气道压力释放通气（即维持持续的气道正压而同时又在设定的间隔时间来释放这些压力）可以改善机械通气的氧合和耐受性，但尚未被证明可以降低病死率。这两种通气策略都可能通过增加平均气道压来改善氧合，但可能会对血流动力学产生不利影响。

高频振荡通气目前不能常规应用于 ARDS 患者，仅可以作为治疗 ARDS 患者出现难治性低氧血症时的补救措施；在临床实施中，为提高高频振荡通气疗效和降低相关并发症，应注意以下几点：高频振荡通气更能改善肺外源性 ARDS 患者的氧合；避免较高的平均气道压（尽量压力<30cmH2O），同时尽量增加振荡频率（频率>7Hz），减少循环抑制和肺泡过度充气；联合其他通气策略（如俯卧位和肺复张等）；严密监测相关并发症的发生，若有条件可以进行右心功能的监测。

5）俯卧位通气：对于重度 ARDS，俯卧位通气可以降低病死率，其原因是该体位能够让通气更加均匀，减轻心脏对左下肺叶压迫，可能会降低呼吸机相关性肺损伤的风险，从而使患者获益。

6）合理应用肌松药和保留自主呼吸：合理使用肌松药可降低气压伤发生率和病死率。部分研究推荐中、重度 ARDS 患者在发病早期 48h 内进行机械通气并短时间使用肌松药；但应在监测肌松指导下用药，且机械通气时间不宜过长。但对于轻度 ARDS 患者应用肌松药仍有待进一步评估。自主呼吸可以改善 ARDS 患者肺重力依赖区的通气，从而改善通气血流比例，提高氧合指数；因此，在循环功能稳定、人机协调性较好的情况下，ARDS 患者机械通气时应保留自主呼吸。

7）体外膜肺氧合（extracorporeal membrane oxygenation，ECMO）：是重症 ARDS 患者在传统治疗措施失败后的最终补救措施，目前如下情况考虑使用 ECMO：①肺保护性通气联合肺复张、俯卧位通气和高频振荡通气等处理，在纯氧条件下，$PaO_2/FiO_2<100mmHg$，或肺泡-动脉氧分压差>600mmHg；②通气频率>35 次/分，pH<7.2 且平台压>30cmH2O；③年龄<65 岁；④机械通气时间<7～10d；⑤无抗凝禁忌。但是该技术操作复杂、人员水平要求高、需要多学科合作、并发症多（如出血、微血栓、肾损伤等）且花费高。目前有关 ECMO 的使用仍存在争议，需要进一步大规模研究结果来证实 ECMO 在 ARDS 治疗中的作用。

8）撤机时机：当氧合指数>200mmHg，PEEP<10cmH2O 时应考虑撤机；每天锻炼自主呼吸是撤机的核心部分。对于拔除气管导管失败的高危患者，建议使用无创通气，有研究认为，该方式可以显著缩短 ICU 住院时间和降低病死率。

2. 液体管理　高通透性肺水肿是 ARDS 的病理生理特征，肺水肿程度与 ARDS 预后呈正相关；因此，通过积极的液体管理以改善 ARDS 肺水肿具有重要的临床意义。研究显示，液体负平衡与降低感染性休克者病死率显著相关，而液体正平衡对创伤所致 ARDS 患者病死率明显增加相关。现有 ARDS 治疗的最新指南均建议采用限制性液体治疗，即在循环稳定基础上采用液体负平衡或零平衡（目标 CVP<4cmH2O）。

对于 ARDS 患者选用晶体液还是胶体液进行液体复苏一直存在争论。最近有大规模 RCT 研究显示，应用白蛋白进行液体复苏，在改善生存率、脏器功能保护、机械通气时间及 ICU 住院时间等方面与生理盐水无明显差异。值得注意的是，胶体渗透压是决定毛细血管渗出和肺水肿严重程度的重要因素。研究证实，低蛋白血症是严重感染患者发生 ARDS 的独立危险因素，而且低蛋白血症可导致 ARDS 病情进一步恶化，并使机械通气时间延长、病死率明显升高。因此，对低蛋白血症的 ARDS 患者有必要输注白蛋白以提高胶体渗透压。

3. 药物治疗　糖皮质激素在 ARDS 中的应用价值意见不一。目前大多学者认为，糖皮质激素不能改善长期预后，因此不建议常规应用糖皮质激素；但是若掌握好糖皮质激素用药时机、剂量和疗程等有益于治疗 ARDS。目前多数学者主张应用糖皮质激素的指征：①在严重脓毒症、感染性休克和 ARDS 早期，小剂量（甲泼尼龙 1~2mg/kg）短疗程（7~14d）应用，可降低 ARDS 发生率和近期病死率；②在 ARDS 中、晚期应用糖皮质激素可减轻肺纤维化；③激素替代疗法，以补充机体糖皮质激素的相对不足。

目前 β 受体激动剂、抗氧化剂、一氧化氮、他汀类药物、肺表面活性物质等替代物虽然都可能有潜在的治疗作用，但是至今仍缺乏大样本的临床研究证明。

4. 营养支持　对 ARDS 患者及时、有效的营养干预是重要的治疗策略。在 ARDS 不同阶段，不同程度肺损伤具有不同的病理生理改变，营养治疗要求的目标也就不尽相同。营养治疗目标不仅是满足营养需求，更主要的是同时能抑制炎症、调节免疫，改善氧合，缩短机械通气时间，从而改善 ARDS 患者的预后。其营养治疗原则需要强调早期应激阶段的"允许性低热量"，适当增加非蛋白质热量中的脂肪比例，并尽可能选择肠内营养途径；对于是否添加特殊营养素如 EPA、GLA 和抗氧化剂及静脉脂肪乳剂的选择，仍有诸多问题或困惑，有待于进一步研究。

五、麻醉风险

术前、术中不能早期识别 ARDS 并予以及时处理；低氧血症致多器官功能障碍，如心、肾、脑等功能不全表现；全身炎症反应重，可能存在高热、严重创伤、大出血等病情；严重的内环境紊乱，对升压药不敏感；输液速度过快、晶体液过多，有时隐性 ARDS 转变为显性，对怀疑有 ARDS 的患者，输液时应注意静脉滴注速度与输注的晶胶比例。对合并 ARDS 患者手术时的麻醉选择，目前认为全身麻醉优于其他麻醉，术后继续行呼吸支持治疗，对改善呼吸功能作用显著；呼吸机支持治疗能改善 ARDS 患者的动脉血氧分压，但使用不当有加重呼吸性酸中毒或呼吸性碱中毒的危险；早期有效地治疗原发病特别重要，有手术指征者，即使病情较重，也应在充分术前准备后尽早进行手术治疗。

（王晓斌　唐　霓）

第十四章 急性脑卒中抢救流程及解析

第一节 急性脑卒中抢救流程

定义
脑卒中是指脑局部血供异常而引起的神经功能障碍和脑组织损伤，包括出血性脑卒中和缺血性脑卒中；病死率约为25%，残疾率＞70%

诊断

临床表现
- 出血性脑卒中：突然起病、剧烈头痛、神经系统功能障碍
- 缺血性脑卒中
  - 言语不清或理解语言困难
  - 意识障碍或抽搐
  - 一侧肢体无力或麻木，一侧面部无力或口角歪斜
  - 双眼向一侧凝视或双眼一侧视力丧失

意识改变：脑卒中患者存在不同程度的意识改变，昏迷反映了大脑皮质和脑干受损，其神经功能受损的严重程度以Glasgow昏迷评分判断

脑卒中分类（二者治疗方法截然不同）

分类	头痛	意识障碍	定位体征
缺血性脑卒中	中度	轻度	重度
出血性脑卒中	重度	重度	重度
蛛网膜下腔出血	重度	中度	轻度

定位检查
- 清醒者检查：皮质、语言、视觉、脑神经、运动和感觉功能
- 神经体征：有助于确定颈动脉或椎–基底动脉系统的梗死
- 交叉性或双侧受损体征：脑干梗死
- 纯感觉区脑卒中、构音障碍–手笨拙综合征：小血管病变–腔隙性脑梗死

影像学检查
- CT平扫：是鉴别脑梗死、脑出血或其他颅内占位性病变最重要的方法；对脑出血的诊断优于磁共振成像
- 磁共振成像：能早期提示梗死或更准确地提示血肿变化过程
- 脑血管造影：可显示异常血管及显示破裂血管造影剂外漏的状况，是诊断颅内动脉瘤最有价值的方法

紧急评估
- 呼吸
  - 气道有无阻塞、是否存在低氧血症
  - 有无呼吸、有无频率和深度的改变
- 心血管：有无存在低血压或高血压，以及有无心率、心律异常
- 意识障碍的程度及是否存在昏迷
- 通过CT明确是出血性脑卒中还是缺血性脑卒中

紧急处理
- 通畅气道、吸氧，必要时气管插管，辅助通气
- 血糖管理：监测血糖并且控制血糖在基本正常范围
- 体温管理：一般控制在正常范围
- 出血性脑卒中
  - 控制血压（降压）
    - 尼卡地平：10～30μg/kg或0.5～1.0mg稀释至10ml缓慢静脉注射；维持1～10μg/（kg·min）静脉泵注
    - 乌拉地尔：25～50mg或0.5～1mg/kg 静脉注射
    - 硝酸甘油：5～10μg/（kg·min）静脉滴注

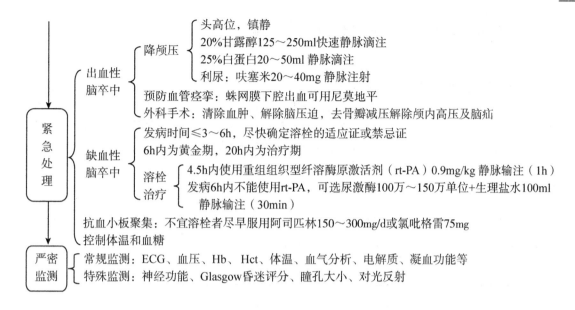

- 紧急处理
  - 出血性脑卒中
    - 降颅压
      - 头高位，镇静
      - 20%甘露醇125～250ml快速静脉滴注
      - 25%白蛋白20～50ml 静脉滴注
      - 利尿：呋塞米20～40mg 静脉注射
    - 预防血管痉挛：蛛网膜下腔出血可用尼莫地平
    - 外科手术：清除血肿、解除脑压迫，去骨瓣减压解除颅内高压及脑疝
  - 缺血性脑卒中
    - 发病时间≤3～6h，尽快确定溶栓的适应证或禁忌证
    - 6h内为黄金期，20h内为治疗期
    - 溶栓治疗
      - 4.5h内使用重组组织型纤溶酶原激活剂（rt-PA）0.9mg/kg 静脉输注（1h）
      - 发病6h内不能使用rt-PA，可选尿激酶100万～150万单位+生理盐水100ml 静脉输注（30min）
  - 抗血小板聚集：不宜溶栓者尽早服用阿司匹林150～300mg/d或氯吡格雷75mg
  - 控制体温和血糖
- 严密监测
  - 常规监测：ECG、血压、Hb、Hct、体温、血气分析、电解质、凝血功能等
  - 特殊监测：神经功能、Glasgow昏迷评分、瞳孔大小、对光反射

第二节　急性脑卒中抢救解析

脑卒中是指脑局部血供异常而引起的神经功能障碍和脑组织损伤。急性脑卒中分为出血性脑卒中（脑出血和蛛网膜下腔出血）及缺血性脑卒中（脑血管栓塞和脑血栓形成）。

脑卒中是一种发病率高、病死率高（25%）和残疾率极高（70%）的疾病。必须早诊断、早治疗，以达到脑损伤最小化和康复最大化的目的。为此相关指南提出 7 个“D”。

发现（Detection）：识别脑卒中的症状和体征。

派遣（Dispatch）：拨打急救电话、启动急诊医疗服务体系（emergency medical service system，EMSS）优先派遣。

转运（Delivery）：迅速运输、院前通知医院。

到医院（Door to hospital）：即时急诊、分诊。

数据（Data）：急诊评估迅速进行实验室和 CT 检查。

决策（Decision）：诊断和决定适合的治疗。

用药（Drug）：给予适当的药物和其他干预措施。

一、诊断

（一）识别脑卒中的症状与体征

1. 出血性脑卒中　突然起病、剧烈头痛、呕吐、神经功能障碍等，典型的出血部位包括基底节区、脑室、丘脑、脑干、小脑半球。

2. 缺血性脑卒中　下述症状持续超过 1h。

（1）说话不清或理解语言困难。

（2）意识障碍或抽搐。

（3）眩晕伴呕吐或昏倒。

（4）一侧面部无力或口角歪斜。

（5）一侧肢体（伴或不伴面部）无力或麻木。

（6）双眼向一侧凝视，一侧或双眼视力丧失或模糊。

（二）意识改变

昏睡至昏迷，对外界刺激缺乏反应是大脑皮质和（或）脑干受损的表现。意识障碍逐渐加重，常反映伴有颅内压增高的严重脑损伤，昏迷程度可采用 GCS 评估（表 1-1），脑卒中患者一般均会有意识改变。GCS 评分最低 3 分，最高 15 分，得分越高，提示意识状态越好，14 分以上属于正常状态，昏迷程度越重者的昏迷评分越低，3 分多提示脑死亡或预后极差。昏迷程度：①轻度昏迷：13～14 分；②中度昏迷：9～12 分；③重度昏迷：3～8 分。

（三）脑卒中分类

由于两种脑卒中的治疗方法截然不同，故判断脑卒中是出血性的还是缺血性的极为重要。其中 CT 平扫是最主要的鉴别手段。二者的临床特点不同（表 14-1）。

表 14-1　出血性和缺血性脑卒中特点比较

分类	头痛	意识障碍	定位体征
缺血性脑梗死	中度	轻度	重度
出血性脑卒中	重度	重度	重度
蛛网膜下腔出血	重度	中度	轻度

（四）脑卒中的定位检查

清醒患者应检查皮质、语言、视觉、脑神经、运动和感觉功能。神经体征检查确定颈动脉或椎-基底动脉系统的梗死。交叉性或双侧受损体征提示脑干梗死。特殊形式的功能缺损，如感觉区卒中构音障碍-手笨拙综合征，提示小血管病变致皮质下或腔隙性梗死。

（五）影像学检查

只要病情允许应尽早进行影像学检查，包括 CT、磁共振及 CT 血管造影。

1. CT　是鉴别缺血性还是出血性或其他颅内占位性病变的最重要、最准确的诊断方法。CT 可清晰地显示脑出血部位、出血量、占位效应、是否破入脑室或蛛网膜下腔、周围组织受损情况。优点：检查快捷、易得、经济、敏感度高、可鉴别出血性还是缺血性脑卒中。

2. CT 血管造影（CT angiography，CTA）　疑似大血管阻塞的患者主要在发病 24h 内都建议进行头颈部 CTA，可以显示血管内栓塞部位、损伤范围，评估对侧血管的侧支循环及对预后的影响，鉴别动脉硬化与比较罕见的 A 型主动脉夹层引起的脑卒中。

3. 磁共振　扩散加权成像（diffusion weighted imaging，DWI）可以准确测量梗死核心区体积，在发病数分钟内显示早期缺血改变，也是评估大脑后动脉区域梗死最佳方法。磁敏感加权成像（susceptibility weighted imaging，SWI）可用于评估出血及 CT 无法发现的脑组织微小出血灶。液体衰减反转恢复（fluid-attenuated inversion recovery，FLAIR）可以用于评价脑实质情况，脑梗死区域未呈现高密度预示着脑卒中发病时间在 4.5h 内。磁共振成像和 CTA 一样可以评估颅内外血管情况。

4. 腰椎穿刺检查　怀疑蛛网膜下腔出血（无颅内高压时）可行腰椎穿刺检查。

5. 脑血管造影　可清晰显示异常血管、造影剂外漏血管及其破裂的部位和大小，是诊断颅内动脉瘤最有价值的方法。

二、紧急评估

急性脑卒中与心肌梗死类似，是心搏骤停中最常见和最重要的病因之一。

（一）呼吸

1. 是否气道通畅　评估气道是否有阻塞，如分泌物、上呼吸道梗阻等。

2. 呼吸状态　评估有无呼吸，以及呼吸的节律和幅度。

3. 是否存在低氧血症　如 SpO_2 <90%则存在低氧血症。

（二）心血管

1. 大动脉是否有搏动。

2. 评估是高血压还是低血压。

3. 是否存在心率、心律异常。

（三）意识

评估意识障碍的程度（轻度、中度、重度）及是否存在昏迷。

三、治疗

（一）出血性脑卒中

患者发病的最初数天内病情常不稳定，应持续生命体征监测（包括血压、心电图和血氧饱和度监测）和定时进行神经系统评估，密切观察病情及血肿演变，定时复查头颅 CT，尤其是发病 3h 内行首次头部 CT 患者，应于发病 8h 内、最迟 24h 内复查头部 CT。

治疗的首要原则是保持安静、稳定血压、防止血肿扩大；根据情况，适当降低颅内压，治疗脑水肿，纠正水电解质紊乱、控制血糖及体温；同时加强呼吸道管理及护理，防治各种颅内及全身并发症。

1. 一般治疗

（1）控制血压：急性脑出血患者常伴有明显血压升高，且血压升高的幅度通常超过缺血性脑卒中患者，这增加了脑出血患者残疾、病死等风险。脑出血早期及血肿清除术后应立即使用药物迅速控制血压，但也要避免因血压下降过快、过低可能产生的脑血流量下降。若因脑缺血反应（库欣反应）或中枢性原因引起的异常血压升高，则要针对病因进行治疗，不宜单纯盲目降压。临床上将收缩压迅速降至 140mmHg 是安全的，并且能够改善远期神经功能的预后，应避免血压波动。

1）短效静脉降压常用药物：拉贝洛尔、乌拉地尔、尼卡地平等。

2）口服降压常用药物：长效钙通道阻滞药，血管紧张素Ⅱ受体阻滞药，$β_1$ 受体阻滞药等。

（2）降低颅内压、控制脑水肿

1）头高位约 30°，头颅保持中线位，以增加静脉血回流，降低颅内压；条件允许时可暂时性过度通气。

2）对需要气管插管或其他类似操作的患者，可给予镇静药，镇静药应逐渐加量，尽可能减少疼痛或躁动引起的颅内压增高。常用的镇静药物有丙泊酚、依托咪酯、咪达唑仑等。

3）药物治疗：若有颅内压（intracranial pressure，ICP）增高的临床或影像学表现和（或）

实测 ICP＞20mmHg，可应用脱水剂，如 20%甘露醇 125～250ml 快速静脉输注[1～3g/（kg·d）]、甘油果糖、高渗盐水、白蛋白（25%白蛋白 20～50ml 静脉输注）、利尿药等，应用上述药物均应监测肾功能、电解质、维持内环境稳定，必要时可行颅内压监测。

（3）血糖管理：无论既往是否有糖尿病病史，入院时高血糖均预示脑出血患者的病死风险和转归不良风险增高。低血糖可导致脑缺血性损害并加重脑水肿，故也需及时纠正。因此，应监测血糖，控制血糖在正常范围内。

（4）止血药：出血 8h 内可以适当应用止血药预防血肿扩大，使用时间一般不超过 48h；对于凝血功能正常者，一般不建议常规使用止血药。

（5）抗血管痉挛治疗：对于合并蛛网膜下腔出血的患者，可以使用钙通道阻滞药（尼莫地平），口服 10mg，1 次/日，静脉泵注第 1 小时 0.5～1.0mg/h，之后以 1～2mg/h 速率根据实际效果调整。

（6）激素治疗：尚有争议。高血压脑出血患者激素治疗无明显益处，而且并发症的风险增加（如感染、消化道出血和高血糖等）。如果影像学表现有明显水肿亦可考虑短期激素治疗，可选用甲泼尼龙、地塞米松或氢化可的松。

（7）呼吸道管理：若意识障碍程度重，无法自主咳痰、肺部感染加重可考虑气管插管或尽早气管切开。怀疑肺部感染患者，应早期做痰培养及药物敏感试验，选用有效抗生素治疗。

（8）神经保护剂：脑出血后是否使用神经保护剂尚存在争议。有临床报道显示，神经保护剂安全、可耐受，对临床预后有改善作用。

（9）体温控制：一般控制体温在正常范围，尚无确切的证据支持低温治疗。

（10）预防应激性溃疡：脑出血早期可使用质子泵抑制剂预防应激性溃疡。

（11）纠正水、电解质紊乱，维持酸碱平衡：定期检查血生化、血气分析，监测并及时纠正水、电解质紊乱和酸碱失衡。

（12）抗癫痫治疗：若出现临床痫性发作应进行抗癫痫药物治疗。无痫性发作者是否用药预防癫痫尚无定论。不少外科医师主张对于幕上较大血肿或幕上手术后患者应预防癫痫。

（13）下肢深静脉血栓和肺栓塞的预防：脑出血患者发生深静脉血栓形成和肺栓塞的风险较高，应鼓励患者尽早活动、腿抬高；尽可能避免穿刺下肢静脉进行输液，特别是瘫痪侧肢体；可联合使用弹力袜和间歇性空气压缩装置预防下肢深静脉血栓及相关栓塞事件。

2. 外科治疗　当上述治疗方法无效时考虑外科治疗。外科治疗脑出血在国际上尚无公认的结论。我国目前外科治疗的主要目标在于及时清除血肿、解除脑压迫、缓解严重颅内高压及脑疝，挽救患者生命，尽可能降低由脑血肿压迫导致的继发性脑损伤。

（1）基底节区脑出血：有下列表现之一者，可考虑紧急手术：①颞叶钩回疝；②CT、磁共振成像等影像学检查有明显颅内压升高的表现；③实际 ICP＞25mmHg；④中线结构移位超过 5mm；⑤同侧侧脑室受压闭塞超过 1/2；⑥同侧脑池、脑沟模糊或消失。

手术术式可根据病情选取：①骨瓣开颅血肿清除术；②小骨窗开颅血肿清除术；③神经内镜血肿清除术；④立体定向骨孔血肿抽吸术。

（2）丘脑出血：外科手术指征同上述基底节区脑出血。手术术式根据病情可选取：①血肿清除手术，参照基底节区脑出血；②脑室钻孔外引流术：适用于丘脑出血破入脑室，丘脑实质血肿较小，但发生梗阻性脑积水并继发颅内高压的患者，一般行侧脑室额角穿刺外引流术。

（3）脑叶出血：参照基底节区脑出血。

（4）脑室出血：外科治疗适应证：①少量至中等量出血，患者意识清楚，GCS＞8 分，无梗阻性脑积水，可保守治疗或行腰池持续外引流；②出血量较大，超过侧脑室 50%，GCS＜8

分，合并梗阻性脑积水者，行脑室穿刺外引流；③出血量大，超过脑室容积 75%甚至脑室铸型，GCS<8 分，明显颅内高压者，需开颅手术直接清除脑室内血肿。

（5）小脑出血：手术指征如下所述，①血肿超过 10ml，第四脑室受压或完全闭塞，有明显占位效应及颅内高压；②脑疝；③合并明显梗阻性脑积水；④实际测量 ICP>25mmHg。

（二）缺血性脑梗死

缺血性脑梗死占所有脑卒中病例的 85%，快速诊断与选择尽快恢复缺血脑组织再灌注时机的治疗方法是关键。从到达急诊至接受首次 CT 平扫检查的时间应该控制在 20min 以内。当前国际广泛使用 TOAST 病因分型，将缺血性脑卒中分为 5 型，即大动脉粥样硬化型、心源性栓塞型、小动脉闭塞型、其他明确病因型和不明原因型。

1. 一般治疗

（1）吸氧与呼吸支持：低氧血症会加重缺血半影区的缺血性组织损伤，应该予以避免。

1）合并低氧血症：血氧饱和度≤92%或血气分析提示缺氧，应给予高浓度、大流量吸氧，气道功能严重障碍者应给予气道支持（气管插管或气管切开）及辅助通气。

2）无低氧血症的患者不需常规吸氧。

（2）心脏监测与心脏病变处理：脑梗死后 24h 内应常规进行心电图检查，必要时进行心电监护，以便早期发现心脏病变并进行相应处理；避免或慎用增加心脏负担的药物。

（3）体温控制：体温升高与脑卒中后病死率增高及神经功能恶化相关，应该采取相应措施治疗体温升高。

1）对体温升高的患者应明确发热原因，如存在感染应给予抗生素治疗。

2）对体温>38℃的患者应给予退热药及主动降温措施。

（4）血压控制

1）准备溶栓者，应使收缩压<180mmHg、舒张压<100mmHg。

2）缺血性脑卒中后 24h 内血压升高的患者应谨慎处理：应先处理紧张焦虑、疼痛、恶心、呕吐及颅内压增高等情况；血压持续升高，收缩压≥200mmHg 或舒张压≥110mmHg，或伴有严重心功能不全、主动脉夹层、高血压脑病，谨慎降压并严密观察血压变化，必要时可静脉使用短效药物（如拉贝洛尔、尼卡地平等），建议应用微量输液泵，避免血压降得过低。

3）有高血压病史且正在服用降压药者，如病情平稳，可于脑卒中 24h 后开始恢复使用降压药物。

4）脑卒中后低血压的患者应积极寻找和处理原因，必要时可采用扩容、升压措施。

（5）血糖控制：低血糖不仅与脑卒中症状类似，还恶化脑卒中后神经功能；相反，高血糖参加神经元凋亡及脑水肿，从而导致神经功能预后更差。血糖浓度应该控制在 5～10mmol/L。尤其需要强调的是应该避免在纠正高血糖治疗过程中发生医源性低血糖。

1）血糖浓度超过 11.1mmol/L 时给予胰岛素治疗。

2）血糖浓度低于 2.8mmol/L 时给予 10%～20%葡萄糖口服或注射治疗。

（6）营养支持

1）正常经口进食者无须额外补充营养。

2）不能正常经口进食者可鼻饲，持续时间长者经本人或家属同意可行经皮内镜下胃造瘘管饲补充营养。

2. 特异性治疗

（1）改善脑血液循环

1）溶栓治疗

a. 对缺血性脑卒中发病 3h 内和 3.0～4.5h 的患者，应根据适应证严格筛选患者，尽快静脉给予 rt-PA 溶栓治疗。使用方法：rt-PA 0.9mg/kg（最大剂量为 90mg）静脉输注，其中 10% 在最初 1min 内静脉注射，其余持续输注 1h，用药期间及用药 24h 内严密监护患者。

b. 发病 6h 内的缺血性脑卒中患者，如不能使用 rt-PA 可考虑静脉给予尿激酶，应根据适应证严格选择患者。使用方法：尿激酶 100 万～150 万单位，溶于生理盐水 100～200ml，持续静脉输注 30min，用药期间应如前述严密监护患者。

c. 可对其他溶栓药物进行研究，不推荐在研究以外使用。

d. 发病 6h 内因大脑中动脉闭塞导致的严重脑卒中且不适合静脉溶栓的患者，经过严格选择后可在有条件的医院进行动脉溶栓。

e. 发病 24h 内因后循环动脉闭塞导致的严重脑卒中且不适合静脉溶栓的患者，经过严格选择后可进行动脉溶栓。

f. 溶栓患者的抗血小板或特殊情况下溶栓后还需抗凝治疗者，应推迟到溶栓 24h 后开始。

对于静脉溶栓，应注意如下监护及处理：

a. 尽可能将患者收入重症监护病房或脑卒中单元进行监护。

b. 定期进行神经功能评估：第 1 小时内，每 30 分钟一次，以后每小时 1 次，直至 24h。

c. 如出现严重头痛、高血压、恶心或呕吐，应立即停用溶栓药物并行脑 CT 检查。

d. 定期监测血压：最初 2h 内，每 15 分钟一次；随后 6h 内，每 30 分钟一次；以后每小时 1 次，直至 24h。

e. 如收缩压≥180mmHg 或舒张压≥100mmHg，应增加血压监测次数，并给予降压药物。

f. 鼻饲管、导尿管及动脉内测压管应延迟安置。

g. 给予抗凝药、抗血小板药物前应复查颅脑 CT。

2）抗血小板治疗

a. 对于不符合溶栓适应证且无禁忌证的缺血性脑卒中患者应在发病后尽早给予口服阿司匹林 150～300mg/d 或氯吡格雷 75mg，急性期后阿司匹林可改为预防剂量 50～150mg/d。

b. 溶栓治疗者，阿司匹林等抗血小板药物应在溶栓 24h 后开始使用（Ⅰ级推荐，B 级证据）。

c. 对不能耐受阿司匹林者，可考虑选用氯吡格雷等抗血小板治疗。

3）抗凝：药物治疗包括普通肝素、低分子量肝素、类肝素、口服抗凝剂和凝血酶抑制剂。

a. 对于大多数急性缺血性脑卒中患者，不推荐无选择地早期进行抗凝治疗。

b. 对于少数特殊患者的抗凝治疗，可在谨慎评估风险、效益比后慎重选择。

c. 对于特殊情况下溶栓后还需抗凝治疗的患者，应在 24h 后使用抗凝剂。

4）降纤：对不适合溶栓并经过严格筛选的脑梗死患者，特别是高纤维蛋白血症者可选用降纤治疗。

5）扩充血容量

a. 对一般缺血性脑卒中患者，不推荐扩充血容量。

b. 对于低血压或脑血流低灌注所致的急性脑梗死，如分水岭梗死可考虑扩容治疗，但应注意可能加重脑水肿和心力衰竭等并发症。此类患者不推荐使用扩血管治疗。

6）扩血管：对一般缺血性脑卒中患者，不推荐扩血管治疗（Ⅱ级推荐，B 级证据）。

（2）神经保护：依达拉奉是一种抗氧化剂和自由基清除剂。国内外多个随机双盲安慰剂对照试验提示依达拉奉能安全、有效地改善急性脑梗死后的功能，但是尚需开展更多高质量临床试验进一步证实。

（3）其他疗法

1）丁基苯酞：是近年国内开发的Ⅰ类新药。多项评价急性脑梗死患者口服丁基苯酞的多中心随机、双盲、安慰剂对照试验显示：丁基苯酞治疗组神经功能缺损和生活能力评分均较安慰剂对照组显著改善，安全性好。

2）人尿激肽原酶（尤瑞克林）：是近年国内开发的另一个Ⅰ类新药。评价急性脑梗死患者静脉使用人尿激肽原酶的多中心随机、双盲、安慰剂对照试验显示，尤瑞克林治疗组的功能结局较安慰剂组明显改善。

3）高压氧和亚低温：其疗效和安全性还需开展高质量的随机对照试验证实。

（4）中医、中药：针刺和中成药治疗急性脑梗死的疗效尚需更多高质量随机对照试验进一步证实。建议根据具体情况结合患者意愿决定是否选用针刺或中成药治疗。

（三）急性期并发症的处理

1. 脑水肿与颅内压增高

（1）卧床，避免和处理引起颅内压增高的因素，如头颈部过度扭曲、激动、用力、发热、癫痫、气道不通畅、咳嗽、便秘等。

（2）静脉滴注甘露醇，必要时也可用甘油果糖或呋塞米等。

（3）对于发病48h内，60岁以下的恶性大脑中动脉梗死伴严重颅内压增高、内科治疗不满意且无禁忌证者，可请脑外科会诊考虑是否行减压术。

（4）对压迫脑干的大面积小脑梗死患者可请脑外科会诊协助处理。

2. 出血转化

（1）症状性出血转化：停用抗栓治疗等致出血药物；与抗凝和溶栓相关的出血处理参见脑出血处理。

（2）抗凝和抗血小板治疗开始时机：对需要抗栓治疗者，可于出血转化病情稳定后7～10d开始抗栓治疗；对于再发血栓风险相对较低或全身情况较差者，可用抗血小板药物代替华法林。

3. 癫痫

（1）不推荐预防性应用抗癫痫药物。

（2）孤立发作1次或急性期痫性发作控制后，不建议长期使用抗癫痫药物。

（3）脑卒中后2～3个月再发的癫痫，建议按癫痫常规治疗，即进行长期药物治疗。

（4）脑卒中后癫痫持续状态，建议按癫痫持续状态治疗原则处理。

4. 吞咽困难

（1）建议于患者进食前采用饮水试验进行吞咽功能评估。

（2）吞咽困难短期内不能恢复者早期可插鼻胃管进食，吞咽困难长期不能恢复者可行经皮内镜下胃造瘘术进食。

5. 肺炎

（1）早期评估和处理吞咽困难与误吸问题，对意识障碍患者应特别注意预防肺炎。

（2）疑有肺炎的发热患者应给予抗生素治疗，但不推荐预防性使用抗生素。

6. 排尿障碍与尿路感染

（1）建议对排尿障碍进行早期评估和康复治疗，记录排尿日志。

（2）尿失禁者应尽量避免留置尿管，可定时使用便盆或便壶，白天每2小时一次，晚上每

4 小时一次。

（3）尿潴留者应测定膀胱残余尿，排尿时可在耻骨上施压加强排尿；必要时可间歇性导尿或留置导尿。

（4）有尿路感染者应给予抗生素治疗，但不推荐预防性使用抗生素。

7. 深静脉血栓形成和肺栓塞

（1）鼓励患者尽早活动、抬高下肢；尽量避免下肢（尤其是瘫痪侧）静脉输液。

（2）对于发生深静脉血栓形成（deep vein thrombosis，DVT）及肺栓塞高风险且无禁忌者，可给予低分子量肝素或普通肝素，有抗凝禁忌者给予阿司匹林治疗。

（3）可联合加压治疗（长筒袜或交替式压迫装置）和药物预防 DVT，不推荐常规单独使用加压治疗；但对有抗栓禁忌的缺血性脑卒中患者，推荐单独应用加压治疗预防 DVT 和肺栓塞。

（4）对于无抗凝和溶栓禁忌的 DVT 或肺栓塞患者，首先建议肝素抗凝治疗，症状无缓解的近端 DVT 或肺栓塞患者可给予溶栓治疗。

8. 血管性水肿　好发于 t-PA 治疗后，多发于口舌部，患者服用 ACEI 类药物是高危因素。治疗包括立即停用 t-PA、保持气道通畅，必要时行气管插管。

（王英伟　王海莲）

第十五章　全脊髓麻醉抢救流程及解析

第一节　全脊髓麻醉抢救流程

定义 — 全脊髓麻醉是指硬膜外阻滞时，穿刺针或硬膜外导管误入蛛网膜下腔而未被及时发现，超过蛛网膜下腔阻滞数倍量的局部麻醉药注入蛛网膜下腔，产生异常广泛的脊神经阻滞

诊断
- 症状：突发的意识障碍、昏迷
- 体征
  - 呼吸无力甚至停止
  - 血压骤降，血压测不出甚至心搏骤停

紧急评估
- 气道评估
  - 是否存在气道阻塞：特别是急诊手术应评估误吸量及性状
  - 是否缺氧及缺氧程度
    - 低氧血症
      - 吸空气：$SpO_2 < 90\%$，$PaO_2 < 60mmHg$
      - 吸入氧浓度30%~40%：$SpO_2 < 95\%$
    - 严重缺氧：$SpO_2 \leq 75\%$，$PaO_2 \leq 40mmHg$
- 循环评估
  - 低血压程度
    - 血压骤降：局麻药量大、阻滞范围迅速扩大
    - 血压下降相对缓和：如分娩镇痛等给予小剂量局部麻醉药
  - 休克状况：休克的早期诊断很重要，即心率加快、休克指数>0.8就应该考虑
  - 心搏状况：严重低血压没有纠正且时间过长，就可能出现心搏骤停
- 呼吸评估
  - 评估自主呼吸是否存在：自主呼吸减弱，甚至消失
  - 存在上呼吸道梗阻且自主呼吸尚未消失时，通常表现为呼吸困难
- 中枢神经系统评估：临床最先察觉的患者的表现形式是意识消失或出现惊厥
- 高危因素：操作不符合规范，如暴力穿刺而刺破硬脊膜

紧急处理
- 气道管理
  - 保持气道通畅
  - 清除呼吸道内分泌物
  - 必要时行气管插管、机械通气：如意识障碍及$SpO_2 \leq 75\%$时
- 开放动静脉通路
  - 外周静脉（首选肘静脉）和（或）深静脉穿刺置管
  - 动脉通路首选桡动脉穿刺置管
- 抗休克
  - 液体治疗
    - 早期补液：及早建立静脉通路，以输注平衡液为主，采取先晶后胶、晶胶结合的原则
    - 快速补液：输液速度先快后慢，前2h可以10~20ml/（kg·h）的速度补液；当血压不降且心率开始减慢时即可降低输液速度
    - 足量补液：当尿量达0.5ml/（kg·h），并且心率、血压、中心静脉压基本正常并稳定，即可控制入量
  - 血管收缩药物
    - 有效循环血量充足的前提下，适当使用血管收缩药物可显著改善循环状况不建议单独使用大剂量的血管收缩药
    - 常用药物：去甲肾上腺素、苯肾上腺素、多巴胺和肾上腺素等
  - 适时使用糖皮质激素：可采用大剂量冲击疗法，氢化可的松静脉输注，首剂200~300mg
  - 必要时迅速进行胸外心脏按压或者电除颤
  - 注意保温

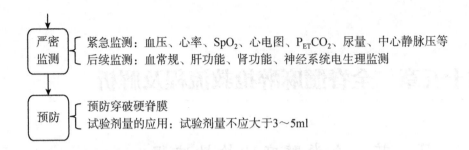

严密监测
紧急监测：血压、心率、SpO$_2$、心电图、P$_{ET}$CO$_2$、尿量、中心静脉压等
后续监测：血常规、肝功能、肾功能、神经系统电生理监测

预防
预防穿破硬脊膜
试验剂量的应用：试验剂量不应大于3～5ml

第二节　全脊髓麻醉抢救解析

全脊髓麻醉是指硬膜外阻滞时，穿刺针或硬膜外导管误入蛛网膜下腔而未被及时发现，超过蛛网膜下腔阻滞数倍量的局部麻醉药注入蛛网膜下腔，产生异常广泛的脊神经阻滞。

一、病因

穿刺针或硬膜外导管误入蛛网膜下腔。

二、临床表现与诊断

（一）典型临床表现

1. 血压骤降　是全脊髓麻醉发生时最初的表现之一，通常血压较低甚至测不出。当全脊髓麻醉发生时，由于交感神经阻滞范围较广泛，血压迅速出现骤降，由于通常采取袖带测量血压，该方法测量血压存在时间间隔，因此，临床上通常在患者出现神志消失或者呼吸停止后才发现血压较低。

2. 呼吸无力甚至停止　如果颈3、颈4和颈5受累，可能出现膈肌麻痹，再加上肋间肌也麻痹，或者进一步累及到呼吸中枢，可导致呼吸衰竭，甚至呼吸停止。

3. 意识障碍、昏迷　通常为全脊髓麻醉最先出现的症状，主要由于严重低血压或者缺氧所致，这也是识别是否发生全脊髓麻醉的主要症状之一。其主要是由于循环（袖带测量血压存在时间间隔）和呼吸抑制发生的极为迅速，首先能被医生察觉的是神志改变。

4. 心搏骤停　阻滞范围更广，出现严重缺氧或者低血压没有被迅速纠正时可导致心搏骤停。

（二）诊断

对于穿破硬脊膜、症状明显、发展迅速和用药量大者，其诊断并不困难。但应该与高位脊髓麻醉相鉴别：高位脊髓麻醉发展速度相对较慢，临床上可以观察到其进展如血压骤降、呼吸抑制、说话费力和无力（患者尚能回答医生的测试询问），如果及时有效通气和提升血压，患者神志不至于消失。分娩镇痛时，其用药量较少，也仅可以表现为异常高平面的麻醉，应该警惕。

三、紧急评估

（一）气道评估

1. 是否存在气道阻塞　低血压时通常会出现恶心、呕吐，呕吐出来的胃内容物可在咽喉部积存而致口腔、咽喉部食物进入气管内引起误吸，这是呕吐患者常见并发症；由于此类患者意识已经丧失，呕吐及呼吸困难并不明显，且呕吐物大部分积聚于口腔或者上呼吸道，因此，要提前做出评估和准备。

（1）误吸量小或液状、pH<2.5 时即可导致气管部分性阻塞、支气管阻塞、肺不张。

（2）若误吸物为固体食物、量大，则可阻塞气管，严重时可引起大部分或全部气管阻塞，可发生窒息而致死。

椎管内阻滞多在禁食、禁水情况下进行，误吸尤其是误吸大块呕吐物可能性小；但是在急诊手术等禁食、禁水情况不明的情况下，其误吸的风险显著增加，需要加强防范。

2. 是否存在缺氧和缺氧程度　是对气道紧急评估的重点。吸空气条件下 SpO_2<90%，PaO_2<60mmHg；吸入氧浓度 30%~40%时 SpO_2<95%即可诊断为低氧血症；若 SpO_2≤75%，PaO_2≤40mmHg 为严重缺氧，应根据具体情况紧急处理。

（二）循环系统

主要评估低血压和休克的程度，以及心搏状况。

1. 评估低血压和休克的程度　发生全脊髓麻醉时，随着阻滞范围的迅速扩大，血压可出现骤降。若发生在分娩镇痛等小剂量麻醉药误入蛛网膜下腔时，血压的下降可能相对缓和；更重要的是休克早期的诊断，若患者心率加快，收缩压变化不大而主要表现为舒张压升高，脉压变小，休克指数>0.8，面色苍白，尿少，烦躁不安，嗜睡，即可诊断为休克早期。

2. 心搏状况　随着血压骤降，心率最初表现为加快，但由于严重缺氧和低血压时间的延长，最终可出现心搏骤停。

（三）呼吸系统

呼吸系统主要评估是否存在自主呼吸。随着阻滞范围的迅速扩大，可影响膈肌或者辅助呼吸肌，可出现自主呼吸的减弱，甚至消失；当患者存在上呼吸道梗阻且自主呼吸尚未消失时，通常表现为呼吸困难、鼻翼扇动、"三凹征"，听诊有喘鸣音或爆裂声。

（四）中枢神经系统

中枢神经系统主要评估意识状况。随着低血压的持续存在及自主呼吸的消失，中枢神经系统的缺血缺氧即可表现为意识消失或出现惊厥。由于全脊髓麻醉出现得较为迅速，病情进展快，神志不清是最主要的表现形式。

（五）高危因素

操作不符合规范、暴力穿刺刺破硬脊膜是发生全脊髓麻醉的主要原因。若患者自身即存在循环系统或者呼吸系统疾病时，可显著增加患者全脊髓麻醉后出现严重意外的风险。

四、紧急处理

紧急处理主要包括气道管理及抗休克处理。

（一）气道管理

对于发生全脊髓麻醉的患者在进行气道管理之前一定要保持气道通畅。对于自主呼吸消失的患者要立即予以气管插管，并进行机械通气，以保证患者充分的氧供。对于自主呼吸减弱或者呼吸困难且 SpO₂≤75% 的患者亦应该实施积极的气道管理措施，必要时及早进行气管插管，并行机械通气。

（二）开放动静脉通路

一旦出现全脊髓麻醉应立即开放动静脉通路。

1. 立即开放静脉通路　首选肘静脉，条件允许时应尽快建立中心静脉通路，中心静脉通路可供快速输液和判断血容量。

2. 开放动脉通路　首选桡动脉穿刺置管，在动态监测血压的同时可行各种必要的监测，如血气分析和电解质检测。

（三）抗休克治疗

1. 液体治疗　发生全脊髓麻醉时，交感神经阻滞、外周血管扩张导致体内相对血容量不足，同时还存在术前禁食、禁水所造成的液体丢失。因此，适时而迅速的液体补充可以有效地纠正循环血容量的不足。应遵循早期、快速、足量三原则。

（1）早期补液：及早建立静脉通路，以平衡液为主，采取先晶体液后胶体液、晶体液和胶体液结合的原则。

（2）快速补液：输液速度先快后慢，前 2h 可以 10～20ml/（kg·h）的速度补液；当输入 1000～2000ml 液体，且心率开始减慢时即可降低输液速度；当心率≤100 次/分时应进一步控制输液速度。

（3）足量补液：可观察尿量，当尿量达 0.5ml/（kg·h），并且心率、血压、中心静脉压基本正常并稳定，即可控制入量。出血量＞1000ml，应补充胶体液。

2. 血管收缩药物的应用　对于全脊髓麻醉的患者，在有效循环血量充足的前提下，适当地使用血管收缩药物可以显著改善循环状况，稳定心率；相反，仅使用大剂量血管收缩药物，其效果可能不甚理想。同时，应严密监测内环境的变化，及时纠酸；当循环功能逐步好转时，应酌情减量至逐渐停用血管收缩药物。常用的血管收缩药物有去甲肾上腺素、去氧肾上腺素、多巴胺和肾上腺素等，用法参考"附录四-常用急救药物剂量和配置"。

3. 适时使用糖皮质激素　糖皮质激素能增加心肌和血管平滑肌肾上腺素能受体的数量，调节受体介导的细胞内信号转导过程，抑制前列腺素的合成，降低毛细血管的通透性。可采用大剂量冲击疗法，氢化可的松静脉输注，首剂 200～300mg。

4. 必要时迅速进行胸外心脏按压或者电除颤　由于全脊髓麻醉的发生迅速而凶险，一旦发生心搏骤停应立即予以胸外心脏按压或者电除颤，抢救患者生命。电除颤能量可从大到小依次选用，也可使用肾上腺素将心脏停搏转为心室颤动后再使用电除颤。

5. 注意保温。

总之，对于全脊髓麻醉的抢救，循环血量是基础，适当使用血管收缩药物是工具，管理好气道是保障。

五、预后

若能有效地维持循环和呼吸功能稳定，30min 后患者可清醒。全脊髓麻醉持续时间与使用的局部麻醉药有关，利多卡因可持续 1.0～1.5h，布比卡因可持续 1.5～3.0h。尽管全脊髓麻醉来势迅猛，严重时可危及患者的生命安全；但只要诊断和处理及时，大多数患者均能转危为安。

六、预防

（一）预防穿破硬膜

硬膜外阻滞是一种盲探性穿刺，除要求熟悉掌握有关椎管解剖外，操作应轻巧，用具应仔细挑选（弃掉不适用的穿刺针及过硬的导管）。对于那些多次接受硬膜外阻滞、硬膜外间隙有粘连者或脊柱畸形有穿刺困难者，不宜反复穿刺以免穿破硬膜。老年人、小儿的硬脊膜穿破率比青壮年高，因此，穿刺时尤其要小心。一旦穿破硬脊膜，建议改换其他麻醉方法，如全身麻醉或神经阻滞。若穿刺点在 L_2 以下，手术区域在下腹部、下肢或肛门会阴区者，可审慎地实行蛛网膜下腔麻醉并要求严密监测。

（二）试验剂量的应用

强调注入全量局部麻醉药前一定要先注入试验剂量（首次试验剂量不应大于 3~5ml），观察 5~10min 有无蛛网膜下腔阻滞表现，随后才能给予全量局部麻醉药。改变体位后，若须再次注药也应该再次注入试验剂量；因为在麻醉过程中，患者可能因体位改变而使导管移位并刺入蛛网膜下腔。有报道，硬膜外阻滞开始时为正常的节段性阻滞，间隔一定时间再次注药后则出现全脊髓麻醉并经导管抽出脑脊液，说明在麻醉维持期间导管还有可能穿破硬膜进入蛛网膜下腔。

（三）可视化下操作

在超声引导下进行椎管内穿刺，可识别各个解剖间隙，避免困难穿刺。

（于泳浩　石　钊）

第十六章　重度烧伤抢救流程及解析

第一节　重度烧伤抢救流程

定义

重度烧伤是指Ⅱ度烧伤面积在30%~49%，或Ⅲ度烧伤面积在10%~19%，或Ⅱ度、Ⅲ度烧伤面积不足上述百分比但伴有呼吸道损伤、严重复合伤或已经出现休克。Ⅱ度烧伤面积50%以上或Ⅲ度烧伤面积20%以上为特重烧伤

诊断

分级：轻度烧伤、中度烧伤、重度烧伤、特重烧伤
分度：Ⅰ度烧伤、浅Ⅱ度烧伤、深Ⅱ度烧伤、Ⅲ度烧伤
分期：休克期、感染期、修复期
面积：手掌法、九分法

紧急评估

判断伤情，估计面积和深度，注意有无复合伤或中毒

呼吸
　呼吸道
　　是否存在气道阻塞
　　呼吸道灼伤及程度：轻度、中度、重度
　是否存在吸入性损伤
　是否存在氧合障碍及程度：轻度、中度、重度

心血管
　是否存在休克：尤其应注意休克早期的诊断，早期休克收缩压变化不大，舒张压升高，脉压下降，心率加快，休克指数>0.8，是否存在心律失常

是否存在意识障碍、昏迷

紧急处理

针对不同烧伤原因，采取相应急救措施；如存在复合伤，则应进行相应处理

镇静镇痛

保持气道通畅、吸氧，必要时行气管插管或气管切开、机械通气

抗休克
　开放动静脉通路：补液、测压，以及血气分析、电解质检测等
　液体治疗
　　（1）每1%Ⅱ度、Ⅲ度烧伤面积成人为1.5ml/kg，小儿为1.5ml/kg，婴儿为2ml/kg，其晶体液：胶体液为2:1
　　（2）5%~10%葡萄糖溶液为生理需水量
　　注意：该计算量（1）+（2）的50%在烧伤后8h内输入，另外50%在16h内输入；第2个24h补液量，"（1）+（2）"减半并根据循环状况调整
　必要时给予血管活性药物、强心药

纠正水、电解质紊乱，酸碱失衡

尽早给予抗生素预防感染

防治多脏器衰竭

严密监测

紧急监测：血压、心电图、SpO_2、$P_{ET}CO_2$、中心静脉压、尿量、体温等
后续监测：血常规、肝肾功能、凝血功能、电解质、血流动力学等

麻醉风险

气道建立及管理困难
生命体征监测困难
容量管理困难
体温保护困难
器官保护困难

第二节　重度烧伤抢救解析

烧伤一般指热力，包括热液（水、汤、油等）、蒸汽、高温气体、火焰、炽热金属液体或固体（如钢水、钢锭）等所引起的组织损害，主要指皮肤和（或）黏膜，严重者也可伤及皮下和（或）黏膜下组织，如肌肉、骨、关节，甚至内脏。广义的定义是指由各种物理化学等因素引起的烧伤。

一、临床症状与诊断

（一）烧伤的分度

一般采用三度四分法，具体如下所述。

1. Ⅰ度烧伤　主要损伤表皮，基底层健在，表现为创面出现红斑状、干燥，而且可能会有轻度的红肿，但是不伴有感染，有烧灼感伴剧痛。

2. Ⅱ度烧伤　分为两种情况：①浅Ⅱ度，主要伤及真皮乳头层，表现为局部出现大小不一的水疱，而且创面红润潮湿、红肿明显，有明显的疼痛和感觉过敏情况；②深Ⅱ度，伤及真皮全层，烧伤表面有些小水疱，而且会伴有红白相间，水肿比较明显，此时临床表现为疼痛感觉比较迟钝。

3. Ⅲ度烧伤　损伤全皮层，创面出现焦黄、树枝样栓塞的血管，以及碳化样焦痂，表现为痛觉消失。

（二）烧伤的分级

根据烧伤的严重程度，一般分为四级。

1. 轻度烧伤　指Ⅱ度烧伤面积为 9% 以下。

2. 中度烧伤　指Ⅱ度烧伤面积为 10%～29%，或Ⅲ度烧伤面积为 10% 以下。

3. 重度烧伤　指Ⅱ度烧伤面积为 30%～49%，或Ⅲ度烧伤面积为 10%～19%，或者伴有呼吸道损伤、严重复合伤或已经出现休克。

4. 特重烧伤　指烧伤面积达 50% 以上，或Ⅲ度烧伤面积达 20% 以上，或已有严重并发症。

（三）感染的分期

烧伤根据临床表现和病理生理学变化分为急性渗出休克期、感染期、修复期。

（四）烧伤面积的估算

烧伤面积的计算有手掌法和九分法。

1. 手掌法　是指以伤者自己的手掌指并拢的面积为体表面积的 1% 来估算。

2. 九分法　是将人体各部位定为若干 9% 体表面积来进行烧伤面积估算。

二、紧急评估

（一）气道评估

热力灼伤呼吸道，以及烟雾中的化学物质吸入呼吸道，可引起气道局部损害和（或）全身中毒反应。首先应了解是否存在气道阻塞。同时，应评估气道灼伤的程度。

1. 轻度呼吸道烧伤　烧伤部位在咽喉以上，表现为口鼻咽黏膜发白或脱落、充血水肿，分泌物增多，刺激性咳嗽，吞咽困难或疼痛。

2. 中度呼吸道烧伤　烧伤部位在支气管以上，出现声嘶、呼吸困难，肺部有哮鸣音或干啰音；气管切开后呼吸困难可改善。

3. 重度呼吸道烧伤　烧伤部位深及小支气管，呼吸困难发生较早而且严重，并出现肺水肿，气管切开后呼吸困难也难以改善。

（二）循环评估

急性体液渗出期，一般持续 36～48h，烧伤早期的休克基本上是低血容量性休克，患者出现头晕、面色苍白、心悸、口渴、尿少、肢端湿冷、表情淡漠或烦躁不安、血压下降、心率增快。伴有坏死组织、毒素吸收，导致氧自由基和脂质过氧化自由基大量生成、红细胞破坏，以及代谢性酸中毒等病理生理改变。微循环变化主要表现为微血管收缩、通透性增加和微血栓形成等。

（三）意识评估

休克早期意识朦胧、表情淡漠或烦躁不安，休克代偿期为嗜睡或昏睡，休克失代偿期患者则表现为昏迷不醒，病情危重。

（四）心律失常的风险评估

严重烧伤患者由于呼吸道烧伤引起低氧血症，休克引起心脏低灌注，酸碱失衡和电解质紊乱，严重感染，以及疼痛引起的应激反应，均可导致各种心律失常的发生。

三、紧急处理

（一）针对烧伤原因进行相应处理

针对不同烧伤原因，采取相应急救措施，如存在复合伤，则应进行相应处理。

（二）镇静、镇痛

烧伤患者大多疼痛剧烈、不能耐受，可给予镇痛、镇静药物以减轻患者的疼痛，为大面积换药或烧伤儿童换药，同样可以考虑给予适当镇痛、镇静药物。可采用多模式镇痛，除静脉给予镇静、镇痛药物外，可在烧伤创面给予局部麻醉药。

（三）建立动静脉通路

对于严重烧伤患者，应在皮肤完好区域建立动静脉通路，或深静脉穿刺置管；在连续监测有创动脉血压和中心静脉压的同时，还有利于术中快速补液和血气电解质监测。

（四）呼吸道管理

置入口咽通气道作为气道阻塞紧急处理措施之一，应常规准备。对于气道通畅、高流量给氧治疗后，氧合指数<200mmHg 时考虑行气管插管、机械通气。应在表面麻醉和镇静药物慢诱导下、保持自主呼吸行清醒气管插管。对头面部烧伤或呼吸道烧伤患者，根据患者情况可行气管切开、气管造口术，有利于围手术期呼吸管理。

（五）液体治疗

烧伤后，体液大量渗出、手术创面大量蒸发、坏死组织毒素吸收后扩张血管和对心肌的抑制作用及大量炎症介质释放等，应及时补充液体。

可以参考方法：①每 1%Ⅱ度、Ⅲ度烧伤面积成人为 1.5ml/kg，小儿为 1.5ml/kg，婴儿为 2ml/kg，其晶体液∶胶体液为 2∶1；②5%～10%葡萄糖注射液为生理需水量。

注意：该计算量（①+②）的 50%在烧伤后 8h 内输入，另外 50%在 16h 内输入；第 2 个 24h 补液量，"①+②"减半并根据循环情况调整。

补液的目标是维持患者正常的血容量。研究表明，补液总量超过 7L/d 或 130ml/（kg·d），烧伤患者术后并发症明显增加；以胸部手术为例，专家推荐术中输液量为 3.5～6.0ml/（kg·h），尿量维持在 0.5～1.0ml/（kg·h）。至于有关输注晶体液或胶体液的选择目前没有统一的建议。

目前提倡围手术期使用目标导向液体治疗方法指导烧伤患者补液，并适当使用血管活性药物，以维持正常血压和重要脏器灌注。动态检测酸碱度、电解质，及时纠正代谢性酸中毒和电解质紊乱，这些与维持循环稳定、科学容量管理关系密切。

（六）提高免疫力，及早抗感染治疗

在感染期，由于患者免疫力下降，可导致创面感染、植皮或皮瓣手术失败，因此，提高免疫力、防止感染是关键。在修复期脱痂阶段，全身性感染是又一高峰，此期的关键是加强营养、消灭创面和防治感染。

（七）防治多器官功能衰竭

重度烧伤患者多器官功能衰竭的发生率和病死率高，一般认为休克、感染和吸入性损伤是诱发多器官功能衰竭的主要原因。为有效防治多器官功能衰竭的发生可采取如下措施：①早期及时有效的抗休克治疗；②尽早抗感染，适时手术清除坏死组织，及时覆盖创面，以减少感染、防止败血症的发生；③加强支持疗法：改善营养状况、增加免疫力对预防多器官功能衰竭的发生有重要作用，如新鲜全血和血浆可改善全身营养状况，胃肠和静脉高营养、补充维生素对于增强免疫力有极其重要的作用；④其他：如纠正水、电解质紊乱和酸碱失衡，以及及早保护重要器官等。

四、严密监测

（一）心电图监测

烧伤患者皮肤缺损，心电图监测可能困难，应尽量选择皮肤完好区域安放电极片监测心率和心律；出现心电图干扰较大，或波形不标准情况，可结合脉搏波形和脉率进行综合分析判断。

（二）血压监测

临床常选用无创袖带进行血压监测，部分患者由于皮肤烧伤或手术影响，可能难以实施，可考虑动脉穿刺行有创血压监测。近年来根据脉搏波形进行的无创连续血压监测技术，在烧伤患者监测中也得到一定范围应用。

（三）$P_{ET}CO_2$ 和 SpO_2 监测

$P_{ET}CO_2$ 和 SpO_2 监测可以实时掌握患者气道情况和肺功能变化。文献报道，肺保护性通气策略应用于呼吸道烧伤患者，可明显改善患者肺功能，提高氧合指数和SpO_2。

（四）血流动力学监测

对严重烧伤患者手术，或手术面积大、心肺功能不全等特殊情况，文献报道，应用PICCO、Vigileo-Flotrac进行血流动力学监测，可以减少不必要液体输注，利于患者康复。

（五）其他监测

根据中心静脉压、尿量、体温、pH和电解质等监测结果及时处理，对于维持患者血液循环稳定和组织灌注是非常有利的。部分皮肤缺损，保温功能丧失，液体进出量大，容易出现低体温，因此，体温监测非常重要。

五、麻醉风险

（一）麻醉风险评估

休克期患者多为低血容量性休克，麻醉药物可致血压进一步下降、组织灌注不足，缺血缺氧导致重要器官功能损害，甚至心搏骤停。

（二）气道管理困难

头面部烧伤患者和（或）呼吸道烧伤患者，组织水肿，呼吸困难，肺功能差，容易出现气道阻塞；麻醉前大多先行气管切开、气管造口术。对于烧伤后期患者存在呼吸道畸形或者瘢痕挛缩，麻醉前应认真评估气道情况，做好困难气道准备，可采用保留自主呼吸慢诱导、清醒气管插管的方法。

（三）容量管理困难

烧伤患者体液丢失过快过多，血容量不足，烧伤手术清创、切痂可能出血较多，也导致血容量快速下降。由于血液循环监测受条件限制，分析判断的指标有限，并且准确性存疑。很多烧伤手术麻醉难度大、风险高，需要充分准备，严密监测并及时处理。

（四）其他

烧伤患者胸壁结痂、胸廓运动受限，在麻醉开始前，应该在基础麻醉及局麻下对结痂做"十"字切开。俯卧位手术过程中应该注意腹部受压对呼吸的影响。清创或切痂手术可能短时间失血过多，应注意血压、心率变化，及时补液输血，维持血液循环稳定。由于暴露面积大，部分皮肤缺损，保温功能丧失，液体进出量大，烧伤手术容易出现低体温；应监测患者体温和做好保温工作，如提高室温、加温输血输液和使用加温毯暖风机等设备，同时应注意对非手术区域的覆盖保温。

（文欣荣　杨天德）

第十七章　急性重症颅脑损伤抢救流程及解析

第一节　急性重症颅脑损伤抢救流程

定义
颅脑损伤按病情的严重程度以GCS评分分为轻型（13～15分）、中型（9～12分）、重型（6～8分）和特重型（3～5分）。急性重症颅脑损伤主要包括后两型，患者昏迷时间长、神经系统体征明显，预后差，病死率高

诊断
外伤史：车祸、枪伤、钝器伤、砸伤等
临床表现
- 昏迷，GCS评分≤8分
- 去大脑强直
- 脑疝形成、瞳孔散大
- 潮式呼吸→呼吸停止
- 心血管：血压升高、心率减慢、脉压增大；也可见血压下降、休克，脉搏细弱→休克→心搏骤停
影像学检查：CT或MRI

紧急评估
脑疝是否形成
- 昏迷程度加深
- 瞳孔散大（疝侧或双侧），对光反射迟钝→消失
- 呼吸浅而快或深而慢→呼吸停止
呼吸
- 是否气道阻塞，如异物等
- 是否存在低氧血症、呼吸停止
心血管：是否存在低血压/高血压，是否存在心率、心律异常
评估是否合并其他脏器损伤：如张力性气胸、心脏压塞、肝脾破裂等

紧急处理
重症颅脑损伤病情重、变化快，需争分夺秒紧急处理
保持呼吸道通畅、尽早气管插管（院前即可实施），充分给氧、排出CO_2
迅速处理未制止的大出血，如头皮、四肢大血管或内脏破裂出血等
如存在张力性气胸，则应尽快胸腔闭式引流
纠正失血性休克
迅速建立静脉通路
- 输液选用高渗液、高晶液，避免低渗液或等渗液
- 20%甘露醇250～500ml快速静脉输注，脱水减轻脑水肿
脑水肿颅内高压（脑疝形成）
- 适当控制液体入量
- 脱水利尿：20%甘露醇250ml+呋塞米20～40mg，静脉输注
- 尽快钻孔减压，待症状暂时缓解后急送手术室手术
- 手术治疗：大骨瓣开颅、清除血肿、止血、去骨瓣减压
术中急性脑膨出
- 术中加深麻醉、加强通气，维持$PaCO_2$ 30～35mmHg
- 应用控制性低血压：维持平均动脉压60～70mmHg
- 切除部分膨出的组织、止血、迅速关颅

严密监测
常规监测：血压、血气分析、电解质、血细胞比容、体温、凝血功能、尿量等
特殊监测：神经功能，GCS评分，瞳孔大小、对光反射

麻醉注意事项 ┬ 术前 ┬ 排除颈椎损伤
　　　　　　├ 保持气道通畅，凡昏迷患者宜早行气管插管或气管切开术
　　　　　　└ 积极治疗脑水肿

术中 ┬ 深昏迷患者麻醉手术开始时麻醉药用量可偏少，但随着手术进程，病情好转，则应根据麻醉深度监测，适当加深麻醉，尤其是镇痛
　　├ 打开硬脑膜前应适当增加血容量，备好急救药物，预防硬脑膜打开后血压骤降
　　├ 若术中出现急性脑膨出，应积极配合术者降低颅内压，如利尿脱水、加深麻醉、过度通气等
　　├ 可采用浅低温、防止体温过高，预防癫痫发作
　　├ 控制血糖，预防应激性高血糖出现
　　└ 监测尿量和尿比重：若尿量≥3000ml/h，尿比重<1.010（即低比重尿，尿如清水），应考虑重症颅脑损伤可能累及下丘脑，导致中枢性尿崩，应给予精氨酸加压素治疗、积极补液预防脱水并告知术者知晓

术毕：不宜拔除气管导管，或更换经鼻气管插管进入ICU继续治疗

第二节　急性重症颅脑损伤抢救解析

　　急性重症颅脑损伤在创伤外科急救中占全身各部位损伤的4%～17%，仅次于四肢外伤，占第二位，但伤死率和致残率居各部位损伤之首，通常因片刻延误而失去抢救时机，因此，必须分秒必争并准确地给予各种抢救，据文献报道，急性重型颅脑损伤的伤死率可高达50%～96%，其中GCS评分5～7分患者预后极差，GCS评分<4分者罕有生存。近年来，由于诊治技术水平的提高，伤死率已降至30%以下；因此，迅速准确诊断，抓住主要矛盾并紧急处理以挽救生命，是抢救的首要原则。

一、分类

（一）头皮损伤

1. 头皮血肿　皮下血肿、帽状腱膜下血肿、骨膜下血肿。
2. 头皮裂伤。
3. 头皮撕脱伤。

（二）颅骨损伤

1. 按部位　分为颅盖骨折、颅底骨折。
2. 按形态　分为线性骨折、凹陷性骨折、粉碎性骨折。
3. 是否与外界相通　分为闭合性骨折、开放性骨折。

（三）脑损伤

1. 脑组织是否与外界相通　分为闭合性脑损伤、开放性脑损伤。
2. 暴力作用时是否立即发生　①原发性脑损伤（脑震荡、脑挫裂伤、弥漫性轴索损伤）；②继发性脑损伤（脑水肿、颅内血肿）。

二、发生机制

（一）直接损伤

1. 加速性损伤。
2. 减速性损伤。
3. 挤压性损伤。

（二）间接损伤

1. 挥鞭样损伤。
2. 颅脊联合伤。
3. 胸部挤压伤。

三、临床表现

（一）四类颅脑损伤的临床表现

根据 GCS 评分（表 1-1），将颅脑损伤分为如下四类，其具体临床表现如下。

1. 轻型颅脑损伤　GCS 评分 13～15 分，患者表现为神志清楚、能准确回答问题、恶心、呕吐等。

2. 中型颅脑损伤　GCS 评分 9～12 分，患者出现精神淡漠、言语不利、嗜睡或烦躁不安，且有剧烈头痛头晕、恶心、呕吐等。

3. 重型颅脑损伤　GCS 评分 6～8 分，昏迷时间＞12h，患者则表现为昏迷、躁动不安或完全不动、剧烈呕吐、偏瘫、呼吸困难甚至大小便失禁等；神经系统体征阳性，生命体征改变显著，如出现潮式呼吸等，此型主要为颅骨骨折、广泛脑挫裂伤、脑干损伤或颅内血肿。

4. 特重型颅脑损伤　GCS 评分 3～5 分，特点：①脑原发性创伤重伤后立即深昏迷；②有去大脑强直或伴有其他部位的脏器损伤休克或脊柱脊髓损伤，已有脑疝形成，包括双侧瞳孔散大和生命体征严重紊乱（如血压下降、心率减慢、呼吸停止）。

（二）脑干功能不全的临床表现

1. 中脑损害　主要表现为同侧动眼神经核受损，对侧中枢性面瘫和肢体偏瘫。若中脑网状结构受损，会出现昏迷、两侧瞳孔散大、四肢痉挛性瘫痪、去大脑强直状态。

2. 脑桥损害　主要表现为三叉神经、展神经、面神经、前庭蜗神经瘫痪，临床可出现双侧瞳孔缩小，若锥体束受累则表现为对侧肢体瘫痪或四肢瘫痪。

3. 延髓损害　主要表现：①舌咽神经、迷走神经、副神经和舌下神经瘫痪；②对侧肢体瘫痪或四肢瘫痪；③对侧躯干肢体或全身感觉障碍；④呼吸循环功能紊乱，突出表现为呼吸功能障碍，如呼吸不规则、潮式呼吸或心率减慢、心律失常，最终呼吸心搏骤停。

四、紧急评估

急性重症颅脑损伤的紧急评估重点为是否有迅速致死的紧急状态需要即刻干预。

（一）意识状态评估

目前临床上通常采用 GCS 评分来判断患者意识状态（表 1-1）。

1. 中型颅脑损伤　GCS 评分 9～12 分。

2. 重型颅脑损伤　GCS 评分 6～8 分，需行紧急气管插管。

3. 特重型颅脑损伤　GCS 评分 3～5 分，需行紧急气管插管。

（二）通气状况评估

1. 评估气道是否通畅，如舌后坠、呕吐物、误吸等。

2. 是否存在低氧血症、呼吸停止。

（三）循环状况评估

1. 低血容量　血压下降、心率增快，脉压减小，休克指数＞1.0。

2. 心脏压塞　血压下降，心率增快，脉压减小，颈静脉怒张。

3. 评估有无左心衰竭肺水肿。

4. 评估有无心率、心律异常。

（四）评估重型颅脑损伤是否合并其他部位或脏器损伤

特别注意是否合并有血气胸、腹腔内出血、头皮出血、颈椎损伤、脊柱脊髓损伤和四肢骨折大出血等。

（五）评估有无脑疝形成

患者如出现昏迷、瞳孔散大（一侧或双侧）及呼吸浅而快或深而慢，至呼吸停止，则提示脑疝形成。

五、重症颅脑损伤的紧急处理

（一）此类患者常有多种合并症需紧急处理

1. 合并颌面外伤、上下颌骨骨折或口腔外伤者，可采用喷喉表面麻醉后行气管插管，伤情严重者应行气管切开，切忌盲目停止呼吸以免造成不良后果。

2. 合并张力性气胸或血气胸者，应在局部麻醉下行胸腔闭式引流术后再行麻醉诱导，气管插管、机械通气。

3. 合并失血性休克者，应快速扩容后再行麻醉诱导。

4. 合并颈椎损伤者约占颅脑损伤患者的 10%，病情允许时行颅骨牵引或颈椎石膏固定后再行气管插管；病情不允许时，应行纤维支气管镜引导下清醒气管插管，避免头后仰，预防二次损伤。

（二）脑挫裂伤

1. 非手术治疗

（1）保持气道通畅：如估计患者昏迷时间较长、合并严重颌面及胸部外伤，或伤后存在误吸者，应尽早行气管切开、呼吸机辅助通气。

（2）持续动态监测血压、脉搏、呼吸，观察意识、瞳孔及肢体活动变化；做好急诊手术准备。

（3）防治脑水肿

1）卧床：如无明显休克，则头部可抬高 15°～30°。

2）严格控制出量、入量：通常给予 1500～2000ml/d；存在尿崩、频繁呕吐时酌情增加入量，保持出入量基本平衡。

3）脱水利尿治疗：应用甘露醇，成人每次 0.25～1.00g/kg，必要时间隔 4～12h 重复给予；甘油果糖，每次 250～500ml，必要时间隔 8～12h 重复给予；血浆、人血白蛋白；呋塞米等。应用脱水、利尿治疗时，需注意维持水、电解质平衡。

4）亚低温疗法：主要包括局部降温和全身降温，通常降至 32～35℃，根据病情需要维持 2～14d，同时适当应用肌松药及镇静药预防寒战；婴幼儿及高龄、循环功能明显紊乱患者不宜行亚低温疗法。

5）糖皮质激素：可抑制脂质过氧化反应，稳定血-脑屏障，减轻脑水肿。

（4）营养支持。

（5）抗癫痫治疗。

（6）康复性治疗：早期即行康复性治疗。

2. 手术治疗

（1）适应证

1）脑挫裂伤严重，头部 CT 示脑内血肿量达 30ml 以上。

2）血肿量达 20ml，周围脑组织水肿严重，同侧侧脑室前角或下角受压，中线移位达 0.5cm 以上。

3）一侧额叶和颞叶脑挫裂伤并有弥漫性点状和片状出血，脑组织水肿，同侧侧脑室受压和移位，中线偏移 1cm，临床已出现小脑幕切迹疝表现。

4）小脑挫裂伤并出血 10ml 以上，或因水肿压迫导水管、第四脑室，甚至发生梗阻性脑积水。

5）双侧额叶和颞叶广泛性脑挫裂伤，经非手术治疗意识障碍加重，颅内压监护压力>5.33kPa（40mmHg）。

（2）禁忌证

1）年龄过大，一般情况较差。

2）严重的心脏、肺脏、肾脏、肝脏疾病及其功能障碍。

3）凝血功能障碍。

4）脑挫裂伤严重，但无脑室受压或中线结构被推挤、移位等占位征象者。

5）病情已至深度昏迷、去皮质强直状、双侧瞳孔散大、对光反射消失等脑疝晚期状态。

（三）弥漫性轴索损伤

1. 非手术治疗

（1）密切观察病情：动态观察生命及神经系统体征；持续颅内压及血氧饱和度监测；记录出量、入量，监测血生化、肾功能；动态复查头颅 CT。

（2）气道管理：保持气道通畅，根据情况，尽早行气管切开、机械通气治疗。

（3）降低颅内压：根据颅内压增高程度给予脱水药物（甘露醇、呋塞米、人血白蛋白等）；伤后早期可应用肾上腺皮质激素。

（4）脑保护相关治疗。

2. 手术治疗

（1）手术去骨瓣减压术治疗：对伤后无脑干功能衰竭的患者，出现一侧瞳孔散大、昏迷加深，CT 提示一侧大脑半球肿胀或水肿、中线结构明显移位。

（2）伤后即呈深昏迷，短时间内出现脑干功能损害或脑疝的患者，即使积极手术清除血肿或去骨瓣减压，仍预后不佳。

（四）原发性脑干损伤

1. 严密的系统监护　严密观察意识状态、生命体征、颅内压、瞳孔、锥体束征及其他神经系统症状和体征的改变；注意观察水、电解质、酸碱平衡状态；血糖监测；观察出入量平衡状态；必要时行脑干诱发电位和影像学的动态观察。

2. 注意气道管理　定时翻身拍背，有气管切开指征者，应尽早行气管切开术。

3. 减轻脑水肿、降低颅内压　根据颅内压增高程度给予脱水药物（甘露醇、呋塞米、人血白蛋白等）；伤后早期可应用肾上腺皮质激素；亚低温治疗。

4. 防治并发症　①防治上消化道出血；②防治肺部及泌尿系感染；③注重营养支持；④预防下肢深静脉血栓及肺栓塞。

（五）下丘脑损伤

1. 亚低温治疗　主要包括局部降温和全身降温，通常降至32～35℃，根据病情需要维持2～14d，同时适当应用肌松药及镇静药预防寒战。婴幼儿及高龄、循环功能明显紊乱患者不宜行亚低温疗法。

2. 防治急性上消化道出血　重点在于预防及早期治疗。

3. 纠正水、电解质紊乱

（1）尿崩症：可应用垂体后叶素持续泵注或口服醋酸去氨加压素治疗。

（2）低钠血症

1）脑性盐耗综合征：需增加含钠液体摄入。

2）抗利尿激素分泌不当综合征：限制水的摄入，一般每日1000ml左右。

3）利尿和脱水：以呋塞米为首选药物。

4）补钠：应慎重，血钠离子浓度＜120mmol/L、有明显神经功能症状者，可适当补钠至130mmol/L左右。

5）促肾上腺皮质激素治疗：一般为25～50U，肌内注射，1次/日。

（3）高钠血症：更换含钠液体，补充游离水。

（六）颅内血肿

1. 硬膜外血肿

（1）手术治疗

1）手术指征：①幕上血肿量≥30ml、颞部血肿量≥20ml、颅后窝血肿量≥10ml；②有脑受压变形、中线结构移位≥5mm、鞍上池消失；③有急性脑受压症状和体征，意识障碍进行性加重或再出现昏迷；④神经系统症状进行性加重或出现新的阳性体征；⑤颅内压＞5.33kPa（40mmHg）或颅内压进行性增高。

2）手术禁忌证：①双侧瞳孔散大，自主呼吸停止1h以上，处于濒死状态者；②患者一般状态良好，CT检查见血肿量较小，且无明显脑受压症状者。

3）手术方式

a. 骨窗开颅：适用于病情危重，已有脑疝，来不及行影像学诊断、定位，直接送入手术室抢救的患者，先行钻孔探查，然后扩大成骨窗、清除血肿。

b. 骨瓣开颅：适用于血肿定位明确的患者。

c. 钻孔穿刺：适用于特急性硬膜外血肿的紧急抢救，暂时缓解颅内高压，为进一步抢救赢得时间。

（2）非手术治疗：在严密观察患者临床表现及生命体征的前提下，采用止血、脱水（伤后24h内慎用脱水）、激素等药物治疗。其适应证如下所述。

1）适用于 GCS 评分＞8 分，神志清楚、病情平稳。

2）CT 检查血肿量＜30ml，且最大厚度＜15mm，中线移位＜5mm，非颅中窝或颅后窝血肿，没有局灶性损害症状的患者。

2. 硬膜下血肿

（1）急性、亚急性硬膜下血肿

1）手术治疗：手术方法的选择依病情而定，常用的手术方法：骨瓣开颅血肿清除术、颞肌下减压术和钻孔冲洗引流术。

2）非手术治疗：神志清楚、病情稳定、生命体征平稳，症状逐渐减轻；无局限性脑压迫致神经功能受损表现；CT 示脑室、脑池无明显受压，血肿量在 40ml 以下，中线移位不超过 10mm；颅内压监护压力在 3.33～4.0kPa（25～30mmHg）及以下。

（2）慢性硬膜下血肿：一旦出现颅内压增高症状，应立即施行手术治疗。具体手术方式如下：

1）钻孔冲洗引流术。

2）前囟侧角硬膜下穿刺术：适用于小儿慢性硬膜下血肿且前囟未闭者。

3）骨瓣开颅慢性硬膜下血肿清除术：适用于包膜较肥厚或已有钙化的慢性硬膜下血肿。

3. 脑内血肿

（1）手术治疗：手术方法多采用骨窗或骨瓣开颅术。

（2）非手术治疗：适用于脑挫裂伤不重、年龄大、血肿较小、临床症状轻、神志清楚、病情稳定，颅内压不超过 3.33kPa（25mmHg）的患者；治疗方法同脑挫裂伤。

六、重症颅脑损伤的紧急救治流程重点

（一）积极治疗肺部相关并发症

重症颅脑损伤患者发生呕吐、误吸的概率高，以及全身炎症反应累及肺，故脑损伤极易诱发肺部并发症，急性肺损伤和急性呼吸窘迫综合征（ARDS）在重症颅脑损伤中的发病率分别高达 35% 和 65%。强调早期气管插管（院前即可开始），机械通气，以保持气道通畅和充分给氧并排除 CO_2。机械通气中宜采用小潮气量、限制气道平台压（≤30cmH₂O）维持肺开放的呼气末正压通气（PEEP），不宜长时间过度通气，维持 $PaCO_2$ 35～40mmHg，而过度通气仅用于紧急降低颅内压时使用。

（二）脑疝的紧急处理

由于颅内压升高到达一定程度时，推挤邻近或远隔部位的脑组织向某些生理间隙或孔道移位，称为脑疝，又称颅高压危象，并引起相应的症状。常见的脑疝有枕骨大孔疝（小脑扁桃体疝）和天幕切迹疝（海马沟回疝、小脑幕裂孔疝）。枕骨大孔疝有头痛、颈强直、呼吸骤停、双侧瞳孔散大和对光反射消失等特点。天幕切迹疝有剧烈头痛、意识障碍逐步加重、疝侧瞳孔散大（先缩小后散大）、对光反射迟钝至消失，对侧偏瘫、血压增高、心率减慢、呼吸变慢等特点。

基本的处理包括脱水利尿、激素治疗和紧急手术，机械通气时可采用过度通气、维持 $PaCO_2$ 30～35mmHg。

（三）急性脑膨出

重型颅脑损伤患者术中由于脑挫裂伤、脑水肿严重，出现严重的脑肿胀，当脑膜剪开或脑静脉回流受阻或呛咳致使脑压剧烈升高时，脑组织向外快速膨出，称为急性脑膨出。

术中一旦出现急性脑膨出，后果严重，处理：①立即加深麻醉，并控制性降压（平均动脉压维持在 60～70mmHg），促使脑组织回到正常位置；②20%甘露醇 250ml 静脉滴注，降低颅内压；③过度通气，维持 $PaCO_2$ 30～35mmHg；④切除部分膨出的脑组织；⑤迅速关颅，若骨瓣无法覆盖，可直接缝皮；无法缝皮者，可用"盆碗扣上"，包扎后送入重症监护病房。

（四）手术处理原则

手术强调采取大的颅骨瓣去瓣减压，一般包括额叶、颞叶、顶叶骨瓣。

（五）控制性液体治疗

控制性液体治疗时避免输注低渗溶液或葡萄糖溶液。

（六）术后处理

重症颅脑损伤患者因脑组织损伤重，手术创伤、失血、麻醉和肌松药的残余作用，患者神志和各种反射的恢复均较迟缓，加强术后处理，对提高生存率、减少病死率，促进神经功能恢复至关重要。

1. 加强监测　血压、心电图、心率、呼吸频率、SpO_2、血气分析、Hct、尿量、电解质、神志、瞳孔。

2. 控制性补液　在补液的同时应维持 Hb≥10g/d、Hct≥30%。

3. 脱水治疗　注意手术骨窗压力的变化，及时调整脱水程度。

4. 呼吸支持　维持正常 PaO_2 和 $PaCO_2$。

5. 保持循环稳定　防止高血压导致再次颅内出血的危险。

6. 防治高热　术后持续高热常是脑内不可逆损伤的表现，预后差；可采用物理降温和冬眠疗法，保持浅低温。

7. 防治癫痫。

七、麻醉风险

1. 急性重症颅脑损伤伴颅内高压的患者，血压升高、脉压增大、心率减慢、潮式呼吸等，此时已处于脑血管运动麻痹期（失代偿期），术中任何程度的血压下降都意味着全脑严重缺血。

2. 脑疝尤其是枕骨大孔疝形成后对脑干和延髓等生命中枢造成压迫，超过 20min 可致脑干出血、软化，严重者可猝死。

3. 坐位手术时，血压易波动，同时有发生气颅的风险。

4. 误吸发生率高，严重者可发生吸入性肺炎。

5. 合并颈椎损伤或颌面外伤者，可造成气管插管困难或造成二次损伤。

（王英伟　王海莲）

第十八章　急性颅内高压危象（脑疝）抢救流程及解析

第一节　急性颅内高压危象（脑疝）抢救流程

定义　当脑组织肿胀、颅内占位性病变或脑脊液分泌过多、吸收障碍、循环受阻或脑血流灌注过多导致颅内压>20mmHg，并持续大于5min，称为颅内高压；由于存在区域间压力差或受到压迫，脑组织发生移位并被挤到邻近间隙所引起的危急状态称为脑疝

诊断

病史：外伤史、脑血管疾病、颅内肿瘤、颅内感染等

临床表现

　颅内压升高的三大主征：头痛，恶心呕吐，视神经盘水肿

　小脑幕切迹疝

　　早期：颅内压升高加重，头痛加剧，呕吐频繁，躁动不安；意识障碍，从清醒到嗜睡或意识朦胧；病侧瞳孔可短暂性缩小，随后逐渐散大，对光反射迟钝

　　中期：意识障碍进行性加重至昏迷状态；病侧瞳孔明显散大，对光反射消失，对侧瞳孔对光反射减弱；Cushing反应：呼吸深慢，脉搏慢而有力，血压升高，体温上升；对侧肢体瘫痪，肌张力升高，病理反射阳性

　　晚期：深昏迷；双侧瞳孔散大，对光反射消失，眼球固定，可呈去大脑强直；生命中枢衰竭，潮式或叹息样呼吸，脉搏微弱，血压体温下降，呼吸停止

　枕骨大孔疝：与小脑幕切迹疝的不同点为生命体征改变出现较早且明显，呼吸、脉搏慢，血压升高，强迫头位，肌张力降低；意识障碍和瞳孔变化发生较晚，一旦出现，随即可能出现生命中枢衰竭

辅助检查：CT、磁共振和颅内压监测

紧急评估

意识水平，GCS评分

呼吸
- 是否气道阻塞，如异物等
- 呼吸频率和节律及呼吸是否停止
- 是否存在低氧血症

血压和体温的变化

瞳孔变化

判断有无颅内高压和脑疝

判断脑疝类型：小脑幕切迹疝、枕骨大孔疝、中心疝、大脑镰下疝

紧急处理（分级流程）

0级
- 气道通畅，呼吸停止应立即气管插管、机械通气
- 头高位大于30°
- 控制血压
- 发热时控制体温
- 控制癫痫
- 避免升高颅内压的刺激：如气管内吸引、疼痛等
- 皮质激素：用于血管性脑水肿患者（颅内肿瘤、脓肿、非感染性炎症），其他患者（脑外伤、脑出血和缺血性脑卒中）避免使用
- 尽快头颅CT检查

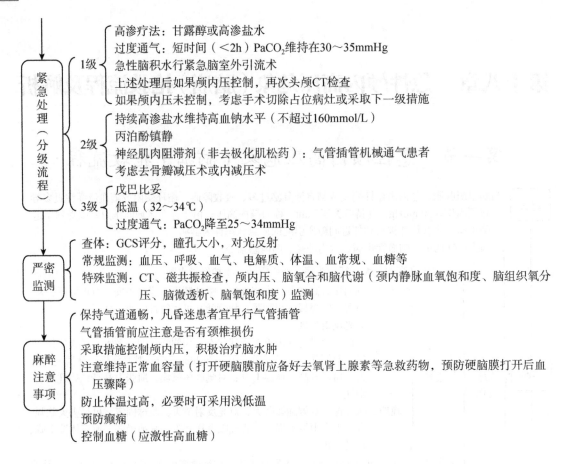

紧急处理（分级流程）

1级 {
高渗疗法：甘露醇或高渗盐水
过度通气：短时间（＜2h）PaCO$_2$维持在30～35mmHg
急性脑积水行紧急脑室外引流术
上述处理后如果颅内压控制，再次头颅CT检查
如果颅内压未控制，考虑手术切除占位病灶或采取下一级措施
}

2级 {
持续高渗盐水维持高血钠水平（不超过160mmol/L）
丙泊酚镇静
神经肌肉阻滞剂（非去极化肌松药）：气管插管机械通气患者
考虑去骨瓣减压术或内减压术
}

3级 {
戊巴比妥
低温（32～34℃）
过度通气：PaCO$_2$降至25～34mmHg
}

严密监测 {
查体：GCS评分，瞳孔大小，对光反射
常规监测：血压、呼吸、血气、电解质、体温、血常规、血糖等
特殊监测：CT、磁共振检查，颅内压、脑氧合和脑代谢（颈内静脉血氧饱和度、脑组织氧分压、脑微透析、脑氧饱和度）监测
}

麻醉注意事项 {
保持气道通畅，凡昏迷患者宜早行气管插管
气管插管前应注意是否有颈椎损伤
采取措施控制颅内压，积极治疗脑水肿
注意维持正常血容量（打开硬脑膜前应备好去氧肾上腺素等急救药物，预防硬脑膜打开后血压骤降）
防止体温过高，必要时可采用浅低温
预防癫痫
控制血糖（应激性高血糖）
}

第二节　急性颅内高压危象（脑疝）抢救解析

无论何种原因，颅内高压或脑疝都是一种临床急症，需要快速识别、正确应用有创监测、尽快采取措施降低颅内压（intracranial pressure，ICP），以及有条件下进行根治性治疗。

一、颅内压生理、正常值

颅腔由颅骨构成，具有1400～1700ml固定容积。颅腔内容物包括脑实质、脑脊液和循环血液，按体积分别占80%、10%和10%。根据Monro-Kellie定律，颅腔内某种内容物增加导致ICP增高，除非被另一种内容物减少所代偿。脑脊液容积和脑血容量（特别是静脉血容量）在代偿机制中扮演重要角色，最大有8%～10%的代偿空间。内容物体积快速增加5.3%（约70ml）即可出现ICP升高症状。

ICP正常值与年龄相关。一般将成人ICP正常值定义为5～15mmHg（7.5～20cmH$_2$O）。ICP高于正常值即为颅内高压。①轻度增高：ICP 15～20mmHg；②中度增高：ICP＞20mmHg，需积极治疗；③重度增高：ICP＞40mmHg，严重危及生命。

二、颅内压升高病因

临床常见的急性ICP升高或脑疝的原因包括脑外伤、颅内出血、大面积脑梗死、颅内肿瘤等（表 18-1）。

表 18-1 导致颅内高压或脑疝的常见病因

病变位置	病变类型
脑实质外病变	硬膜外血肿
	硬膜下血肿
	硬膜下积脓
	轴外肿瘤
	颅腔积气
脑内局部病变	脑内肿瘤（原发，转移）
	缺血性脑卒中
	原发性脑出血
	脑脓肿
	脑外伤
	脑积水
脑内弥漫病变	脑外伤
	动脉瘤行蛛网膜下腔出血
	感染性脑膜炎和脑炎
	非感染性神经炎症性疾病
	肝性脑病
	中毒-代谢性脑病
	脑静脉或颈静脉阻塞

三、脑疝种类和临床表现

通常情况下，发生脑疝时一定存在颅内高压，有时两者也可独立存在。脑疝根据发生部位可分为幕上疝和幕下疝，前者是大脑组织的移位，包括小脑幕切迹疝（颞叶沟回疝）、大脑镰下疝（扣带回疝）、中心疝和经颅骨颅外疝；后者是小脑组织的移位，包括小脑幕切迹上疝和小脑扁桃体下疝（枕骨大孔疝）。各类脑疝的临床表现及机制具体见表 18-2。患者并非会出现所有征象，个体差异大。

表 18-2 脑疝的临床表现及其机制

脑疝类型	临床表现	机制
小脑幕切迹疝	动眼神经麻痹（上睑下垂、眼球外斜、固定）	同侧动眼神经受压
	同侧瞳孔散大，对光反射减弱或消失	
	双眼对侧偏盲	大脑后动脉受压，枕叶梗死
	对侧瞳孔散大和动眼神经麻痹	对侧动眼神经和大脑脚受压
	同侧偏瘫	
	对侧偏瘫	同侧大脑脚受压
	意识障碍	脑干上段和丘脑受压
	呼吸改变	
	双侧瞳孔不等大，固定	

脑疝类型	临床表现	机制
小脑幕切迹疝	头眼反射消失	进一步压迫脑干
	眼前庭反射消失	
	角膜反射消失	
	去大脑强直	
大脑镰下疝	对侧下肢瘫痪	大脑前动脉受压，中线旁脑皮质梗死
	发生小脑幕切迹疝和中心疝的先兆	梗死区域扩大
中心疝	瞳孔固定在中间位置	双侧对称性中脑损伤
	去大脑强直	
	同小脑幕切迹疝临床表现	
	脑干反射消失	进一步压迫脑干
	去大脑强直体位消失	
	呼吸停止	
	脑死亡	
小脑幕切迹上疝	脑积水	三脑室后部受压
	早期：恶心、呕吐、枕部头痛、共济失调	中脑血管床扭曲
	后期：嗜睡、呼吸异常、脑干反射先后进行性消失	Galen 静脉受压
		Rosenthal 基地静脉受压
		小脑上动脉受压
小脑幕切迹上疝	共济失调，构音障碍	颅后窝占位病变（小脑出血）
	嗜睡加重	进一步脑干受压
	呼吸不规则	
	脑干反射消失	
小脑扁桃体疝	急性脑积水（伴意识障碍，头痛，呕吐，脑膜刺激征阳性）	脑干受压
	眼球运动失调，眼球震颤	脑脊液循环阻塞
	后期：呼吸心搏骤停	

资料来源：摘录自默克诊疗手册医学专业版，2019 年更新。

四、颅内压升高并发症及干预阈值

（一）颅内压升高并发症

1. 神经系统　脑灌注压（cerebral perfusion pressure，CPP）下降，脑血管自动调节功能失效（一般 CPP 持续低于 50mmHg），使脑血流量减少，导致脑组织缺血、缺氧，脑水肿。脑水肿进一步增加 ICP，形成恶性循环。

2. 循环系统　库欣（Cushing）反应，儿茶酚胺释放，心内膜下缺血，心功能障碍，心脏传导异常。

3. 呼吸系统　神经源性肺水肿，ARDS，呼吸道感染。

4. 内分泌系统　下丘脑神经调节功能紊乱，垂体功能减退，肾上腺功能不全。

5. 其他　体温调节障碍，胃肠道功能紊乱，应激性溃疡，消化道出血。

（二）颅内压升高干预阈值

颅内高压是一种能导致严重后果的神经系统损伤并发症。成人 ICP 超过 22mmHg 死亡风险增加，ICP 高于 40mmHg 随时危及生命。一般来说，ICP 升高的临床干预阈值为 20mmHg，而大面积脑梗死、去骨瓣减压术后的干预阈值为 15mmHg。

五、监测

（一）颅内压监测

1. 有创颅内压监测　动态监测有利于及时判断病情，指导治疗。

（1）适应证：有 ICP 升高风险的患者，GCS 评分＜8 分，有必要进行积极内科治疗。

（2）部位：脑室内、脑实质内、蛛网膜下腔和硬膜外。

（3）零点：在导管或螺栓的尖端水平。换能器置于导管内的无须调零。

（4）方法：采用外科方法将监测导管、细导丝或螺栓置入监测部位，连接压力传感器。脑室内监测是置管式 ICP 监测的金标准，具有引流脑脊液的优点。手术严格遵守无菌操作规程，监测时程一般不超过 14d。

（5）并发症：因管道堵塞无法测量，以及感染、出血。

2. 无创颅内压监测方法

（1）CT：根据影像学改变（颅内占位性病变、脑组织肿胀、脑沟脑裂变小或消失、中线移位、脑室或脑池变形消失）提示 ICP 增高。

（2）闪光视觉诱发电位：通过闪光刺激视网膜引起枕叶皮质的电位变化，反映 ICP。

（3）经颅多普勒：可测量近端脑循环的血流速度和波形改变，并估算 ICP。

（4）生物电阻抗：将微弱电流施加于生物组织，测量电位差和生物电阻抗，后者能灵敏检测脑组织水肿变化，从而间接反映 ICP。

（5）眼部超声：测量视神经鞘直径或眼内压，其与 ICP 相关。

（6）定量瞳孔测定：测量瞳孔收缩速度降低，可在数小时前预测小脑幕疝。

（7）鼓膜移位法：采用阻抗测听仪进行测量，基于 ICP 升高会通过外淋巴液将压力波传至鼓膜的假说。

（二）脑氧合和脑代谢监测

1. 意义　利用脑组织氧和能量代谢的连续监测手段，对颅脑原发性和继发性损伤进行及时而准确的判断，有助于指导治疗及评估预后。

2. 方法

（1）颈内静脉血氧饱和度：反映总体脑组织的氧耗，低于 55% 被认为是严重低氧饱和状态。

（2）脑组织氧分压：通过置入电极直接测量脑实质中 15～20mm 范围内的局部脑组织氧分压，正常值为 25～48mmHg。

（3）脑微透析技术：将导丝置入脑实质，可用于分析脑组织代谢产物及其浓度，包括葡萄糖、丙酮酸、乳酸和谷氨酸等。

（4）脑氧饱和度仪：经皮无创评估双侧额叶皮质的局部脑氧合，较基线下降 20% 以上被认为发生了严重缺氧。

六、治疗

（一）维持生命体征

1. 控制呼吸　确保气道通畅，必要时行无创或有创通气维持氧合和调整动脉血二氧化碳分压。气管插管应小心谨慎，采取措施（充分镇静、利多卡因预处理），尽量使气管插管相关 ICP

升高和血压波动达最小化。

2. 避免低血压和低血容量 尽量维持 CPP>60mmHg，避免低于 50mmHg。对大多数 ICP 升高患者使用升压药是安全的。对脑外伤患者，收缩压应维持在 100mmHg 以上（50～69 岁患者）或 110mmHg 以上（其他年龄成人患者），使用升压药时，CPP 不宜超过 70mmHg。

3. 控制高血压 控制 CPP<95mmHg。脑内出血患者的理想收缩压为 130～140mmHg（理想 CPP 为 50～70mmHg），而蛛网膜下腔出血患者的理想收缩压为 100～140mmHg。

4. 控制体温 对于发热患者，采用对乙酰氨基酚或物理降温积极处理。

5. 紧急情况下，对提示有颅内高压或脑疝的患者行诊断性检查（影像学或 ICP 监测）之前应采取抢救措施，如头高位、输注甘露醇、过度通气。

（二）高渗疗法

甘露醇 0.5～1.0g/kg 经外周或中心静脉输注，时间 10～20min，必要时 4～6h 重复。目标血浆渗透压为 300～320mOsm/kg，超过 320mOsm/kg 继续提高渗透压可能治疗获益有限，反而增加肾脏等器官损害。

高渗盐水的氯化钠浓度有 2%～23.4%不等，相同渗透剂量的高渗盐水与甘露醇的降颅压效果相当。浓度≥7.5%的高渗盐水必须经中心静脉输注，除非紧急抢救，也可通过骨髓内给药。单次注射 23.4%高渗盐水 30～60ml 有利于快速降低 ICP，缓解脑疝。使用时常发生低血压，可用升压药处理，偶见红细胞计数下降。使用高渗盐水须确立目标血钠浓度，并每 4～6 小时测量血钠浓度。目标血钠浓度可根据病情逐渐提高，但高于 160mmol/L 后不再增加疗效。在血脑屏障完整的情况下，可持续输注 3%氯化钠以维持有效的血钠浓度，并每间隔 6h 测量血钠浓度。

（三）镇静

1. 丙泊酚 具有减少脑氧代谢率和脑血流量，从而降低 ICP 的作用。对气管插管患者，常用剂量为单次注射 1～3mg/kg，继而滴定法持续输注[最高达 12mg/（kg·h）]。单次大剂量或快速注射时会出现血压下降，可用快速输液和升压药逆转。长时间（>48h）大剂量输注丙泊酚，偶可导致丙泊酚输注综合征。

2. 戊巴比妥 使用方法为在初始 30min～2h 内缓慢输注 5～15mg/kg，继而以 1～4mg/（kg·h）剂量维持，文献报道可使用 24～96h。剂量滴定至达到目标 ICP 或脑电图出现爆发抑制。使用戊巴比妥应持续监测脑电图。给予负荷剂量的戊巴比妥时易出现低血压等心血管并发症，常需要使用血管收缩药。除了心血管不稳定，其不良反应还包括呼吸抑制，免疫抑制和麻痹性肠梗阻。

3. 其他镇静药物 包括咪达唑仑[0.10～0.35mg/（kg·h）]、硫喷妥钠[负荷剂量 2mg/kg，维持剂量 2mg/（kg·h）]和右美托咪定，在某些情况下也可选用。

（四）低温治疗

低温治疗（核心体温 32～35℃）具有降低 ICP 作用，但不能有效改善神经功能等最终结局。可以通过降温设备或输注冷盐水实现亚低温，2～4h 达到目标温度，持续时间至少 24h，一般数天。实施时需注意防范其不良反应，包括寒战、心律失常、脓毒症和电解质紊乱。采取主动缓慢（6～72h）控制性复温有利于防止 ICP 反跳。

（五）外科手术

1. 脑室外引流术　通过引流脑脊液，有利于缓解颅内高压和控制脑疝；同时，还能进行脑室内 ICP 监测。需注意脑脊液引流量和速度。

2. 颅内局部病灶切除术　若有手术指征，及早彻底清除原发病灶是根本的治疗方法，如颅内肿瘤切除术、硬膜外或脑内血肿清除术。

3. 去骨瓣减压术　单纯颅骨切除可降低 15% ICP，同时切开硬脑膜会使 ICP 平均下降 70%。对特定临床情况和仔细挑选的病例，去骨瓣减压术能够改变由于脑外伤、大面积缺血性卒中（大脑中动脉阻塞导致的）和颅内出血导致的颅内高压或脑疝患者的结局。例如，对脑外伤患者，年龄<50 岁，GCS 评分>5 分，损伤后 5h 内行去骨瓣减压术治疗效果明显。

4. 内减压术　对无法彻底切除病灶且已行去骨瓣减压术的难治性颅内高压或脑疝，紧急情况下可以切除已损坏或正常的脑组织来达到降低 ICP 的目的。

（六）麻醉中降低 ICP 的常用方法

1. 维持氧合，以及水、电解质和酸碱平衡。

2. 过度通气，$PaCO_2$ 维持在 30～35mmHg。

3. 头高位。

4. 加深肌松，调节呼吸模式和参数降低气道压。

5. 高渗疗法（20%甘露醇 0.5～1.0g/kg），髓袢利尿药。

6. 地塞米松减轻脑水肿。

7. 避免麻醉过浅，应监测麻醉深度。

8. 控制性降压（CPP 在 50mmHg 以上）。

七、儿童相关问题

儿童颅内高压或脑疝患者的诊治思路和原则与成人类似。前囟未闭的患儿不能排除发生颅内高压或脑疝的可能。ICP 的正常值，大龄儿童小于 10～15mmHg，幼儿小于 3～7mmHg，足月新生儿小于 1.5～6.0mmHg，也有新生儿 ICP 呈负值。

治疗的目标阈值是使 ICP<20mmHg。年龄 0～5 岁患儿，应维持 CPP>40mmHg；年龄>5 岁的患儿，应维持 CPP 50～60mmHg。

高渗疗法可使用甘露醇（0.5～1.0g/kg）和 3%高渗盐水[负荷剂量 2～5ml/kg，时间 10～20min，维持剂量 0.1～1.0ml/（kg·h）]。对难控制高颅内高压或脑疝，可使用23.4%高渗盐水 0.5ml/kg，最高 30ml。每给予 1ml/kg 的 3%高渗盐水约可提高血钠浓度 1mmol/L，血钠浓度>160～165mmol/L 后再提高其浓度不会增加疗效，避免血钠浓度>170mmol/L。特别要注意利尿作用和循环容量不足。

因可能导致不良后果，儿童脑外伤患者一般不用咪达唑仑和丙泊酚镇静和降颅压。可用巴比妥类药物降颅压，左乙拉西坦预防癫痫。

糖尿病酮症酸中毒是儿童特有的导致脑水肿和 ICP 增高的病因，要注意鉴别。

经过及时而适当的治疗，大多数脑疝患者的损伤是可逆的。总体而言，儿童较成人预后更佳。

（徐　铭　王英伟）

第十九章　癫痫持续状态抢救流程及解析

第一节　癫痫持续状态抢救流程

定义　成人和5岁以上儿童，全身惊厥性发作持续5min以上或5min以上的反复发作，发作间期意识不能完全恢复，分为难治性癫痫持续状态和超级难治性癫痫持续状态

诊断
- 病史：有癫痫发作史
- 临床表现：全身惊厥性发作持续5min以上或5min以上的反复发作，发作间期意识不能完全恢复
- 脑电图：可见尖波、棘波、尖慢波或棘慢波等癫痫样放电
- 神经影像学检查：确定脑结构异常或病变，有时可做出病因诊断

紧急评估
- 气道：有无气道阻塞
- 呼吸：有无呼吸，呼吸的频率、节律和深浅度
- 神志：神志是否清楚
- 循环：循环是否稳定
- 有无受伤

紧急处理

稳定阶段 0~5min
- 给氧：经鼻导管或面罩吸氧，必要时行气管插管、机械通气开通静脉通路
- 纠正低血糖：成人50%葡萄糖，婴幼儿25%葡萄糖

初始治疗阶段5~20min

苯二氮䓬类药物：首选治疗方案，可选如下三种方案中的一种
- （1）咪达唑仑：体重>40kg，10mg；体重13~40kg，5mg，单次给药，肌内注射
- （2）劳拉西泮：0.1mg/kg，最大量4mg，可重复给药一次，静脉注射
- （3）地西泮：0.15~0.2mg/kg，最大量10mg，可重复给药一次，静脉注射

如以上三种方案均不可行，可选择以下方案中的一种
- （1）苯巴比妥：15mg/kg，单次给药，静脉注射
- （2）经直肠给予地西泮：0.2~0.5mg/kg，最大量20mg，单次给药
- （3）经鼻给予咪达唑仑或含服咪达唑仑

二线治疗阶段20~40min

可选择以下三种方案中的一种：
- （1）磷苯妥英钠：20mg PE/kg（PE指以苯妥英钠当量开药），最多1500mg PE，单次给药，静脉注射
- （2）丙戊酸：40mg/kg，最大量3000mg，单次给药（超说明书用量），静脉注射
- （3）左乙拉西坦：60mg/kg，最大量4500mg，单次给药，静脉注射

注意　当以上三种推荐的治疗方案不可用时，静脉注射苯巴比妥也是一种合理的二线治疗备选方案

三线治疗阶段40~60min
- 重复采用二线治疗方案
- 给予麻醉剂量的硫喷妥钠（3~5mg/kg）、咪达唑仑（0.2mg/kg）或丙泊酚（2~3mg/kg），继之维持咪达唑仑0.05~0.40mg/（kg·h）或丙泊酚4~10mg/（kg·h）静脉泵注
- 必要时行气管插管、机械通气
- 维持内环境恒定、保护重要器官
- 需持续脑电图监护，待脑电图痫样放电消失后继续药物维持24~48h

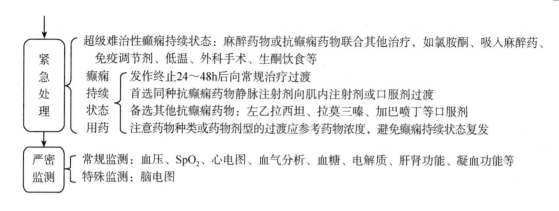

紧急处理
{
超级难治性癫痫持续状态：麻醉药物或抗癫痫药物联合其他治疗，如氯胺酮、吸入麻醉药、免疫调节剂、低温、外科手术、生酮饮食等

癫痫持续状态用药
{
发作终止24～48h后向常规治疗过渡
首选同种抗癫痫药物静脉注射剂向肌内注射剂或口服剂过渡
备选其他抗癫痫药物：左乙拉西坦、拉莫三嗪、加巴喷丁等口服剂
注意药物种类或药物剂型的过渡应参考药物浓度，避免癫痫持续状态复发
}
}

严密监测
{
常规监测：血压、SpO$_2$、心电图、血气分析、血糖、电解质、肝肾功能、凝血功能等
特殊监测：脑电图
}

第二节　癫痫持续状态抢救解析

一、定义和分类

传统定义认为持续时间小于 5min 的癫痫发作为短暂发作，而持续 5～30min 的癫痫发作则为长程发作，癫痫持续状态（status epilepticus，SE）是指癫痫发作持续 30min 以上或在两次发作间期意识未完全恢复。其中发作持续时间 30min 是根据可能导致永久性神经损伤的惊厥性 SE（convulsive status epilepticus，CSE）的持续时间而界定的。由于大部分癫痫发作是短暂的，一旦发作时间超过 5min，则很有可能将会持续较长时间；为了减少发作时间达到 30min 的风险，以及避免不必要的干预对短暂或自限性的癫痫发作造成的不良后果，因此在拟定 SE 治疗方案时选择以 5min 为界点。Lowenstein 等建议在成人及儿童（年龄＞5 岁）中，将全身惊厥性持续状态持续时间定义为 5min 以上。因此，目前公认的 SE 定义：成人和 5 岁以上儿童，全身惊厥性发作持续 5min 以上或 5min 以上的反复发作，发作间期意识不能完全恢复。

（一）根据癫痫发作持续时间及治疗反应分类

1. 早期 SE（impending SE，early SE）　持续时间＞5min。

2. 确定性 SE（established SE）　持续时间＞30min。

3. 难治性 SE（refractory SE，RSE）　对二线治疗无效，需全身麻醉治疗，通常持续时间＞60min。当给予足够剂量的一线抗 SE 药物（如苯二氮䓬类药物）且后续另一种抗癫痫药物治疗仍无法终止惊厥发作和脑电图痫性放电时，称为 RSE。

4. 超难治性 SE（super RSE）　2011 年 Shorvon 在第 3 届伦敦·因斯布鲁克 SE 研讨会上提出：当麻醉药物治疗 SE 超过 24h（包括麻醉药维持或减量过程），临床惊厥发作或脑电图痫性放电仍无法终止或复发时，定义为超难治性 SE。

（二）根据癫痫发作类型分类

1. CSE　包括全面性 CSE（generalized CSE，GCSE）和局灶性 CSE。
2001 年国际抗病联盟将 GCSE 和局灶性 CSE 做了如下具体细分：
（1）GCSE：①全面性强直阵挛癫痫持续状态；②阵挛性癫痫持续状态；③失神性癫痫持续状态；④强直性癫痫持续状态；⑤肌阵挛性癫痫持续状态。
（2）局灶性 CSE：①Kojevnikov 部分性持续性癫痫；②持续性先兆；③边缘性癫痫持续状态；④伴偏侧轻瘫的偏侧抽搐状态。

2. 非惊厥性 SE（non-convulsive SE，NCSE）　微小发作持续状态（subtle SE，SSE）是 NCSE 的一种类型，常发生于 CSE 发作后期，表现为不同程度意识障碍伴或不伴微小面肌、眼肌、肢体远端肌肉节律性抽动，脑电图显示持续性痫性放电活动。

中华医学会神经病学分会神经重症协作组达成高度共识的意见如下：推荐 Lowenstein 的 SE 操作定义，以尽早开始抗癫痫药物（anti-epileptic drug，AED）初始治疗；推荐 CSE 定义，以强调治疗快速跟进的重要性；推荐 SSE 定义，以加强临床观察和脑电图监测，并指导后续药物治疗；推荐 RSE 定义，以强化药物治疗和生命支持；推荐 super RSE 定义，以探讨有效治疗方法。

二、病因

癫痫持续状态的病因可分为原发性和继发性，但以继发性居多。继发性包括脑外伤、颅内感染、颅内肿瘤、脑血管病、代谢性脑病、变性病、脱髓鞘疾病和药物中毒等。原发性癫痫又称特发性癫痫，主要由遗传因素决定的，多为迁延 10 年以上的难治性癫痫。凡首发症状即表现为癫痫持续状态者，应首先考虑脑肿瘤，特别是颞叶肿瘤的可能。癫痫持续状态触发因素最常见的原因是突然减药、停药不当或换药不当等；其次为发热、感染、过度疲劳、饮酒、妊娠、分娩等。

三、临床症状和诊断

（一）临床症状

1. CSE　在所有癫痫持续状态发作类型中，CSE 最急、最重，表现为持续的肢体强直、阵挛或强直-阵挛，并伴有意识障碍，包括意识模糊、嗜睡、昏睡、昏迷。

2. NCSE　需满足以下条件：①明确和持续大于 30min 的行为、意识状态或感知觉改变；②通过临床或神经心理检查证实上述改变；③EEG 持续或接近持续的阵发性放电；④不伴持续性的惊厥症状如肌肉强直、阵挛等。

（二）诊断要点

1. 病史及临床表现　患者有癫痫发作史，其他病史，目击者提供详细发作过程及表现，对诊断有重要意义（满足诊断标准）。

2. EEG　常规 EEG、视频 EEG 和动态 EEG 监测可见尖波、棘波、尖慢波或棘慢波等癫痫样放电，在诊断、鉴别诊断、分类、监护、疗效判断等方面有重要价值。

3. 神经影像学检查　确定脑结构异常或病变，有时可做出病因诊断。

4. 鉴别诊断其他类似于癫痫持续状态的发作是很重要的，如低血糖，A-S 综合征。

（三）诊断需注意的问题

1. 微小发作持续状态　诊断较困难，需依靠 EEG 来确诊。临床上，长时间昏迷和仅有肢体、面部或腹肌微小抽搐，或眼球震颤的患者，EEG 可显示有节律的发作性放电。死亡率 65%，临床表现和 EEG 可能是平行的，也可能差异很大。

2. 癫痫电持续状态　以脑电发作性放电为特征，没有抽搐或阵挛发生。

3. 不典型 EEG 改变构成 EEG 上一次放电的原因通常难以确定。如果有典型的 EEG 改变，则诊断不难，很可能通过临床即可诊断。

4. 当突发放电连续而没有明显的演变，通过 EEG 诊断通常困难，可依靠观察节律性棘波、尖波，甚至三相慢波或棘-慢放电而确诊。

5. 临床常见的微小发作持续状态或癫痫电持续状态可在 EEG 中显示三相波，需与肝性昏迷鉴别；此时，病史和其他临床资料就尤为重要。

（四）鉴别诊断

CSE 根据惊厥发作持续时间即可明确诊新，需鉴别的疾病：昏迷患者反复出现去大脑强直或去皮质强直；急性畸形性肌张力不全（扭转痉挛）。

NCSE 临床诊断有时较困难。当惊厥性发作停止而意识不能恢复时，应排除存在 NCSE 的可能。在不可解释的昏迷中，约 8% 的患者为 NCSE。失神 SE 与复杂部分性 SE 均可表现为癫痫朦胧状态。有时全面惊厥癫痫状态需与假性 SE 相鉴别。EEG 是鉴别诊断的要点。

四、紧急评估

（一）检查气道、呼吸系统、循环系统和神经系统是否存在异常

1. 平卧并评估。
2. 神志是否清楚。
3. 是否气道阻塞。
4. 有无呼吸，呼吸的频率、节律和深浅度。
5. 有无脉搏，循环是否良好。
6. 有无受伤。

（二）监测生命体征

从癫痫发作开始计时，并严密监测生命体征，如循环、呼吸等，特别是应开始心电图监测。

（三）其他监测

其他监测包括监测血气、生化、血常规等，评估氧合水平。

五、紧急处理

当发现气道阻塞时，应立即清除异物（如吸痰），保持气道通畅；当发现呼吸异常，立即置入口咽通气道，必要时行气管插管或气管切开，机械通气；当发现胸廓无起伏、无脉搏，应立即 CPR。压舌板置于臼齿处，床栏保护，严防意外伤；高浓度、高流量吸氧；建立静脉通路。

抢救流程图的起始部分为稳定阶段（0～5min），包括对于癫痫发作的标准化初步急救。当癫痫发作持续超过 5min，需要启动初始治疗阶段，并且无论初始治疗是否有效，均应在 20min 内结束此阶段；已有充分证据证实苯二氮䓬类药物（尤其是肌内注射咪达唑仑，静脉注射劳拉西泮、地西泮）的效力、安全性及耐受性，故推荐其为初始治疗的选择。尽管苯巴比妥（静脉注射）已被确认为是有效且耐受良好的初始治疗，但是由于相对以上三种苯二氮䓬类药物而言，给予苯巴比妥速度不能过快（静脉注射速度不应超过 60mg/min，过快可引起呼吸抑制），因此静脉注射苯巴比妥作为初始治疗的备选，而非首选药物。对于院前处理或当三种一线苯二氮䓬类药物不可用时，经直肠给予地西泮、经鼻给予咪达唑仑或含服咪达唑仑也是初始治疗较好的选择。初始治疗应该单次给予足够剂量，而不是多次小剂量给药。除了静脉注射劳拉西泮或地西泮可以重复给予一次足够剂量外，其他初始治疗方案均不能二次给药。初始治疗阶段所列的剂量一般为 I 类研究中所用的剂量，一些意见一致的指南所列的药量可能会有细微差别，如苯

巴比妥通常的推荐剂量为 20mg/kg。

当癫痫发作持续超过 20min 时，应启动二线治疗阶段，并且无论二线治疗是否有效，均应在 40min 内结束此阶段。磷苯妥英钠、丙戊酸及左乙拉西坦均是合理的选择，目前尚无明确证据表明这些药物中的任何一种优于其他几种。考虑到不良事件的关系，当以上三种推荐的治疗方案不能选用时，静脉注射苯巴比妥也是一种合理的二线治疗备选方案。

当癫痫发作持续超过 40min 时，应启动三线治疗阶段。对于此阶段的治疗，目前尚无明确证据提供指导意见。相比初始治疗而言，二线治疗的疗效更差，而三线治疗的疗效则进一步减弱。因此，当二线治疗不能终止癫痫发作时，应考虑重复二线治疗方案或使用麻醉剂量的硫喷妥钠、咪达唑仑、苯巴比妥或丙泊酚（均需持续 EEG 监护）。根据患者的病因或者癫痫发作的严重程度，特别是对于有基础疾病或者重症监护室的患者，第二阶段可以较快地结束或直接跳过进入第三阶段。

对于超难治性 SE 的治疗，尚处于临床探索阶段，多为小规模回顾性观察研究。推荐联合多种治疗方法控制超难治性 SE，如 AED 或麻醉药物，可采用氯胺酮和吸入性麻醉药麻醉、轻度低温（31～35℃，持续 20～61h）、免疫调节剂（静脉注射甲泼尼龙 1g，连续 3～5d；置换 1～1.5 倍血浆容量，隔日 1 次，连续 5～6 次）、手术治疗（当药物治疗 2 周完全无效时考虑）、生酮饮食（禁食 24h 后，予以 4：1 生酮饮食，同时避免摄入葡萄糖），但需权衡利弊。联合治疗和手术患者需在神经重症监护病房严密监护。

劳拉西泮注射剂及鼻腔、直肠黏膜给予的苯二氮草类药物均在国内无法获取。初始治疗首选静脉注射 10mg 地西泮（2～5mg/min），10～20min 内可酌情重复一次，或肌内注射 10mg 咪达唑仑。院前急救和无静脉通路时，优先选择肌内注射咪达唑仑。关于丙戊酸钠的用法，国外指南推荐静脉注射 20～40mg/kg。但中国的药品说明书静脉用法是先以 15mg/kg 静脉注射（注射时间至少 5min），然后以 1mg/（kg·h）的速度静脉输注，使血浆丙戊酸浓度达 75mg/L 左右，根据血药浓度的监测可以适当调节滴速。

六、生命支持与重要器官保护

1. CSE 患者在急诊初始治疗期间须加强监测与治疗；初始治疗失败后，须尽早入神经重症监护病房。

2. CSE 患者初始治疗后，需持续 EEG 监测至少 6h，以便发现脑内异常放电或 NCSE；RSE 患者麻醉药治疗时，需持续 EEG 监测至少 24～48h；SE 和 RSE 患者在 AED 或麻醉药减量过程中，仍需继续监测持续 EEG；其目的在于及时调整治疗方案。

3. 加强其他脑保护措施，特别是脑水肿的监测与降颅压药物合理应用。

4. CSE 患者需行呼吸功能监测，如呼吸运动（频率、幅度和节律）、$P_{ET}CO_2$（气管插管患者）、脉搏血氧饱和度和动脉血气等，必要时行气管插管，机械通气；加强肺炎的预防与治疗。

5. CSE 患者需行循环功能监测，特别是血压的监测，必要时给予血管活性药物支持治疗。

6. CSE 患者需进行内环境监测，纠正水、电解质紊乱，维持酸碱平衡；对常见的低钠血症予以限水和（或）高渗盐补充，但需控制血浆渗透压升高速度，避免渗透性脑病发生；通常不需过早应用碳酸氢钠纠正酸中毒。

（陈　敏）

第二十章　高位截瘫抢救流程及解析

第一节　高位截瘫抢救流程

定义
高位截瘫是指横贯性病变发生在脊髓较高水平位上，一般将第 2 胸椎以上的脊髓横贯性病变引起的截瘫称为高位截瘫，损伤平面以下感觉、运动和自主神经功能消失

诊断

病因
- 外伤：脊椎外伤、骨折和脊髓损伤
- 脊髓病变：①脊髓压迫型；②脊髓变性型

临床表现
- 局部有压痛、肿胀，活动受限，脊神经功能丧失
- 脊髓休克：损伤后 24~48h 内断面以下感觉、运动，以及躯体和内脏反射均消失，交感神经功能受损，迷走神经相对兴奋，临床表现以血压下降、心率减慢为特征，48h 后才能诊断是否完全横断（高位截瘫）
- 直立性低血压
- 肢体痉挛：肌张力增高，反射亢进，阵挛
- 大小便控制障碍、性功能障碍
- 体温控制障碍：既可以下降，也可以升高
- 低钠血症

检查
- 常规行脊柱X线和CT检查
- 反应迟缓或神智不清者应行MRI检查

紧急评估

高位截瘫患者危及生命的是截瘫平面的高低，故紧急评估中首先是截瘫平面的确定

呼吸
- $C_{1,2}$：因不能自主呼吸多立即死亡
- $C_{3,4}$：四肢瘫痪，膈肌、肋间肌不能运动，不能自主呼吸
- C_5：呼吸困难，双上肢活动受限
- $C_{6~8}$：呼吸弱，腹式呼吸明显
- $T_{1,2}$：呼吸浅弱
- 是否有误吸、气道阻塞、肺炎、肺不张
- 是否缺氧和CO_2蓄积：$SpO_2 < 90\%$，$PaO_2 < 60mmHg$，$PaCO_2 > 45mmHg$
- 是否存在气道反应性增高

循环
- 是否有神经源性休克和直立性低血压：以低血压和心率慢为特征
- 是否有心律失常：如室性期前收缩或传导阻滞

体温：是否有体温下降或升高

血糖、电解质：是否存在低钠血症、高钾血症、高血糖

紧急处理

气道与呼吸管理
- 保持气道通畅：注意脊柱制动，避免脊髓二次损伤
- 清醒气管插管、机械通气
  - 截瘫平面达T_1或$C_{3,4}$部位损伤
  - $PaO_2 < 60mmHg$，$PaCO_2 > 50mmHg$
  - 应在纤维支气管镜、光棒、可视喉镜引导下进行，避免头颈部过度后仰，加重脊髓损伤
  - 气道反应性高：气管插管时应加用局部麻醉

循环
- 开通静脉补液：维持和纠正相对的血容量不足
- 使用直接兴奋交感神经的药物：如小剂量肾上腺素、多巴胺等泵入维持心血管功能的稳定
- 预防血压下降、心率过缓引起的心搏骤停

紧急处理

- 血糖控制
  - 术前：控制空腹血糖4.4～7.8mmol/L，餐后2h血糖4.4～10.0mmol/L
  - 术中：控制血糖5.0～11.0mmol/L
  - 血糖控制方式：胰岛素输注，注意预防低血糖
- 甘露醇脱水
- 纠正低钠血症
- 激素治疗：成年急性脊柱脊髓损伤患者伤后8h内，给予24h大剂量甲泼尼龙（MP，首次30mg/kg，间隔45min后静脉输注），但不超过48h
- 早期留置尿管，并预防泌尿系感染
- 维持正常体温

严密监测

- 常规监测：心电图、血压、SpO_2、体温、$P_{ET}CO_2$、气道压等
- 血气电解质分析、血糖、尿钠、尿渗透压
- 特殊监测：体感诱发电位

外科治疗

- 胸椎、颈椎骨折合并不完全性脊髓损伤：主张早期手术治疗（手术时间窗建议在伤后6～8h内进行）
- 颈椎、胸椎骨折合并完全性脊髓损伤：常伴有严重创伤性应激反应，3～7d内脊髓水肿处于高峰，手术出血量多，故1周后待患者生命体征平稳时再手术

麻醉风险

- 颈椎损伤
  - 头位轴线要固定，气管插管前可行颅骨牵引来固定头颈部
  - 清醒气管插管：气管导管插入固定后再诱导给药
  - 应在纤维支气管镜、光棒、可视喉镜引导下进行气管插管
  - 避免头颈部过度后仰，加重脊髓损伤
- 循环系统常不稳定
  - 易发生血压下降，心率减慢
  - 也可出现自主反射亢进，血压升高，心率减慢
  - 备好血管活性药物（升压药、降压药），并要维持适当血容量
- 改变体位要慢，预防低血压、导管脱落
- 注意纠正水、电解质紊乱：如纠正低钠血症或高钾血症等
- 避免使用琥珀胆碱，宜选用非去极化肌松药
- 防止肺部感染是重中之重
- 体温调节功能低下，注意人工调节
- 术后管理
  - 术后不急于拔出气管导管
  - 拔出气管导管条件：血气分析正常，自主呼吸恢复，咳嗽有力，能排痰
  - 气管造口、机械通气：C_4平面以上截瘫患者

第二节　高位截瘫抢救解析

　　脊柱是人体的支柱，椎管中央含有与大脑连接的脊髓（中枢神经系统的重要组成部分），脊柱损伤可发生于从颈至骶的任何一段，而且 10%合并脊髓损伤。

　　脊柱损伤的严重程度主要与有无合并脊髓损伤及其损伤程度和平面高低有关。若脊髓、神经根遭受压迫或挫裂甚至横断，则可产生不同程度的脊髓神经功能丧失，严重者出现截瘫，部分可同时合并呼吸、心血管功能异常，常危及生命。

　　一般将第 2 胸椎（T_2）以上的脊髓横贯性病变引起的截瘫称高位截瘫（high paraplegia），损伤平面以下感觉、运动和自主神经功能消失。颈椎损伤引起脊髓病变的截瘫平面可高达 C_4，是常见的高位截瘫，由于脊髓损伤平面高、范围广，病理生理学改变大，常危及生命，故应及时抢救。

　　T_3 以下的脊髓损伤引起的截瘫称下半身截瘫。

一、病因

（一）外伤型

外伤型多由 T_2 以上脊椎外伤、骨折脱位伤及脊髓损伤而致，可见于颈部开放性损伤。

（二）脊髓病变

1. 脊髓压迫型　骨质压迫所致包括骨质增生、椎管狭窄、椎间盘突出手术等所致损伤。

2. 脊髓变性型　包括脊髓软化、空洞、萎缩，多由炎症及压迫型转化所致。

（三）先天性疾病

由于先天性发育异常，随着年龄的增长，逐渐呈现脊髓的损害；或在外伤的诱发下而发生的急性脊髓损伤，最终导致截瘫的发生。

二、脊髓损伤程度的分级

脊髓损伤程度的分级目前多采用 ASIA 分级法和 Frankel 脊髓损伤分级行神经功能评估。

（一）ASIA 分级法

ASIA 分级法是美国脊髓损伤学会 2000 年对脊髓损伤分级的新的修订版本。根据脊髓损伤后感觉和运动功能障碍程度，按 ASIA 分级法分为五级。

1. A 级（完全性损伤）　在脊髓损伤神经平面以下，包括骶段 $S_4 \sim S_5$（鞍区），无任何运动及感觉功能保留，为截瘫。

2. B 级（不完全性损伤）　在脊髓损伤神经平面以下，包括骶段 $S_4 \sim S_5$ 区有感觉功能保留，但无任何运动功能保留。

3. C 级（不完全性损伤）　在脊髓损伤神经平面以下有运动功能保留，但脊髓损伤神经平面以下有 50% 以上的关键肌肌力 <3 级。

4. D 级（不完全性损伤）　在脊髓损伤神经平面以下有运动功能保留，且脊髓损伤神经平面以下至少有 50% 的关键肌肌力 ≥3 级。

5. E 级（正常）　感觉和运动功能正常。

其中，C 级或 D 级的患者必须在骶段 $S_4 \sim S_5$（鞍区）有感觉或者运动功能的保留；此外，C 级或 D 级的患者必须具备以下两项之一：①肛门括约肌有自主收缩；②脊髓损伤神经平面的运动水平以下有 3 个节段以上保留有运动功能。

（二）Frankel 脊髓损伤分级

Frankel 脊髓损伤分级，分为五级。

1. A 级　损伤平面以下感觉及运动功能完全丧失，为截瘫。

2. B 级　损伤平面以下无运动功能，仅存某些感觉功能。

3. C 级　损伤平面以下仅存一些无用的运动功能。

4. D 级　损伤平面以下存在有用的运动功能，但不完全。

5. E 级　感觉、运动及括约肌功能正常。

该分级比较简单，只需做一般的感觉和运动功能检查即可完成。其缺点是不够严谨，C 级和 D 级包含的损伤范围较大，对变化的观察缺乏敏感性，对感觉和括约肌功能状况的表达也不详细。

三、脊髓损伤的主要病理生理改变

（一）脊髓休克

脊髓休克是脊髓受损时一种暂时的生理反应。当脊髓受损与高级中枢断离时，脊髓暂时丧失反射活动的能力而进入无反应状态的现象称为脊髓休克。临床表现：短暂性肢体瘫痪，肌张力减低，神经反射功能消失，横断面以下节段脊髓支配的骨骼肌张力下降、消失，外周血管扩张，血压下降，发汗反射消失，躯体及内脏反射减退或消失，尿潴留，排便困难。平面越高对机体的影响越明显，故高位截瘫容易发生血压下降、心率减慢，甚至心搏骤停，通常伤后 24～48h 可恢复。原则上诊断完全脊髓损伤需要等到脊髓损伤休克期过后才能成立。

（二）脊髓震荡

脊髓损伤后出现短暂性功能抑制状态，受伤平面以下立即出现迟缓性瘫痪，数小时至 2 天功能开始恢复，不留任何神经系统后遗症（脊髓休克也可以包括脊髓震荡）。

（三）对呼吸系统的影响

1. 呼吸运动　胸廓依靠膈肌和肋间肌的收缩而扩张，空气经气道进入肺部而形成呼吸运动。当膈肌和肋间肌功能丧失时，胸廓不能运动，呼吸运动停止，患者因为不能通气而死亡。高位截瘫患者最严重的问题即为呼吸肌不能运动。不同损伤节段临床表现如下所述。

（1）$C_{1,2}$：因不能自主呼吸，多立即死亡。

（2）$C_{3,4}$：自主呼吸消失，膈肌、肋间肌不能运动，锁骨平面以下感觉消失，四肢瘫痪。

（3）C_5：呼吸困难，有膈肌运动，双上肢肌力减弱，颈、上臂、三角肌感觉消失。

（4）$C_{6\sim8}$：呼吸弱，腹式呼吸明显。

（5）$T_{1,2}$：呼吸浅弱。

2. 气道反应性增加　由于交感神经对呼吸系统的支配消失，迷走神经功能相对亢进，气道反应性增高，容易导致气管支气管痉挛。分泌物增加、潴留会引起肺部感染和肺不张。

（四）对循环系统的影响

胸段交感神经中枢位于 T_4 水平，支配心脏、大血管，当高位脊髓损伤时，心交感神经张力下降，迷走神经相对兴奋，引起患者心率减慢、内脏血管扩张、血压下降，导致低血压和心动过缓为特征的神经源性休克和直立性低血压。一般脊髓损伤后，血压先上升、随后下降，并伴有心动过缓，甚至心搏骤停。有些高位脊髓损伤患者，当损伤平面以下受到不良刺激时，引起交感神经过度兴奋和迷走神经抑制，出现以阵发性高血压为主的反射现象，临床表现：血压升高（超过基础血压 40mmHg）、剧烈头痛、出汗、皮肤潮红、起鸡皮疙瘩、脉缓、胸闷、恶心、呕吐等。脊髓损伤患者容易发生室性期前收缩和右束支传导阻滞。

（五）体温变化

产热、散热中枢的传出和传入通路可能被横断，体温调节功能下降。损伤平面以下血管扩张，可导致体温下降；但又因损伤平面以下的汗腺停止分泌，可影响散热而出现体温升高。在手术中易发生低温。

（六）低钠血症

对于颈髓损伤引起的低钠血症，既往认为是抗利尿激素分泌不当综合征所引起的，机制：①自主神经调节功能紊乱，迷走神经支配占优；②瘫痪以下血管张力下降；③有效循环血容量下降，血压降低刺激压力感受器，使抗利尿激素分泌阈值下降，ADH 分泌增多，肾小管对水重吸收增多，导致稀释性低钠血症。近年来一些学者和研究结果更倾向于脑耗盐综合征，其机制：颈髓损伤抑制了交感神经系统，使肾交感神经系统兴奋性降低，肾素-血管紧张素-醛固酮系统受到抑制，从而使肾素、醛固酮生成减少，排钠增多，导致低钠血症。

（七）血糖变化

脊髓损伤常合并高血糖，主要原因可能与创伤后应激、大剂量激素冲击治疗和胰岛素抵抗有关。

四、诊断

诊断脊髓完全性损伤，原则上要在脊髓休克期（伤后 24～48h）过后才能确定。诊断要点如下。

（一）病因

病因见前述。

（二）临床表现

（1）局部有压痛、肿胀，活动受限，脊神经功能丧失。
（2）脊髓休克：损伤早期（24～48h）可出现脊髓休克（即脊髓受损，脊髓与大脑高级中枢断离时一种暂时的生理反应）。断面以下感觉、运动及躯体和内脏反射均消失，外周血管扩张，血压下降，心率减慢。
（3）体温控制障碍：既可以下降，也可以升高。
（4）肢体痉挛：肌张力增高，反射亢进，阵挛。
（5）大小便控制障碍、性功能障碍。
（6）低钠血症。
（7）血糖升高。

（三）神经学检查

神经学检查方法包括 ASIA 分级法和 Frankel 脊髓损伤分级法。

（四）影像学检查

常规行 X 线和 CT 检查，螺旋 CT 效果更好，当存在神经功能障碍时应行 MRI 检查，观察脊髓、马尾神经、神经根状态。

（五）诱发电位检查

诱发电位检查包括体感诱发电位、运动诱发电位和皮质体感诱发电位等检查。

五、紧急评估

高位截瘫患者危及生命与否与截瘫平面高低有关，故紧急评估中首先是截瘫平面的确定。

（一）呼吸系统评估

1. 评估患者脊髓损伤平面对呼吸的影响，见前述。

2. 脊髓特别是颈髓损伤后，评估患者是否有误吸、通气功能障碍、肺炎、肺不张等。

3. 评估是否存在缺氧和 CO_2 蓄积，如 $SpO_2 < 90\%$ 或 $PaO_2 < 60mmHg$ 则存在缺氧；$PaCO_2 > 45mmHg$ 则存在 CO_2 蓄积。脊髓损伤后，肺活量、最大通气量下降，残气量升高，动脉血气以 PaO_2 下降为主。

4. 评估是否存在气道反应性增高，由于交感神经对呼吸系统的支配消失，迷走神经功能相对亢进，气道反应性增高，容易导致气管支气管痉挛。

（二）循环系统评估

1. 是否有神经源性休克和直立性低血压　以低血压和心动过缓为特征。

2. 是否有心律失常　如室性期前收缩或传导阻滞。

（三）其他评估

1. 是否有体温下降或升高。

2. 是否存在低钠血症、高血钾或高血糖。

六、紧急处理

高位截瘫患者交感神经受损，但迷走神经功能正常，且相对兴奋，心率减慢，即使低血容量也不能使心率增快。同时肾素-血管紧张素-醛固酮系统功能代偿性增高以维持血压，因此对血管紧张素转换酶抑制剂较敏感。

（一）气道管理

对于脊柱脊髓损伤患者，应在脊柱制动、避免脊髓二次损伤的前提下，尽量保持气道通畅。截瘫平面达 T_1 或 $C_{3,4}$ 部位以上损伤，应立即行气管插管、机械通气。如果 $PaO_2 < 60mmHg$，$PaCO_2 > 50mmHg$，排除气道阻塞后，行气管插管或气管切开，机械通气。气管插管应在纤维支气管镜、光棒、可视喉镜引导下进行，避免头颈部后仰，加重脊髓损伤。由于患者气道反应性高，注意气管插管时加用表面麻醉。

（二）循环支持

开通静脉补液以维持和纠正相对的血容量不足。选择直接兴奋交感神经的药物，如小剂量肾上腺素、多巴胺等泵入以维持心血管功能的稳定。预防血压下降、心动过缓引起的心搏骤停。

（三）血糖监测与控制

常规择期手术前空腹血糖控制在 $4.4 \sim 7.8mmol/L$，餐后 2h 血糖控制在 $4.4 \sim 10.0mmol/L$，术中血糖控制在 $5.0 \sim 11.0mmol/L$，血糖控制可采用胰岛素输注。在控制高血糖的同时，需要注意低血糖的发生；出现酮症时需尽快补液以恢复血容量、纠正电解质紊乱和酸碱失衡，还要注意相关并发症的发生。

（四）纠正电解质紊乱

特别应注意及时纠正低钠血症或高钾血症。

（五）早期留置尿管，并预防泌尿系感染

泌尿系感染和排尿功能障碍为脊柱脊髓损伤患者常见并发症。早期留置导尿以保护膀胱功能；待膀胱功能部分恢复后，可间歇导尿并锻炼膀胱功能。制订饮水计划，根据患者情况每天导尿4～6次，并通过定时排尿、延时排尿、意念排尿等行为训练神经源性膀胱患者的排尿行为。

（六）激素治疗

应该有条件地使用甲泼尼龙（methylprednisolone，MP），建议：成年人急性脊柱脊髓损伤患者伤后超过8h，不应提供24h高剂量输注MP；伤后8h内，提供24h高剂量输注MP（首次30mg/kg，间隔45min后静脉输注），但时间不超过48h。

（七）维持正常体温

1. 持续低体温，体温<35℃，采取保温措施。
2. 高热（常见）
（1）中枢性：药物无效，常规采取物理降温。
（2）其他：如感染等，对症处理。

七、严密监测

监测项目见本章第一节。

八、手术治疗

（一）手术时机

1. 胸椎、颈椎骨折合并不完全性脊髓损伤　主张早期手术治疗（手术时间窗建议在伤后6～8h进行）。

2. 颈椎、胸椎骨折合并完全性脊髓损伤　常伴有严重创伤性应激反应，3～7d脊髓水肿处于高峰，手术出血量多，故1周后待患者生命体征平稳时再手术。

（二）麻醉要点

高位截瘫脊髓损伤横断面以下，肢体的感觉、运动反射完全消失，膀胱、肛门括约肌功能完全丧失，预后多不良；早期（伤后1～2周内）多因高温、呼吸衰竭、心力衰竭而死亡，晚期（数月至数年）可因肺部感染、尿路感染、营养不良、压疮等原因而死亡。手术中麻醉具有较大的风险，麻醉要点如下。

（1）颈椎损伤时，头位轴线要固定，术前可行颅骨牵引，搬动患者需要外科医生陪同。气管插管时头位需固定。须在患者清醒并在纤维支气管镜、可视喉镜引导下行气管插管，插管前气管内给予2%利多卡因以减少咳嗽和气道反应性，气管导管插入并固定后再给予麻醉诱导药。急性期禁用琥珀胆碱，可选用非去极化肌松药。

（2）麻醉前适当补充容量：由于自主神经功能失调，受损平面远端神经反射和自主活动消失，体位变动、胸腹压力升高容易导致低血压和心动过缓，故麻醉前一定要补充血容量。

（3）体位改变动作要缓慢，多人协同，手术医生要固定头颈部。

（4）术中预防自主高反应：自主高反应为脊髓损伤后最严重的并发症。有些高位脊髓损伤患者，当损伤平面以下受到不良刺激时，引起交感神经过度兴奋和迷走神经抑制，出现以阵发性高血压为主的反射现象，如血压升高、外周血流减少、心率减慢，此时要用降压药。

（5）交感神经功能受损，迷走神经未受累，因此，可出现血压下降、心率减慢，此时应使用直接兴奋交感神经的药物，如肾上腺素、多巴胺等维持心血管功能的稳定，并适当补液增加血容量。

（6）麻醉前、麻醉中要注意血钠水平的变化和血钾水平的监测，并及时纠正。

（7）由于体温调节失控，术中易发生低体温，应注意保温。

（8）加强预防感染，其中肺部是预防感染的重点。

（9）术后拔管：C_4 平面以上损伤的截瘫患者，术后需要行气管造口，呼吸机维持；T_2 以上截瘫没有影响到膈肌的患者，术后不应急于拔出气管导管，待自主呼吸恢复、咳嗽有力、能排痰和血气分析结果正常才能拔管。

（10）拔管条件：意识清醒、循环稳定、呼吸功能完全恢复（呼吸频率 14～20 次/分，吸空气条件下 $SpO_2 > 95\%$）。

（11）若存在严重限制性呼吸功能不全、术前肺活量低于预计值的 30%、手术失血 > 30ml/kg 等表现时，应转入重症监护病房，行机械通气过渡后再复苏。

（陈　敏）

第二十一章 急性心脏压塞抢救流程及解析

第一节 急性心脏压塞抢救流程

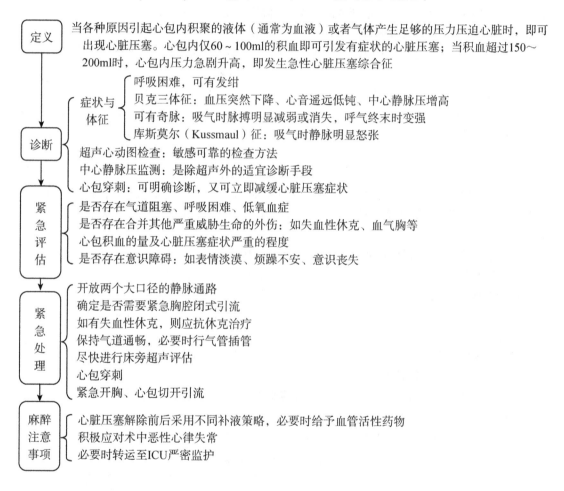

定义　当各种原因引起心包内积聚的液体（通常为血液）或者气体产生足够的压力压迫心脏时，即可出现心脏压塞。心包内仅60~100ml的积血即可引发有症状的心脏压塞；当积血超过150~200ml时，心包内压力急剧升高，即发生急性心脏压塞综合征

诊断

症状与体征
- 呼吸困难，可有发绀
- 贝克三体征：血压突然下降、心音遥远低钝、中心静脉压增高
- 可有奇脉：吸气时脉搏明显减弱或消失，呼气终末时变强
- 库斯莫尔（Kussmaul）征：吸气时静脉明显怒张

超声心动图检查：敏感可靠的检查方法
中心静脉压监测：是除超声外的适宜诊断手段
心包穿刺：可明确诊断，又可立即减缓心脏压塞症状

紧急评估
- 是否存在气道阻塞、呼吸困难、低氧血症
- 是否存在合并其他严重威胁生命的外伤：如失血性休克、血气胸等
- 心包积血的量及心脏压塞症状严重的程度
- 是否存在意识障碍：如表情淡漠、烦躁不安、意识丧失

紧急处理
- 开放两个大口径的静脉通路
- 确定是否需要紧急胸腔闭式引流
- 如有失血性休克，则应抗休克治疗
- 保持气道通畅，必要时行气管插管
- 尽快进行床旁超声评估
- 心包穿刺
- 紧急开胸、心包切开引流

麻醉注意事项
- 心脏压塞解除前后采用不同补液策略，必要时给予血管活性药物
- 积极应对术中恶性心律失常
- 必要时转运至ICU严密监护

第二节 急性心脏压塞抢救解析

一、定义及分类

（一）定义

1. 急性心脏压塞　当心包内积聚的液体（通常为血液）或者气体产生足够的压力压迫心脏时，即可出现心脏压塞。心脏创伤出血后或体外循环下心脏手术后由于止血不完善和心包腔引流管堵塞时，均可导致急性心脏压塞。

2. 急性心脏压塞综合征　心脏压塞会影响心脏舒张期充盈和收缩期射血。随着心包内液体积聚，心室充盈逐渐减少，导致心脏每搏输出量下降。儿茶酚胺代偿性增高，出现心动过速及右心充盈压增加。当右心扩张至极限时，室间隔会左移，心室功能会进一步恶化，导致不可逆性休克。心包内仅 60～100ml 的积血即可引发有症状的心脏压塞；当积血超过 150～200ml 时，心包内压力急剧升高，即发生急性心脏压塞综合征。

（二）按照病因分类（表 21-1）

1. 心脏穿透伤　是导致心脏压塞的常见原因，常见于刀、枪等火器伤。损伤可能会造成一系列危害：①心包穿透伤；②心壁穿透伤；③室间隔穿透伤；④心脏瓣膜、腱索、乳头肌的穿孔和撕裂；⑤冠脉血管的穿孔和撕裂。右心室是最易损伤的腔室，因为它解剖位置靠前，左心室位于其后方。刀刺伤更容易形成小创口，这种创口在心脏收缩时即可被封闭，但仍可导致心脏压塞。

2. 心脏钝性伤　主要原因为外力直接作用于心脏，或者是发生事故时心脏在胸骨和脊柱之间受到挤压。心肺复苏过程中持续的外部心脏按压也可引起心脏钝性损伤。

（1）原因：钝性心脏损伤多见于高速交通事故、高空坠落、碾压伤和爆炸伤。损伤包括游离房室间隔破裂、游离壁破裂、冠脉血栓形成、心力衰竭、复杂性心律失常、单纯性心律失常和（或）腱索或乳头肌断裂。

（2）心脏破裂的生物力学机制：不断增加的胸腔内压直接传递到心脏腔室内；巨大力量作用到腹部或外周血管产生的液压作用直接传递到右心房，导致右心房破裂；从高速移动到突然撞击静止的惯力迅速衰减可造成动静脉撕裂。钝性损伤造成间隔的破裂多见于舒张末期和收缩早期的心尖部。

（3）心脏破裂后患者是否存活：关键取决于心包膜的完整性；心包膜完整或者裂口足够小的患者当时可能不会有大出血，但会逐渐发展为心包积血或急性心脏压塞。

3. 心脏医源性损伤

（1）多见于中心静脉置管、心导管置入和心包穿刺，常见损伤部位是上腔静脉与心房的交汇处和上腔静脉与无名静脉交汇处。

（2）医源性损伤造成的小穿孔可导致代偿性的心脏压塞，心包穿刺排血通常不会成功，可能需要剑突下心包开窗或者正中胸骨切开引流。

（3）冠状动脉置管可能导致心脏穿孔或主动脉割裂，造成致命的急性心脏压塞，需要立即手术治疗。

（4）其他潜在的医源性损伤包括心脏按压（胸内和胸外）、心包穿刺及心内注射药物。

表 21-1　急性心脏压塞常见病因分类

心脏穿透伤	心脏钝性伤	心脏医源性损伤
锐器刺伤	交通事故	置入导管
子弹伤	高空坠落	心包穿刺
散弹枪伤	爆炸冲击	
	剧烈运动	

二、快速诊断

（一）急性心脏压塞的症状与体征

急性心脏压塞的症状与体征随着心包内积血的量和产生速度的不同而不同。

1. 大量快速积血　通常导致严重压塞出现心搏骤停而死亡。

2. 大量而缓慢积血　表现为呼吸困难、烦躁不安的休克状态。

（1）皮肤湿冷，口唇轻度发绀，可见颈部浅表静脉扩张，伴有随呼吸的逆向充盈[库斯莫尔（Kussmaul 征）]。

（2）收缩压通常低于正常，可能随着呼吸进一步降低 10mmHg，甚至更多，心音没有明显下降（奇脉）；脉压变窄，脉搏快而弱。

（3）静脉压升高，心音遥远而低钝，伴或不伴心包摩擦音。

（4）不典型表现：仅 1/3 或 2/3 的患者表现出典型的贝克三体征（Beck triad）（血压突然下降、心音遥远低钝、中心静脉压增高），有超过 90%的患者仅表现出其中一种体征。

值得注意的是奇脉、颈部浅表静脉怒张和中心静脉压增高也可见于其他疾病（如张力性气胸、肺气肿和心力衰竭），应注意鉴别。

3. 间歇性压塞解除　从心包腔内间断有血液向外流出，可部分程度缓解心脏压塞，减轻临床症状。总体上看，这种状态的患者会比前两种患者院前生存的时间更长。

（二）急性心脏压塞的快速诊断策略

当急性心脏压塞的临床表现缺乏特异性时很容易漏诊。胸部 X 线片为非特异性检查，可以鉴别血胸和气胸以明确心包积液；其他方法包括超声检查、中心静脉压监测、心包开窗、胸腔镜检查和心包穿刺术。

1. 超声检查　创伤重点超声评估（focused assessment with sonography for trauma，FAST）可估计四个声窗内心包积液的量（超声探头摆放位置具体见图 21-1）。心脏压塞超声心动图的特征：

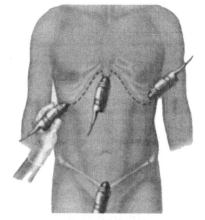

图 21-1　创伤重点超声评估时，探头摆放的四个位置

（1）右心房壁变薄且塌陷大于收缩期的 1/3。

（2）舒张期右心室塌陷。

（3）下腔静脉充盈。

（4）左、右心室舒张期充盈会随着呼吸发生改变。

（5）对于胸壁损伤严重的患者，可改行经食管超声心动图（trans-esophageal echocardiography，TEE）。

2. 中心静脉压监测　在没有及时有效超声检查的情况下，中心静脉压监测是对怀疑可能有急性创伤性心脏压塞患者最好的诊断手段。心脏创伤患者出现休克同时伴有高水平中心静脉压，提示患者易发生心脏压塞。

3. 心包穿刺术　创伤造成的心脏压塞多为出血引起且很迅速，血凝块会迅速形成，不利于穿刺排血。应该注意存在假阴性结果和潜在医源性损伤的风险。

4. 胸骨下心包开窗引流术

（1）优点：在急诊室或手术室，局部麻醉或全身麻醉下均可进行。

（2）缺点：有创操作，在确定损伤部位后尚需进一步开胸手术并彻底修复。

5. 综合判断　对于存在下列症状或体征的患者，应高度怀疑其存在心脏破裂的可能。

（1）鉴别诊断包括张力性气胸、右心室心肌挫伤、上腔静脉阻塞、三尖瓣撕裂、先前存在严重的肺部疾病。

（2）存在与损伤不相符的严重低血压。

（3）行快速液体复苏后，低血压无明显改善。

（4）行胸腔闭式引流和液体复苏后，血胸症状不改善。

（5）持续性代谢性酸中毒。

（6）创伤重点超声评估或超声心动图证实存在心包积液，中心静脉压升高和颈静脉怒张伴持续低血压（液体复苏无效）。

三、紧急评估

（一）是否存在气道阻塞、呼吸困难、低氧血症

1. 确保维持患者主气道通畅。

2. 通过观察患者呼吸状态和胸廓起伏来评估患者的呼吸频率、呼吸有效性和呼吸模式，必要的检测技术如便携式脉搏血氧饱和度监测可提供有价值的参考指标。

3. 根据评估结果确定是否采用基于基本生命支持级别的气道管理策略或高级生命支持级别的人工气道措施。

（二）是否存在合并其他严重威胁生命的外伤，如失血性休克、血气胸等

1. 应迅速详细了解外伤病史及院前时间。

2. 血压、心率和毛细血管充盈时间等基本监测可提供有价值的参考指标，血气分析有助于进一步明确诊断。

3. 应综合患者的意识状态、体温、尿量、体循环及微循环指标等进行综合评价。

（三）心包积血的量及心脏压塞的严重程度

1. 小型便携式超声非常适合急救评估，FAST有助于改善创伤患者的分类和处理策略。

2. 心包内仅60～100ml的积血即可引发有症状的心脏压塞；当积血超过150～200ml时，心包内压力急剧升高，即发生急性心脏压塞综合征。

（四）意识状态

1. 是否存在意识障碍，如表情淡漠、烦躁不安和意识丧失等。

2. 可用GCS评分量表评估患者的反应、意识状态和残障情况，并快速检测患者瞳孔大小及对光反应。

3. GCS评分量表用于3岁以下儿童，应对语言检测部分进行校正。

四、紧急处理

许多患者在受伤当时就已经出现急性心脏压塞，专业人员的积极复苏和快速转运能够提高患者院前生存率，患者最终生存结局与快速诊断和尽早治疗密切相关。

（一）基本生命支持的建立

开放两个大口径的静脉通路，鉴定血型并交叉配血；根据高级创伤生命支持手册对患者的气道、呼吸和循环进行评估和建立支持。

（二）紧急胸腔闭式引流

气胸和血胸通常伴发于心脏穿透伤，必须迅速通过胸腔造口引流及时处理；检查患者是否存在心脏压塞征象。

（三）抗休克治疗

对于存在失血性休克的患者，应积极采取抗休克治疗，包括谨慎适度快速补液及应用血管活性药物维持基本血流动力学指标稳定。

（四）保持气道通畅，必要时行气管插管

1. 胸廓切开前，对患者实施气管插管并手动辅助通气。

2. 采用双腔气管导管行选择性单肺通气有利于手术操作，但这种技术的有效性和应用经验在急诊科还存在限制。

3. 成人盲探下插入单腔气管导管，深入距离嘴角约30cm可进行选择性右肺通气。

4. 通过开胸持续心肺复苏，昏迷患者可能重新恢复意识，但是气管插管使用全麻药物可能掩盖这一过程。

（五）尽快进行床旁超声评估

尽快进行床旁超声评估，以明确诊断心脏压塞和心脏压塞引起的病理生理改变，指导随后的手术治疗。

（六）手术处理

对于决定实施心包穿刺、紧急开胸或心包切开引流术的患者，有经验的医生应该急诊行胸廓切开术，可迅速挽救患者生命。其目的在于下述几点。

1. 争取减轻可能存在的心脏压塞。

2. 通过直接按压心脏和（或）夹闭主动脉提高冠脉灌注的方式维持心脏功能。

3. 如果发生心室颤动应立即胸内除颤。

决定是否行急诊胸廓切开术的主要因素包括受伤的时间、转送到急诊的时间、生命体征/心电活动是否停止。有学者将这些因素整理成指南，来预计不同类型患者行胸廓切开术的生存率（表21-2）。

表 21-2 不同类型患者在急诊下行胸廓切开术的生存率

伤后即刻心搏骤停	在急诊心搏骤停	在急诊濒死状态	在急诊无反应休克
0	30%	40%	50%

五、急诊条件下心脏压塞手术的麻醉管理

急性心脏压塞综合征主要病理生理变化包括心包腔内压力急剧上升、心脏舒张受限、静脉回心血量减少、心排血量随之降低、冠状动脉血流减少、心肌收缩力减弱。这种患者病情危急，随时可发生心搏骤停，虽紧急救治仍存在较高风险。

（一）围手术期风险评估

1. 心功能评估 对心脏创伤患者进行心功能评估十分重要，不仅与术后转归直接相关，而

且对麻醉处理具有重要的参考和指导意义。

2. 8个危险因素（加拿大蒙特利尔心脏研究所）

（1）左心室功能差；

（2）充血性心力衰竭；

（3）不稳定型心绞痛或近期心肌梗死；

（4）年龄65岁以上；

（5）严重肥胖；

（6）再次手术；

（7）急诊手术；

（8）其他显著或未控制的紊乱（肺动脉高压、慢性阻塞性肺疾病、慢性肾衰竭等）。

3. 评估结果分析

（1）无上述因素者属一般危险，手术死亡率为0.4%；

（2）有一个危险因素者，危险增加，手术死亡率为3.1%；

（3）有两个或更多个危险因素者，属高度危险，手术死亡率为12.5%。

（二）选择适宜的麻醉药物

1. 心脏创伤致心脏压塞的患者对麻醉耐力极差，不宜选用抑制心肌作用较强的麻醉药；在心脏压塞解除前禁用氯胺酮、泮库溴铵等增加心率的药物。

2. 对心脏压塞症状严重者，应先在局部麻醉下做心包穿刺减压，然后再施行麻醉诱导。诱导时仅给予少量镇静药使患者意识消失即可，同时配合小量镇痛药和肌松药。

（1）依托咪酯：对心血管和呼吸系统影响小，不增加心肌耗氧量，并有轻度冠状动脉扩张作用，适用于急性心脏压塞综合征的患者。麻醉诱导成人按体重静脉注射0.3mg/kg（0.2～0.6mg/kg），重危情况下酌情减量，静脉注射后通常在1min以内起效。

（2）咪达唑仑：用于麻醉诱导，可引起外周血管阻力和平均动脉压下降，左心室充盈压减少，对心肌收缩力无影响，适合与依托咪酯复合用于急性心脏压塞综合征患者，与阿片类药物合用时具有轻度负性肌力作用，应酌情减量。

（3）舒芬太尼：对循环系统的抑制作用较芬太尼弱，是心血管手术麻醉性镇痛药的适宜选择之一。用于急性心脏压塞综合征患者麻醉诱导剂量为0.25～1.0μg/kg，间断追加2.5～10μg/kg。快速注射可引起胸壁和腹壁肌肉僵硬而影响通气，可联合应用肌松药或阿片受体激动-拮抗药（地佐辛）处理。

（三）麻醉维持要点

1. 麻醉深度 维持浅麻醉，选择静吸复合麻醉或静脉复合麻醉均可，维持适当肌肉松弛。

2. 个体化应对 对于心脏手术后短期内突发心脏压塞的患者，麻醉用药须考虑前次手术麻醉药残余的影响，应减量用药。注意再次手术患者对麻醉药耐力差，特别是处于休克或休克前期的患者，避免给药过快、过量。

3. 容量控制 维持有效循环血量，术前积极筹措血液制品，做到有备无患。心包打开前要控制输血、补液的速度，打开心包后应加快输血输液。

4. 重要生命体征调控 心脏压塞解除前的低血压须使用正性肌力药物或血管收缩药物予以提升，不应依靠增加容量实现升压的目的。

（四）术中心律失常的处理

在心肌表面操作时，可诱发室性心律失常，应严密监测，必要时给予抗心律失常药物（如利多卡因，胺碘酮）。急性心脏压塞患者常见传导功能紊乱如下所述。

1. 窦性心动过速（最敏感但缺乏特异性的体征）、窦性心动过缓。

2. 一度房室传导阻滞、右束支传导阻滞、三度房室传导阻滞。

3. 心房颤动、室性期前收缩、室性心动过速、心室颤动等。

4. 其他表现　T波和ST段改变。

（五）术后转运及处理

1. 患者术后应带管转入心外科重症监护病房继续治疗。

2. 转运期间应连续监测心电图、SpO_2、有创动脉血压。

3. 搬动患者及交接输液管道时应格外注意，防止因体位变动或血管活性药物异常泵入造成血压波动。

4. 在重症监护病房期间持续镇静、镇痛、呼吸机辅助，严密监测各项生命指标变化，维持循环、呼吸指标稳定，注意出入量平衡，及时纠正酸碱及电解质失衡。

5. 待麻醉清醒、神志清楚、肌力好、四肢活动正常即可给予呼吸机过渡，并拔除气管导管。观察四肢末梢温暖，切口无渗血，一般可于第2天转出重症监护病房。

6. 术后3天复查超声心动图。

（刁玉刚　李　林）

第二十二章　重症胸部创伤抢救流程及解析

第一节　重症胸部创伤抢救流程

定义

重症胸部创伤是指胸部创伤后导致呼吸循环功能障碍，或合并胸部以外脏器损伤而严重威胁患者生命，多为病情紧急、复杂的危重症，包括心脏损伤、大血管损伤、张力性气胸、创伤性血胸、严重肺挫裂伤、连枷胸等

诊断

胸部外伤病史：如胸部钝性伤、锐器伤、冲击伤和火器伤

临床症状和体征：胸部伤口、胸痛、呼吸困难、低氧血症、反常呼吸、咯血、休克、创伤性窒息、胸廓畸形、发绀和皮下气肿等

物理检查
- X线、CT：对肺挫伤、血气胸、创伤性膈疝、大血管损伤的检出率明显提高
- B超：快而准确发现胸腔积液及心脏外伤所致的瓣膜改变
- 诊断性胸腔穿刺及心包穿刺：简单而快捷有效的诊断手段
- 食管镜和纤维支气管镜：对早期诊断和救治具有重要意义
- 血管造影：对假性动脉瘤的诊断具有重要价值

实验室检查
- 血气分析：pH、PaO_2、$PaCO_2$、$A-aDO_2$及氧合指数等
- 心肌损伤标志物：肌钙蛋白（cTnT和cTnI）及心肌酶谱

紧急评估

病情
- 创伤的范围：是否存在多发伤
- 创伤的部位：是否损伤肺、纵隔、心脏及其他脏器
- 创伤的性质：开放性，闭合性，张力性
- 伤情是否稳定；是否存在休克、气道阻塞、意识障碍、心脏压塞等
- 是否存在意识障碍：如表情淡漠、烦躁不安、昏迷等

呼吸
- 是否存在气道阻塞、出血、断裂、误吸等
- 是否存在血气胸、连枷胸、反常呼吸
- 是否存在呼吸困难，如呼吸急促＞28次/分、鼻翼扇动、呼吸减弱等
- 是否存在低氧血症和高碳酸血症

循环
- 是否存在活动性出血：循环不稳定，血压、Hb、Hct持续下降，进行性血气胸、腹水等
- 是否存在失血性休克及程度
  - 休克指数＞1.0，面色苍白，四肢湿冷
  - 轻度休克：1.0＜休克指数＜1.5
  - 中度休克：1.5≤休克指数＜2.0
  - 重度休克：休克指数≥2.0，病情危重

紧急处理

对症支持治疗

呼吸
- 防止误吸，清理口腔及咽喉分泌物
- 保持气道通畅，高浓度、大流量吸氧
- 必要时行气管插管，张力性气胸解除前禁忌行正压通气

循环
- 建立外周或中心静脉通路
- 容量复苏，必要时应用血管活性药物
- 动态监测Hb，必要时输血以改善贫血、凝血功能
- 必要时外科止血

张力性气胸
- 紧急情况下：18号粗针头在伤侧锁骨中线第2肋间处穿刺排气，针尾连接水封瓶引流或使用活瓣针
- 胸腔闭式引流

紧急处理
├─ 开放性气胸
│　　├─ 立即封闭创口，使开放性气胸变为闭合性气胸
│　　└─ 胸腔闭式引流术
├─ 创伤性血胸
│　　├─ 胸腔闭式引流
│　　├─ 外科手术止血
│　　│　　├─ 手术指征：胸腔闭式引流出血量>250ml/2h或>1000ml/24h
│　　│　　└─ 手术方式：胸腔镜止血、开胸止血
│　　└─ 抗休克治疗
│　　　　├─ 容量复苏：输液（晶体液、胶体液）
│　　　　├─ 输注浓缩红细胞：Hb≤70g/L或Hct<25%
│　　　　├─ 补凝血因子：出血>2000ml
│　　　　├─ 必要时给予血管活性药物
│　　　　└─ 药物止血
├─ 控制大出血
│　　├─ 紧急开胸探查、止血：肋间动脉、大血管或心脏创伤大出血休克危及生命时，可在急诊室进行
│　　└─ 紧急体外循环：低温、低流量或停循环，修补心脏或大血管出血
├─ 气管、支气管断裂
│　　├─ 气管插管（根据情况选择单腔管或双腔管）通过断裂口，单肺或双肺通气
│　　├─ 紧急开胸在断裂气管的远端插入气管导管通气
│　　└─ 紧急体外循环：股股转流
├─ 连枷胸
│　　├─ 胸廓的完整性被破坏称为连枷胸：3根或多根肋骨伴有2处或更多处肋骨骨折，可导致呼吸困难、反常呼吸、ARDS
│　　├─ 控制反常呼吸是保持有效呼吸的关键
│　　│　　├─ 固定胸部：多头胸带加压包扎
│　　│　　└─ 手术内固定：肋骨内固定、钢板肋骨外固定
│　　└─ 连枷胸+肺损伤
│　　　　├─ 尽早气管插管、机械通气
│　　　　└─ 肺保护性通气策略
├─ 心脏压塞
│　　├─ 心包穿刺解除压塞，心包引流
│　　└─ 急诊室内开胸：解除心脏压塞
└─ 心脏破裂
　　├─ 早期诊断
　　│　　├─ 超声心动图
　　│　　└─ 局部麻醉下行扩创探查，必要时迅速全麻开胸
　　├─ 处理
　　│　　├─ 立即气管插管，保持有效呼吸，PaO_2≥90mmHg $PaCO_2$±40mmHg，SaO_2≥97%
　　│　　├─ 紧急开胸
　　│　　│　　├─ 解除心脏压塞（心脏压塞者未解除前需控制输入量）
　　│　　│　　├─ 控制失血
　　│　　│　　└─ 止血：大血管、心肌修补
　　│　　├─ 紧急体外循环：股股转流，快速建立体外循环
　　│　　└─ 低温、低流量或深低温停循环下心脏修补
　　└─ 胸主动脉破裂假性动脉瘤形成：血管内介入治疗，安全可行

麻醉注意事项
├─ 注意有无呼吸道梗阻，是否存在饱胃，有无误吸、窒息等
├─ 张力性气胸：应立即行胸腔闭式引流后再行正压通气
├─ 严重失血患者，需边抗休克治疗、边手术
├─ 术中建议选用双腔气管导管插管：尤其合并胸腔、纵隔及心肺损伤者
└─ 术后充分评估气管导管拔除指征，必要时转入重症监护病房

第二节　重症胸部创伤抢救解析

　　胸腔内包含心脏、肺脏、大血管、气管、食管、纵隔、膈肌等涉及生命的重要器官，关系到呼吸和循环两大系统。胸部创伤是常见的胸外科急症，占全身创伤的10%~15%，以交通伤、

高处坠落伤和刀刺伤为多，青壮年男性居多。胸部创伤病情危重、病死率高，是威胁生命的重要杀手。

一、分类

1. 根据损伤暴力性质分类 可分为钝性胸外伤和穿透性胸外伤。

2. 根据损伤后胸膜腔是否与外界相通 分为开放性胸外伤（8%～10%）和闭合性胸外伤（>90%）。

二、主要病理生理改变及对机体的影响

（一）胸腔骨性结构的改变

胸部的骨性胸廓支撑保护胸内脏器，胸廓的扩张及膈肌的升降运动参与呼吸功能。肺脏本身无运动功能，需在呼吸中枢的调控下使肋间肌、膈肌收缩引起胸廓扩张而带动肺扩张与回缩，形成呼吸运动。当胸廓完整性受到破坏后，出现以下变化。

1. 多发肋骨骨折、连枷胸，可出现胸壁异常运动，影响正常呼吸运动。

2. 胸廓损伤畸形，导致胸廓无法维持正常的呼吸功能。

3. 肺脏受压，甚至内脏移位，可导致肺通气及换气功能异常、循环功能受损，通气血流比例失调，出现低氧血症及高二氧化碳血症。

4. 纵隔摆动、大血管扭曲、心脏压塞等变化导致回心血量骤降，心排血量下降，出现休克等表现。

（二）胸腔负压的改变

胸腔由胸膜包裹分为左、右闭合的胸腔及其中的肺脏所占据，纵隔居中。胸腔为潜在的腔隙（10μm），内含少量浆液，起润滑作用，由于胸腔容量大和肺的弹性回缩力，使胸腔形成负压（-10～-4cmH$_2$O），对维持正常呼吸运动、保持肺组织膨胀和肺的表面张力具有重要作用。

创伤后一侧胸腔负压消失或呈正压（与大气相通，如张力性气胸或血气胸），伤侧肺受压、萎陷，且纵隔受压移向对侧，使对侧肺也受压，导致心脏、大血管受压或和扭曲，可造成下述改变。①循环功能障碍，血容量降低，心排血量降低，休克；②气体交换障碍：吸气时健侧肺扩张，空气和部分伤侧肺的气体进入健侧，呼气时健侧肺的部分气体进入伤侧肺，如此造成部分含氧量低的气体在两侧肺内来回重复交换，导致严重缺氧。

（三）肺损伤

胸部创伤多累及肺脏。肺损伤包括肺钝性挫伤和肺裂伤。肺钝性挫伤可导致水和空气积于肺泡内，损伤肺泡的结构与功能，引起肺水肿、肺换气功能障碍，严重者出现低氧血症、ARDS，需要机械通气；肺裂伤，是指肺组织被撕裂或切割开，可能比肺钝性挫伤更严重，多合并血气胸，常有咯血。吸氧、闭式引流、机械通气若效果不佳约5%的患者需开胸手术缝合创面或切除肺段、肺叶，甚至一侧全肺。

（四）失血

胸壁和胸内脏器血供丰富，在心脏、大血管创伤后可造成严重失血，导致低血容量性休克；

另外胸腔内或心包内积血，压迫心脏大血管，导致心源性休克，最终导致死亡。

（五）气道阻塞

肺组织受损出血，支气管痉挛及分泌物增多，或咳嗽排痰功能减弱，均可使呼吸道内分泌物、血液、血块积存于下呼吸道内，造成气道阻塞、肺不张，加重 CO_2 蓄积和缺氧。

（六）纵隔病变和心脏压塞

纵隔位于两侧纵隔胸膜之间。心脏是纵隔内最大的器官。纵隔内发生气肿和出血，易沿其中疏松结缔组织扩散，引起心脏和大血管的压迫（心包外心脏受压）。心脏受损心包腔内快速积血 50ml 即可使心脏舒缩功能受限，回心血量和心排血量降低，导致急性心脏压塞；积血 150～200ml，严重休克，CVP 升高，$20cmH_2O$ 为危险临界水平，若再增加 10～20ml 积血则可引起死亡。若此时能迅速从心包腔内抽出 30ml 积血即可明显改善症状，为挽救生命赢得时间。

（七）膈肌破裂

膈肌位于胸廓的下底部，是主要的呼吸肌。膈肌的升降在胸廓的扩张中具有重要的作用，能保证 2/3 的肺活量，并将胸腔、腹腔分开。

下胸部和上腹部或胸腹联合伤时，致膈肌受伤、破裂，不仅影响胸廓的完整性且影响呼吸功能，若腹腔内容物经破裂口进入胸腔则形成膈疝。首先压迫有弹性的肺，使肺萎陷，呼吸功能降低；进而可压迫大血管，使回心血量降低；压迫心脏，可致严重休克，死亡。

三、诊断

1. 病史　胸部外伤史如胸部钝性伤、锐器伤、冲击伤和火器伤等。

2. 症状　胸痛，呼吸窘迫、呼吸困难，低氧血症，反常呼吸，咯血，休克，创伤性窒息等。

3. 体征　胸廓畸形，呼吸动度异常，皮下气肿，呼吸窘迫，发绀，腹部膨隆，颈静脉怒张，外周组织水肿，呼吸音减弱等。

4. 实验室检查　血红蛋白、Hct 进行性下降，pH 下降，PaO_2 下降，$PaCO_2$ 升高，氧合指数下降，乳酸水平升高等；心肌损伤标志物肌钙蛋白（cTnT 和 cTnI）明显升高。

5. 影像学检查

（1）X 线、CT：对肺挫伤、血气胸、创伤性膈疝、大血管损伤的检出率较高。

（2）B 超：快而准确地发现胸腔积液及心脏外伤所致的瓣膜改变。

（3）诊断性胸腔穿刺及心包穿刺：简单、快捷而有效的诊断手段评估胸腔积液、腹腔积血及腹水。

（4）食管镜和纤维支气管镜：对早期诊断，评估食管、气道损伤程度及处理具有重要意义。

四、紧急评估

（一）气道评估

明确有无气管被血、分泌物阻塞，以及有无气管、支气管破裂；明确有无存在呼吸困难：如呼吸急促＞28 次/分、鼻翼扇动等，呼吸减弱；判断是否存在血气胸、连枷胸、反常呼吸运动；是否存在低氧血症（PaO_2＜90mmHg）和高碳酸血症（$PaCO_2$＞45mmHg），其中 SpO_2＜75%提示呼吸功能受损加重、严重缺氧。

（二）循环评估

1. 评估目前患者是否仍存在活动性出血　①伤口处可见的不凝出血、鲜红的出血；②患者生命体征不稳定，如血压进行性下降，意识出现淡漠、烦躁、昏睡等变化；③辅助检查提示血红蛋白、红细胞比容等进行性下降，影像学检查考虑进行性血气胸、腹腔积血、腹水等。

2. 评估心脏"泵"功能的状态　各种创伤可导致心脏收缩及舒张功能不全，临床表现为低血压、低氧血症、心绞痛、颈静脉怒张、肺水肿/外周组织水肿、皮肤黏膜湿冷和发绀等。实验室检查提示心肌酶谱变化，心电图提示心律失常、ST-T改变，以及超声心动图提示心脏功能异常。

3. 评估是否存在休克

（1）休克临床表现：面色苍白，意识淡漠或烦躁，四肢湿冷，尿量较少；脉压下降，心率加快。

（2）休克程度根据休克指数可分为轻度休克，1.0<休克指数<1.5；中度休克，1.5≤休克指数<2.0；重度休克，休克指数≥2.0，病情危重。

（三）其他系统评估

其他系统的评估主要包括脑灌注、肾灌注、腹腔脏器及末梢灌注。观察患者意识是否清楚，有无烦躁、淡漠、昏睡或嗜睡等；尿量变化，肾功能（血尿素氮，血肌酐水平）状态；消化道有无出血，腹腔内及脏器有无出血积液等；皮肤黏膜色泽，温度等，毛细血管充盈时间，以及血乳酸水平变化。

五、紧急救治

急救"白金10min"，原则是先抢救再诊断、边治疗边诊断。

（一）对症支持治疗

1. 呼吸管理　①防止误吸；②清理口腔、咽喉分泌物，保持气道通畅；③保证氧合：高浓度、大流量吸氧；④呼吸困难、低氧血症不能纠正者，应立即气管插管、机械通气。

2. 循环管理　①开通大静脉及中心静脉；②输血输液，维持有效循环血容量；③根据失血情况，进行输血治疗，纠正贫血，改善凝血功能；④循环不稳定时，在容量复苏的前提下，应用血管活性药、正性肌力药物稳定心功能状态；⑤应用止血药等进行止血，出血严重时，需边抗休克、边外科手术止血。

（二）特殊损伤处理

1. 张力性气胸　肺裂伤、气管支气管裂伤、食管裂伤，裂口与胸膜腔相通且形成单向活瓣，当吸气时活瓣开放，空气进入胸膜腔，呼气时活瓣关闭，空气不能排出，胸腔内气体不断增加，压力逐渐升高，导致肺萎陷、心脏和大血管移位，可引起呼吸、循环功能严重紊乱而致死。处理：粗针头经伤侧锁骨中线第2肋间处穿刺排气，针尾连接水封瓶引流；严重时进行胸腔闭式引流；出现严重肺挫裂伤、气管支气管断裂时急诊手术治疗。

2. 创伤性血胸　胸腔内血管丰富，有肋间血管、大血管、心脏，上述血管受损后致胸腔内血液潴留，即创伤后血胸。大血管如上腔静脉、下腔静脉、肺动脉、主动脉等血管受损，出血量大而凶猛，短时间内即可致死，仅少数条件好的情况可得到救治；心脏损伤大出血，多死于现伤。根据出血量评估严重程度：①出血量≤500ml 为少量血胸；②500~1000ml 为中量血胸；③出血量＞1000ml 为大量血胸。

进行性血胸临床表现为心率加快、血压下降，闭式引流＞200ml/h 持续 3h 及以上，且血红蛋白及血细胞比容下降。

抢救措施：气管插管，机械通气，抗休克、容量复苏，建立胸腔闭式引流。凡有指征者应尽快开胸探查止血；对于生命体征平稳、24h 引流量＜200ml/h，可在胸腔镜下治疗。

3. 开放性气胸　胸壁部分缺损致胸腔与外界大气相通，大气可随呼吸运动自由出入胸腔，伤侧肺受压萎陷，纵隔移位，健侧肺受压，导致呼吸、循环功能障碍，严重者可致死。处理措施：立即用无菌敷料、绷带封闭创口，使开放性气胸变为闭合性气胸，同时建立胸腔闭式引流，必要时尽早清创。

4. 创伤性窒息　胸部挤压伤、气管及支气管受损，造成气管破裂、狭窄、压迫、断裂，致伤者通气障碍，严重者可窒息而死。特点：严重胸颈部创伤后出现呼吸困难，上胸部、颈部皮肤发绀，皮下出血点、发绀、胸痛、咯血，严重者可出现脑缺氧、昏迷。处理措施：吸氧，必要时行紧急气管插管，机械通气，选择纤维支气管镜引导下双腔气管导管置入，保证一侧肺通气良好，赢得救治时间；同时纤维支气管镜检查并诊断器官受损部位，另外建立胸腔闭式引流。根据严重程度及受损部位进行手术治疗，包括气道重建。

5. 心脏损伤　病因主要为胸部锐器穿透伤或闭合性损伤，致心脏部分或全层心肌破裂。心脏危险区（上界为锁骨，下界至肋缘，两侧外界为乳头线）的创伤均应考虑有心脏受损的可能。左颈根部、左上腹部、左腋部、左后胸部的穿刺均可伤及心脏。近年来心脏介入治疗所致的医源性心脏创伤较常见。心脏损伤的另一种表现为心脏压塞，指心脏受损出血易积聚在心包腔内，产生心脏压塞而出现急性循环功能障碍，心脏舒缩功能受损，回心血量降低、颈静脉怒张，中心静脉压升高，超过 15cmH$_2$O，心排血量下降，导致脉压缩小、面色发绀、周身出汗。典型的三联征：心音遥远、动脉压下降、静脉压升高。严重者心包积血达 150~200ml，可导致休克，再增加出血量则可引起死亡。

处理原则：分秒必争，基本原则是先抢救再诊断、边治疗边诊断。具体处理：①首先进行气管插管、机械通气，以保证通气和氧合；②建立大静脉通路，容量控制（心脏压塞者未解除前需控制输入量）；③积极配血、备血，纠正失血，必要时应用血管活性药及正性肌力药物。

在现场（如急诊室、介入导管室）救治时，组织专科人员到现场尽快开胸，病情允许时，直接送手术室抢救。尽快尽早开胸探查（力争 30min 内）是关键。手术目的：①尽快解除心脏压塞（心脏压塞是导致伤者死亡的主要原因之一），可立即行心包穿刺放血或剪开心包减压，血放入胸腔内。②控制大量失血：心脏和心包同时受损，心包撕裂口较大，血流入胸腔造成严重失血性休克是心脏创伤死亡的重要原因；快速大量容量复苏可防止心脏空瘪而停搏，同时应立即控制大出血。③修补心脏损伤：心房受损、伤口较小者可以直接缝合；心房、心室破裂，伤口较大者应建立体外循环下修补缝合。④术中应采用血液回收技术，同时对症支持治疗，纠正酸中毒，纠正创伤性凝血病，防治低心排血量综合征，稳定内环境。

六、麻醉注意事项

1. 可能存在不同程度呼吸道梗阻、张力性气胸、严重的循环障碍，以及其他部位创伤、多脏器功能障碍等。

2. 呼吸道严重损伤者，窒息、反流误吸风险高。

3. 肺组织损伤、血气胸等，病情进展紧急，患者在手术前存在低氧血症或者呼吸衰竭；同时存在不同程度的困难气道，麻醉诱导风险极高。

4. 严重失血患者，应积极建立外周静脉通路、中心静脉通路，需边手术边抗休克治疗，同时做好器官保护、防治多脏器功能不全。

5. 术中建议选用双腔气管导管插管。尤其合并胸腔、纵隔及心肺损伤的患者，便于实施肺隔离技术，术中实施单肺通气，同时保证手术视野；对于出血部位不确定的可用普通气管导管，便于清除血液及供氧。

6. 术后充分评估气管拔管指征，谨慎拔出气管导管，必要时进入重症监护病房观察、治疗。

（乔　辉）

第二十三章　严重创伤性膈疝抢救流程及解析

第一节　严重创伤性膈疝抢救流程

定义

创伤性膈疝是指由于各种胸腹部损伤使腹内脏器经由膈肌的薄弱裂隙、缺损或创伤裂口脱位进入胸腔内，并由此导致呼吸及循环功能发生不同程度的障碍。

诊断

有创伤病史：如胸、腹和背部有外伤、多发伤、复合性伤或有软组织损伤

临床表现
- 胸部疼痛：多剧烈，且向肩部或上腹部放射
- 呼吸
  - 呼吸困难、发绀、低氧血症
  - 呼吸音降低或消失，胸部可闻及肠鸣音
- 腹部
  - 多有上腹部疼痛、压痛、腹肌紧张
  - 腹部视诊可呈平坦或舟状腹（因大量腹腔脏器疝入胸腔）
- 消化道症状：反复呕吐，可有停止排气和排便

辅助检查：胸部X线检查、CT检查、腹部B超即可诊断，必要时行胃肠钡剂造影

紧急评估

目的：评估疝入胸腔内容物对心、肺、大血管的影响程度及是否危及生命

呼吸
- 是否存在气道阻塞
- 是否存在呼吸困难，如呼吸急促，呼吸频率>28次/分、鼻翼扇动、呛咳等
- 是否存在低氧血症和高碳酸血症

是否存在休克及程度
- 休克指数>1.0，面色苍白，四肢湿冷
- 轻度休克：1.0<休克指数<1.5
- 中度休克：1.5≤休克指数<2.0
- 重度休克：休克指数≥2.0，病情危重

是否存在意识障碍：如表情淡漠、烦躁不安

高危因素
- 伴有其他重要脏器损伤及多发骨折
- 出血量多或伴有活动性出血
- 高龄、原有心肺基础疾病等

紧急处理

- 取头高足低位
- 应行胃肠减压
- 伴有气胸、血气胸应立即行胸腔闭式引流术
- 如存在休克（多为失血性），应行抗休克治疗
- 纠正低氧血症
  - 鼻导管给氧，切勿面罩加压给氧
  - 保留自主呼吸前提下行清醒气管插管
  - 必要时给予高频通气，胸腔疝入物未取出前避免加压控制呼吸

严密监测

- 常规监测：血压、心率、脉搏血氧饱和度、心电图、血常规、凝血功能、肝肾功能
- 特殊监测：有创血压、血气分析（持续监测）、电解质

外科治疗

- 择期手术：疝入胸腔内容物较少，疝入物无缺血坏死征象，患者生命体征平稳，在严密监测的前提下可考虑择期手术
- 急诊手术：呼吸、循环不稳定，伴重要脏器损伤，疝入物绞窄性缺血

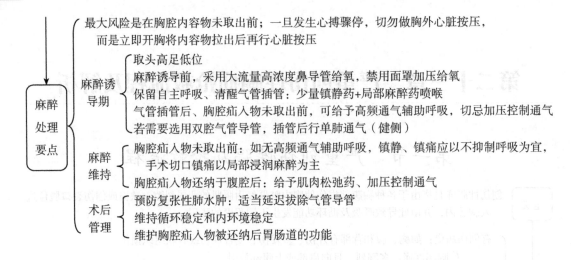

最大风险是在胸腔内容物未取出前；一旦发生心搏骤停，切勿做胸外心脏按压，而是立即开胸将内容物拉出后再行心脏按压

麻醉处理要点

麻醉诱导期
- 取头高足低位
- 麻醉诱导前，采用大流量高浓度鼻导管给氧，禁用面罩加压给氧
- 保留自主呼吸、清醒气管插管：少量镇静药+局部麻醉药喷喉
- 气管插管后、胸腔疝入物未取出前，可给予高频通气辅助呼吸，切忌加压控制通气
- 若需要选用双腔气管导管，插管后行单肺通气（健侧）

麻醉维持
- 胸腔疝入物未取出前：如无高频通气辅助呼吸，镇静、镇痛应以不抑制呼吸为宜，手术切口镇痛以局部浸润麻醉为主
- 胸腔疝入物还纳于腹腔后：给予肌肉松弛药、加压控制通气

术后管理
- 预防复张性肺水肿：适当延迟拔除气管导管
- 维持循环稳定和内环境稳定
- 维护胸腔疝入物被还纳后胃肠道的功能

第二节　严重创伤性膈疝抢救解析

创伤性膈疝（traumatic diaphragmatic hernia）是指由于各种胸腹部损伤使腹内脏器经由膈肌的薄弱裂隙、缺损或创伤裂口脱位进入胸腔内（左侧多发占80%），并由此引发呼吸及循环功能不同程度障碍的一种疝。其多发生于第4肋平面以下的胸部穿透伤，以及下胸部、上腹部严重闭合性损伤，是一种常伴有多脏器、多部位损伤的临床急症，发生率为3%～5%，容易漏诊、误诊。严重创伤性膈疝若不及时救治可危及生命。

一、膈疝的分类

腹腔内的脏器经膈肌的薄弱孔隙、缺损或创伤裂口脱位进入胸腔形成膈疝。具体分类如下所述。

1. 先天性膈疝　因膈肌先天性发育不正常而形成。

2. 后天性膈疝　由于发育不良或长时期腹腔压力增高使食管孔扩大，膈食管韧带随之延展松弛，使贲门及胃的上部在平卧即通过扩大的食管裂孔滑脱至后纵隔，形成食管裂孔疝。

3. 创伤性膈疝　胸腹部闭合伤、开放伤使膈肌被挤压，创伤等间接暴力致膈肌破裂，或因刀刺、弹钝等直接损伤膈肌，腹腔脏器疝入胸腔造成膈疝，以左侧多见。

4. 手术后膈疝　某些切开膈肌的外科手术（如食管癌切除术），膈肌切开缝合线扎不牢，术后发生腹腔内容物疝入胸腔称手术后膈疝。

二、膈疝的病理生理改变

腹腔内容物疝入胸腔引起病理生理改变与疝入内容物多少密切相关。由于胸腔是封闭的，其容量相对固定，额外进入胸腔的内容物需占用原有空间，首先挤压弹性较大的肺叶，使被压的肺叶萎陷，从而减少了有效呼吸面积，使呼吸功能减弱，而出现不同程度的缺氧、二氧化碳蓄积。受压的肺叶面积变化越大，呼吸功能受损变化越明显。同时胸腔疝入的内容物占有肺部空间，使纵隔向健侧移位，导致心脏、大血管移位并发生扭曲，影响心排血量，出现血压下降、心率增加，严重时可发生休克，甚至心搏骤停。

肺叶萎陷也是使患者得以生存的一种条件（为疝入的内容物腾出了一定空间，减轻了直接对心脏、大血管的压迫）。膈疝患者在清醒、有自主呼吸时，膈肌具有一定的收缩力，使膈肌裂孔处于收缩状态，可避免更多的腹腔内容物疝入；但这也使内容物不易还纳，随时间延长胃肠道发生缺血、坏死概率增加，严重时可出现肠梗阻、中毒性休克；故疝入的内容物越多，时间越长，病情越重。

如果在胸腔内容物还纳前，自主呼吸一旦停止，临床上被迫使用加压通气来维持生命，那么被萎陷的肺叶即可膨胀而需占用空间，同时膈肌松弛、裂孔变大，疝入的内容物增加，从而使胸腔空间进一步减少，必然进一步加重对心脏和大血管的压迫，心排血量骤减，严重时即可发生心搏骤停。因此，在胸腔内容物没有移出前，不能使用大量镇静药、镇痛药，以免抑制呼吸，更不能使用肌松药而使呼吸停止。

三、临床表现

创伤性膈疝多伴有其他部位或脏器的多发性损伤、复合性损伤，伤情复杂，临床症状和体征因膈肌裂口的大小、疝入胸腔脏器的种类或多少、疝入胃肠道是否梗阻、胸腔内压力上升程度及是否合并胸腔脏器损伤而轻重不一。

（一）胸部表现

胸部以剧烈疼痛、呼吸困难为主要表现。胸部疼痛多剧烈、难以忍受，且向肩部或上腹部放射。患者常表现为呼吸困难、发绀、低氧血症，患侧呼吸音降低或消失，胸部可闻及肠鸣音。一侧胸痛并向同侧肩部放射，是膈肌损伤的典型症状。另外，患侧胸腔饱满、膨隆，呼吸运动减弱，下胸部叩诊浊音，呼吸音减弱或消失，但可闻及肠鸣音。

（二）腹部表现

由于上腹部损伤、膈肌破裂、肋骨骨折、疼痛向上腹部放射，血性液体刺激腹膜等原因，患者多有上腹部疼痛、压痛、腹肌紧张。因大量腹腔脏器疝入胸腔，腹腔空虚，腹部视诊可呈平坦或舟状腹。膈肌破裂出血流入腹腔或合并腹腔脏器损伤时，穿刺可抽出血性液体。空腔脏器损伤以腹膜炎的症状和体征为主要表现，实质性脏器损伤则主要表现为腹腔内出血或失血性休克。

（三）肠梗阻症状

若膈肌裂口较小、胃肠道疝入不多时，一些患者可表现为慢性、不完全性肠梗阻。许多患者经积极抢救治疗后，病情相对平稳，经过一段时间（数天或数十天）后，由于进食、下床活动、排便等使腹压增加时，致使大量腹腔脏器疝入胸腔，患者出现急性、完全性肠梗阻的症状，表现为腹痛、呕吐、停止排气和排便，胃、小肠、结肠嵌顿发生血运障碍时，可有粪便隐血或明显黑便，肠管绞窄、坏死后可导致胸腔严重感染，病情恶化。若膈肌裂口较大，大量胃肠道疝入胸腔时，伤后即刻出现急性肠梗阻症状。

（四）其他症状、体征

1. 伴有其他损伤相应的临床表现　创伤性膈疝除常伴有肋骨骨折、腹腔脏器损伤外，不少患者可同时伴有相应的骨折，以及心、肾和颅脑损伤表现。

2. 休克　由于失血、血气胸、大量腹腔脏器疝入胸腔其负压丧失，心脏和大血管的移位等，致使回心血量和心排血量下降，迅速出现创伤性和（或）失血性休克。当疝入脏器发生绞窄坏死时，则引起严重感染及中毒性休克，如心率加速、血压下降、脉压缩小、尿少等休克表现。

四、诊断

（一）病史

具有胸腹部挤压等间接暴力，或者刀刺、弹钝等直接损伤的病史。

（二）临床表现

同前述。

（三）辅助检查

1. 胸部透视或平片　X线透视或平片检查是创伤性膈疝最可靠、最普遍的诊断方法。一些裂口较小并被肝脏、大网膜堵塞或疝入脏器极少者，早期的胸部 X 线片可能正常或基本正常，但随着病情进展，75%的患者可有异常改变。其常见的异常 X 线改变：①左侧膈肌升高；②膈肌水平之上出现异常阴影，如胸腔内出现胃肠道阴影、胃泡、肠道气液平面或致密阴影；③心脏、纵隔影像向健侧移位；④肺萎陷、盘状肺不张；⑤患侧胸内出现液平面；⑥部分患者可有肋骨骨折征象。

2. 消化道造影　急性期患者，如疑有创伤性膈疝且无禁忌时，可从鼻腔插入胃管，X 线透视下见胃管在膈肌正常平面以上并呈盘旋状，或经胃管注入 60～90ml 泛影葡胺显示胃在胸腔内，即可确定诊断。

若患者病情稳定或在间歇期，可行上消化道钡餐或钡灌肠检查，尤其疝入胸腔的胃、小肠、结肠发生嵌顿者，多能获得准确诊断。

3. CT 扫描　CT 征象：①膈肌的连续性中断；②腹腔内脏疝入胸腔。例如，疝入胸腔的肠襻及 Collar 征，右侧膈疝可见肝脏的上 1/3 与胸后壁紧贴，而左侧可显示胃、肠道与左胸后壁紧邻。仰卧位 CT 扫描时，可见疝入胸腔的腹腔内脏因失去破裂的膈肌支托而坠落，与后胸壁相贴。

4. B 超检查　超声图像可显示膈肌的连续性中断，并能探明疝入胸腔的肝脏、脾脏等脏器。

五、紧急评估

目的：评估胸腔疝入内容物多少，对心、肺、大血管的压迫程度，以及是否危及生命，为下一步临床决策提供依据。

（一）呼吸评估

1. 是否存在呼吸困难　若患者出现呼吸急促，呼吸频率>28 次/分，或出现鼻翼扇动、呛咳等临床表现时通常提示呼吸困难，需要引起重视。

2. 是否存在缺氧及缺氧程度　吸空气条件下 $SpO_2<90\%$，吸氧时（FiO_2 30%～40%）$SpO_2<95\%$即可诊断为低氧血症。$PaO_2<60mmHg$，并伴有 $PaCO_2>45mmHg$ 即可诊断为 Ⅱ 型呼吸衰竭。氧合指数（PaO_2/FiO_2）小于 300mmHg 即可诊断为 ARDS。上述指标提示病情危急，需要紧急处理。

3. 是否有发绀　口唇发绀症状。

4. 胸部叩诊 是否有心脏右移，胸部浊音、鼓音等症状。

（二）循环评估

1. 是否休克 休克患者可出现头晕、心悸、口渴、尿少、面色苍白、肢端湿冷、心率加快、血压降低、脉压变窄等临床指征，需在早期加以识别并积极处理。

2. 休克程度

（1）轻度休克：1.0≤休克指数<1.5，表示血容量减少 10%~30%。

（2）中度休克：1.5≤休克指数<2.0，表示血容量减少 30%~50%。

（3）重度休克：休克指数≥2.0，表示血容量减少 50%~70%。

3. 意识状态 意识变化提示脑血流的灌注状态，也反映了休克的程度。在休克初期患者通常表现为烦躁不安，随着休克程度加重及时间延长，患者在后期出现淡漠、嗜睡，甚至出现昏迷，需引起警惕。

4. 高危因素 当出现下列情形时，提示该患者处于高危状态，需紧急处置。疝入胸腔内容物较多，心脏、肺脏压迫明显，呼吸、循环功能不稳定；伴有其他重要脏器损伤及多发骨折；出血量多或伴有活动性出血，循环功能衰竭；高龄、原有心肺基础疾病等，患者本身代偿能力差。

六、紧急处理

对于创伤性膈疝，早诊断、早处理是关键。

（一）呼吸系统

1. 鼻导管给氧，必要时面罩大流量、高浓度给氧，切勿加压给氧。

2. 取头高足低位，减少疝入物对胸腔压迫。

3. 伴有气胸、血气胸时应行胸腔闭式引流术。

4. 伴有多发骨折可予以胸带固定，减轻反常呼吸。

5. 急查血气分析，如氧合指数<300mmHg，应立即面罩高流量吸氧；氧合指数<200mmHg，建议立即行气管插管，辅助呼吸或高频通气。

6. 疝入内容物未取出前，避免抑制自主呼吸，避免加压给氧、控制呼吸，以防加重对心脏、肺脏压迫，造成心搏骤停。

（二）循环系统

1. 紧急开放外周静脉通路（建议两条），必要时行中心静脉穿刺置管并监测中心静脉压，中心静脉穿刺建议选择右侧颈内静脉或右侧锁骨下静脉。

2. 有条件单位可进行有创动脉压监测，并行血气分析，动态监测氧合指数、血红蛋白、电解质等指标。

3. 根据出血量及时补充液体及血液制品，以平衡液为主，原则是先晶后胶、晶胶结合。

4. 合理使用血管活性药物，如多巴胺 6~12μg/（kg·min）持续泵注，支持心血管功能，避免长时间低血压造成的重要脏器缺血损伤。

（三）外科治疗

外伤性膈疝大多伤情复杂，需完善检查并结合患者情况做出综合评估。对于胸腔疝入内容物较少，呼吸、循环稳定，疝入物无缺血坏死征象的患者，应做好充分的术前准备，可在严密监测的前提下考虑择期手术。对于严重创伤性膈疝，呼吸、循环不稳定，或伴有重要脏器损伤、疝入物绞窄缺血等症状的患者，一经确诊应立即手术治疗。

七、麻醉要点

（一）围手术期风险

严重创伤性膈疝病情复杂凶险，最大的风险是在胸腔内容物未取出前，关注要点：①如何维持呼吸和循环功能；②如何避免麻醉诱导气管插管过程中发生的心搏骤停；③如果在疝入物还纳前发生心搏骤停，不建议做胸外按压，以免疝内容物进一步增加，加重对心血管的挤压；此时，应立即开胸、还纳膈疝内容物，并直接按压心脏，其心肺复苏成功概率高。

（二）麻醉前准备

创伤性膈疝伴有多脏器、多部位损伤，因此，在麻醉前需做好各项检查，明确诊断，做到有备无患，减少围手术期漏诊、误诊的风险。

1. 完善检查，明确诊断。明确除膈疝外，是否存在其他腹部及胸部脏器损伤。

2. 气胸、血气胸患者应行胸腔闭式引流术，减轻胸腔内压力。

3. 放置胃管并行负压吸引，避免反流误吸，避免气体入胃、胃肠压力过高，从而加重胸腔疝入内容物对心血管的压迫。

4. 纠正水、电解质紊乱及酸碱失衡。

（三）麻醉诱导

目前对于膈疝患者的麻醉诱导方式颇有争议，尚无统一定论。目前大多认为对于疝入物较少、症状轻、呼吸循环稳定的患者，可采用快速静脉诱导气管插管的方法；诱导时采用头高足低的体位，避免内容物进一步疝入胸腔。必要时，可采用 Sellick 手法以减少反流误吸。

对于症状重、无法平卧、心脏和肺脏压迫严重患者，在疝入内容物还纳前、麻醉诱导期禁用面罩加压给氧，建议局部麻醉喷喉，或辅以少量镇静、镇痛药物，在保留自主呼吸的前提下进行气管插管，必要时置入双腔气管导管行单肺通气；麻醉诱导过程用药量宜小，避免抑制自主呼吸，避免使用肌松药导致呼吸停止；呼吸机建议采用同步间歇指令模式辅助通气或高频通气维持通气。

麻醉诱导期如发生呼吸抑制或停止，为了保证氧供，将不得不进行正压通气；此时患者心脏、大血管受压加重，易发生心搏骤停。此时唯一有效的抢救措施是立即开胸解除疝入内容物的压迫。单纯胸外心脏按压，既无效果又耽误抢救时机。因此，在麻醉诱导期间应尽量避免呼吸抑制及正压通气，减少心搏骤停的发生。

（四）麻醉维持

在疝入物还纳之前，术中需尽量避免气道高压，避免胸腔内压力进一步增高，以免增强对心脏的压迫。有条件的单位可以采用高频通气来维持呼吸。谨慎使用肌松药，避免膈肌舒张，内容物进一步疝入胸腔。

可在胸段神经阻滞或低浓度局部麻醉药硬膜外阻滞（如 0.2% 罗哌卡因）下，辅以少量镇静、镇痛药物进行开胸或开腹，将胸腔内容物拉出胸腔外或送入腹腔后加深麻醉，完善镇痛、镇静及肌松，控制呼吸，缓慢将萎陷肺叶膨胀复原。术中需纠正水电酸碱紊乱，及时补充血液制品，积极维持循环功能的稳定，必要时用多巴胺 6～12μg/（kg·min）持续泵注。

（五）术后处理

如果肺组织压迫明显且压缩时间较长，肺复张后则需积极预防复张性肺水肿，如予以呼气末正压通气，或予以肺表面活性物质等措施，根据患者整体情况决定是否需要呼吸机继续治疗，适当延迟拔除气管导管。维持循环功能稳定和内环境稳定，必要时使用多巴胺、肾上腺素等血管活性药物。保护被疝入胃肠道的功能，避免疝入物进一步出现缺血坏死。

（周　翔）

第二十四章 急性心力衰竭抢救流程及解析

第一节 急性左心衰竭抢救流程及解析

一、急性左心衰竭抢救流程

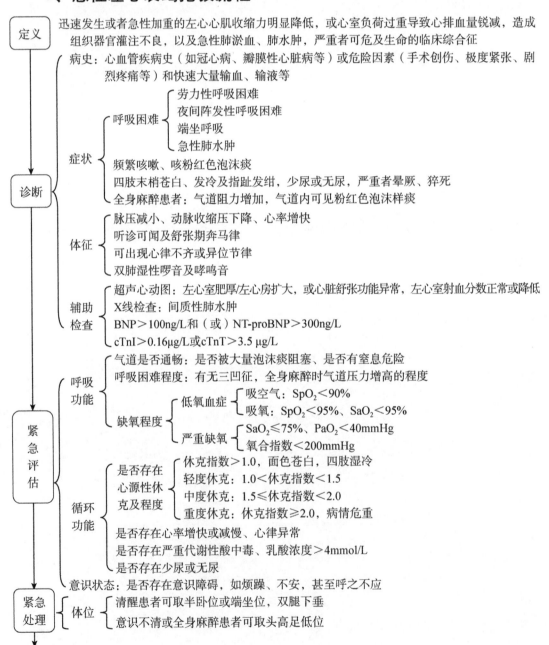

定义 迅速发生或者急性加重的左心心肌收缩力明显降低，或心室负荷过重导致心排血量锐减，造成组织器官灌注不良，以及急性肺淤血、肺水肿，严重者可危及生命的临床综合征

诊断

病史：心血管疾病史（如冠心病、瓣膜性心脏病等）或危险因素（手术创伤、极度紧张、剧烈疼痛等）和快速大量输血、输液等

症状
- 呼吸困难
  - 劳力性呼吸困难
  - 夜间阵发性呼吸困难
  - 端坐呼吸
  - 急性肺水肿
- 频繁咳嗽、咳粉红色泡沫痰
- 四肢末梢苍白、发冷及指趾发绀，少尿或无尿，严重者晕厥、猝死
- 全身麻醉患者：气道阻力增加，气道内可见粉红色泡沫样痰

体征
- 脉压减小、动脉收缩压下降、心率增快
- 听诊可闻及舒张期奔马律
- 可出现心律不齐或异位节律
- 双肺湿性啰音及哮鸣音

辅助检查
- 超声心动图：左心室肥厚/左心房扩大，或心脏舒张功能异常，左心室射血分数正常或降低
- X线检查：间质性肺水肿
- BNP＞100ng/L和（或）NT-proBNP＞300ng/L
- $cTnI＞0.16\mu g/L$或$cTnT＞3.5\ \mu g/L$

紧急评估

呼吸功能
- 气道是否通畅：是否被大量泡沫痰阻塞、是否有窒息危险
- 呼吸困难程度：有无三凹征，全身麻醉时气道压力增高的程度
- 缺氧程度
  - 低氧血症
    - 吸空气：$SpO_2＜90\%$
    - 吸氧：$SpO_2＜95\%$、$SaO_2＜95\%$
  - 严重缺氧
    - $SaO_2≤75\%$、$PaO_2＜40mmHg$
    - 氧合指数＜200mmHg

循环功能
- 是否存在心源性休克及程度
  - 休克指数＞1.0，面色苍白，四肢湿冷
  - 轻度休克：1.0＜休克指数＜1.5
  - 中度休克：1.5≤休克指数＜2.0
  - 重度休克：休克指数≥2.0，病情危重
- 是否存在心率增快或减慢、心律异常
- 是否存在严重代谢性酸中毒、乳酸浓度＞4mmol/L
- 是否存在少尿或无尿

意识状态：是否存在意识障碍，如烦躁、不安，甚至呼之不应

紧急处理

体位
- 清醒患者可取半卧位或端坐位，双腿下垂
- 意识不清或全身麻醉患者可取头高足低位

紧急处理
{

氧疗
{
- $SpO_2<90\%$或$PaO_2<60mmHg$者应予氧疗
- 鼻导管吸氧：从低流量（1~2L/min）开始，若无CO_2潴留，可给予高流量（6~8L/min）
- 面罩吸氧：适用于伴呼吸性碱中毒的患者
- 无创通气：是急性左心衰竭一线治疗手段，但仅适用于轻症患者
- 气管插管：泡沫样痰多、呼吸困难或$SpO_2<90\%$，急性左心衰竭肺水肿，应尽早行气管插管、呼吸机治疗
}

建立静脉通路、动脉置管及导尿

镇静：咪达唑仑1~2mg或吗啡5~10mg

强心
{
- 毛花苷丙：0.2~0.4mg缓慢静脉注射，2~4h后可重复0.2mg，常用
- 多巴酚丁胺：2~10μg/（kg·min）
- 多巴胺：5~10μg/（kg·min）
- 米力农：25~75μg/kg静脉注射，继以0.375~0.750μg/（kg·min）静脉泵注
- 左西孟旦：6~12μg/kg缓慢静脉注射，继以0.05~0.20μg/（kg·min）静脉泵注
- 肾上腺素：0.5~1.0mg静脉注射，可重复用药，心搏骤停时首选
}

利尿
{
- 呋塞米：20~40mg静脉注射，重者40~100mg静脉注射，5~40mg/h静脉输注
- 双氢克尿噻：12.5~25.0mg，2次/日
- 螺内酯：25~50mg，1次/日
}

扩血管
{
- 硝酸甘油：0.1~0.5mg静脉注射或滴鼻，继以0.5~5.0μg/（kg·min）的速率静脉泵注
- 硝普钠：0.2~5μg/（kg·min）静脉泵注
- 重组人利钠肽：1.5~2.0μg/kg缓慢静脉注射，继以0.01μg/（kg·min）的速率泵注
- 酚妥拉明：0.1~0.2mg/min 静脉泵注
- 东莨菪碱：0.3~0.9mg静脉注射3~4次/日
}

其他药物处理
{
- 平衡液：当$SBP<90mmHg$，在上述处理基础上，可适当输注平衡液，但要控制输注速度及输液量
- 氨茶碱：扩张支气管、强心，125~250mg稀释至20ml缓慢静脉注射
- 胺碘酮：抗心律失常，负荷量3mg/kg缓慢静脉注射（经10min）
- β受体阻滞药：控制心率、降压，可用艾司洛尔0.25~0.50mg/kg静脉注射，或美托洛尔5mg静脉注射
- 利多卡因：治疗室性心律失常。负荷量1~2mg/kg静脉注射，继之以1~4mg/min或0.015~0.030mg/kg的速度持续输注
- 钙剂：增强心肌收缩力，10%氯化钙 10ml缓慢静脉注射
- 镁剂：抗心律失常，25%硫酸镁4ml稀释至20ml缓慢静脉注射
- 纠酸：5%碳酸氢钠溶液1~2ml/kg快速静脉输注，并根据血气分析调整用量
- 抗凝治疗：低分子量肝素
}

肺水肿的处理
{
- 原则：镇静、强心、利尿、扩管
- 平喘：静脉滴注氨茶碱0.25g可缓解支气管痉挛
- 气管插管（尽量经鼻气管插管）、机械通气
- PEEP：5~10cmH₂O→10~15cmH₂O
- 糖皮质激素：地塞米松20~40mg静脉输注
- 严重肺水肿应适当吸引，避免吸引过程中出现缺氧或加重缺氧，不宜多次频繁吸引
- 呼吸机湿化器中加入50%乙醇溶液
}

其他
{
- 心房颤动：同步电复律
- 顽固性心力衰竭：主动脉内球囊反搏治疗
- 肾衰竭：肾替代治疗
- 病因治疗：如急性窦瘤破裂、二尖瓣狭窄及换瓣术后卡瓣等可急诊手术，急性冠脉综合征患者行急诊介入治疗
}
}

严密监测

常规监测：血压、心率、脉搏血氧饱和度、心电图，血常规、电解质、血糖、肝肾功能、凝血功能及高敏C反应蛋白，血气分析、乳酸、尿量

连续监测：血压（无创血压或有创血压）、中心静脉压、心电图

特殊监测
- 心肌损伤标志物：cTnT或cTnI及心肌酶
- 心力衰竭标志物：BNP及NT-proBNP
- 超声心动图
- 有创血流动力学监测：漂浮导管或PICCO

麻醉注意事项

术前发生急性左心衰竭可造成血流动力学障碍、组织灌注不足和心源性休克，应治疗后酌情考虑手术

术中发生急性左心衰竭，应暂停手术并积极查找病因，待病情好转后酌情考虑是否继续手术

急性冠脉综合征患者推荐行急诊冠状动脉造影，争取行冠状动脉血运重建

急性心肌梗死或严重心肌缺血并发心源性休克，药物不能纠正或并发顽固性肺水肿者，可采用主动脉内球囊反搏治疗

二尖瓣严重狭窄、主动脉窦瘤破入左心房和左心室、人工瓣膜置换术后卡瓣所致的急性左心衰竭或肺水肿，应积极治疗原发病，可在急诊体外循环下手术处理

不能平卧者，可在半卧位下紧急完成气管插管后再送入手术室

因输液过快、过量所致者，应积极利尿、维持心功能，必要时可考虑肾替代治疗或超滤

心肺功能不良不足以支持手术者，可在ECMO辅助下完成手术

术后心功能不良者可用ECMO进行支持治疗。经过内科治疗优化后仍有严重症状大于2个月者，可采用心室辅助装置进行替代治疗

终末期心力衰竭可考虑心脏移植

二、急性左心衰竭抢救解析

（一）急性左心衰竭定义

心力衰竭（heart failure，HF）是指各种原因引起心脏结构或功能改变，使心室收缩（泵血）和（或）舒张（充盈）功能受损，引起血流动力学改变和神经内分泌异常激活，由此产生的一系列临床症状和体征的复杂临床综合征。心力衰竭临床上主要表现为静脉淤血和心排血量减少引起的呼吸困难、水肿和静脉压升高等。

根据心力衰竭发生部位分为左心衰竭、右心衰竭和全心衰竭；根据左心室射血分数（left ventricular ejection fraction，LVEF）高低分为 LVEF 降低（<40%）的心力衰竭（收缩性心力衰竭）、LVEF 保留（≥50%）的心力衰竭（舒张性心力衰竭）和 LVEF 中间范围（40%~49%）的心力衰竭；根据心力衰竭发生进程分为慢性心力衰竭和急性心力衰竭；根据心排血量分为低输出量性心力衰竭和高输出量性心力衰竭。

急性左心衰竭（acute left heart failure，ALHF）是指左心室心肌收缩力急性降低、心脏负荷加重，造成心排血量骤降，出现急性肺淤血的临床综合征。发生急性左心衰竭时左心室舒张期容量增加，肺静脉压增高致肺毛细血管静水压升高，当达到 18~20mmHg 时出现肺充血，21~25mmHg 时肺中度充血，26~30mmHg 时肺重度充血，大于 30mmHg 时出现肺水肿；同时，外周阻力增加、脉压变窄，组织器官持续低灌注，严重时可发展为心源性休克，危及患者生命。

（二）急性左心衰竭发病的常见原因

1. 原发基础疾病　是急性左心衰竭的重要病理生理基础，可导致急性左心衰竭的原发基础病主要有下述几种。

（1）心肌病变：如缺血性心脏病、心脏毒性损伤、内分泌代谢性疾病和应激性心肌病等。

（2）心脏负荷异常：如高血压、瓣膜和心脏结构的异常、心包和心内膜疾病、容量负荷过度等。

（3）心律失常：如严重心动过速或心动过缓。

老年人主要病因为冠心病、高血压、老年退行性心脏瓣膜病等，中青年多以扩张型心肌病、重症心肌炎、瓣膜性心脏病、心律失常等为主。心肌急性弥漫性损伤、心室压力负荷和容量负荷急性加重、心室舒张功能急性受限是急性左心衰竭最重要的原因。

2. 围手术期急性左心衰竭的常见原因

（1）慢性心力衰竭急性加重。

（2）急性心肌损伤和（或）梗死，如急性冠脉综合征、急性重症心肌炎、围生期心肌病、药物（如抗肿瘤药）所致的心肌损伤等。

（3）急性血流动力学障碍，如急性瓣膜病变或原有瓣膜病变急性加重，感染性心内膜炎导致的瓣膜穿孔、腱索断裂，以及人工瓣膜卡瓣等；急性高血压危象，心脏压塞，急性舒张性左心衰竭等。

3. 术中急性左心衰竭的常见诱发因素

（1）慢性心力衰竭患者术前控制不佳，突然停药或极度紧张、恐惧、疼痛等。

（2）输液量过大、过快。

（3）嗜铬细胞瘤手术中出现危象。

（4）高血压危象、甲状腺功能亢进危象。

（5）严重的颅脑损伤或精神紧张引起剧烈的情绪波动。

（6）急性严重心律失常。

（7）严重贫血（血红蛋白低于 50g/L），缺血、缺氧致严重酸中毒。

（8）二尖瓣狭窄患者，血压下降使用肾上腺素。

（9）各种原因所致严重休克晚期可诱发急性左心衰竭或全心衰竭。

（三）临床表现与诊断

急性左心衰竭最基本的血流动力学改变是心排血量减少引起全身低灌注状态及肺毛细血管静水压增高、肺淤血，其临床表现相应体现在心脏和肺淤血所导致的病理生理变化，如心慌、心率增快、心律失常，呼吸急促、端坐呼吸，肺间质水肿和肺泡水肿等，同时伴有交感神经异常兴奋的代偿性表现，严重者可出现心源性休克。

1. 病史、症状及体征　大多数患者既往有心血管疾病或相关的危险因素。既往心功能正常者或原有心脏病基础者突然出现呼吸困难或端坐呼吸、咳嗽并咳出粉红色泡沫样痰，四肢末梢苍白、发冷，指（趾）发绀，少尿或无尿，严重者晕厥、猝死。全身麻醉气管插管患者表现为气道阻力突然明显增加，气道内有大量粉红色泡沫样痰，严重者气道内分泌物可向麻醉机螺纹管内喷出。

呼吸困难是肺淤血、肺水肿的直观表现，其病理生理机制：①肺淤血、肺水肿导致肺顺应性降低，吸入同样容积的空气，呼吸肌做功增加、能量消耗增加，因此患者感到呼吸费力；②肺淤血和水肿时支气管黏膜充血、肿胀，气道内分泌物增多，气道阻力增加；③肺毛细血管静水压增高及肺间质压力升高，可刺激肺毛细血管旁受体引起反射性浅快呼吸。

左心衰竭所导致的呼吸困难可因肺淤血和肺水肿的严重程度不同而表现为如下不同的形式。

（1）劳力性呼吸困难：轻度左心衰竭患者仅在体力活动时出现呼吸困难，休息后消失，称为劳力性呼吸困难。劳力性呼吸困难是左心衰竭最早出现的临床表现，其病理生理机制：①体力活动时肢体血流量增加，回心血量增多，肺淤血加重；②体力活动时心率加快，心脏舒张期缩短，左心室充盈减少，肺循环淤血加重；③体力活动时机体需氧量增加，但衰竭的左心室不能相应地提高心排血量，因此机体缺氧进一步加重，刺激呼吸中枢，使呼吸加深加快，出现呼吸困难。

（2）夜间阵发性呼吸困难：也是左心衰竭早期的典型表现。患者多在夜间入睡 1～2h 后突感气闷、气急而惊醒、被迫坐起，可伴有咳嗽或咳泡沫样痰。发作较轻者在坐起后有所缓解，一段时间后自行消失；严重者可持续发作，咳粉红色泡沫样痰，发展为急性肺水肿。其病理生理机制：①患者由端坐位改为平卧位，下半身静脉血回流增多、水肿液吸收增加，加重肺淤血；②迷走神经兴奋性增高，小支气管收缩、气道阻力增大；③熟睡后中枢对传入刺激的敏感性降低，当肺淤血程度加重、动脉血氧分压降低到一定程度时，刺激呼吸中枢使患者感到呼吸困难而惊醒。

（3）端坐呼吸：患者在静息时已出现呼吸困难，平卧时加重，被迫采取端坐位或半卧位以减轻呼吸困难，称为端坐呼吸。其病理生理机制：①下肢血液回流和水肿液吸收减少，血容量降低，肺淤血减轻；②膈肌下移，胸腔容积增大、肺活量增加，通气改善。端坐呼吸是左心衰竭造成严重肺淤血的表现。

（4）急性肺水肿：各种原因导致的急性左心功能不全或左房压升高，使肺静脉和肺毛细血管淤血，静水压升高、毛细血管壁通透性增大，水及其他血浆成分进入肺间质和肺泡内，称为急性心源性肺水肿。急性心源性肺水肿是急性左心衰竭的主要表现，轻者可仅有肺间质水肿，重者则既有肺间质水肿又有肺泡水肿，患者可表现为发绀、气促、端坐呼吸、咳嗽、咳粉红色（或无色）泡沫样痰等症状和体征。

急性心力衰竭患者可出现心律不齐或异位节律，听诊心尖区可闻及舒张期奔马律；脉压减小、动脉收缩压下降、心率增快（15～20 次/分）；双肺可闻及湿性啰音及哮鸣音。

严重左心衰竭时，因血流速度缓慢和肺换气障碍，可引起低氧血症。由于持续的心输出量不足导致组织和器官低灌注，可导致严重的代谢性酸中毒。左心衰竭患者临床表现符合以下三项即可诊断为心源性休克：①持续低血压（收缩压<90mmHg 或较基础血压下降幅度>30mmHg）；②肺毛细血管楔压（PCWP）≥18mmHg，心脏指数（CI）≤2.2L/（min·m²）；③组织低灌注，面色苍白、发绀，皮肤湿冷、大汗淋漓，尿少[尿量<0.5ml/（kg·h）]。

2. 辅助检查

（1）X 线检查：可提示间质性肺水肿。临床上对疑似、急性、新发的心力衰竭患者应行胸部 X 线检查，以识别/排除肺部疾病或其他引起呼吸困难的疾病，提供肺淤血/水肿和心脏增大的信息，但胸部 X 线片正常者并不能除外心力衰竭。

（2）超声心动图：可提示左心室肥厚/左心房扩大，或心脏舒张功能异常。左心衰竭患者左心室射血分数可正常或降低。

（3）血 B 型利钠肽（B-type natriuretic peptide，BNP）和 N 末端 B 型利钠肽原（N terminal pro

B-type natriuretic peptide，NT-proBNP）：可用于心力衰竭筛查、诊断和鉴别诊断，以及病情严重程度和预后的评估。急性左心衰竭患者 BNP＞100ng/L、NT-proBNP＞300ng/L。

（4）心肌肌钙蛋白 I（cardiac troponin，cTnI）和心肌肌钙蛋白 T（cardiac troponin，cTnT）：急性心肌梗死所致急性心力衰竭患者，cTnI＞0.16μg/L，cTnT＞3.5μg/L。

3. 左心衰竭诊断　全面准确的诊断是急性心力衰竭患者有效治疗的前提和基础。急性左心衰竭的诊断有赖于病史、体格检查、实验室检查、心脏影像学检查和功能检查。首先，根据病史、体格检查、心电图、胸部 X 线片判断有无心力衰竭的可能性，然后通过利钠肽检测和超声心动图明确是否存在心力衰竭，再进一步确定心力衰竭的病因和诱因，最后还需评估病情的严重程度及预后，以及是否存在并发症及合并症。诊断标准见表 24-1。

（四）紧急评估

1. 呼吸功能的评估

（1）是否气道通畅：是否被大量泡沫样痰阻塞、是否有窒息的危险。

表 24-1　左心力衰竭的诊断标准

射血分数降低的心力衰竭	射血分数中间值的心力衰竭	射血分数保留的心力衰竭
有心力衰竭的临床症状和（或）体征	有心力衰竭的临床症状和（或）体征	有心力衰竭的临床症状和（或）体征
左心室射血分数＜40%	40%＜左心室射血分数≤49%	左心室射血分数≥50%
—	BNP＞35ng/L 和（或）NT-proBNP＞125ng/L；急性左心衰竭 BNP＞100ng/L、NT-proBNP＞300ng/L	BNP＞35ng/L 和（或）NT-proBNP＞125ng/L；急性左心衰竭 BNP＞100ng/L、NT-proBNP＞300ng/L
—	经胸超声心动图检查：（1）左心室肥厚和（或）左心房扩大（2）心脏舒张功能异常。至少符合以上两条中的 1 条	经胸超声心动图检查：（1）左心室肥厚和（或）左心房扩大（2）心脏舒张功能异常。至少符合以上两条中的 1 条

（2）呼吸困难程度：自主呼吸时有无"三凹征"，全身麻醉机械通气时气道压增高的程度等。

（3）缺氧程度：吸空气 SpO_2＜90%，或吸氧条件下 SpO_2＜95%、血气分析示 SaO_2＜95%和 PaO_2＜60mmHg 为低氧血症。当血气分析示 SaO_2≤75%、PaO_2＜40mmHg、氧合指数＜200mmHg 时，提示严重缺氧。

若 SpO_2＜90%，应给予常规氧疗；呼吸窘迫者可给予无创通气；自主呼吸患者发生呼吸抑制，致严重缺氧甚至窒息时，应立即行气管插管，辅助通气。

2. 循环功能的评估　急性左心衰竭发病之初血压可有一过性升高，若病情没有缓解，血压可持续下降直至休克。随着病情的进展，应结合患者症状和体征，判断患者是否出现心源性休克。心源性休克的表现：在血容量充足的情况下存在低血压（收缩压＜90mmHg），伴有组织低灌注的表现[尿量＜0.5 ml/（kg·h），四肢湿冷、苍白或发绀，意识状态改变，血乳酸浓度＞2mmol/L，代谢性酸中毒（pH＜7.35）]。多数患者表现为心率增快，原心功能正常患者出现原因不明的疲乏或运动耐力明显减低，以及心率增快（15～20 次/分），可能是左心功能降低的最早期征兆。部分患者心率可不增快，甚至减慢，还可出现异常节律，严重时心尖部可闻及奔马律。严重心力衰竭患者可发生严重的代谢性酸中毒、乳酸浓度>4.0mmol/L，少尿甚至无尿。

3. 意识状态的评估　意识障碍预示着病情已达非常严重的程度。左心衰竭时随着心排血量的进一步减少，脑血流量也相应降低。脑供血不足可引起头晕、头痛、失眠、记忆力减退和烦躁不安等临床表现。当心排血量急性减少时，可导致脑缺血、发生短暂性意识丧失，称为心源性晕厥。严重者晕厥发作可持续数秒并伴有四肢抽搐、呼吸暂停、发绀等临床表现，称为阿-斯综合征。

4. 心力衰竭程度　临床上有多种评分方法可用于评估心力衰竭的严重程度，包括纽约心脏病学会（NYHA）分级、Killip分级评分法、Forrester法和临床程度床边分级等。NYHA分级按诱发心力衰竭症状的活动程度将心功能的受损状况分级；Killip法根据临床和血流动力学状态评价急性心肌梗死时心力衰竭的严重程度（表24-2）；Forrester法分级的依据为血流动力学指标及外周组织灌注状态，适用于监护病房及有血流动力学监测条件的病房和手术室；临床程度床边分级源于Forrester法修改而来，主要根据末梢循环的观察和肺部听诊评判心力衰竭程度，无需特殊监测条件，适用于一般的门诊和住院患者。

表24-2　心力衰竭Killip分级评分法

分级	症状与体征
Ⅰ级	无心力衰竭的临床症状与体征
Ⅱ级	有心力衰竭的临床症状与体征
	肺部50%以下肺野有湿性啰音
	心脏听诊可闻及第三心音奔马律
Ⅲ级	严重心力衰竭的临床症状与体征
	严重肺水肿，肺部50%以上肺野湿啰音
Ⅳ级	心源性休克
	肺水肿

当患者病情突然变化、怀疑存在左心功能不全时，应及时启动查体、检查和治疗，尤其围手术期患者，应迅速进行全面评估，尽快明确循环、呼吸是否稳定，及时进行循环和（或）呼吸支持，必要时可根据血压和（或）淤血程度决定应用血管扩张药和（或）利尿药。强调迅速识别出需要紧急处理的临床情况，如急性冠脉综合征、高血压急症、严重心律失常、心脏急性机械并发症、急性肺栓塞，尽早给予相应处理。当患者SBP<50mmHg、HR<30次/分，呼吸骤停或意识丧失、呼之不应时，应立即启动CPR程序。

（五）紧急处理

在急性心力衰竭的早期阶段，应根据临床评估（如是否存在淤血和低灌注），选择最优化的治疗策略。

1. 调整体位　清醒患者可取半卧位或端坐位，双腿下垂以减少回心血量、降低心脏前负荷；意识不清或全身麻醉患者可取头高足低位。

2. 氧疗

（1）无低氧血症可不常规吸氧，但当SpO_2<90%或PaO_2<60mmHg者应予氧疗，保持患者

$SpO_2 \geqslant 95\%$（慢性阻塞性肺疾病患者 $SpO_2 > 90\%$）。

（2）鼻导管吸氧：从低流量（$1 \sim 2L/min$）开始，若无 CO_2 潴留，可给予高流量吸氧（$6 \sim 8L/min$）。

（3）面罩吸氧：适用于伴呼吸性碱中毒的患者。

（4）无创通气：是急性左心衰竭一线治疗手段，但仅适用于轻症患者。

（5）气管插管、呼吸机治疗：泡沫样痰多、呼吸困难、鼻导管或面罩吸氧下 SpO_2 仍小于 90%，以及急性左心衰竭肺水肿，应尽早气管插管、呼吸机治疗，并适当加用 PEEP。正压通气可增加肺泡内压，既可促进气体交换，又可对抗组织液向肺泡内渗出。

3. 建立静脉通路、动脉置管及导尿　外周静脉穿刺时应选用前臂粗大血管或贵要静脉等部位血管，并确保通畅，有条件者应进行中心静脉穿刺置管，既可以用于输注血管活性药物，还可以进行中心静脉压监测指导治疗。血管活性药物尽量从中心静脉通路输注，建议采用泵注，同时注意尽量缩短药物进入体内输注管道的长度。

4. 镇静、利尿和扩管治疗　苯二氮䓬类药物是较为安全的抗焦虑和镇静药，可采用咪达唑仑 $1 \sim 2mg$ 静脉注射，必要时可重复用药。阿片类药物吗啡可缓解焦虑和呼吸困难，减少躁动所引起的心脏负荷加重，同时其对小血管的舒张效应还能减轻心脏负荷；急性肺水肿患者可谨慎使用，每次 $5 \sim 10mg$ 静脉注射，必要时可重复用药，但应密切观察镇静效果，并注意其对循环和呼吸的抑制等不良反应，老年、虚弱患者可减量或改为肌内注射。伴明显和持续低血压、休克、意识障碍、慢性阻塞性肺疾病等患者禁忌使用吗啡。利尿药呋塞米除了用于利尿外，其静脉扩张作用有利于缓解肺水肿；东莨菪碱可以解除毛细血管痉挛、改善微循环、扩张支气管、解除平滑肌痉挛，对大脑皮质有镇静、安眠作用，对呼吸中枢有兴奋作用，可拮抗吗啡所引起的呼吸抑制，严重左心衰竭时复合应用吗啡（$5 \sim 10mg$）、东莨菪碱（$0.3 \sim 0.6mg$）和呋塞米（20mg）。

5. 药物治疗

（1）强心药物：包括正性肌力药物、洋地黄类药物、血管收缩药等。

1）正性肌力药物：适用于低血压（$SBP < 90mmHg$）和（或）组织器官低灌注的患者。短期静脉应用正性肌力药物可增加心排血量，升高血压，缓解组织低灌注，维持重要脏器的功能。但正性肌力药物增加心肌耗氧量、诱导钙超载，常与心律失常、心肌损害等生命预后不良事件相关。药物的剂量及静脉滴注速度应个体化，器官灌注恢复和（或）循环淤血改善后，及时停药。多巴酚丁胺和多巴胺通过兴奋心脏 β_1 受体产生正性肌力作用。低剂量[$< 5\mu g/(kg \cdot min)$]多巴酚丁胺有轻度血管扩张作用，降低全身末梢循环阻力和肺毛细血管压，但重症心力衰竭患者持续静脉给药心脏事件及病死风险增加。小剂量多巴胺[$< 2\mu g/(kg \cdot min)$]有选择性扩张肾动脉、增加肾小球率过滤作用，中等剂量多巴胺[$3 \sim 10\mu g/(kg \cdot min)$]有心脏正性变力、变速和血管收缩作用。

急性心力衰竭患者应用正性肌力药物时应注意：①用药宜早，血压降低伴低心排血量或低灌注时应尽早使用，组织灌注恢复和（或）淤血减轻时则应尽快停用；②根据患者的实际反应即时调整药物的泵注剂量和速度，强调个体化用药；③用药时可发生低血压、心动过速、心律失常等不良反应，用药期间应注意持续监测心电图和血压；④存在低血容量或其他可纠正因素的低血压时，应先纠正这些病理因素后再按需使用。

左西孟旦（钙增敏剂）通过提高心肌收缩调节蛋白——肌钙蛋白 C 的钙敏感性，增强心肌收缩力，但不增加心肌细胞内钙离子浓度，因而不影响心肌舒张功能和心肌耗氧量；还能通过开放 ATP 敏感型钾通道，使血管扩张，降低心脏负荷。使用过程中应加强心电图、血压监测。

2）洋地黄类药物：毛花苷丙有轻度增加心排血量、降低左心室充盈压和改善症状作用，适用于快速心室率心房颤动等心动过速诱发的心力衰竭。但对于急性心肌梗死或心肌炎等并发心力衰竭者，因其可能产生危及生命的致心律失常作用，不推荐使用。

3）血管收缩药：去甲肾上腺素、肾上腺素等血管收缩药物用于已经使用正性肌力药物和补充循环血量仍不能改善的心源性休克患者。

磷酸二酯酶抑制剂通过抑制环磷酸腺苷（cAMP）降解，升高细胞内 cAMP 浓度，增强心肌收缩力，同时有直接扩张血管的作用，主要药物为米力农。

各类强心药物的推荐使用剂量具体见表24-3。

表24-3 急性心力衰竭时常用强心药物及其推荐剂量

药物类别		作用机制	推荐剂量
多巴胺[1]	多巴胺受体、β₁受体及α受体激动药	0～3μg/(kg·min)：激动多巴胺受体，扩张肾动脉 3～5μg/(kg·min)：激动心脏β₁受体，正性肌力作用 >5μg/(kg·min)：激动心脏β₁受体、外周血管α受体	从小剂量开始，根据病情需要调整。常用5～10μg/(kg·min)，最大剂量20μg/(kg·min) >10μg/(kg·min)时外周血管收缩作用明显
多巴酚丁胺[1]	β受体激动药	兴奋心脏β₁受体	2.5～10μg/(kg·min)
米力农	磷酸二酯酶抑制剂	抑制剂通过抑制cAMP降解，升高细胞内cAMP浓度，增强心肌收缩力，同时有直接扩张血管的作用	负荷量25～75μg/kg静脉注射（>10min），继以0.375～0.750μg/(kg·min)静脉泵注
左西孟旦[2]	钙离子增敏剂	与心肌肌钙蛋白C结合产生正性肌力作用，不影响心室舒张，同时具有扩张血管的作用	负荷量6～12μg/kg缓慢静脉注射（>10min），继以0.05～0.2μg/(kg·min)静脉泵注
毛花苷丙[3]	洋地黄类药物	轻度增加心排血量、降低左心室充盈压和改善症状。主要适应证是心房颤动伴快速心室率（>110次/分）的急性心力衰竭患者	0.2～0.4mg缓慢静脉注射，2～4h后可再用0.2mg
去甲肾上腺素[4]	血管收缩药，α受体激动药	心源性休克时首选去甲肾上腺素维持收缩压	0.05～0.50μg/(kg·min)静脉泵注
肾上腺素[4]	血管收缩药，α、β受体激动药	小剂量时表现为β受体效应，随着剂量的增大α受体效应逐渐增加	0.5～1.0mg静脉注射，可重复用药；0.05～0.50μg/(kg·min)

①正在应用β受体阻滞药的患者不推荐应用多巴酚丁胺和多巴胺。

②低血压时不给负荷剂量。

③急性心肌梗死后24h内应尽量避免使用。

④血管收缩药可能导致心律失常、心肌缺血和其他器官损害，用药过程中应密切监测血压、心律、心率、血流动力学和临床状态变化，当器官灌注恢复和（或）循环淤血减轻时尽快停用。

（2）利尿药：是改善心力衰竭症状的基石，有液体潴留的急性心力衰竭患者均应静脉使用利尿药。

首选袢利尿药，如呋噻米，静脉注射20～40mg、重症者静脉注射40～100mg或5～40mg/h持续输注，宜及早应用。噻嗪类利尿药常用双氢克尿噻，剂量为12.5～25.0mg（2次/日），仅适用于有轻度液体潴留伴有高血压但肾功能正常的心力衰竭患者；低钾血症时可选用螺内酯，25～50mg（1次/日）；对有低钠血症、肾功能损害者，可选择托伐普坦（血管升压素 V_2 受体拮抗剂）或复合应用。既往接受袢利尿药治疗的患者，最初静脉使用量不应小于长期每日所用剂量。用药方式可选择静脉注射或泵注的方式，并动态监测患者症状、尿量、肾功能和电解质水平，适时调整用药剂量和疗程。组织低灌注的患者应在纠正后再使用利尿药。利尿药反应不佳或抵抗可增加袢利尿药剂量；或在静脉注射用药的同时持续静脉泵注呋塞米，避免因为药物浓度下降引起的钠水重吸收，还可以复合应用两种以上利尿药，如袢利尿药+噻嗪类利尿药；应用增加肾血流的药物，如小剂量多巴胺或重组人利钠肽，改善利尿效果和肾功能，提高肾灌注；纠正低血压、低氧血症、代谢性酸中毒、低钠血症、低蛋白血症、感染等，尤其注意及时纠正低血容量；必要时可采用血液透析治疗。

（3）血管扩张药：通过扩张周围容量血管和阻力血管，减轻心脏前、后负荷，有效改善血流动力学状况，缓解呼吸困难等；此外，可增加冠脉灌注和降低心肌耗氧量，有利于心功能维持。收缩压是扩管治疗的重要指标，收缩压＞90mmHg 时可使用，尤其适用于伴有高血压的急性心力衰竭患者；收缩压＜90mmHg 或症状性低血压患者禁用，明显二尖瓣或主动脉瓣狭窄者慎用。

当患者临床表现和症状以肺水肿和肺充血为主，且无周围灌注不足的表现时，宜选用静脉扩张药；若患者以心排血量减低、外周组织灌注不足为主要表现，肺充血不严重时，宜选用动脉扩张药；若患者同时有两方面的临床表现和体征，则应选用同时扩张动脉和静脉的血管活性药物。扩血管过程中需加强监测，须经单独静脉通路使用血管扩张药，并在持续动脉血压监测下根据血压及时调整输注剂量。常用血管扩张药的推荐剂量见表 24-4。

表 24-4　急性左心衰竭时常用血管扩张药及其推荐剂量

药物类别	作用机制	使用剂量
硝酸甘油	直接松弛血管平滑肌。扩张容量血管，减少回心血量；扩张阻力血管，降低血压。对静脉容量血管的扩张作用强于微动脉阻力血管	0.1～0.5mg，静脉注射或滴鼻，可重复用药 0.1～20.0μg/（kg·min）静脉泵注，常用剂量 0.5～5.0μg/（kg·min）
硝普钠	直接作用于动静脉平滑肌	0.2～5.0μg/（kg·min），静脉泵注
重组人利钠肽	扩张静脉和动脉（包括冠状动脉），降低前、后负荷；同时具有一定的促进钠排泄、利尿及抑制肾素-血管紧张素-醛固酮系统和交感神经系统的作用	负荷剂量 1.5～2.0μg/kg 缓慢静脉注射，继以 0.01μg/（kg·min）静脉泵注
酚妥拉明	阻断突触前 α_2 受体和突触后 α_1 受体，松弛平滑肌，扩张动静脉血管，对小动脉的扩张作用更强	0.1～0.2mg/min，静脉泵注
乌拉地尔	α 受体阻滞药。能有效降低血管阻力，增加心排血量，可用于高血压合并急性心力衰竭、主动脉夹层合并急性心力衰竭的患者	100～400μg/min，严重高血压者可缓慢静脉注射 12.5～25.0mg
东莨菪碱	解除毛细血管痉挛、改善微循环，扩张支气管、解除平滑肌痉挛，对大脑皮质有镇静、安眠作用，对呼吸中枢有兴奋作用	0.3～0.9mg，静脉注射，3～4 次/日

（4）其他药物

1）平衡液：当收缩压＜90mmHg 时，应在前述处理的基础上适当输注平衡液扩容，并注意控制输注速度和输注量，避免单位时间内液体输注过多。

2）氨茶碱：可解除支气管痉挛，并有一定增强心肌收缩力、扩张外周血管的作用；可用

125～250mg 稀释至 20ml 缓慢静脉注射。

3）胺碘酮：可抑制复极期钾外向电流，抑制心房及心肌传导纤维的快钠离子内流，减慢传导速度，对冠状动脉及周围血管有直接扩张作用。负荷量 150mg，或按 3mg/kg 缓慢注射（经10min），然后以 1.0～1.5mg/min 维持，6h 后减至 0.5～1.0mg/min，一日总量 1200mg。

4）β 受体阻滞药：可用艾司洛尔或美托洛尔控制心率和降压。艾司洛尔静脉注射 0.25～0.50mg/kg，继以 2.5～50.0μg/（kg·min）静脉泵注；美托洛尔静脉注射 5mg，2min 后可重复用药，最大剂量 15mg。心率＜70 次/分、收缩压＜110mmHg 或一度房室传导阻滞时不宜使用。

5）利多卡因：治疗室性心律失常。首次负荷量 1～2mg/kg（50～100mg），静脉注射（2～3min），必要时每 5min 后可重复用药，1h 内最大量不超过 300mg；负荷量后以 1～4mg/min 或0.015～0.030mg/kg 的速度持续输注。

6）钙剂：增强心肌收缩力，可用 10%氯化钙 10ml 缓慢静脉注射。

7）镁剂：抗心律失常，25%硫酸镁 4ml 稀释至 20ml 缓慢静脉注射。

8）纠酸：5%碳酸氢钠溶液 1～2ml/kg 快速静脉输注，并根据血气分析调整用量。

9）抗凝：深静脉血栓和肺栓塞发生风险较高者可用低分子量肝素 200IU/kg 皮下注射预防血栓形成。

6. 肺水肿的处理　急性肺水肿是左心衰竭最严重的表现，其治疗原则：在适当镇静的基础上，合理使用强心、利尿和扩血管药物的同时，积极查找和治疗病因。

治疗药物种类和剂量的选择如前文所述，需要注意的是氨茶碱可有效地扩张支气管、缓解支气管痉挛，但应注意注射速度，预防对心脏的不利影响。有研究表明，皮质醇类药物能减轻炎症反应，减少微血管通透性，促进表面活性物质合成，增强心肌收缩力，降低外周血管阻力和稳定溶酶体膜，促进水肿的消退，常用地塞米松 20～40mg 或氢化可的松 200～300mg 静脉注射，连续 2～3d。但肾上腺糖皮质激素对肺水肿的治疗价值存在分歧。

急性肺水肿所致严重低氧血症，一般氧疗疗效不佳，气管插管机械通气才是其治疗的有效措施。气管插管时尽量选择经鼻插管，可以增加患者的舒适感，患者容易耐受，而且易于固定，便于口腔护理。急性左心衰竭患者应用机械通气的切入时机宜早不宜迟，心肌梗死伴血压下降者均可使用，不应等到患者无法挽救时才使用，否则效果不佳。机械通气宜采用以小潮气量（6ml/kg）为核心的肺保护性通气策略，包括控制平台压不超过 35cmH_2O、适当的正压通气（positive end expiratory pressure，PEEP）、潮气量＜6ml/kg。PEEP 对肺水肿的治疗具有重要意义，其病理生理机制：增加肺泡毛细血管周围压力，水向间质区移动；肺泡内压和肺间质静水压升高，有利于肺泡和间质液回流；气道压升高可使陷闭的肺泡扩张；机械通气可增加功能性残气量；能提供高浓度氧气；降低呼吸做功和氧耗量（用力呼吸时，呼吸氧耗量可由正常的 5%上升至 30%或更高）;通过以上机械通气可改善患者气体交换，提高 PaO_2，纠正低氧血症。PEEP 使用过程中应注意避免气道压过高，以免造成二次损伤。既往文献推荐使用低水平 PEEP（5～10cmH_2O），近年来有学者建议根据肺可复张性调节 PEEP 水平：若增加 PEEP（如从 5cmH_2O 增加至 15cmH_2O）后，患者 PaO_2 增加、顺应性增高和无效腔量降低，即可判断为肺可复张性高。对于肺泡可复张性高的患者，可给予高水平 PEEP（10～15cmH_2O）。

当机械通气改善低氧血症后，心功能即可改善，适当的辅助呼吸使胸腔负压、左心室跨壁压和心脏后负荷均下降，有利于增加心排血量。随心排血量的增加和血压的升高，冠状动脉供血得到改善，心功能进一步改善。严重肺水肿气道内分泌物增多时应适当吸引，吸引时注意快速操作避免吸引过程中出现缺氧或加重缺氧，且不宜多次频繁吸引。必要时可在呼吸机湿化器中加入 50% 乙醇溶液吸入。

机械通气撤离的指征：肺水肿改善，氧合指数≥300mmHg 即可撤离；伴有心肌损伤者，如手术、创伤、心肌梗死者，应逐渐降低通气支持，逐步停机、拔管。严重二尖瓣狭窄（mitral stenosis）时，由于二尖瓣机械性梗阻，左心房排向左心室的血流受阻，使左心室排血量减少、全身低灌注，同时左心房淤血，左房压升高并逆向传导至肺静脉，致使肺毛细血管楔压（PCWP）上升、肺内血液淤滞。当 PCWP >血浆胶体渗透压（20～28mmHg）时即可发生肺间质水肿和急性肺水肿。二尖瓣狭窄患者血压下降使用肾上腺素后极易发生急性肺水肿；严重二尖瓣狭窄引起的急性肺水肿与左心衰竭肺水肿时病因不同，但二者病理生理进程类似。

二尖瓣狭窄患者发生急性肺水肿的处理不同于一般肺水肿，其最根本的治疗是迅速解除二尖瓣狭窄引起的梗阻，可在急诊体外循环下行二尖瓣置换手术。这类患者在建立体外循环（cardiopulmonary bypass，CPB）前，若情况紧急、血压骤降危及生命时，可经中心静脉导管放血减轻左心前负荷，放出的血液可抗凝保存、备用或直接加入 CPB 氧合器内，同时还可经动脉穿刺测压通道加压输注经氧合器氧合后的预充血，从而为建立 CPB 赢得时间，不失为一种有效的紧急治疗措施。笔者单位曾采用这一方法成功救治 1 例危重二尖瓣狭窄患者。

7. 其他

（1）心房颤动：是心力衰竭患者最常合并的心律失常，二者具有共同的危险因素，常同时存在，相互促进、互为因果。目前建议心室率控制在 60～100 次/分，不超过 110 次/分，并根据患者症状、瓣膜性心脏病、心功能及是否合并预激综合征等决定心室率控制目标。若心房颤动导致血流动力学异常，需要在适当抗凝和心室率控制的基础上紧急电复律。

（2）主动脉内球囊反搏治疗（intra-aortic balloon pump，IABP）：可有效改善心肌灌注，降低心肌耗氧量，增加心排血量。其适应证：①急性心肌梗死或严重心肌缺血并发心源性休克，且不能由药物纠正；②伴血流动力学障碍的严重冠心病（如急性心肌梗死伴机械并发症）；③心肌缺血或急性重症心肌炎伴顽固性肺水肿。

（3）肾替代治疗：心力衰竭与慢性肾病合并存在，治疗时应同时兼顾。高容量负荷如肺水肿或严重外周水肿，且存在利尿药抵抗，以及难治性容量负荷过重合并以下情况时可考虑肾替代治疗：液体复苏后仍然少尿；血钾浓度 >6.5mmol/L；pH <7.20；血尿素氮浓度 >25mmol/L；血肌酐浓度 >300mmol/L。替代治疗期间应注意加强监测，避免造成新的内环境紊乱。

（4）病因治疗：心力衰竭患者常合并多种疾病，需尽早识别并进行评估，判断其与心力衰竭预后的相关性，进行合理转诊或遵循相关指南进行治疗，如急性窦瘤破裂、二尖瓣狭窄及换瓣术后卡瓣等可急诊手术，急性冠脉综合征患者急诊介入治疗等。

（六）监测

急性心力衰竭患者需严密监测血压、心率、心律、呼吸频率、SpO_2，监测液体输入量和尿量等，评估心力衰竭症状和体征变化。肝肾功能、凝血功能、血糖、高敏 C 反应蛋白，以及血气分析、乳酸和中心静脉压等指标可根据病情的严重程度及用药情况决定监测频率。

心力衰竭患者一般有心电图异常，心电图检查可明确心律、心率、QRS 形态和宽度等。怀疑存在心律失常或无症状性心肌缺血时应行 24h 动态心电图检查。

利尿钠肽检测包括 BNP 和 NT-proBNP 测定，可用于心力衰竭筛查、诊断和鉴别诊断，以及病情严重程度和预后的评估。BNP <100ng/L、NT-proBNP <300ng/L 时通常可排除急性心力

衰竭。诊断急性心力衰竭时 NT-proBNP 水平应根据年龄和肾功能进行分层：①50 岁以下，NT-proBNP 水平＞450ng/L；②50 岁以上，NT-proBNP＞900ng/L；③75 岁以上，NT-proBNP＞1800ng/L；④肾功能不全（肾小球滤过率＜60ml/min），NT-proBNP＞1200ng/L。多种心血管疾病均可导致利尿钠肽水平增高，尤其是心房颤动、高龄和肾功能不全，临床工作中应注意结合患者的病史进行分析。

cTn：血清中 cTn 水平可持续升高，为急性心力衰竭的危险分层提供信息，有助于评估其严重程度和预后。正常 cTnT 范围为 0.02～0.13μg/L，血清 cTnT 水平＞0.2μg/L 为临界值，血清 cTnT 水平＞0.5μg/L 可以诊断急性心肌梗死；血清 cTnI 水平＜0.2μg/L 为正常，血清 cTnT 水平＞1.5μg/L 为诊断急性心肌梗死临界值。cTnT 对急性心肌梗死的诊断与 cTnI 无显著性差异，但 cTnI 具有较低的初始敏感度和较高的特异度。推荐心力衰竭患者入院时行 cTn 检测，用于急性心力衰竭患者的病因诊断（如急性心肌梗死）和预后评估。

经胸超声心动图是评估心脏结构和功能的首选方法，可提供房室容量、左右心室收缩和舒张功能、室壁厚度、瓣膜功能和肺动脉高压的信息，是目前临床上唯一可判断舒张功能不全的成像技术，但单一参数不足以准确评估，建议多参数综合评估。对血流动力学不稳定的急性心力衰竭患者，应立即进行超声心动图检查。床旁胸部超声检查还可发现肺间质水肿的征象。

血流动力学监测分为无创性和有创性两类。有创性血流动力学监测包括动脉内血压监测、肺动脉漂浮导管（Swan-Ganz 导管）监测、脉搏波指示连续心排血量监测（pulse indicator continous cadiac output，PICCO）等，主要适用于血流动力学状态不稳定、病情严重且治疗效果不理想的患者。

Swan-Ganz 导管可以连续监测肺动脉压和肺动脉楔压（pulmonary artery wedge pressure，PAWP），以及体循环阻力、肺循环阻力、每搏量（SV）和心排血量（CO）等参数，还可抽取混合静脉血进行动静脉血氧含量差分析。Swan-Ganz 导管置管时需要将导管管尖通过中心静脉、右心房、右心室漂浮至肺动脉和肺小动脉，易遇到导管嵌顿困难、插管困难、屈曲盘绕及气囊破裂等问题，出现心律失常、感染、血栓形成、肺动脉破裂出血、肺栓塞及心脏压塞等并发症。Swan-Ganz 导管通过 PAWP 及 CVP 等压力指标来评价血容量和心脏前负荷，容易受到血管壁顺应性、瓣膜功能和胸腔内压力等因素的影响。

PICCO 只需通过外周动脉导管和中心静脉导管进行监测，既可用热稀释法测得单次的 CO，还可通过动脉压力波形曲线分析技术连续监测 CO，所获得的胸腔内血容量及指数、血管外肺水（extra vascular lung water，EVLW）及血管外肺水指数（extravascular lung water index，ELWI）、SV 及每搏输出量指数（stroke volume index，SVI）等指标均为直接容量指标，能够准确、即时反映体内液体分布的变化。

（七）麻醉管理注意事项

1. 患者风险分层评估　术前应了解心脏疾病的类型、严重程度及其对体能的影响等，评估围手术期发生心脏事件的风险，制订降低围手术期心血管事件的麻醉管理策略。

临床上根据病史、体格检查、各项常规和特殊试验检查结果预测可能发生急性心力衰竭的风险，分为高危、中危和低危。高危患者应推迟或取消手术，中危、低危者术前应做好充分的预防治疗。

（1）高危：不稳定冠脉综合征，包括急性心肌梗死（7d 以内）、新发心肌梗死（7～30d）；失代偿性心力衰竭、严重心律失常、严重瓣膜病变及高血压Ⅲ级（BP＞180/110mmHg）。

（2）中危：缺血性心脏病史、心力衰竭或心力衰竭失代偿史、脑血管病史、糖尿病及肾功能不全。

（3）低危：年龄＞70岁、心电图异常（左心室肥厚、束支传导阻滞、非特异性 ST-T 改变）、非窦性心律及未控制的高血压。

2. 评估手术类型的风险　不同类型手术对心脏的危险不同。对于风险较高的手术，术前要做充分的预防治疗。

（1）高危手术（心脏风险＞5%）：急诊大手术，特别是老年患者；主动脉和其他大血管手术；外周血管手术。

（2）中危手术（心脏风险 1%～5%）：颈动脉内膜剥脱术；头颈部手术；胸、腹腔内手术；矫形外科手术；前列腺手术。

（3）低危手术（心脏风险＜1%）：内镜手术、体表手术、白内障手术、乳腺手术、日间手术。

3. 积极的预防治疗

（1）控制基础疾病，如治疗高血压、改善心肌缺血、控制血糖、保护肾功能及治疗已有的慢性心力衰竭等。

（2）围手术期药物应用：围手术期 β 受体阻滞药的应用可减少心肌缺血和心肌梗死的发生率，并降低冠心病病死率，术前应继续服用。血管紧张素转化酶抑制剂/血管紧张素 II 受体拮抗剂（ACEI/ARB）、他汀类药物和阿司匹林等药物可减少围手术期的心肌缺血、心肌梗死和心力衰竭的发生率，但 ACEI 有诱发低血压倾向，应注意加强监测、及时处理。

（3）控制液体输入量，避免液体过荷。

4. 围手术期处理注意事项

（1）术前发生急性左心衰竭可造成血流动力学障碍、组织灌注不足和心源性休克，应治疗后酌情考虑手术。

（2）术中发生急性左心衰竭，应暂停手术并积极查找病因，待病情好转后酌情考虑是否继续手术。

（3）急性冠脉综合征患者推荐行急诊冠状动脉造影，争取行冠状动脉血运重建。

（4）急性心肌梗死或严重心肌缺血并发心源性休克，药物不能纠正或并发顽固性肺水肿者，可采用主动脉内球囊反搏治疗。

（5）二尖瓣严重狭窄、主动脉窦瘤破入左心房和左心室、人工瓣膜置换术后卡瓣所致 ALHF，应积极治疗原发病，可在急诊体外循环下手术处理；不能平卧者，可在半卧位下紧急完成气管插管后再送入手术室。

（6）因输液过快、过量所致者，应积极利尿、维持心功能，必要时可考虑肾替代治疗或超滤。

（7）心肺功能不良不易支持手术者，可在体外膜肺氧合（extracorporeal membrane oxygenation，ECMO）辅助下完成手术。

（8）术后心功能不良者可用 ECMO 进行支持治疗。经过内科治疗优化后仍有严重症状＞2 个月者，可采用心室辅助装置进行替代治疗。

第二节　急性右心衰竭抢救流程及解析

一、急性右心衰竭抢救流程

定义：急性右心衰竭是指由于右心室心肌收缩力急剧下降或右心室前、后负荷突然加重，引起右心排血量急剧降低的临床综合征。通常由右心室梗死、急性大面积肺栓塞或右心瓣膜病变等引起

诊断
- 病史：肺栓塞、主动脉窦瘤破入右心房、右心室心肌梗死、心脏或肺部手术中外科操作不当及脓毒血症等危重症疾病
- 症状与体征
  - 上腹部胀满：常伴食欲缺乏、恶心、呕吐及上腹部胀痛
  - 颈静脉怒张：肝-颈静脉反流征阳性
  - 水肿：多先见于下肢，低垂部位明显，呈凹陷性水肿，重者可波及全身
  - 发绀：程度不一，最早见于指端、口唇、耳廓，较左心衰竭明显
  - 意识状态：神志恍惚、烦躁不安或反应迟钝
  - 三尖瓣听诊区（胸骨左缘第3～4肋间）：可听到收缩期杂音
  - 急性低血压、心动过速，严重者可致休克并伴少尿、四肢湿冷、全身冷汗
- 心脏影像学检查：右心结构和（或）功能异常，心腔内压力增高

紧急评估
- 意识状态：是否存在意识障碍，如神志恍惚、烦躁不安、反应迟钝、嗜睡
- 呼吸功能
  - 呼吸频率和节律是否正常
  - 是否存在缺氧及缺氧的程度
- 循环功能
  - 是否存在休克及休克的程度
  - 颈静脉怒张程度
  - 中心静脉压
  - 是否四肢存在湿冷

紧急处理
- 开放动、静脉通路
- 去除诱发因素：如治疗感染，终止妊娠或分娩，纠正贫血、低氧血症、酸中毒等
- 治疗原发疾病
  - 心肌梗死：溶栓、支架置入等治疗，恢复心肌灌注
  - 主动脉窦瘤破裂、严重二尖瓣狭窄：紧急手术治疗
  - 肺栓塞
    - 呼吸支持：氧疗或呼吸支持
    - 加强心电监测，积极处理心律失常
    - 抗凝治疗：防止血栓再形成或复发
    - 溶栓或取栓
- 维持脏器灌注
  - 容量不足：低血压疑为容量不足所致时可谨慎静脉补液，注意维持CVP<12～15cmH$_2$O
  - 使用血管活性药物
    - 血管扩张药和（或）正性肌力药物：降低外周血管阻力、增强心肌收缩力，维持PCWP<18～22mmHg，CI>2.2L/（min·m^2）
    - 血管收缩药：纠正低血压，维持MAP>60～65mmHg，避免舒张压过低，防治冠脉供血不足
  - 必要时可采用ECMO治疗
- 治疗心律失常
  - 维持窦性心律，必要时行电复律治疗
  - 维持房室同步节律
  - 避免严重心动过缓
- 左心衰竭合并右心衰竭
  - 治疗原则：可遵循左心衰竭治疗相关流程
  - 需要更加重视容量的平衡管理，保持恰当前负荷是必要的
  - 一旦发生右心衰竭，单独的左心辅助可能加重右心负荷，此时建议应采用双心室辅助

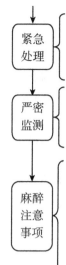

紧急处理	肺动脉高压伴右心衰竭	对利尿效果不佳的患者：可考虑短期应用正性肌力药物，如多巴酚丁胺或磷酸二酯酶抑制剂（米力农）
		避免应用非选择性血管扩张药：如硝普钠、硝酸酯类、酚妥拉明等
		选择性肺血管扩张药：可降低肺动脉压力，但缺乏循证医学证据
严密监测		常规监测：血压、心率、脉搏血氧饱和度、心电图、血常规、电解质、血糖、肝肾功能、凝血功能及血气分析、乳酸、尿量
		连续监测：血压（无创或有创血压）、CVP、心电图
		特殊监测：超声心动图、漂浮导管或PICCO监测心脏指数等
麻醉注意事项		术前发生急性右心衰竭，可造成休克、器官灌注不足，应治疗后酌情考虑手术
		术中发生急性右心衰竭，应暂停手术并积极查找病因，待病情好转后酌情考虑是否继续手术
		主动脉窦瘤破入右心致急性右心衰竭，体外循环手术中心肌保护液不能全部进入冠脉而易导致心肌保护不良，造成心脏复苏困难；同时合并主动脉瓣反流者舒张压下降明显，冠脉供血不足极易发生心搏骤停
		术后心功能不良者，必要时可用ECMO进行支持治疗
		终末期心力衰竭可考虑心脏移植

二、急性右心衰竭抢救解析

（一）定义

　　急性右心衰竭是指任何原因导致的急性右心室收缩和（或）舒张功能障碍，右心排血量急剧降低的临床综合征。由于右心室负荷过重，不能将体循环回流的血液充分输送至肺循环，临床上以体循环淤血、静脉压升高、全身性水肿为特征，常伴有血流动力学不稳定。

　　右心系统是一个低压系统，正常情况下，右心室对肺循环的维持仅起辅助泵作用。在右心室的辅助泵作用下，正常的左心室功能能保证左心房保持低压状态，以利于血液通过低阻力、短距离的肺循环到达左心，从而维持较低的中心静脉压，促进体循环静脉系统的血液回流。当右心室发生急性功能衰竭时，可致左心室充盈不足、心排血量下降，导致低血压甚至休克；动脉血压的急剧下降可引起肺血管反射性收缩、肺循环阻力增高，左心室充盈压进一步下降，形成血压下降的恶性循环；与此同时，由于右心室壁薄、顺应性大，当其收缩力急剧下降或前后负荷急剧增高时，右心室壁急性扩张以维持正常的舒张末压，右心室容量可扩张到原来的2倍以上。当右心室代偿不全时，右心室舒张末压增高、周围静脉压增高，导致体循环静脉淤血。

（二）病因

　　急性右心衰竭病因包括压力负荷增加的疾病（各种原因引起的肺动脉高压、肺动脉瓣狭窄），各种引起右心室容量负荷增加的疾病（先天性心脏病、瓣膜性心脏病），伴有右心室受累的原发性心肌病，右心室心肌缺血和梗死。围手术期急性右心衰竭的常见病因如下所述。

　　1. 肺栓塞（血栓、羊水、脂肪、气栓、癌栓等）。

　　2. 主动脉窦瘤破入右心房。

　　3. 右心室心肌梗死。

　　4. 心脏或肺部手术中外科操作不当。

　　5. 脓毒血症等危重症疾病。

　　6. 严重贫血、低氧血症、酸中毒等。

（三）临床症状

　　1. 上腹部胀满　消化系统功能障碍引起的食欲缺乏、恶心、呕吐及上腹部胀痛等。

2. 静脉淤血和交感神经兴奋引起容量血管收缩，中心静脉压升高。急性右心衰竭时颈静脉怒张，肝-颈静脉反流征阳性（按压肝脏后颈静脉异常充盈）。

3. 水肿　是右心衰竭及全心衰竭的主要临床表现之一，称为心源性水肿，多先见于下肢，低垂部位明显，呈对称性凹陷性水肿，重者可波及全身，还可发生腹水和胸腔积液等。胸腔积液以双侧多见，右侧为甚，单侧者以右侧多见。毛细血管血压增高是心源性水肿的始发因素；肾血流量减少引起肾小球滤过率降低和醛固酮增加，造成钠、水潴留，促进水肿的发展。胃肠道淤血引起消化吸收障碍、肝淤血造成肝功能损伤导致低蛋白血症，进一步加重心源性水肿。

4. 发绀　程度不一，最早见于指端、口唇、耳廓，较左心衰竭明显。

5. 意识状态　因右心排血量急剧下降，左心排血量相应降低，导致全身重要脏器灌注不足，神志恍惚、烦躁不安或反应迟钝等。

6. 三尖瓣关闭不全，在三尖瓣听诊区（胸骨左缘第3～4肋间）可听到收缩期杂音。

7. 急性低血压、心动过速，严重者可致休克并伴少尿、四肢湿冷、全身冷汗。

（四）诊断

1. 存在可能导致右心衰竭的病因。

2. 右心衰竭的临床症状和体征。

3. 心脏影像学检查显示右心结构和（或）功能异常，同时心腔内压力增高。所有怀疑右心衰竭的患者首选经胸超声心动图检查，也是急性右心衰竭时最可靠、最可行的辅助检查方法。心脏磁共振是测量心室容积和射血分数的"金标准"，是评价右心功能最重要的方法；右心导管检查是确诊肺动脉高压的"金标准"（静息状态下平均肺动脉压≥25mmHg），但在围手术期突发急性右心衰竭患者难以实施。利尿钠肽和肌钙蛋白等指标升高对判断病情严重程度和预后有益。

4. 存在可诱发急性右心衰竭疾病的明确诊断，如急性肺栓塞、急性右心室梗死等，在此基础上发生急性低血压和休克，即可明确诊断。但需与其他类型休克相鉴别，特别是由左心衰竭所致的心源性休克。

（五）紧急评估

针对可疑急性右心衰竭的患者，应从意识状态、呼吸功能和循环功能等方面对患者进行紧急评估，以利于紧急救治。

1. 意识状态　脑供血不足导致患者意识状态发生改变，如烦躁、不安、嗜睡等。

2. 呼吸功能　观察患者呼吸频率和节律是否正常，是否存在缺氧及缺氧的程度。周围血液淤滞可引起发绀，大面积肺栓塞可导致严重的低氧血症和发绀。

3. 循环功能　右心衰竭可导致低血压和心动过速，但早期无周围循环衰竭的征象。发生心源性休克时则血压显著下降、少尿，并伴有外周循环衰竭的表现，如四肢湿冷、全身冷汗；同时，体循环静脉血液回流障碍，颈静脉充盈、怒张，吸气时加重，中心静脉压升高。

（六）紧急处理

治疗原则：积极治疗导致右心衰竭的原发疾病，减轻右心前后负荷和增强心肌收缩力，维持心脏收缩同步性，纠正诱发因素等。

1. 开放动静脉通路　是救治急危重症患者的基本要素。应进行中心静脉穿刺置管监测中心静脉压，从中心静脉输注血管活性药物，必要时还可用于快速输血输液。动脉穿刺测压可即时反映患者血流动力学变化，还可以用于采集血液标本进行血气分析等监测。

2. 氧疗 低氧血症患者应尽早采用鼻导管吸氧,氧流量从 $2\sim3L/min$ 开始,若无 CO_2 潴留,可高流量给氧($6\sim8L/min$)。过度通气的患者可用面罩吸氧。呼吸困难和呼吸衰竭患者应尽快行无创正压通气或气管插管辅助通气。

3. 治疗原发疾病 围手术期急性右心衰竭多数由其他疾病病情快速变化引起,通常进展迅速、危及生命,应尽量缩短确诊和开始治疗的时间,须迅速识别威胁生命的临床情况,针对急性冠脉综合征、急性肺栓塞、急性机械并发症等原发疾病,根据相关指南给予针对性治疗。对各种可能的诱因要及早控制,避免再次诱发急性心力衰竭。

(1)右心室心肌梗死伴急性右心衰竭

1)发生心源性休克时,在 CVP 或 PAWP 监测的基础上谨慎扩容,扩容液体可选用人工胶体液或平衡液,根据病情调整输注速度,容量复苏目标为 PAWP 18mmHg、血压回升、器官灌注改善。右心室心肌梗死合并广泛左心室心肌梗死者不宜盲目扩容,要防止发生急性肺水肿。一氧化氮(NO)可以选择性扩张肺动脉,减轻右心室后负荷,改善右心室梗死合并心源性休克患者的急性血流动力学,且不影响体循环血压和肺通气血流比例,有条件者可以吸入 NO 治疗。

2)对于充分扩容后血压仍低者,可给予多巴酚丁胺或多巴胺等正性肌力药物;并存严重左心力衰竭者可考虑主动脉内球囊反搏治疗。

3)禁用利尿药、吗啡和硝酸甘油等血管扩张药,以避免进一步降低右心室充盈压。

(2)右心瓣膜病所致急性右心衰竭:可引起右心衰竭的常见右心瓣膜病包括二尖瓣关闭不全、肺动脉瓣关闭不全和肺动脉瓣狭窄等。右心瓣膜病导致右心衰竭的治疗遵循右心衰竭一般治疗原则,器质性瓣膜疾病须遵循相关指南给予外科或介入治疗。

1)右心衰竭的治疗主要应用利尿药,以减轻水肿,但要防止过度利尿造成心排血量减少。

2)对基础心脏病如肺动脉高压、肺动脉狭窄及合并肺动脉瓣或三尖瓣关闭不全、感染性心内膜炎、Ebstein 畸形和三尖瓣脱垂、肺源性心脏病等合并的急性右心衰竭,应予以相应的对因治疗。

3)手术治疗是瓣膜病伴急性心力衰竭患者的有效治疗手段,建议由心内科、心外科、影像学、ICU 和麻醉科等多学科合作共同决策,包括诊断、评估病情和预后、制订治疗方案、选择干预治疗的适应证等。

(3)急性肺栓塞所致急性右心衰竭:围手术期多种原因可致肺栓塞,栓子来源包括血栓、羊水、脂肪、气体、癌栓及外源性异物等。具有肺栓塞高危因素的患者,如施行大手术、长骨干骨折、心脏手术、长期卧床、腹腔和宫腔内镜手术、剖宫产、肿瘤患者等,出现不明原因的呼吸困难、胸痛、晕厥和休克等,在充分供氧和通气的情况下,患者仍进行性发绀、低血压,应考虑急性肺栓塞的可能。对于疑诊肺栓塞的病例,均应对其成因和危险因素进行排查,并进行针对性的治疗。

1)对症支持治疗:对高度怀疑或确诊肺栓塞的患者应密切监测生命体征,为防止栓子再次脱落,必要时使用适当剂量的镇静药和镇痛药以治疗焦虑、恐惧和胸痛。

2)对于危重症,应即时针对休克、心力衰竭、呼吸衰竭、心律失常等进行治疗。

3)抗凝治疗:抗凝是肺栓塞的基本治疗方法。诊断过程中,疑似高危肺栓塞患者应立即静脉注射肝素进行抗凝治疗。

4)溶栓治疗:溶栓是肺血栓高危患者的一线治疗方案,溶栓治疗时间窗以栓塞发生后 **48h** 内为最佳。

5)介入或手术治疗:经内科治疗无效的危重大块肺动脉栓塞患者,可行介入治疗或手术切开肺动脉取栓。

4. 维持脏器灌注

（1）容量管理：是治疗的关键，在治疗初期应确定患者的容量状态。若患者容量状态不明，存在血流动力学不稳定或肾功能恶化，应采用有创血流动力学监测确定患者容量状态并用于指导治疗，维持合适的前负荷。

（2）血管活性药物在急性右心衰竭的治疗中具有重要作用，目的在于降低右心室后负荷，增加前向血流及增加右心室灌注，须根据血流动力学评估结果选择药物。血管扩张药和（或）正性肌力药物用于增强心肌收缩力，维持 PCWP<18～22mmHg、CI>2.2L/（min·m²）；血管收缩药用于纠正低血压，维持 MAP>60～65mmHg，避免舒张压过低，防治冠脉供血不足；米力农可降低肺血管阻力，增加心排血量，尤其对于严重肺动脉高压的患者疗效更为明显。

（3）ECMO 治疗：对于药物治疗无效的急性右心衰竭或心源性休克患者，可应用 ECMO 进行辅助治疗，同时进一步评估是否需要长期机械循环辅助治疗或接受心脏移植。

5. 治疗心律失常　心力衰竭患者可并发不同类型的心律失常，首先要治疗基础疾病，改善心功能，纠正神经内分泌过度激活，并注意寻找、纠正诱发因素，如低钾血症、低镁血症、心肌缺血、导致心律失常的药物等。

（1）急性心力衰竭患者出现血流动力学不稳定的持续性室性心动过速或心室颤动，首选电复律或电除颤，复律或除颤成功后用胺碘酮预防复发，必要时可加用 β 受体阻滞药，也可应用利多卡因。

（2）维持窦性心律：心房颤动患者应在适当抗凝和控制心室率的基础上进行心脏电复律、抗心律失常药物治疗和射频消融治疗。

（3）维持房室同步节律，避免严重心动过缓。症状性心动过缓及房室传导阻滞心力衰竭患者起搏治疗的适应证与其他患者相同。

6. 左心衰竭合并右心衰竭的处理　左心衰竭合并右心衰竭大多为慢性病程，即先出现左心衰竭，随后出现右心衰竭。临床上同时表现为左心衰竭的症状，如呼吸困难、端坐呼吸等；以及右心衰竭的症状，如乏力、食欲缺乏、肝大、胸腔积液、腹水和外周水肿等。右心衰竭加重时，呼吸困难会减轻但血压易偏低。稳定期的治疗则侧重于防止发生心律失常、康复和提高生活质量，这部分患者常伴较严重的水肿但有效循环血容量不足，如过度利尿、扩血管则可能造成低血压，应根据血压和心率适当选用 ACEI/ARB、β 受体阻滞药和醛固酮受体拮抗剂。文献报道左西孟旦用于治疗肺动脉高压导致的右心衰竭具有较好的应用前景。左心衰竭合并右心衰竭急性期的治疗以挽救生命为主。治疗原则可遵循左心衰竭治疗相关流程，但需更加重视容量平衡的管理，保持恰当前负荷尤为必要。一旦发生右心衰竭，单独的左心辅助可能加重右心负荷，此时可采用双心室辅助治疗。

7. 肺动脉高压伴右心衰竭的处理

（1）动脉性肺动脉高压的治疗：肺动脉高压是术中引起急性右心衰竭最常见、最重要的原因，而急性右心衰竭是肺动脉高压的后果，也是肺动脉高压患者的主要死亡原因之一。因此，在治疗引起肺动脉高压的基础疾病如先天性心脏病、结缔组织病等的基础上，扩张肺血管、降低右心后负荷和肺血管阻力是处置此类患者的重要措施。肺动脉高压的治疗方法如下所述。

1）吸氧：氧气是肺动脉的扩张药，对痉挛的支气管有舒张作用。术前准备阶段吸入纯氧，2～3 次/日，每次 30min；术中充分供氧，有助于肺动脉高压的缓解。

2）酚妥拉明：对动静脉均有扩张作用，但对小动脉作用更强，可使肺动脉压下降；用法：5mg，静脉注射，1～2 次/日。

3）硝普钠：可直接扩张肺部和外周的小动脉和静脉的血管平滑肌，降低心脏前后负荷，以后负荷为主，增加心排血量，使肺循环的血液转向体循环、降低肺毛细血管压力。硝普钠常用量 0.5～5μg/（kg·min），用微量泵持续输注。

4）前列腺素 I_2（PGI_2）：PGI_2 有选择性肺血管扩张作用，以 2～12ng/（kg·min）的速率静脉输注 15min，可呈剂量相关地降低肺动脉压。

5）米力农：具有强心、扩血管双重作用，能降低体循环和肺循环阻力，减轻心脏前后负荷，是治疗低心排血量和肺动脉高压的首选药物。负荷量：25～75μg/kg，静脉注射，继以 0.25～1μg/（kg·min）的速率静脉泵注维持。

6）异丙肾上腺素：可通过促进 cAMP 的合成，舒张肺血管、降低肺动脉压，可作为降低肺动脉压的临时措施。用法：0.5～4.0μg/min 静脉泵注维持。

7）氨茶碱：可降低肺血管阻力和肺动脉压。用法：125～250mg 稀释至 20～40ml，缓慢静脉注射。

8）NO：可以选择性地扩张肺动脉，减轻右心室后负荷，有条件者可以吸入 NO 治疗；吸入浓度：10～40ppm，常用量 20ppm。

（2）右心衰竭的治疗：动脉性肺动脉高压所致右心衰竭的药物治疗需注意下列几方面：①对于液体潴留的患者合理使用利尿药：自小剂量开始，注意避免发生电解质紊乱和低血压。②对于利尿效果不佳的患者，可以考虑短期应用正性肌力药，推荐多巴酚丁胺 2～5μg/（kg·min），或给予磷酸二酯酶抑制剂米力农，负荷剂量为 25～50μg/kg，继以 0.25～0.75μg/（kg·min）的速率静脉输注。③由于动脉性肺动脉高压所致重度右心衰竭时，室间隔明显左移，导致左心室变小，左心室舒张末容量明显减少，心排血量降低，此时应避免应用非选择性血管扩张药如硝普钠、硝酸酯类、肼屈嗪、酚妥拉明，这些药物不能选择性地扩张肺动脉，反而降低主动脉及外周动脉血压而加重右心缺血、缺氧，增加肺动脉阻力，加剧心力衰竭。④选择性肺血管扩张药的应用：肺动脉高压的靶向治疗药物可以降低肺动脉压力和肺血管阻力，提高心排血量，但这些药物对动脉性肺动脉高压所致右心衰竭的治疗效果尚缺乏大样本临床试验的评估。

（七）监测

1. 常规监测　血压、心率、脉搏血氧饱和度、心电图、血常规、电解质、血糖、肝肾功能、凝血功能、血气分析、乳酸、尿量。

2. 连续监测　血压（无创或有创血压）、中心静脉压、心电图。

3. 特殊监测　超声心动图、漂浮导管或 PICCO 监测 CI 等。

（八）麻醉注意事项

1. 术前发生急性右心衰竭可造成血流动力学障碍、器官灌注不足和休克，应治疗后酌情考虑手术。

2. 术中发生急性右心衰竭，应暂停手术并积极查找病因，待病情好转后酌情考虑是否继续手术。

3. 主动脉窦瘤破入右心致急性右心衰竭，体外循环手术中心肌保护液不能全部进入冠脉而易导致心肌保护不良，造成心脏复苏困难；同时合并主动脉瓣反流者舒张压下降明显，冠脉供血不足极易发生心搏骤停。

4. 术后心功能不良者可用 ECMO 进行支持治疗。

5. 终末期心力衰竭可考虑心脏移植。

（黎笔熙　李　坤）

第二十五章　新生儿窒息抢救流程及解析

第一节　新生儿窒息抢救流程

定义　新生儿窒息是指婴儿产后无自主呼吸或未能建立规律呼吸，是一种以低氧血症、高碳酸血症和酸中毒为主要病理生理改变的疾病。新生儿窒息原因包括母体因素、胎儿因素及新生儿因素

诊断
- 症状：新生儿没有呼吸或呼吸浅慢、无哭声、无活动
- 体征：皮肤青紫或苍白，心率<100次/分，对刺激无反应
- Apgar评分：对新生儿心率、呼吸情况、肌张力、神经反射和皮肤色泽进行评分，每项指标分三类：0分、1分、2分，总分10分为满分，表示新生儿情况良好。在出生后1min及5min各进行一次，还可评估复苏效果

紧急评估

呼吸
- 自主呼吸佳，哭声响：2分
- 呼吸浅表，哭声弱：1分
- 无自主呼吸：0分

心率
- 正常新生儿心率120~160次/分
- 心率>100次/分：2分
- 心率<100次/分：1分
- 心脏停搏：0分

肌张力
- 四肢自主活动：2分
- 四肢屈曲：1分
- 四肢松弛：0分

神经反射（叩足底或插口咽通气管）
- 哭，喷嚏：2分
- 有些动作，皱眉：1分
- 无反应：0分

皮肤色泽
- 全身红润：2分
- 躯干红，四肢发绀：1分
- 青紫或苍白：0分

紧急处理
- 分娩前预判：了解母体及胎儿风险，分娩时应至少有一位熟悉新生儿复苏医务人员
- 延迟夹闭脐带或挤压脐带：胎儿娩出后30~60s再夹闭脐带，向胎儿侧挤压脐带
- 基本措施（娩出后60s完成）
  - 保温
  - 擦干皮肤
  - 清除口、鼻腔分泌物
  - 完成第1次Apgar评分
- 呼吸支持（无呼吸或呼吸不规则）
  - 吸入氧浓度：孕龄<35周，21%~30%开始，孕龄≥35周从21%开始
  - 面罩：持续气道正压通气、正压通气、呼气末正压
  - 喉罩：正压通气
  - 气管插管：正压通气，呼气末正压（对于胎粪污染羊水娩出的不活跃新生儿，不常规经气管导管吸痰，如需正压通气或气道梗阻，应经气管导管吸痰）

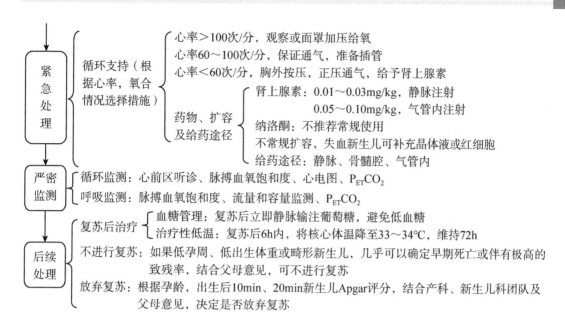

第二节　新生儿窒息抢救解析

新生儿窒息是指婴儿产后无自主呼吸或未能建立规律呼吸，是一种以低氧血症、高碳酸血症和酸中毒为主要病理生理改变的疾病。新生儿窒息原因包括母体因素、胎儿因素及新生儿因素。85%的新生儿在出生后10～30s开始自主呼吸，10%的新生儿需通过擦干、刺激后开始自主呼吸；3%的新生儿需要面罩正压通气；2%的新生儿需要气管插管；0.1%的新生儿需要胸外按压和（或）肾上腺素给药，才能保证氧合。

一、病因

（一）母体因素

1. 体格情况　①心肺疾病：高血压、低血压、缺氧、子宫动脉收缩、贫血、心肌或瓣膜疾病；②感染；③肾衰竭；④糖尿病；⑤肥胖；⑥甲状腺功能亢进或减退。

2. 妊娠或分娩异常　①妊娠毒血症；②过期产或产程延长；③胎位异常（臀位、颜面位等）；④骨盆狭窄、头盆不称；⑤子宫收缩无力；⑥产钳分娩；⑦宫内操作，剖宫产；⑧羊水早破、前置胎盘和胎盘早期剥离；⑨脐带脱垂。

3. 分娩期间用药　①麻醉性镇痛药；②巴比妥类药；③安定药；④镇静药；⑤吸入全麻药；⑥局部麻醉药。

（二）胎儿因素

1. 早产。
2. 肺脏发育不成熟。
3. 先天性畸形，如严重中枢神经系统和循环系统畸形、膈疝等。
4. 脐带压迫或脱垂。
5. 宫内感染。

6. 胎粪吸入。

7. 多胎。

（三）新生儿因素

1. 颅内出血。

2. 生产时窒息。

3. 新生儿呼吸道梗阻。

4. 低体重。

5. 新生儿休克。

6. 新生儿低体温。

7. 皮肤、指甲、脐带胎粪污染。

8. 心肺困难症状。

二、临床症状与诊断

（一）临床症状

1. 呼吸浅表或无呼吸　正常新生儿在出生 30s 内开始呼吸，90s 即维持平稳，出生数分钟后呼吸频率是 30～60 次/分，吸气与呼气无间歇，有利于维持正常的功能性残气量。上述的母体、胎儿及新生儿各种因素均可导致新生儿呼吸浅表，甚至呼吸停止。

2. 心率减慢或心搏骤停　正常新生儿心率 120～160 次/分，新生儿对心率增快耐受性好，心率即使达 200～220 次/分，大部分新生儿仍无不良反应，但心率<100 次/分，新生儿即不能耐受，因心率减慢时心排血量及组织灌流减少；窒息新生儿常有心率减慢，如果心率<60 次/分，在改善通气的同时，要积极进行胸外心脏按压，给予 1∶10 000 肾上腺素，脐静脉导管内注入或气管导管内注入，剂量为 0.3～1ml/kg，5min 后可重复一次。

3. 肌张力降低或松弛　多数新生儿包括早产儿，出生时有活动，对刺激的反应是四肢有活动，但窒息新生儿肌张力减低，甚至肌松弛。

4. 神经反射弱或消失　正常新生儿在导尿管吸引鼻孔时有皱眉及啼哭，在弹打四肢时有运动反应；窒息新生儿神经反射减弱或消失。

5. 皮肤色泽青紫或苍白　新生儿出生时皮肤可有青紫，60s 后大部分转红润，但手足可仍有青紫；如 90s 躯干仍有青紫，则应考虑新生儿存在窒息。当给氧及人工呼吸后仍有青紫，还应考虑心排血量降低、正铁血红蛋白血症、先天性心脏病、红细胞增多症或肺部疾病（气道阻塞、肺发育不全、膈疝等）等疾病。窒息新生儿也可能出现皮肤苍白，此时应警惕存在低血容量、酸中毒、贫血或先天性心脏病。

（二）诊断

1. 症状　新生儿没有呼吸或呼吸浅慢、无哭声、无活动。

2. 体征　皮肤青紫或苍白，心率<100 次/分，对刺激无反应。

3. Apgar 评分　对新生儿心率、呼吸情况、肌张力、神经反射和皮肤色泽进行评分，每项指标分三类：0 分、1 分、2 分，总分 10 分为满分，表示新生儿情况良好。在出生后 1min 及 5min 各进行一次，还可评估复苏效果。

三、紧急评估

1953 年，美国麻醉科医生 Apgar 提出采用 5 项指标（呼吸、心率、肌张力、神经反射和皮肤色泽）来评估新生儿出生时情况，每项指标分 3 类，即 0 分、1 分、2 分，总分 10 分为满分，表示新生儿情况良好，称为 Apgar 评分法。由于该方法简便实用，可在出生后 1min、5min 和 10min 分别评分，还可评估新生儿复苏效果，目前 Apgar 评分已被各国广泛采用。Apgar 评分虽能提供重要参考，但对于某些新生儿心率及血压相对正常，其评分也在正常范围内，但因外周血管收缩，仍可能存在酸中毒情况，应予注意。

（一）Apgar 评分

1. 自主呼吸　①自主呼吸佳，哭声响：2 分；②呼吸浅表，哭声弱：1 分；③无呼吸：0 分。

2. 心率　①心率>100 次/分：2 分；②心率<100 次/分：1 分；③心脏停搏：0 分。

3. 肌张力　①四肢自主活动：2 分；②肌张力异常亢进或低下：1 分；③肌张力松弛：0 分。

4. 神经反射　①哭，喷嚏：2 分；②有些动作，皱眉：1 分；③无反应：0 分。

5. 皮肤色泽　①全身皮肤呈粉红色：2 分；②躯干红，四肢发绀：1 分；③全身青紫或苍白：0 分。

（二）Apgar 评分的意义

1. 8～10 分　提示新生儿状态良好，90%以上的新生儿属于此类。正常新生儿出生后 1min 四肢常呈发绀，评分常是 9 分，但 5 分钟评分四肢变红润，可评 10 分。

2. 5～7 分　轻度抑制，对叩足、吸痰刺激及向面部吹氧有反应，一般经清理呼吸道、吸氧、短时间面罩加压给氧等措施后会很快好转，预后良好。

3. 3～4 分　中度抑制，多有发绀和呼吸困难，如面罩吹氧或加压通气仍不好转，应立即行气管插管；同时应根据心率情况，随时准备启动循环支持措施。

4. 0～2 分　严重抑制，行胸外心脏按压处理的同时需立即行气管插管。

当然，Apgar 评分也有不足之处，出生时严重窒息应立即进行复苏，而不应等待 1min 评分的结果。此外，心率、呼吸和肌肉张力的评分意义超过 Apgar 总评分，因为这 3 项评分才是决定是否需要复苏的重要指标。

四、紧急处理

（一）分娩前预判

分娩前应了解母体、胎儿的相关危险因素，并预判是否需要新生儿复苏。如预估新生儿窒息风险高并可能需要复苏处理，新生儿团队（产科、新生儿科及麻醉科等）应尽可能在分娩前与胎儿父母沟通并交代可能出现的意外，讨论复苏的方法选择，并制订复苏计划。

分娩时至少应该有 1 名熟悉新生儿初级复苏的医务人员在场，及时进行新生儿复苏（如面罩正压通气等）。对于存在已知窒息高风险的新生儿，分娩时应有 1 名熟悉新生儿高级生命支持措施的医务人员在场（建立人工气道、循环支持等）；对于未能预料到需要高级复苏的新生儿，要求新生儿复苏团队能快速到场。

（二）延迟夹闭脐带及挤压脐带

2015 年国际复苏联络委员会建议，足月儿和早产儿娩出后 30～60s 再夹闭脐带。2017 年新生儿复苏计划也推荐不需要复苏的足月儿和早产儿娩出后 30~60s 再夹闭脐带；但如果胎盘循环已经破坏（如胎盘形成异常、胎盘早剥和脐带断裂等情况），则应立即夹闭脐带。对于需要立即复苏的新生儿，有研究认为，延迟夹闭脐带在产床复苏与早期夹闭脐带（娩出后 30s 内）在保温床上复苏相比，新生儿红细胞比容、光照治疗比例和脑室内出血风险相似。

也有学者反对延迟夹闭脐带，主要理由：①脐带延迟夹闭可能会耽误新生儿特别是早产儿及时复苏；②脐带延迟夹闭后，胎盘持续的血液运输可能会引起新生儿血容量过大，造成黄疸或颅内出血；③脐带延迟夹闭可能会增加产妇出血风险。因此，有研究提出挤压脐带的方法，具体步骤：胎儿娩出后，由产科医务人员向新生儿侧挤压完整脐带 4~5 次；或胎儿娩出后，立即夹闭脐带，但保留约 20cm 脐带，然后向新生儿侧挤压残留脐带。对于早产儿（胎龄 23~34 周），有研究认为，与延迟夹闭脐带相比，挤压脐带法的早产儿输血、坏死性肠炎及脑室内出血发生率略低，红细胞比容略高，认为挤压脐带是一种有效的、迅速增加新生儿血容量的方法。最新的一项研究比较了两种方法对早产儿（胎龄 23~31 周）病死率及严重脑室内出血的影响，认为虽然两种方法综合病死率相似，但挤压脐带法的新生儿严重脑室内出血发生率明显高于延迟夹闭脐带的新生儿，尤其是胎龄在 23~27 周的新生儿；也因为该结果，此研究提前终止。挤压脐带增加早产儿严重脑室内出血，可能与快速增加血容量导致发育不良的脆弱脑血管破裂有关。2015 年的新生儿复苏指南建议，对于胎龄在 28 周及以下的新生儿，不推荐常规使用挤压脐带技术。

（三）基本措施（娩出后 60s 完成）

1. 保温　足月儿的正常腋温为 36.5~37.5℃，早产儿正常腋温为 36.3~36.9℃。国内定义体温<35℃为低体温，美国儿科协会和 WHO 建议将低体温定义为体温<36.2℃。既往研究已经证明，新生儿低体温（体温<36℃），可增加病死率及脑室内出血、呼吸系统不良事件、低血糖和迟发脓毒症发生率，因此 2015 年国际复苏联络委员会建议维持非窒息新生儿腋温在 36.5~37.5℃。保温的方法包括维持分娩时环境温度在 23~25℃，将新生儿放置在红外线辐射保温床上或电热毯上，用棉垫擦干体表羊水，并用塑料垫、棉毯包裹全身保温。对于低体温新生儿，应维持体温正常；国外 1 项回顾性调查研究表明，快速复温（复温速度≥0.5℃/h）和缓慢复温（复温速度<0.5℃/h）对早产儿的预后并无明显差异，但快速复温可明显降低呼吸窘迫综合征的发生概率。此外，还应避免新生儿高体温（腋温≥38℃）。

2. 擦干　皮肤擦干后，蒸发散热即减少。据统计，新生儿皮肤擦干与保温后，体热丧失比湿润新生儿明显减少，仅为后者的 1/5，故擦干羊水及保暖是每个新生儿出生后必须采取的措施，应在出生后 20s 内完成。

3. 清除口鼻分泌物　胎头一经娩出，产科医务人员应立即清除口咽部羊水、胎粪和血液；待胎儿完全娩出，可应用吸管进一步吸引，必要时用喉镜显露咽喉部，吸除胎粪和羊水。

4. Apgar 评分　胎儿娩出后 60s，完成第 1 次 Apgar 评分，如出生时出现严重窒息应立即进行复苏，而不应等待 1min 评分的结果。

（四）呼吸支持

1. 适宜的氧浓度　近年有对 10 项原始研究和 2 项随访研究的系统综述和荟萃分析证实，与纯氧相比，出生时接受呼吸支持、吸入 21%氧的足月儿和晚期早产儿，其短期病死率显著降低，而短期和长期神经系统预后差异无统计学意义。因此，2019 年新生儿复苏指南对复苏时初始氧浓度进行了更新：①对于出生时接受呼吸支持的足月和晚期新生儿（胎龄≥35 周），使用

21%的初始氧浓度是合理的；不应使用纯氧进行初始复苏，否则会导致病死率过高；②对于出生时接受呼吸支持的早产新生儿（胎龄<35周），吸入氧浓度应从21%至30%开始，随后根据脉搏血氧饱和度调整氧浓度。

2. 面罩　新生儿呼吸支持的方式取决于新生儿有无呼吸运动。对于有自主呼吸的足月儿或早产儿，如果需要呼吸支持，可首先采用持续气道正压的方法。如果持续气道正压不能改善氧合，新生儿呼吸微弱甚至没有呼吸或者心率<100次/分，应立即开始面罩正压通气，初始肺膨胀压可能需30~40cmH$_2$O压力，但以后压力应降低至10~20cmH$_2$O，以免肺泡破裂，呼吸频率为40~60次/分；可采用带呼气末正压阀的呼吸囊，给予呼气末正压（5cmH$_2$O），以增加功能残气量，改善氧合；对于无自主呼吸的早产儿，不推荐常规使用持续5s以上的膨肺方法。心率增加是通气有效的重要标志，如面罩正压通气良好，心率可增快（心率>100次/分），呼吸恢复，面色转为红润，可停止正压通气；如果通气15s后心率仍不增加，应考虑选择面罩正压通气措施的可能；如果通气30s后心率仍进行性下降（心率<60次/分），应立即胸外心脏按压，同时准备气管插管或置入喉罩。

3. 气管插管　面罩正压通气30s后，新生儿氧合改善不明显，或者心率进行性下降，心率<60次/分，或者气道阻塞面罩通气不畅，应立即进行气管插管；对于呼吸道液体黏稠及羊水胎粪污染者，如果呼吸不畅或需要进行正压通气，应行气管插管并直接经气管导管吸引；2015年美国新生儿复苏指南不再推荐羊水胎粪污染时常规气管内吸引胎粪（无论有无活力，有活力定义：呼吸规则或哭声响亮、肌张力好、心率>100次/分，任何一项不好，则为无活力）。根据我国国情和实践经验，本指南做如下推荐：当羊水胎粪污染时，仍首先评估新生儿有无活力，新生儿有活力时，继续初步复苏；新生儿无活力时，应在20s内完成气管插管及用胎粪吸引管吸引胎粪。如果不具备气管插管条件，而新生儿无活力时，应快速清理口鼻后立即开始正压通气。气管导管根据新生儿体重（体重<1kg、1~2kg、体重>2kg）分别选用2.5、3.0、3.5mm内径气管导管，导管插入声门下1.5~2.0cm，用胶布固定导管。注意导管是否插入过深进入支气管，不能完全依赖听诊，应仔细观察两侧胸廓抬高是否对称。新生儿普通喉镜插管较难掌握，而且存在气道损伤、气胸、食管损伤，甚至死亡的风险，视频喉镜可明显提高气管插管成功率。新生儿心肺复苏时通气模式一般选用压力控制而不用潮气量控制，这是由新生儿本身的特点决定的。气管插管后，初始肺膨胀压可能需30~40cmH$_2$O压力（部分20cmH$_2$O有效），但以后压力应降低至10~20cmH$_2$O，以免肺泡破裂，呼吸频率为40~60次/分，可给予呼气末正压5cmH$_2$O，同时密切监测心率，如心率仍不能快速上升，应立即配合胸外心脏按压进行复苏。当新生儿呼吸恢复，皮肤口唇转红，出现肌张力及张口反应（哭泣动作）时，提示新生儿情况良好，可以拔出气管导管。注意拔出气管导管时应做好再行气管插管的准备，当新生儿病情有变化时，可随时进行气管插管。

4. 喉罩　虽然气管插管是最有效的保障通气的方法，但气管插管也是新生儿复苏中最难掌握的技术。近年来研究建议，喉罩可作为初级措施替代面罩，或者作为气管插管失败或者不能气管插管的替代措施。与面罩通气相比，正确使用喉罩复苏能提高复苏成功率，降低气管插管率及转NICU率。此外有研究证实，经喉罩可成功地给予肺表面活性物质。但由于喉罩尺寸的限制，目前推荐如果面罩通气失败或者不能完成气管插管，喉罩可用于足月儿或者胎龄>34周的早产儿的复苏。

（五）循环支持

1. 胸外心脏按压　30s正压通气后新生儿心率仍小于60次/分，应立即开始胸外心脏按压。

胸外心脏按压时能增加氧流量，待心率恢复后可停止供氧。胸外心脏按压可采用两拇指法或两示指法，2015 年新生儿复苏指南推荐采用两拇指按压胸骨下 1/3，其他手指环绕胸壁，加压深度 1~2cm，按压频率 100~150 次/分的两拇指法。考虑窒息是新生儿循环衰竭的主要原因，推荐胸外心脏按压与正压通气的比例为 3：1。复苏 30s 后如心率仍小于 60 次/分，应立即胸外心脏按压同时准备气管插管或置入喉罩。

2. 复苏用药 肾上腺素是最常用的心肺复苏用药，正压通气配合 60s 的胸外心脏按压后，如心率仍小于 60 次/分，可给予肾上腺素。肾上腺素可静脉注射，剂量 0.01~0.03mg/kg；如果经气管导管给予，剂量为 0.05~0.10mg/kg。纳洛酮可拮抗麻醉性镇痛药所致的呼吸抑制，新生儿出现呼吸抑制（即使孕妇使用过阿片类药物），首先应该是开放气道、保证通气，不推荐优先使用纳洛酮。

3. 扩充血容量 对于有失血的新生儿（如胎盘早剥），复苏效果不佳时，应及早应用晶体液或红细胞扩容。对于那些没有明显失血，但对正压通气、胸外心脏按压和肾上腺素反应不佳的新生儿，目前缺乏充足的证据支持常规扩充血容量。但有时失血是隐性的，对这些复苏反应不佳的新生儿可尝试补液试验。

4. 给药途径 新生儿复苏用药常用途径为静脉、骨髓腔及经气管内给药。如果不能快速建立静脉通路时，临时的骨髓腔通路可输液、给药。气管内用药时，药物需稀释至 1~2ml 再注入，注入后做控制呼吸，使药物进至气管隆突及支气管。为了避免心内穿刺引起气胸、冠状动脉撕裂、心包积血等并发症，以及不中断胸外心脏按压，新生儿一般不选用心内穿刺给药。

五、严密监测

1. 循环监测 心率既是决定新生儿复苏措施，又是判断复苏措施效果的一个重要指标。心前区听诊联合脉搏血氧饱和度是目前监测新生儿心率的标准方法。但最近研究认为，心电图较上述两种方法能更快捷、更准确地监测心率，进而指导早期干预。2019 年的新生儿复苏指南推荐开始正压通气时，行三导联心电图监测以快速准确监测心率。一旦开始胸外心脏按压，心电图也是优先监测心率的方法。对于那些心脏停搏或者接近停搏的新生儿，有研究建议可采用监测呼气末二氧化碳或者脉搏血氧饱和度以判定自主循环恢复与否；鉴于目前的研究证据仍不多，2019 年新生儿复苏指南不建议常规依赖监测呼吸末二氧化碳或者脉搏血氧饱和度来判断自主循环恢复情况，直至有高质量的研究数据支持。

2. 呼吸监测 对于需要正压通气复苏的新生儿，指南均推荐使用一定的压力范围（部分 20cmH_2O 有效，有些无呼吸的足月儿可能需要压力≥30~40cmH_2O）去膨肺。至于是否需要常规监测流量和容量，2019 年新生儿复苏指南指出，虽然这些监测技术是可行的，但由于缺乏充足的临床证据，因此不建议常规监测呼吸流量和容量，也不建议常规监测二氧化碳波形图以判定通气是否充分。

六、后续处理

（一）复苏后治疗

1. 血糖管理 经历了缺血缺氧打击的复苏后新生儿，如果再发生低血糖，则会加重脑损伤和其他不良事件的发生。此外在小儿缺血缺氧损伤的研究中发现，提高血糖水平并不增加副作用，甚至可能有保护作用。因此，目前指南推荐新生儿复苏成功后应立即输注葡萄糖，以避免低血糖的发生。由于目前缺乏大量的研究，合理的血糖目标目前尚未确定。

2. 治疗性低温　已被证实能降低中度至重度缺血缺氧脑病足月或近足月新生儿的病死率和并发症发生率。治疗性低温的实施需要多学科团队的支持、充足的医疗资源，能保证静脉液体治疗、呼吸支持、抗生素治疗、抗癫痫治疗等有效实施。治疗性低温应严格按照下述方案实施：在出生后 6h 内开始，严格将中心体温控制在 33～34℃，维持 72h，复温时间不低于 4h。

（二）不进行复苏

如果低孕周、低出生体重或畸形新生儿，几乎可以确定早期死亡或伴有极高的致残率，可不进行复苏。如果预后还不能确定，但仅是临界的生存率或相对高的致残率，应结合产科、新生儿科团队及父母意见，决定是否进行复苏。

（三）放弃复苏

对于胎龄≥36 周的新生儿，经充分复苏处理，娩出后 10min，Apgar 评分仍为 0 分，是新生儿死亡和高并发症发生率的重要预测指标，此时放弃复苏是合理的。是否继续复苏还是放弃复苏应考虑下列问题：是否可进行复苏后续治疗（如治疗性低温）、是否明确导致新生儿窒息的原因及家庭的意愿。对于胎龄＞34 周，娩出后 20min 或更久，有心搏但没有自主呼吸，Apgar 评分 1～3 分的新生儿，病死率高或有严重并发症；如果医疗资源有限，经家属要求放弃治疗，停止辅助通气是合理的。

（刘　健　赵　璇）

第二十六章 急性上消化道大出血抢救流程及解析

第一节 急性上消化道大出血抢救流程

定义
上消化道出血是指十二指肠悬韧带以上的消化道出血，包括食管、胃、十二指肠、胆管和胰管等部位病变引起的出血，短时间内突然发生、出血量>500ml 的上消化道出血称急性上消化道大出血

诊断
- 症状：突发的呕血、伴黑便或血便；头晕、心悸、口渴、尿少
- 体征：面色苍白、冷汗、呼吸加快；表情淡漠或烦躁不安，甚至昏迷
- 循环变化：心率加快、血压降低、脉压变窄、休克指数≥1

紧急评估

- 气道
  - 是否有误吸
    - 剧烈咳嗽或呛咳、鼻翼扇动、三凹征
    - 呼吸急促、肺部喘鸣音
  - 是否有缺氧
    - 吸空气：SpO_2<90%
    - 吸氧（FiO_2 30~40%）：SpO_2<95%

- 循环
  - 是否休克
    - 体征：头晕、心悸、口渴、尿少、面色苍白、肢端湿冷，表情淡漠或烦躁不安
    - 循环变化：SBP早期变化不大，DBP升高，脉压下降，心率加快，休克指数>0.8
  - 出血量评估
    - 以休克指数评估
      - 休克指数0.8~1.0：出血量≥750~1000ml
      - 休克指数1.0~1.5：出血量>1000~1500ml
      - 休克指数1.5~2.0：出血量>1500~2500ml
    - 以Hb、Hct评估
      - Hb下降10g/L 时，约出血400ml
      - Hb≥100g/L、Hct≥30%：出血量750~1000ml
      - Hb 70~80g/L、Hct 21%~25%：出血量1000~1500ml
      - Hb<70g/L、Hct<21%：出血量1500~2000ml
      - Hb<50g/L、Hct<15%：出血量>2500ml
    - 活动性出血评估
      - 呕血不断、颜色偏红或鲜红、病情持续加重
      - Hb、Hct持续下降
      - 输血后Hb一度上升随后又下降

- 意识
  - 休克早期：意识朦胧、表情淡漠或烦躁不安
  - 休克代偿期：嗜睡或昏睡
  - 休克失代偿期：昏迷，病情危重

- 高危因素
  - 年龄>60岁
  - 严重或长期的基础疾病，如肝硬化、胃溃疡、糖尿病等

- 呼吸道
  - 防误吸：平卧位，头偏向一侧，保持气道通畅
  - 鼻导管吸氧：高浓度（FiO_2>50%），大流量（>4L/min）
  - 气管插管、机械通气：呼吸困难、意识障碍、SpO_2≤75%

- 开放动静脉通路
  - 静脉通路：开放外周静脉（首选肘静脉）和（或）深静脉穿刺置管
  - 动脉通路：直接测压，监测内环境、凝血功能等

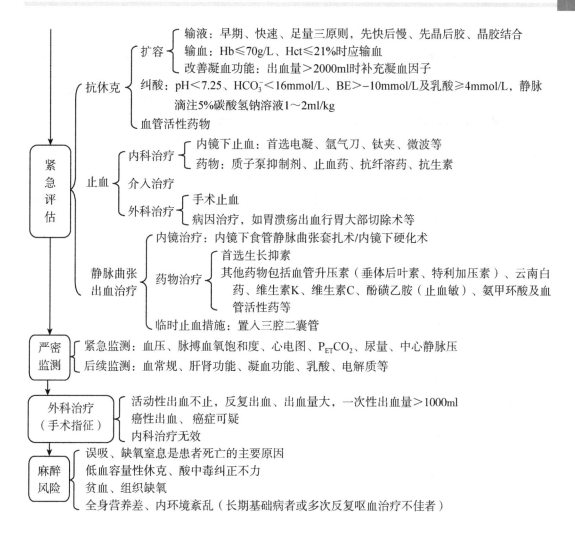

第二节　急性上消化道大出血抢救解析

上消化道出血是指十二指肠悬韧带以上的消化道出血，包括食管、胃、十二指肠、胆道和胰管等病变引起的出血，也是胃、十二指肠溃疡、肝硬化、门脉高压伴脾功能亢进、食管静脉曲张常见并发症。在短时间内突然发生、出血量＞500ml 为急性大出血。

一、病因

上消化道大出血的病因可分为非静脉曲张性出血和静脉曲张性出血，以前者多见：非静脉曲张性出血，如胃溃疡出血和十二指肠溃疡出血；静脉曲张性出血，如食管-胃底静脉曲张出血。

二、临床症状与诊断

1. 突然呕血　是上消化道出血特征性症状，幽门以上的大量出血常表现为呕血。呕吐物或呕血颜色主要取决于血液和胃酸作用的时间：①出血量小，血液在胃内停留的时间较长，呕吐物多呈棕褐色、咖啡渣样；②出血量大、速度快，血液在胃内停留时间短，呕吐物鲜红色或伴有血凝块。

2. 黑便或血便　有呕血者一般都伴有便血，黑便或柏油样便是血红蛋白中"铁"经肠内硫化物作用形成硫化铁所致，若出血量大、速度快、肠蠕动亢进，粪便可呈暗红色，甚至鲜红色，类似下消化道出血。幽门以上的小量出血、速度慢，可不出现呕血而仅见黑便。

3. 循环改变　根据出血量的不同，而出现不同程度的血流动力学改变。

（1）出血量在500～1000ml（占血容量的10%～20%）时，首先心率加快至大于100次/分，SBP变化不明显或轻度下降，主要表现为舒张压DBP上升，脉压变窄。

（2）出血量在1000～2000ml（占血容量的20%～40%）时，可出现失血性休克（快速出血750～1000ml即可出现休克），心率增至100～120次/分，血压下降<100/（70～80）mmHg，脉压<25mmHg，面色苍白，四肢发凉，嗜睡，尿少。

（3）出血量2000～2500ml（占血容量的40%～50%）时，休克明显，血压<90/70mmHg，心率>120次/分，脉压<15mmHg，患者可出现昏迷、无尿、病情危重。

4. 其他

（1）贫血：①少量出血，早期Hb可无明显改变，但急性大量出血均有Hb和Hct下降；②Hb下降10g/L，约出血400ml；出血量>1000ml，即可出现贫血；③Hb<70g/L、Hct<21%时，组织缺氧严重，血乳酸浓度明显升高。

（2）发热、白细胞计数升高。

（3）氮质血症：出血后大量血液分解产物被肠道吸收，引起血尿素氮水平升高，为肠源性氮质血症，24～48h可达高峰。

三、紧急评估

（一）气道评估

1. 是否有气道阻塞　呕血时胃内容物增加，在频繁呕血时，食物、血液、血凝块可在咽喉部积存，而致口腔、咽喉部食物进入气管内而引起误吸，这是呕血患者常见并发症，通常表现为剧烈咳嗽、呛咳；呼吸困难、鼻翼扇动、"三凹征"、听诊喘鸣或爆裂声；严重时出现失声、意识丧失、心搏骤停：①误吸量小，或液状、pH<2.5则可引起吸入性肺炎，部分性气管、支气管阻塞、肺不张；②若误吸食物或血凝块的量大，则可阻塞主气管，严重时可引起大部分或全部气管阻塞，甚至发生窒息而死亡。

2. 是否存在缺氧和缺氧程度　是对气道紧急评估的重点。吸空气条件下SpO$_2$<90%，PaO$_2$<60mmHg；吸氧时（FiO$_2$ 30%～40%），SpO$_2$<95%即可诊断为低氧血症；若SpO$_2$≤75%，PaO$_2$≤40mmHg为严重缺氧，应紧急处理。

（二）循环系统评估

主要评估内容：紧急评估血容量、出血量、贫血程度、是否休克及是否存在活动性出血。

1. 评估血容量及是否休克　呕血时，不同的出血量即可造成不同程度的血容量减少，紧急评估中不仅要评估出血量，更重要的是休克早期的诊断。若患者心率加快，SBP变化不大而主要表现为DBP升高、脉压变小、休克指数>0.8、面色苍白、手心出冷汗（交感神经兴奋）、口渴（晶体渗透压升高）、尿少（肾血流灌注减少，体液回收增加），以及表情淡漠、烦躁不安、嗜睡（大脑缺血、缺氧表现），即可诊断休克早期。

2. 评估出血量、贫血程度

（1）紧急情况下以休克指数最易获得、最方便计算，是快速评估出血量的方法：①休克指数为 0.8～1.0 时，出血量≥750～1000ml；②休克指数为 1.0～1.5 时，出血量>1000～1500ml；③休克指数为 1.5～2.0 时，出血量>1500～2500ml。

（2）若能检测 Hb 和 Hct，也可利用 Hb 和 Hct 来评估：①Hb 下降 10g/L 时约出血 400ml；②Hb≥100g/L、Hct≥30%时出血量约为 750～1000ml；③Hb 80～70g/L、Hct 25%～21%时出血量约为 1500～2000ml；④Hb<70g/L、Hct<21%时，出血量约为 2000～2500ml，此时呈明显贫血状。

3. 是否存在活动性出血　是紧急评估中重要的一环，有以下情况可判断存在活动性出血：①反复呕血或呕血量增加，呕吐物或胃管吸引物呈鲜红色并不间断；②便血增加，肠鸣音活跃并伴腹痛；③意识障碍加重，四肢末梢发绀、发凉（血管收缩）、尿少；④血流动力学不稳定，血压下降，心率加快，脉压<20mmHg，中心静脉压下降；⑤Hb、Hct 不升，特别是输血后 Hb 虽短时间上升后又下降；血尿素氮再次升高；⑥内镜检查，溃疡基底部有血凝块、血管显露、可见出血点。

（三）意识是否存在变化

意识变化反映了脑缺血缺氧的程度。早期血容量减少、脑灌注下降，患者表现为表情淡漠，意识朦胧，休克初期常表现为烦躁不安；随病情进展出现嗜睡或者昏睡；休克失代偿期脑供血显著不足，患者出现昏迷，此时病情危急。

（四）高危因素

年龄>60 岁，或伴有严重的、长期的基础疾病，如肝硬化，其病程长，最后出现食管静脉曲张而大出血；长期胃溃疡，以及伴有糖尿病、冠心病等可显著增加患者的危险因素。

四、紧急处理

紧急处理主要包括气道管理，抗休克、纠正贫血和止血。

（一）气道管理

对于急性上消化道出血的患者，除了进行高浓度（FiO₂>50%）和大流量（流量>4L/min）鼻导管吸氧之外，保持气道通畅并防治误吸更为重要，因为严重误吸引起的窒息是患者死亡的主要原因。因此，当患者出现呼吸困难伴意识障碍，且 SpO₂≤75%时，应立即行气管插管，必要时行机械通气。

（二）开放动、静脉通路

1. 开放静脉通路　开放外周静脉时首选肘静脉，条件允许时尽快建立中心静脉通道，中心静脉通道可供快速输液和估测血容量。

2. 开放动脉通路　首选桡动脉穿刺置管，动态监测血压的同时可行血气分析、电解质检测等。

（三）抗休克治疗

1. 液体治疗　早期、快速、足量三原则

（1）早期补液：及早建立静脉通路，以平衡液为主，先晶后胶，两条通路则晶胶结合。

（2）快速补液：输液速度先快后慢，前两个小时可以 10～20ml/（kg·h）的速度补液，当输入 1000～2000ml 液体且心率开始减慢即可降低输液速度；当 HR≤100 次/分时应进一步控制输液速度。

（3）足量补液：可观察尿量，当尿液达到 0.5ml/（kg·h），并且心率、血压、中心静脉压基本正常并稳定，即可控制入量；出血量＞1000ml 应补胶体液。

呕血患者以失血为主，Hb 和 Hct 减少是输血的唯一指标，一般 Hb≤70g/L 或 Hct＜21%，即应输注浓缩红细胞；若年龄＞60 岁，长期营养不良的患者 Hb＜90g/L 或 Hct＜27%时就应该考虑输血。当出血量≥2000ml 时，则应补充凝血因子（如新鲜冰冻血浆，冷沉淀等）和血小板，或根据凝血功能监测的结果及时进行相应补充。

2. 纠酸　应根据血气分析结果加以纠正，防止盲目、大量补充碱性药物，pH＜7.25、HCO_3^-＜16mmol/L、BE＞–10mmol/L、乳酸≥4mmol/L，给予 5%碳酸氢钠溶液 1～2ml/kg 静脉滴注或按公式补充。

3. 血管活性药物的应用　对于低血容量以补充血容量为主，不宜通过输注大剂量血管收缩药来提升血压。但是，当血容量已得到充分补充后，血压、心率仍不稳定或大出血危及生命时，可使用血管活性药物维持心血管功能；同时，应严密监测内环境的变化，及时补液、纠酸。当心血管功能逐步好转时，应酌情减量，逐步停药，常用药物有多巴胺、肾上腺素、去氧肾上腺素等。

4. 保温　维持体温≥36℃。

五、控制出血

（一）非静脉曲张出血的止血措施

1. 内镜下止血　首选，起效快、疗效好。可用电凝、氩气刀、微波、钛夹、喷洒和注射止血药物。

2. 药物止血

（1）抑酸药物：抑酸药物以提高胃内 pH，促进血小板聚集和形成纤维蛋白凝块、避免溶解而达到止血和预防再出血的目的。

1）质子泵抑制剂+内镜下止血：目前已成为消化性溃疡出血的标准治疗方法；静脉注射奥美拉唑 20～80mg，继以 8mg/h，静脉滴注 72h 后改口服，20mg/d。

2）组胺 H_2 受体拮抗剂：西咪替丁（0.2～0.4g）、雷尼替丁（0.15g）、法莫替丁（20mg），静脉滴注。

（2）生长抑素及其衍生物：14 肽生长抑素（负荷量 250μg 缓慢静脉注射，随后以 250μg/h 的速率静脉滴注）、奥曲肽（每次 0.1mg，皮下注射，3 次/日）。

（3）抗纤溶药

1）止血芳酸 100～200mg，静脉滴注，2 次/日。

2）氨甲环酸 0.5～1.5g，静脉滴注，2 次/日。

（4）其他

1）维生素 K_1 20mg，加入生理盐水 500ml 静脉滴注。

2）云南白药 0.5g，3 次/日。

3）硫糖铝 1～2g，4 次/日。

4）冰冻盐水 100ml+去甲肾上腺素 8mg，灌胃或口服，收缩血管而暂时止血。

5）立止血 1～2U，或注射用尖吻蝮蛇血凝酶 2U，静脉注射。

6）抗生素：首选喹诺酮类，7～10d，先静脉后口服。

7）止血敏 2g+止血芳酸 200mg+维生素 K₁ 20mg+维生素 C 500mg+平衡液 500ml 静脉滴注。

（二）静脉曲张出血的止血措施

1. 药物治疗

（1）生长抑素

1）14 肽生长抑素：由 14 个氨基酸组成的环状活性多肽，能选择性收缩内脏血管，减少内脏血流，降低门静脉压力，收缩食管下段括约肌，减少食管静脉丛血流，是治疗食管静脉曲张出血有效而安全的药物。注射后 1min 内起效，15min 即可达峰浓度。有利于早期控制出血，14 肽生长抑素负荷量 250μg 静脉注射，继以 250μg/h 静脉泵注。

2）8 肽生长抑素-奥曲肽：是一种人工合成的天然生长抑素的 8 肽衍生物，起效快，50μg 静脉注射，25～50μg/h 静脉滴注 5d。

（2）血管升压素：是一种抗利尿激素，为非肾上腺素能样的周围血管收缩药，通过收缩内脏小动脉和毛细血管括约肌而减少内脏血流、降低门静脉血流，达到止血的目的，尤其是治疗静脉活动性出血效果明显。

1）垂体后叶素：主要用于产后出血、肺出血、食管-胃底静脉曲张出血。用法：静脉泵注 0.1U/min 开始，可增至 0.4U/min，也可静脉注射 5～10U，间隔 6～8h 给药 1 次。

2）特利加压素（垂体后叶素衍生物）：收缩血管使内脏区域的血流明显降低，其副作用小、起效慢，但维持时间长，1～2mg 静脉滴注，间隔 4～6h 给药 1 次，维持 3～5d，出血停止后再维持 1～2d。

（3）重组活化因子Ⅶa（rFⅦa）：有报道显示，其可纠正肝硬化出血患者的凝血酶原时间。

（4）其他药物：如抑酸药、止血药、抗生素的使用与"非静脉曲张性出血"用药相同。

2. 内镜治疗　包括套扎、内镜硬化术或组织黏合剂（氰基内烯酸盐）曲张静脉内注射。

3. 介入治疗　颈静脉→肝内门-体静脉支架分流术，能在短期内明显降低门静脉压力，创伤小、成功率高。

（三）外科治疗

经多种治疗措施后，仍有约 20% 的患者出血不能控制，应考虑外科治疗。

1. 适应证

（1）有活动性出血、反复出血、内科治疗效果不佳者。

（2）一次性出血量>1000～1500ml。

（3）溃疡基底部有血管暴露。

（4）癌性出血、癌症可疑。

2. 手术方式　包括胃十二指肠切除术、经皮胃冠状静脉栓塞术、胃底静脉结扎术、门体静脉分流术及外科分流和断流术等。

3. 麻醉风险

（1）误吸、缺氧、窒息是患者死亡的主要原因。

（2）较长时间的保守治疗无效，患者可能已呈严重的低血容量休克，严重的内环境紊乱、贫血、组织缺氧等危重状态。

（3）高龄，长期基础病和（或）并存病。

4. 麻醉注意事项

（1）术前评估注意：出血时间、出血量，以及患者术前全身状态和治疗情况。

（2）手术时机：建议选择出血间歇期。

（3）气管插管：建议采用清醒气管插管，严防误吸。

（4）采用三腔二囊管止血者，三腔二囊管虽经鼻腔插入食管，但由于其较粗，有可能影响气管插管操作。术后待病情稳定后，应先拔除三腔二囊管，随后再拔除气管导管。

（5）充分估计胃、肠道内积存的出血量，并予以补充。

（6）监测：紧急监测：血压、脉搏血氧饱和度、心电图、$P_{ET}CO_2$、尿量、中心静脉压；后续监测：血常规、肝肾功能、凝血功能、乳酸、电解质等。其中应注意血尿素氮和白蛋白的变化，预防氮质血症和组织水肿。

（7）危重或不能配合的患者行内镜下止血时，应在行气管插管全身麻醉下实施，并按饱胃患者处理，以策安全。

（季　蒙　沈七襄）

第二十七章 严重肠梗阻抢救流程及解析

第一节 严重肠梗阻抢救流程

定义 — 由各种原因导致肠内容物通过障碍统称为肠梗阻，如治疗不及时或病情本身进展快易出现肠道坏死、腹膜炎，以及水、电解质紊乱与酸碱失衡等并发症，可危及生命，称为严重肠梗阻

诊断
- 典型四大症状
  - 腹痛
    - 机械性肠梗阻：阵发性剧烈绞痛伴或不伴呕吐
    - 单纯性肠梗阻：腹痛呈轻→重→轻的过程
    - 绞窄性肠梗阻：持续性绞痛伴阵发性加重
    - 麻痹性肠梗阻：腹痛不明显而腹胀明显
  - 腹胀
    - 高位肠梗阻：腹胀可能不明显，有时可见胃型
    - 低位肠梗阻：腹胀明显，结肠梗阻可引起腹周膨隆
  - 呕吐
    - 高位肠梗阻：呕吐出现早而频繁，且多为胃十二指肠内容物
    - 低位肠梗阻：呕吐出现较晚，呕吐物呈粪水样
  - 停止排气、排便：梗阻早期可能仍会有粪便排出。完全梗阻时患者停止排便、排气，绞窄性肠梗阻可排出血性黏液样粪便
- 体征：腹部膨隆；轻度压痛；移动性浊音阳性；肠鸣音亢进
- X线检查：腹部平片可见阶梯状液平面和扩张充气的肠管
- 老年患者反应较迟钝且症状不典型，常导致病情延误

紧急评估
- 呼吸
  - 有无呼吸道梗阻，如呕吐、反流误吸等所致
  - 有无呼吸困难、低氧血症
- 循环
  - 有无血压下降、心率增快
  - 是否脉压小于25mmHg，有无休克
- 意识烦躁不安、嗜睡→昏迷，提示病情危重
- 体温：T>38℃提示感染，T<36℃提示病情危重
- 了解肠梗阻的部位（高位或低位）和性质（是否为绞窄性）

紧急处理
- 头高位或半侧卧位，吸氧
- 胃肠道减压，保持气道通畅，防止反流误吸和窒息
- 液体治疗：适当补充液体，必要时给予胶体液
- 纠正水和电解质紊乱
  - 高位肠梗阻：补钾、补氯，纠正碱中毒
  - 低位肠梗阻：平衡液为主，纠正酸中毒
- 难治性脓毒症休克
  - 定义：低血压伴有终末器官功能障碍，需要高剂量血管加压药支持
  - 特点：病情重，中毒症状严重
  - 处理
    - 控制感染源
    - 适当和及时的抗菌药物治疗
    - 液体治疗：以平衡液为主，必要时给予胶体液
    - 特别注意纠正电解质紊乱和酸碱失衡
  - 维持心血管功能
    - 多巴胺：6～10μg/（kg·min）静脉泵注
    - 肾上腺素：0.01～2μg/（kg·min）静脉泵注
- 手术治疗
  - 绞窄性肠梗阻一经诊断应立即手术，以避免病情恶化
  - 病情危重诊断明确应尽早手术
  - 伴有休克、腹膜炎或中毒症状的患者应边行抗休克、抗感染，边行手术治疗祛除肠梗阻的病因

严密
监测

{
紧急监测：心率、连续监测中心静脉压和血压、出入量、体温、呼吸频率、脉搏血氧饱和度、$P_{ET}CO_2$、血气分析

后续监测：血常规、肝肾功能、心肌损伤标志物、凝血功能、炎症相关指标，特别强调电解质和酸碱平衡的及时监测和处理
}

麻醉
风险

{
肠梗阻在外科急腹症中病死率居前列，死亡的主要原因为难治性休克、肺部并发症、腹膜炎、肠瘘及全身衰竭，其中老年人居多

急性绞窄性肠梗阻发病急、病情重，饱胃和并发感染性休克者多，术前准备常不足，麻醉风险大

大量体液丧失导致低血容量，术前不易被察觉，麻醉后极易低血压乃至出现休克，甚至心搏骤停

肠道积气引起腹胀明显、膈肌上抬，呼吸功能受损易并发肺部感染，频繁呕吐易发生误吸、气道及支气管阻塞，造成缺氧和二氧化碳蓄积

水、电解质紊乱及酸碱失衡极易导致各类心律失常，监测和处理不及时可导致严重不良后果
}

第二节　严重肠梗阻抢救解析

由于各种原因导致的肠内容物通过障碍统称为肠梗阻。若治疗不及时或病情本身进展快则易出现肠道坏死、腹膜炎，以及水、电解质紊乱与酸碱失衡等并发症，可危及生命，即为严重肠梗阻。

一、病因

（一）按照肠梗阻发生原因分类

1. 机械性肠梗阻

（1）肠外因素：如粘连、嵌顿疝、肿瘤压迫等。

（2）肠内因素：如异物、粪石或胆石阻塞等。

（3）肠壁因素：如肠套叠、肠扭转等。

2. 动力性肠梗阻　因各种因素导致的肠壁肌运动紊乱而造成的肠梗阻，使肠蠕动丧失或肠管痉挛，以致肠内容物不能正常运行，但肠道无器质性狭窄。例如，腹腔手术或弥漫性腹膜炎后出现的麻痹性肠梗阻；急性肠炎和肠道功能紊乱时出现的痉挛性肠梗阻。

3. 血运性肠梗阻　由于肠系膜血管栓塞或血栓形成致使肠壁失去动力而诱发的肠梗阻，可迅速继发肠坏死。

（二）按照肠壁有无血运障碍分类

1. 单纯性肠梗阻　肠内容物通过受阻而肠道血运良好。

2. 绞窄性肠梗阻肠　肠内容物通过受阻且其对应的肠段血运受阻。

（三）按照肠梗阻部位分类

空肠梗阻称为高位肠梗阻；回肠梗阻称为低位肠梗阻；结肠梗阻由于回盲瓣的作用，肠内容物只能经小肠进入结肠而无法反流，称闭袢性肠梗阻。

（四）按梗阻程度分类

按梗阻程度可分为完全性肠梗阻和不完全性肠梗阻。急性肠梗阻多为完全性肠梗阻。

二、病理生理改变

（一）局部改变

1. 肠道积液、积气　肠梗阻发生后，梗阻段上方的肠道蠕动增加以克服增加的阻力，肠腔内积存的气体主要是经口鼻进入的空气，液体主要是胃肠道分泌液，以上因素使得梗阻部位上、下肠道形态和肠道内压力不一致，术中可根据这一特征寻找梗阻部位。

2. 肠壁受压　肠壁静脉回流受阻导致肠壁水肿、液体外渗，血运减少导致细胞能量代谢障碍、肠壁通透性增加，肠壁上可有出血点，血性的渗出液进入肠腔和腹腔内，随着疾病的进展，肠管最终可因缺血坏死而破溃穿孔。

3. 肠道细菌移位　肠壁肿胀后通透性发生改变，肠道内的细菌可通过肠黏膜进入循环或腹腔，进而诱发感染。

（二）全身改变

1. 水、电解质紊乱和酸碱失衡　肠道内积存大量液体，肠道吸收功能障碍，消化液不能正常回流导致脱水，高位肠梗阻患者频繁呕吐可能加重脱水，同时丢失的胃酸和氯离子可能造成代谢性碱中毒；低位肠梗阻患者丢失大量碱性消化液，可能引起严重的代谢性酸中毒。

2. 血容量减少和休克　肠壁受压肿胀，向腹腔内丢失大量液体，绞窄性肠梗阻时则丢失大量血液和血浆，肠道吸收能力下降，血浆蛋白合成能力降低，进一步加重血容量不足；严重的血容量减少合并电解质紊乱、细菌感染、全身中毒等因素，最终导致低血容量性休克和感染性休克。

3. 呼吸和循环功能障碍　腹内压力升高抬高膈肌可显著影响肺内气体交换，腹痛、腹胀等可以减弱腹式呼吸；腹内压力增高可导致血容量减少、心排血量减少；当出现严重感染时，甚至出现多器官功能障碍。

三、临床表现与诊断

（一）典型症状

1. 腹痛　机械性肠梗阻时腹痛呈阵发性绞痛，腹痛时常伴有高亢的肠鸣音，肠道积液增加时，肠鸣音呈高调金属音或气过水声；腹痛间歇期缩短或呈持续的剧烈腹痛，通常提示绞窄性肠梗阻。

2. 呕吐　高位肠梗阻发生后，短期内即可出现呕吐，且呕吐频繁，呕吐物以胃十二指肠分泌液为主；低位肠梗阻呕吐出现晚，呕吐物为肠内积蓄的粪样肠内容物，结肠梗阻晚期才出现呕吐；呕吐物呈棕褐色或血性，提示绞窄性肠梗阻。

3. 腹胀　高位肠梗阻时腹胀常不明显，有时可见胃型；低位肠梗阻腹胀明显，可见肠型；结肠梗阻时，由于回盲瓣的限制，形成闭袢性肠梗阻，可致腹周隆起。

4. 停止排便排气　不完全性肠梗阻仍可能排出粪便，出现完全性肠梗阻后停止排气、排便，排除血性粪便提示绞窄性肠梗阻。

（二）体征

1. 全身体征　早期的单纯肠梗阻无明显全身体征，晚期可因呕吐、大量液体渗出和电解质紊乱而出现口干舌燥、眼窝深陷、皮肤弹性减退等脱水征象，绞窄性肠梗阻可出现中毒或休克体征。

2. 腹部体征

（1）视诊：胃肠型和蠕动波在机械性肠梗阻中多见，闭袢性肠梗阻多有腹部隆起不对称。

（2）触诊：单纯肠梗阻可有轻度压痛，但一般无腹膜刺激征；绞窄性肠梗阻可有固定的腹部压痛，并伴有腹膜刺激征，压痛包块多为绞窄的肠袢。

（3）叩诊：腹腔内渗出增加时可有移动性浊音阳性。

（4）听诊：机械性肠梗阻听诊可闻及肠鸣音亢进，伴有肠道积液时可有高调金属音和气过水声，麻痹性肠梗阻肠鸣音消失或减弱。

3. 辅助检查

（1）实验室检查：急性肠梗阻伴脱水可致血液浓缩，白细胞计数、血红蛋白浓度和血细胞比容升高；高位肠梗阻引起的胃液丢失可引起代谢性碱中毒；低位肠梗阻引起大量碱性肠液聚集于肠道内，可致代谢性酸中毒；绞窄性肠梗阻导致呕吐物和粪便隐血阳性。

（2）X 线检查：特征是气胀肠袢和多个液平面，不同的肠段可有不同的表现，如扩张的空肠呈鱼骨刺状，扩张的回肠呈阶梯状的液平面，扩张的结肠呈现结肠袋形。

（三）诊断

腹痛、呕吐、腹胀、停止排气排便是肠梗阻的主要症状，结合体征可做出诊断，诊断中尚需注意以下方面的判断。

（1）机械性与动力性肠梗阻相鉴别：腹痛和肠鸣音亢进在机械性肠梗阻中更加常见，在麻痹性肠梗阻中少见，腹部 X 线平片中麻痹性肠梗阻显示大小肠均充气扩张，机械性肠梗阻在梗阻部位以上出现肠道扩张。

（2）绞窄性与单纯性肠梗阻相鉴别：绞窄性肠梗阻发病急骤，腹痛剧烈且为持续性，腹部多有固定压痛，并伴有腹膜刺激征，全身情况差，甚至进展为中毒性休克，实验室检查可见血性粪便，腹部 X 线平片上可见孤立的位置形态不变的肠袢。

（3）高位与低位肠梗阻相鉴别：呕吐次数和呕吐内容物有助于区别高位和低位肠梗阻，腹部 X 线平片显示低位小肠梗阻肠袢位于腹中部，呈现阶梯状排列。

（4）完全性与不完全性肠梗阻相鉴别：完全性梗阻呕吐频繁，腹胀明显，停止排便排气；不完全性肠梗阻呕吐与腹胀较轻，肠袢充气不明显，结肠内可见气体存在。

四、紧急处理

（一）基础治疗

1. 一般处理　头高位，保持气道通畅，吸氧，防止反流、误吸。

2. 动静脉置管　开通静脉通路用以纠正休克，深静脉置管时可监测中心静脉压；开通动脉通路监测动脉血压，同时可行动脉血气分析。

3. 胃肠减压　减低肠腔内压力是治疗肠梗阻的主要措施之一，多采用鼻胃管减压，有利于改善肠壁血供，减少肠道和腹腔内的渗出，减低腹内压的同时可以一定程度上改善呼吸和循环障碍。

4. 纠正休克、电解质紊乱和酸碱失衡　肠梗阻常伴有电解质紊乱和酸碱失衡，治疗初期可适当加快输液速度，但应该注意避免容量负荷过重。常规监测尿量，必要时可监测中心静脉压；发生绞窄性肠梗阻时，腹腔内丢失大量的血浆和血液，应及时补充血浆和红细胞；发生休克时应积极行液体复苏。

5. 抗感染　肠梗阻后肠腔细菌大量繁殖，肠道屏障功能受损致使肠道细菌移位，腹腔内压力增加可能导致呼吸功能受损，增加肺部感染概率；因此，除早期单纯性肠梗阻外，其他类型肠梗阻均应早期应用抗生素预防或治疗感染。

（二）难治性脓毒症休克的治疗

严重肠梗阻可能导致大量毒素吸收入血，肠黏膜屏障作用减弱亦可导致细菌移位，常导致脓毒血症甚至脓毒性休克，对于这类患者的治疗应采取如下措施。

1. 控制感染源　尽快解除梗阻病因，清除感染灶，避免毒素入血，及时使用抗生素对于控制全身感染有重要意义。

2. 液体治疗　肠梗阻导致的脓毒性休克常表现为顽固性低血压，一方面毒素导致的感染性休克引起血管扩张，血管渗透性增加，另一方面肠梗阻患者处于低血容量状态，此时应采取更积极的液体治疗措施。

3. 血管活性药物　对于感染引起的顽固性脓毒性休克在采取液体复苏的同时，应考虑使用血管活性药物，常选用的有去甲肾上腺素、肾上腺素及多巴胺，其中去甲肾上腺素为感染性休克的首选升压药；对于心律失常风险较小的患者可以考虑选用多巴胺。

（三）外科手术

外科手术是解除肠梗阻的常用治疗方式，术式的选择应根据梗阻原因、患者基本情况、肠梗阻严重程度综合考虑。

1. 解除梗阻的手术　如肠粘连松解术、肠套叠复位术、异物取出术等。

2. 肠切除肠吻合术　坏死的肠管需行肠管切除，但切除较长的肠袢尤其是小肠可能会对患者生存产生影响，因此，切除肠管时应仔细判断肠管活力，尽可能保留正常的消化功能。

3. 肠短路吻合术　当梗阻不可简单解除也无法完全切除时应考虑肠短路吻合术，如肿瘤向周围组织广泛侵犯或粘连难以分离，可将梗阻部位近端和远端做短路吻合而旷置梗阻肠段。

4. 肠造口术　常用于低位肠梗阻，如急性结肠梗阻，优势在于避免1期切除吻合后由于结肠血供差、肠道内细菌较多引起的愈合不良，以及相关的并发症，急性肠梗阻时常采用近端造口的方式解除梗阻。

（四）非手术治疗

非手术治疗有低压空气或钡灌肠、经乙状结肠插管、腹部按摩手法复位等。

五、麻醉管理

（一）麻醉风险

1. 肠梗阻在外科急腹症中病死率居前列，死亡的主要原因为难治性休克、肺部并发症、腹膜炎、肠瘘及全身衰竭，其中老年人居多。

2. 急性绞窄性肠梗阻发病急、病情重，饱胃和并发感染性休克者多，术前准备常不足，麻醉风险大。

3. 大量体液丧失导致低血容量，术前不易被察觉，麻醉后极易出现低血压乃至休克，甚至心搏骤停。

4. 肠道积气引起腹胀明显、膈肌上抬，呼吸功能受损易并发肺部感染，频繁呕吐易发生误吸导致气道、支气管阻塞，造成缺氧和二氧化碳蓄积。

5. 水、电解质紊乱及酸碱失衡极易导致各类心律失常，监测和处理不及时可导致严重不良后果。

（二）麻醉注意事项

1. 麻醉前认真了解病情，先行监测中心静脉压、动脉压及血气分析，尽量纠正电解质紊乱和酸碱失衡后再进行麻醉诱导。

2. 维持有效的循环容量　要充分估计肠腔内和腹腔内丢失的液体量，完善血流动力学监测的情况下，尽量补足血容量，采用"先晶后胶"或"晶胶结合"的原则。

3. 纠正电解质紊乱和酸碱失衡　高位肠梗阻常伴有低氯性碱中毒，应补充一部分生理盐水和氯化钾；低位肠梗阻通常以代谢性酸中毒为主，补充血容量应以平衡液为主，根据血气分析结果补充碳酸氢钠，应少量分次给予，避免一次性大量输注，预防医源性碱中毒，注意血钾、钠、钙、氯及碳酸氢根浓度之间的平衡。

4. 肺保护性通气策略　对于腹胀明显、膈肌上抬的患者，呼吸机参数宜采用肺保护性通气策略，即小潮气量 6～8ml/kg、呼吸频率 10～14 次/分、低气道平台压（低气道平台压≤30cmH$_2$O）、允许性高碳酸血症、最佳 PEEP、肺复张等，根据血气分析结果进行调整，以避免呼吸性酸中毒。

5. 对于感染性休克患者，应按照感染性休克进行治疗。

6. 危重患者术后不宜拔出气管导管，术后进入重症监护病房继续治疗。

（张燕辉）

第二十八章　重症急性胰腺炎抢救流程及解析

第一节　重症急性胰腺炎抢救流程

定义　急性胰腺炎患者在病程的任何阶段出现其他脏器功能衰竭，或胰腺出现出血、坏死、脓肿等局部并发症，或两者兼有；是急性胰腺炎中的重症。病情凶险、病死率高

诊断
急性胰腺炎的诊断需满足以下三条中的两条：①急性、持续上腹疼痛；②血清淀粉酶和（或）脂肪酶≥正常值上限3倍；③急性胰腺炎典型影像学改变（腹部超声、腹部CT及腹部MRI）
重症急性胰腺炎的诊断需在急性胰腺炎诊断成立的基础上伴有持续（>48h）的其他器官功能衰竭，改良Marshall评分≥2分
下列标准可以拟诊：
（1）症状：烦躁不安、四肢厥冷、皮肤斑点等休克症状
（2）体征：麻痹性肠梗阻、腹膜炎体征；Gray-Tuner征或Cullen征
（3）实验室检查：血钙浓度<1.87mmol/L，血糖浓度>11.1mmol/L（无糖尿病史），血、尿淀粉酶突然下降
（4）腹腔诊断性穿刺有高淀粉酶活性腹水

紧急评估
呼吸 ｛是否气道通畅
呼吸频率>32次/分，SpO_2<90%，黏膜有无发绀
循环 ｛血压是否<90/60mmHg
心率是否>120次/分
脉搏是否细速
神志有无异常：如有无昏迷、烦躁不安等

紧急处理
禁食禁饮、胃肠减压
面罩吸氧：高浓度（FiO_2>50%），大流量（>4L/min）；SpO_2<75%，气管插管
建立动、静脉通路 ｛抗休克、改善微循环，以及纠正水、电解质紊乱和酸碱失衡
液体治疗：先晶后胶 晶胶结合 ｛晶体液：1000~1500ml
胶体液：人工胶体1000ml，血浆200~400ml，白蛋白20g
连续监测平均动脉压
抑制胰腺分泌药：质子泵抑制剂、生长抑素、H_2受体拮抗剂等
解痉、镇痛，纠正电解质紊乱和酸碱失衡，以及抗感染、营养支持
脏器功能支持 ｛肺脏：重症急性胰腺炎最易累及的脏器，间质性肺水肿常见，氧合指数<300mmHg即可诊断；当氧合指数≤200mmHg可考虑气管插管、呼吸机治疗
脑：间质性脑水肿，20%甘露醇0.5~1.0g/kg+呋塞米20mg，静脉滴注
弥散性血管内凝血：重症急性胰腺炎是诱发弥散性血管内凝血的重要诱因，应加强监测，及时发现并处理
心脏：心功能不全，多巴胺5~8μg/（kg·min）静脉泵注
血糖：胰岛细胞被破坏、胰岛素不足，血糖应控制在6~10mmol/L
肾脏：少尿、无尿，血尿素氮、血肌酐明显升高，主要是支持治疗，稳定血流动力学参数，必要时行血液净化或透析治疗

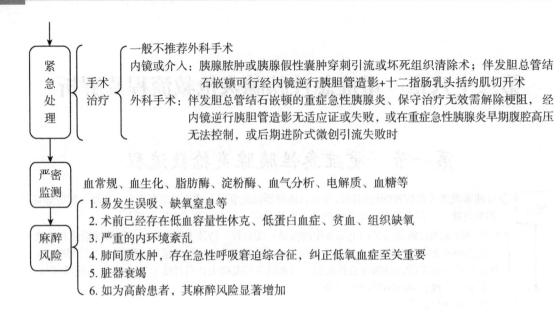

紧急处理 — 手术治疗
- 一般不推荐外科手术
- 内镜或介入：胰腺脓肿或胰腺假性囊肿穿刺引流或坏死组织清除术；伴发胆总管结石嵌顿可行经内镜逆行胰胆管造影+十二指肠乳头括约肌切开术
- 外科手术：伴发胆总管结石嵌顿的重症急性胰腺炎、保守治疗无效需解除梗阻，经内镜逆行胰胆管造影无适应证或失败，或在重症急性胰腺炎早期腹腔高压无法控制，或后期进阶式微创引流失败时

严密监测
- 血常规、血生化、脂肪酶、淀粉酶、血气分析、电解质、血糖等

麻醉风险
1. 易发生误吸、缺氧窒息等
2. 术前已经存在低血容量性休克、低蛋白血症、贫血、组织缺氧
3. 严重的内环境紊乱
4. 肺间质水肿，存在急性呼吸窘迫综合征，纠正低氧血症至关重要
5. 脏器衰竭
6. 如为高龄患者，其麻醉风险显著增加

第二节　重症急性胰腺炎抢救解析

急性胰腺炎（acute pancreatitis，AP）是多种病因导致胰腺分泌的消化酶被激活后引起胰腺组织自身消化所致的胰腺急性炎症，并伴有全身或局部并发症。急性胰腺炎是一种临床常见急腹症，其发病率仅次于急性阑尾炎、胆囊炎、溃疡病穿孔，居急腹症的第3~5位。临床可分为轻型（mild acute pancreatitis，MAP）、中型（moderately severe acute pancreatitis，MSAP）和重症急性胰腺炎（severe acute pancreatitis，SAP）。所谓SAP是指AP患者在病程的任何阶段出现其他脏器功能衰竭，或胰腺出现出血、坏死、脓肿等局部并发症，或两者兼有，是严重的急腹症。SAP患者病情凶险，并发症多，病死率可高达20%~70%，感染性坏死发生率为30%，无菌性坏死发生率为12%，多器官衰竭发生率为26%~49%，个别患者可发生猝死。

一、常见病因

1. 胆道疾病　是我国AP的主要病因（占50%以上），胆道结石、胆道蛔虫、炎症或手术器械引起的十二指肠乳头水肿或狭窄、Oddi括约肌痉挛等造成胆总管末端阻塞，此时胆汁逆流入胰管，引起胰腺细胞坏死或胰管内高压诱发急性胰腺炎。

2. 酒精　过量饮酒是常见的病因之一。乙醇能直接损伤胰腺，还可刺激胰液分泌、引起十二指肠乳头水肿和Oddi括约肌痉挛，其结果是造成胰管内压力升高、细小胰管破裂，胰液进入腺泡周围组织。

3. 创伤　上腹部创伤或手术操作创伤等伤及胰腺，使胰腺管破裂、胰腺液外溢及外伤后血液供应不足引起AP。

4. 感染　各种细菌和病毒感染，病毒或细菌通过血液或淋巴进入胰腺组织引起AP。

5. 胰腺血液循环障碍　低血压、心肺旁路、动脉栓塞、血管炎及血液黏滞度增高等因素均可造成胰腺急性血液循环障碍而发生AP。

6. 代谢性因素　高脂蛋白血症（Ⅰ、Ⅳ或Ⅴ型）和高钙血症（甲状旁腺功能亢进）。

7. 十二指肠液反流　穿透性十二指肠溃疡、十二指肠憩室、环状胰腺、十二指肠炎性狭窄、胰腺钩突部肿瘤、胃大部切除术后输入袢梗阻、蛔虫性感染和其他梗阻因素等造成十二指肠内压力增高，十二指肠液可向胰管内反流。

8. 其他因素　经内镜逆行胰胆管造影（endoscopic retrograde cholangiopancreatography，ERCP）可导致 2%～10%的患者发生胰腺炎，药物和遗传等也可能是胰腺炎的发病因素。

二、基本的病理生理变化

AP 的基本病理变化为水肿、出血和坏死。

1. 急性胰腺水肿　即 MAP，表现为胰腺组织充血、水肿、炎性细胞浸润，可有少量出血坏死灶，腹腔无渗液或仅少量渗液。

2. 急性胰腺出血　即 MSAP，胰腺明显充血、出血，伴水肿，腹腔内有大量血性渗液。

3. 急性胰腺坏死　即 SAP，除上述病理特点外，可见大片坏死灶，是由于胰腺实质的酶性破坏、蛋白溶解所致；血管壁坏死及出血；脂肪溶解酶引起局灶性脂肪坏死；伴发炎症反应。SAP 早期表现为急性间质性（水肿）胰腺炎，随后细菌侵入，坏死区进展为脓性坏死灶或脓肿形成；故急性间质性胰腺炎和急性坏死性胰腺炎只是疾病的不同阶段。

三、临床症状与诊断

（一）临床症状

1. 一般症状和体征

（1）腹痛：为最早出现的症状，通常在暴饮暴食或极度疲劳之后发生，多为突然发作，位于上腹正中或偏左。疼痛为持续性进行性加重，似刀割样。胆源性腹痛始发于右上腹，逐渐向左侧转移。若病变累及整个胰腺时，疼痛范围较宽并呈束带状向腰背部放射。

（2）腹胀：与腹痛同时存在。腹胀是腹腔神经丛受刺激产生肠麻痹的结果，早期为反射性，继发感染后则由腹膜后的炎症刺激所致。腹膜后炎症越严重，腹胀越明显；腹水时可加重腹胀，腹内压增高到一定程度（一般腹内压≥25cmH_2O 就会引发器官功能障碍）可导致腹腔间隔室综合征。

（3）恶心、呕吐：多频繁和剧烈，起初大多为胃内容物，部分混有胆汁、血液或咖啡样液体；若发生肠麻痹，则吐出物为粪样物。

（4）黄疸。

（5）脱水：主要因肠麻痹、呕吐所致，在短时间内即可出现严重的脱水及电解质紊乱，无尿或少尿。

（6）感染、发热：由于胰腺大量炎性物质渗出，胰腺可出现坏死和局限性脓肿等，并有不同程度的体温升高。重型胰腺炎体温常在 39～40℃，可持续数周不退，并有脓毒血症的表现。

（7）出血坏死：少数出血坏死性胰腺炎坏死溶解的组织可沿组织间隙到达皮下，并溶解皮下脂肪，致使毛细血管破裂出血，使局部皮肤呈青紫色，有的可融合成大片状，在腰部前下腹壁或脐周出现[也称格雷·特纳（Grey Turner）征或卡伦（Cullen）征]。

（8）麻痹性肠梗阻：由于大量的胰腺溶解、坏死、出血，前后腹膜均被累及，全腹肌紧张、压痛，全腹胀气，并可有大量炎性腹水，出现移动性浊音，肠鸣音消失。

（9）呼吸困难：由于渗出液的炎性刺激，可出现胸腔反应性积液，以左侧为多见，可引起同侧的肺不张。

2. 局部并发症

（1）胰腺脓肿：常于起病2~3周后出现。此时患者高热伴中毒症状，腹痛加重，可扪及上腹部包块，白细胞计数明显升高。穿刺液为脓性，培养有细菌生长。

（2）胰腺假性囊肿：多在起病3~4周后形成。体检可扪及上腹部包块，大的囊肿可压迫邻近组织产生相应症状。

3. 全身并发症　常有急性呼吸衰竭、急性肾衰竭、心力衰竭、消化道出血、胰性脑病、脓毒血症、真菌感染及高血糖等并发症。

4. 病程分期　全病程大体可以分为3期，但不是所有患者都有3期病程，部分只有1期、部分有2期、部分有3期。

（1）急性反应期：自发病至2周，可有休克、呼吸功能障碍、肾功能障碍和脑病等并发症。

（2）全身感染期：自发病2周~2个月，以全身细菌感染、深部真菌感染或双重感染为其主要临床表现。

（3）残余感染期：自发病2~3个月以后，主要临床表现为全身营养不良，存在后腹膜或腹腔内残腔，常引流不畅，窦道经久不愈，伴有消化道瘘。

（二）诊断

1. MAP　符合AP诊断标准，不伴有器官功能衰竭及局部或全身并发症。

2. MSAP　伴有一过性的器官衰竭（48h内可以恢复），或伴有局部或全身并发症。

3. SAP　伴有持续（时间>48h）的器官功能衰竭，改良Marshall评分≥2分。急性生理与慢性健康（acute physiology and chronic health evaluation，APACHE）-Ⅱ、床旁急性胰腺炎严重度评分（bedside index for severity in acute pancreatitis，BISAP）、改良CT严重指数评分（modified CT severity index，MCTSI）等评分系统也有助于判断AP的病情严重程度。

器官衰竭可以有多个器官衰竭，如肠衰竭表现为腹腔间隔室综合征，肝衰竭表现为进行性黄疸及凝血酶原活动度（PTA）≤40%或国际标准化比值（INR）≥1.5，呼吸、循环及肾衰竭可以采用量化指标进行评价（改良Marshall评分，表28-1）。

表28-1　改良Marshall评分

项目	0分	1分	2分	3分	4分
呼吸 （PaO₂/FiO₂）	>400	301~400	201~300	101~200	<101
循环 （收缩压，mmHg）	>90	<90（液体治疗有反应）	<90（液体治疗无反应）	<90（pH<7.3）	<90 （pH<7.2）
肾脏 （肌酐，μmol/L）	<134	134~169	170~310	311~439	>439

注：改良Marshall评分≥2分为器官功能衰竭。

四、紧急评估

（一）呼吸系统

1. 是否存在气道阻塞　如有频繁呕吐，呕吐物则可在咽喉部积存而致口腔、咽喉部呕吐物进入气管内而引起误吸，这是呕血患者常见并发症。患者通常表现为剧烈咳嗽、呛咳，呼吸困难、鼻翼扇动、三凹征，听诊有喘鸣音或爆裂声，严重时出现失声、意识丧失、心搏骤停。

2. 是否存在缺氧和缺氧程度　是紧急评估呼吸功能状态的重点所在。吸空气条件下脉搏血氧饱和度（SpO_2）<90%或动脉血氧分压（PaO_2）<60mmHg，吸氧时（FiO_2 30%~40%）SpO_2<95%即可诊断为低氧血症；若 SpO_2≤75%或 PaO_2 ≤40mmHg 为严重缺氧，应紧急气管插管行机械通气。

（二）循环系统

评估血容量及是否存在休克，紧急评估最重要的是休克早期的诊断。若患者心率加快，收缩压变化不大，主要表现为舒张压升高、脉压变小，休克指数>0.8，且存在面色苍白、手心出冷汗、口渴、尿少、表情淡漠、烦躁不安、嗜睡，即可诊断休克早期。

（三）神志变化

因血容量减少、脑灌注下降，患者表现为表情淡漠、意识朦胧，休克初期常表现为烦躁不安；随病情进展出现嗜睡或者昏睡；休克失代偿期脑供血显著不足，患者会出现昏迷，此时病情危急。

（四）全身情况

通过血气、血糖分析有助于了解患者全身情况，明确患者内环境是否紊乱，以便进一步治疗。

五、紧急处理

（一）呼吸管理

对于 SAP 患者，有急性呼吸窘迫综合征（ARDS）和急性腹腔间隔室综合征（abdominal compartment syndrome，ACS）时，除了进行高浓度（FiO_2>50%）和大流量（流量>4L/min）鼻导管吸氧之外，应保持气道通畅；凡患者出现呼吸困难伴意识障碍，且 SpO_2≤75%时，应立即行气管插管、呼吸机治疗。

（二）非手术治疗

防治休克，改善微循环、解痉、镇痛，抑制胰酶分泌，抗感染，营养支持，预防并发症的发生，加强重症监护的一些措施等。针对伴有器官功能衰竭的 SAP，应采取积极的救治措施，包括针对循环衰竭的早期液体复苏、针对呼吸或肾衰竭的支持，以及针对腹内压增高的处理。

1. 积极防治休克、改善微循环

（1）维持循环的稳定：发病早期，重症急性胰腺炎患者常存在液体不足，应该在血流动力学监测指导下，进行液体复苏，早期达到复苏目标：①中心静脉压（CVP）8~12mmHg；②平均动脉压>65mmHg；③尿量>0.5ml/（kg·h）；④中心静脉或混合静脉血氧饱和度（$ScvO_2$）>0.70：若 CVP 达 8~12mmHg，$ScvO_2$<0.70，则根据血红蛋白浓度，输注浓缩红细胞至血细胞比容达 0.30 以上；若 $ScvO_2$ 仍然低于 0.70，则给予多巴酚丁胺以达到复苏目标；⑤血管活性药物应用的指征：如果出现严重威胁生命的低血压，在积极液体复苏的同时，应早期开始应用升压药；否则经过积极的液体复苏后，而平均动脉压仍然低于 60mmHg 时才考虑使用升压药；升压药首选去甲肾上腺素。

（2）积极改善微循环，除针对原始病因如细菌、毒素等，必要时给予药物治疗，如山莨菪碱、扩血管、抗凝药（如肝素、低分子量肝素钙）和抗血小板药物等。

2. 抑制胰腺分泌　①生长抑素：抑制胃肠道分泌，如奥曲肽；②抑肽酶：能抑制胰蛋白酶及糜蛋白酶，阻止胰腺中其他活性蛋白酶原的激活及胰蛋白酶原的自身激活；③H_2受体拮抗剂：西咪替丁，雷尼替丁，法莫替丁等；④5-氟尿嘧啶；⑤禁食和胃肠减压。

3. 解痉、镇痛　重症急性胰腺炎时的腹痛可使胰腺分泌增加，加重肝胰壶腹括约肌痉挛，使已存在的胰管或胆管内高压进一步升高；剧烈的腹痛还可引起或加重休克状态，甚至导致胰-心反射而发生猝死，应定时给予镇痛剂，哌替啶与阿托品配合使用既镇痛又可解除 Oddi 括约肌痉挛，禁用吗啡（以免引起 Oddi 括约肌痉挛）。丁溴东莨菪碱是一种新型的抗胆碱能解痉剂，有较强而迅速的副交感神经阻断作用，能抑制胰液分泌，解除肝胰壶腹括约肌及胰管痉挛，每次 20mg（成人）肌内注射或静脉注射，3～4 次/日。硫酸镁具有解痉、镇静、消除黏膜水肿和镇痛作用，通过松弛肝胰壶腹括约肌达到缓解胰胆管痉挛的目的，使疼痛缓解；25%硫酸镁 5～10ml 静脉注射，2～3 次/日。此外，剧烈疼痛时可使用亚硝酸异戊酯、亚硝酸甘油等，尤其适用于年龄大的患者，既可一定程度上解除 Oddi 括约肌的痉挛，也可改善冠状动脉供血。

4. 营养支持　SAP 时，机体高分解代谢、炎性渗出、长期禁食、高热等，患者处于负氮平衡及低蛋白血症，故需营养支持；在给予营养支持的同时，尽量使胰腺不分泌或少分泌。

5. 抗生素的应用　AP 患者不推荐静脉常规使用抗生素以预防感染。但是对于 SAP 患者，针对部分易感人群（如胆道梗阻、高龄、免疫力低下等），在评估胰腺坏死范围的基础上可酌情使用抗菌药物，可选择喹诺酮类、头孢菌素、碳青霉烯类及甲硝唑等预防感染。

6. 腹腔灌洗　对腹腔内有大量渗出者，可做腹腔灌洗，使腹腔内含有大量胰酶和毒素物质的液体稀释并排出体外。

7. 器官功能的维护　除上述基础性治疗之外，治疗衰竭器官是救治 SAP 的重点所在。

（1）毛细血管渗漏综合征（capillary leak syndrome，CLS）的处理：SAP 患者出现 CLS 的实质是毛细血管内皮损伤、血管通透性增加致大量血浆蛋白渗出至组织间隙，出现低蛋白血症、血液浓缩、低血容量性休克；故 SAP 救治中最基本的措施是扩容、抗休克，并以胶体液为主，适当补充白蛋白，提高血浆胶体渗透压，减轻间质水肿；使用相当于生理剂量的小剂量激素（如甲泼尼龙 80mg，每次间隔 12h）治疗对炎症介质介导的血管内皮损伤有效，并可避免激素诱发的高血糖和相关的免疫抑制。

（2）间质性肺水肿或 ARDS 的治疗：SAP 被激活的卵磷脂 A 可破坏肺泡表面的卵磷脂，使肺泡表面张力改变，加之毛细血管渗漏和炎症连锁反应，肺脏最易受累及。肺部出现间质性肺水肿或 ARDS，呼吸频率>32 次/分，肺底啰音，FiO_2>40%时 PaO_2≤80mmHg，氧合指数<200mmHg 应立即行气管插管、呼吸机治疗，可采用肺保护通气策略即小潮气量（潮气量≤7ml/kg）、低气道平台压（平台压≤30cmH$_2$O），轻度 ARDS 患者避免使用高水平呼气末正压（PEEP），中重度 ARDS 患者早期可采用较高水平 PEEP（PEEP>12cmH$_2$O）、手法肺复张并选择性使用允许性高碳酸血症；必要时可采用高频通气、俯卧位通气及体外膜肺等治疗。

（3）间质脑水肿：20%甘露醇 0.5～1.0g/kg 静脉滴注，迅速降低颅内高压。

（4）持续性肾脏替代治疗：血液净化或透析治疗。

（5）腹腔间隔室综合征的处理：需密切监测腹腔内压力，同时采取积极的非手术干预措施，必要时外科干预。

（6）纠正内环境紊乱，如纠正酸碱失衡和电解质紊乱等。

（7）其他器官功能的支持：出现肝功能异常时可予以保肝药物；弥散性血管内凝血时可使

用肝素；上消化道出血可应用质子泵抑制剂以有效抑制胃酸分泌，利于血小板的聚集及出血部位凝血块的形成；注意维护肠道功能，及早给予促肠道动力药物，包括生大黄、芒硝、硫酸镁、乳果糖等；应用谷氨酰胺制剂保护肠道黏膜屏障；此外，可同时应用中药，如芒硝等外敷有利于肠道功能的改善。

（8）中医药治疗：早期应用通里攻下的中药，如大承气汤等对多脏器衰竭有一定的预防作用，通里攻下的中药如大黄等能恢复肠蠕动，保护肠黏膜屏障功能，减少肠源性感染及肠源性内毒素血症的发生，大黄还具有减轻胰腺出血与坏死的程度，以及抑酶、抑菌、导泻、解除肝胰壶腹括约肌痉挛等作用，可用于 SAP。清热解毒及活血化瘀类中药则具有改善腹腔脏器的供血、减少炎性渗出、促进炎症消散及减少脓肿形成等作用。此外，穴位刺激干预对于 SAP 的治疗也取得了不错效果。

（三）手术治疗

SAP 一般不推荐外科手术。

1. 内镜下及介入手术

（1）伴发胆总管结石嵌顿的患者，48～72h 内行经内镜逆行胆胰管成像（ERCP）+十二指肠乳头括约肌切开术。

（2）内镜或介入下行胰腺脓肿或胰腺假性囊肿穿刺引流或坏死组织清除术。

2. 外科手术

（1）伴发胆总管结石嵌顿的患者，尤其并发胆管炎的 SAP；内科保守治疗无效需解除梗阻；无 ERCP 适应证或 ERCP 失败，可考虑外科手术。

（2）在 SAP 早期腹腔内高压无法控制，或后期进阶式微创引流失败时，可考虑外科手术。

（四）麻醉风险

1. 术前应置入胃管　频繁剧烈呕吐，其呕吐物易进入气管内引起误吸、缺氧、窒息等。

2. 器官功能衰竭　如 ARDS、毛细血管渗漏综合征、脑水肿和肾衰竭等。肺间质性肺水肿、ARDS 是围手术期处理的重点和难点；毛细血管渗漏综合征造成的低蛋白血症、血液浓缩、低血容量性休克，增加了围手术期液体管理的难度；间质性脑水肿可造成术后意识障碍，应加以重视和处理等；严重的内环境紊乱是一切危重症患者的共同特点，应加强监测并及时纠正。

3. 高龄、长期基础疾病和（或）并存病会增加患者围手术期的风险。

（周　贤　王茂华）

第二十九章　弥散性血管内凝血抢救流程及解析

第一节　弥散性血管内凝血抢救流程

定义
弥散性血管内凝血是在许多疾病基础上，致病因素损伤微血管体系，导致凝血活化，全身微血管血栓形成，凝血因子大量消耗并继发纤溶亢进，引起以出血及微循环衰竭为特征的临床综合征

诊断
- 诱因：如严重感染、创伤休克、病理产科等
- 出血（皮肤、针眼、创面渗血）：不易用原发病解释的休克或器官功能不良
- 实验室检查
  - （1）血小板：$<100\times10^9$/L或进行性下降
  - （2）纤维蛋白原：<1.5g/L或进行性下降
  - （3）D-二聚体升高或纤维蛋白降解产物>20mg/L或3P试验（+）
  - （4）凝血酶原时间延长>3s、活化部分凝血活酶时间延长>10s

紧急评估
- 呼吸：是否气道通畅，是否有咯血、呕血等阻塞气道
- 循环：是否有明显的出血、低血压、休克
- 意识：神志是否异常，如躁动、昏迷
- 体表：是否有明显出血
- 实验室检查
  - 血常规：血红蛋白、血细胞比容、血小板等
  - 凝血功能：纤维蛋白原、D-二聚体、凝血酶原时间等
  - 肝功能、肾功能

紧急处理
- 原发病治疗：如抗过敏、抗感染、死胎取出、控制出血等
- 呼吸
  - 保持气道通畅
  - 充分给氧，必要时无创呼吸机辅助通气或气管插管机械通气
- 维持血流动力学稳定
  - 评估容量：动态监测动脉压、中心静脉压等
  - 液体复苏：晶胶结合、贫血者（Hb<70g/L，Hct$<25\%$）输血
  - 必要时用血管活性药物维持心血管功能
- 抗凝治疗
  - 时机
    - 羊水栓塞：立即给予肝素$50\sim100$mg静脉注射或低分子量肝素100U/kg皮下注射
    - 凝血因子下降则在抗凝基础上补凝血因子
    - 凝血因子显著减少则应先补凝血因子后抗凝
    - 有活动性出血，控制出血后再抗凝
  - 抗凝药
    - 肝素：$5\sim10$U/（kg·h）静脉泵注或50mg/6h静脉泵注或$1.5\sim3.0$mg/kg，24h静脉泵注或4mg静脉注射，1次/$4\sim6$h（微剂量）
    - 低分子量肝素：$100\sim200$U/kg分2次皮下注射（24h内完成）
  - 补充凝血因子（替代治疗）
    - 新鲜冰冻血浆：$10\sim15$ml/kg首次，$200\sim400$ml追加
    - 冷沉淀：每次$5\sim10$U
    - 血小板：$<50\times10^9$/L应补血小板
    - 纤维蛋白原：$4\sim6$g
    - 凝血酶原复合物：$25\sim50$U/kg，静脉注射
  - 抗纤溶
    - 当D-二聚体显著增高、凝血酶原时间、活化部分凝血活酶时间显著延长时可用抗纤溶药：
      - （1）氨甲环酸$0.25\sim0.50$g，静脉注射，3次/天
      - （2）氨甲苯酸$0.2\sim0.40$g，静脉注射，$2\sim3$次/天

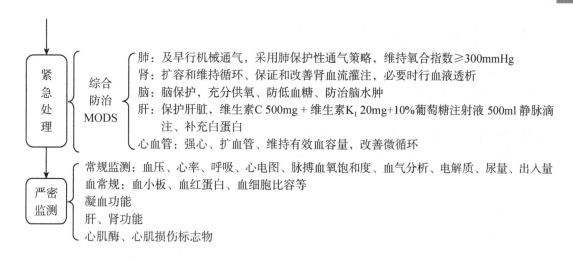

第二节　弥散性血管内凝血抢救解析

一、弥散性血管内凝血病因

弥散性血管内凝血（disseminated intravascular coagulation，DIC）是临床上一种严重的凝血功能紊乱。在致病因素和凝血启动机制作用下引起毛细血管、小静脉、小动脉内广泛的纤维蛋白沉积和血小板聚集，形成弥散的微血栓，并导致循环功能及其他内脏功能障碍的一种危重病理过程，以消耗性凝血病、继发性纤维蛋白溶解亢进为特征的获得性全身性血栓、出血综合征。2012 年中国专家共识对有关 DIC 诊断与治疗在上述定义基础上融入了"微血管体系损伤"的概念，提出了新的 DIC 概念，即 DIC 是在许多疾病基础上，致病因素损伤微血管体系，导致凝血活化，全身微血管血栓形成，凝血因子大量消耗并继发纤溶亢进，引起以出血及微循环衰竭为特征的临床综合征。

DIC 本质上是一种广泛的散在的微血管栓塞症，初期表现为血流动力学障碍和某些受累的脏器功能减退，若时间较长，受累脏器轻者发生局灶性坏死，重则为广泛的整个脏器出血性梗死、器官功能障碍和衰竭。

DIC 的病因（原发病）很多，临床上最常见的有感染、恶性肿瘤、创伤和羊水栓塞，此外，脂肪栓塞、尿毒症、热射病等疾病也可以引起 DIC。治疗 DIC 原发病的成败决定了 DIC 的进展速度和治疗效果。因此，原发病的有效治疗与控制，是成功治疗 DIC 的关键所在。

二、发病机制与病理生理改变

（一）发病机制

1. 组织或细胞损伤　损伤的组织或细胞表面暴露出组织因子并释放入血，凝血因子Ⅶ通过 Ca^{2+} 与组织因子形成复合物，启动外源性凝血系统，激活凝血因子Ⅸ，随后启动内源性凝血途径，从而启动凝血反应。

2. 血管内皮损伤　病毒、细菌螺旋体、高热、持续的缺氧、酸中毒、抗原抗体复合物及内毒素等在一定的条件下均可以损伤血管内皮细胞，一方面是带有负电荷的胶原暴露，与血液中的凝血因子XII接触，启动内源性凝血系统；另一方面是内皮损伤、暴露出组织因子，同时启动外源性凝血系统，导致 DIC。

3. 血小板被激活　当外伤等原因导致血管内皮细胞损伤，暴露出胶原以后，血小板膜糖蛋白通过血管性假性血友病因子（vWF）与胶原结合，产生黏附作用；同时，胶原、凝血酶、肾上腺素等作为激活剂分别与血小板表面相应的受体结合，激活血小板，释放腺苷二磷酸（adenosine diphosphate，ADP）、5-羟色胺、纤维蛋白原、凝血酶敏感蛋白，甘油二脂使蛋白激酶 C 激活，调节血小板功能，有些物质促进血小板的聚集。活化的血小板表面出现磷脂酰丝氨酸或肌醇磷脂等带负电荷磷脂，凝血因子VII、凝血因子IX、凝血酶原等与 Ca^{2+} 结合，再与血小板表面磷脂结合，使这些凝血因子在血小板表面被浓缩、局限，从而产生大量的凝血酶，形成纤维网并网络其他血细胞，生成血栓。

4. 抗凝通路受到广泛的抑制　DIC 期间所有的抗凝血通路都被抑制。已经有研究证实，DIC 期间，伴随组织因子依赖性地激活凝血通路，该通路的抑制通路则受到了明显抑制。另外，炎症因子下调血管内皮细胞血栓素的表达，蛋白质 C 的合成及蛋白质 C 活化受到明显的抑制，这些因素都明显地抑制了血栓素的抗凝作用。最后，内源性的纤溶系统受到血浆中持续高表达的纤维蛋白溶酶原活化抑制剂-1（plasminogen activitor inhibitor，PAI-1）抑制而失活，可严重影响纤溶系统的正常功能。

（二）病理生理改变

1. 高凝期　仅见于 DIC 的早期，凝血因子被激活，血液凝固性增加，微血管内微血栓形成，临床上可见抽出的血液迅速凝固，此期甚短，不易发现。

2. 消耗性低凝期　由于凝血因子（如血小板、纤维蛋白原）大量被消耗、血液凝固性降低、出血症状明显，临床表现为出血。

3. 继发性纤溶期　凝血途径被激活后最终形成纤维蛋白沉积于小血管，机体的保护机制则激活纤溶系统，使纤维蛋白降解，进一步影响凝血功能，出血更明显。

三、主要临床表现

原发病临床表现因病而异，其相关临床表现如下所述。

1. 血管内血栓发生最为常见　10%～15%的肿瘤和创伤患者及 40%的脓毒血症患者可能发生中小血管内血栓。

2. 多器官功能障碍综合征（multiple organ disfunction syndrome，MODS）　多器官的微血栓形成，如肺、肝、肾、脑、心脏的微循环内有大量微血栓，组织器官缺血、缺氧、代谢障碍、酸中毒，最后导致 MODS。

3. 出血　发生突然、分布广泛。由于凝血因子大量被消耗，继发性纤溶亢进，引起出血，表现为创面渗血不止，皮肤淤血点、淤血斑、血肿，手术缝针针眼渗血、呕血、便血、咯血等。

4. 溶血　红细胞细胞膜撕裂、血管内溶血，可出现黄疸、腹痛、血红蛋白尿、少尿、无尿。

四、诊断

目前 DIC 的诊断没有可遵循的"金标准"，更没有单一的实验室检验可以确诊或者排除 DIC。

国际血栓与止血协会（ISTH）的科学标准化委员会共识推荐使用积分系统，同时还需密切观察临床表现，分析实验室检测结果并加以综合判断。此外，DIC 是一个动态的过程，检测结果只反映这一过程的某一瞬间状况，而且临床状况也会影响检测结果；因此，对已知存在 DIC 或潜在 DIC 相关临床病变的患者需采取重复检验和动态观察。

目前在国外，有关 DIC 诊治的指南主要有三部，分别由英国血液学标准委员会、日本血栓和止血学会、意大利血栓与止血学会制订；由于 DIC 患者的疾病状态是呈动态发展的，故在三部指南中，均推荐用积分系统来诊断 DIC。ISTH 标准、日本卫生福利部（JMHW）标准、日本急诊医学学会（JAAM）标准，这三个评分标准的早期诊断效能均不理想；相对而言，ISTH 显性 DIC 积分系统更适用于感染性疾病导致的 DIC；日本卫生福利部标准评分系统对 DIC 预后有一定的预判价值。国际常用的 DIC 诊断标准见表 29-1。

表 29-1　国际常用的 DIC 诊断标准

诊断标准	检测指标	界值	评分
ISTH 显性 DIC 计分诊断方案*	血小板计数	$>100\times10^9/L$	0
		$>50\times10^9/L$，$\leqslant100\times10^9/L$	1
		$\leqslant50\times10^9/L$	2
	纤溶标志物（如 FDP、D-二聚体等）	不升高	0
		中度升高	2
		明显升高	3
	PT 延长	$<3s$	0
		$\geqslant3s$，$<6s$	1
		$\geqslant6s$	2
	FIB 水平	$>1.0g/L$	0
		$\leqslant1.0g/L$	1
JMHW 诊断标准*	基础疾病	有导致 DIC 的基础疾病	1
		出血	1
	临床症状	器官衰竭	1
	血小板计数	$>80\times10^9/L$，$<120\times10^9/L$	1
		$>50\times10^9/L$，$<80\times10^9/L$	2
		$\leqslant50\times10^9/L$	3
	纤维蛋白原降解产物（FDP）	$\geqslant10\mu g/ml$，$<20\mu g/ml$	1
		$\geqslant20\mu g/ml$，$<40\mu g/ml$	2
		$\geqslant40\mu g/ml$	3
	PT-INR 延长	<1.25	0
		>1.25，<1.67	1
		$\geqslant1.67$	2
	FIB 水平	$>1.5g/L$	0
		$>1.0g/L$，$<1.5g/L$	1
		$\leqslant1.0g/L$	2

续表

诊断标准	检测指标	界值	评分
JAAM 诊断标准[#]	SIRS 评分	0~2 分	0
		≥3 分	1
	血小板计数	≥120×10⁹/L	0
		≥80×10⁹/L，<120×10⁹/L 或 24h 内下降超过 30%	1
		<80×10⁹/L 或 24h 内下降超过 50%	3
	纤溶标志物 FDP	<10mg/L	0
		≥10mg/L，<25mg/L	1
		≥25mg/L	3
	PT-INR 延长	<1.2	0
		≥1.2	1

※适用范围：患者有导致 DIC 的基础疾病，否则不能用；中度升高：大于正常值，但不超过正常值 5 倍；明显升高：升高超过正常值 5 倍；如积分≥5 分为显性 DIC，每日重复计分 1 次；如积分<5 分为疑诊 DIC，每 1~2 日重复计分 1 次。

&若为血液病，则出血症状和血小板计数不参与计分；且积分≥4 分为 DIC，每日重复计分 1 次；如积分<4 分为疑诊 DIC，连续动态监测重复评分。

#积分≥4 分诊断为 DIC，每日重复计分一次；如积分<4 分为疑诊 DIC，连续动态监测重复评分。

目前在国内仅见 DIC 的专家共识。其具体内容如下：①有诱发 DIC 的病因，如感染、创伤、休克或凝血激活因素（羊水栓塞等）；②至少有以下一项临床表现：可疑微血管内血栓、出血、微循环障碍或休克，以及不易用原发病解释的肺、脑和肾脏等器官功能不全；③血液病合并 DIC 实验室检查：a. 血小板<50×10⁹/L 或进行性下降；b. 纤维蛋白原<1.5g/L 或进行性下降；c. D-二聚体升高，FDP>60mg/L，3P 试验（+）；d. 凝血酶原时间（prothrombin time，PT）延长>5s 或呈动态性变化。相比国外 DIC 诊断标准，其特点是更加注重了临床表现；遗憾的是该共识暂无积分系统，临床使用效果也存在较大的争议，尚处于不断探索与修改完善阶段。

五、治疗

（一）积极治疗原发病，除去导致 DIC 的诱因

DIC 是很多疾病的并发症，由于各疾病的病理生理和发病机制不同，因而 DIC 发生的机制各异，为此，DIC 的治疗并没有一个普遍适用的"金标准"，必须针对不同的患者、不同的病因、不同的病情采取个体化治疗。但是有一点值得强调，DIC 治疗必须从治疗原发病开始，如果能及时地控制原发病，多数 DIC 可以同时缓解。但是，对于一些特殊的情况，可能需要对凝血系统异常的患者进行支持治疗。

（二）抗凝治疗

三部相关指南对于抗凝因子制剂的使用给出了不同的推荐意见，故 ISTH 的科学标准化委员会商讨后给出了"弱推荐"。鉴于 DIC 本质上是一种广泛的散在的微血管栓塞症和凝血因子耗竭后的继发出血，故抗凝治疗似乎合理；但同时它又是一种消耗性凝血病，仅抗凝治疗是不

够的，故对 DIC 抗凝和补充凝血因子两者的时机、用量需要很好把握。

注意以下情况和用药的时机：不论 DIC 处于何期，皆以抗凝治疗为主。应在抗凝的基础上补充凝血因子，因为 DIC 均有凝血因子的减少；当凝血因子明显减少伴 PT、活化部分凝血活酶时间（activated partial thromboplastin time，APTT）显著延长和出血时，则应先补充凝血因子后抗凝；当存在活动性出血时，则应先控制出血，纠正贫血，补充凝血因子后再抗凝；对于羊水栓塞者，应立即给予肝素 50～100mg 静脉注射或低分子量肝素 100U/kg 皮下注射。有临床试验已经证明，肝素的使用在一定程度上抑制了 DIC 发展中的凝血活化过程。但是到目前为止，尚没有大型的 RCT 证实肝素的使用能改变所有 DIC 患者的预后。有小样本研究表明，对于 DIC 患者，使用低分子量肝素优于普通肝素；特别是对于脓毒症导致的 DIC，虽然不能改善患者的病死率，但是使用抗凝剂并不会增加该类患者出血的风险，因此抗凝治疗对于这类患者是值得推荐的。

1. 补凝血因子（替代治疗）　①新鲜冰冻血浆：首剂 10～15ml/kg，每次追加 200～400ml；②冷沉淀：每次 5～10U，静脉滴注（取出后立即输注）；③血小板<50×10⁹/L，应补血小板；④纤维蛋白原（fibrinogen，FIB）<1g/L 时应补纤维蛋白原 4～6g，静脉输注；⑤凝血酶原复合物 25～20U/kg（大剂量）；⑥Hb<70g/L，或 Hct<25%应输浓缩红细胞，建议输全血。

2. 抗凝用药

（1）肝素：分子量 10 000～57 000，肝素需依赖 AT-Ⅲ 作为辅因子发挥作用，通过 AT-Ⅲ 加强对一系列激活凝血因子的抑制作用；肝素可诱导血管内皮细胞释放组织因子途径，抑制 TFPI（生理性天然抗凝物），抑制凝血因子 Ⅹ 的激活。同时，肝素诱导血管内皮细胞释放组织型纤溶酶原激活物（t-PA）、尿激酶型纤溶酶原激活物（u-PA），促进纤溶。羊水栓塞数分钟内即可能出现 DIC，不需等到检查结果，一次给予肝素 50～100mg 静脉注射，继之静脉泵注。近年来肝素用量趋向小量化，采用微剂量治疗 DIC，即每次肝素 4mg，每 4～6 小时给予一次，成人 24h 只需 16～24mg，即可抑制凝血酶作用，控制 DIC 发展；或采用小剂量 1.5～3mg/kg 24h 泵注。

肝素用量（100～125U=1mg）：①微剂量：10～25mg/d；②小剂量：50～120mg/d；③中剂量：120～300mg/d；④大剂量：300～500mg/d；⑤超剂量：>500mg/d。

（2）低分子量肝素（LMWH）：是由普通肝素裂解或者分裂所形成的低分子碎片，其分子量一般为 3000～8000Da，具有抗凝血作用较弱而抗血栓作用较强的特点，生物利用度高，半衰期 2～6h，与肝素相比其优点：①直接作用于 Ⅹa，较少依赖 AT-Ⅲ；②较少导致血小板减少；③发生出血并发症少于肝素。用法：100～200U/kg 分两次皮下注射（24h）。

（3）抗凝血酶：AT-Ⅲ 是体内最重要的抗凝血酶。据估计，抗凝血酶抑制了体内 80%的凝血活动。而有些疾病中，如脓毒症患者，由于肝合成抗凝血酶的减少、降解速度增快，导致了大量血栓生成，血管通透性增加。抗凝血酶的这种活性和数量的下调与患者疾病的严重程度和死亡率息息相关。AT-Ⅲ 含量降至 50%或以下，应补充 AT-Ⅲ 制剂，成人第 1 天 1000U，第 2～3 天各 100U。产科、外科急诊 DIC，可静脉注射浓缩 AT-Ⅲ 40～60U/kg。

（三）抗纤维蛋白溶解

虽然 DIC 分三期，然而一般来说，DIC 与继发性纤溶相伴发生，但两者的强度与发展顺序常不平行。对于 DIC 导致的出血，通常不推荐使用抗纤溶药物治疗。但在实际工作中，对于有明显高纤溶状态的患者，如急性早幼粒细胞白血病（AMLM3）和前列腺癌患者，是可以使用的；因为 DIC 期间为保障组织灌注，保持适当纤溶活力是必需的。重建凝血与纤溶的动态平衡是理想的治疗，因此，肝素与抗纤溶药并用对于治疗持续性凝血和过度纤溶是可行的。不过，三部相关国际指南有关这方面的推荐存在分歧。

常用抗纤溶药：氨甲环酸 0.25～0.50g，静脉注射，3 次/日；氨甲苯酸 0.2～0.4g，静脉注射，2～3 次/日。抑肽酶对凝血酶、纤溶酶与激肽释放酶均有抑制作用，故 DIC 可试用。

（四）改善循环和微循环功能，防治多器官功能障碍

适当补充白蛋白、人工胶体液以提高胶体渗透压，纠正贫血，维持有效循环血量和血流动力学的稳定，改善微循环，维持内环境稳定，以及纠正酸中毒等均为治疗 DIC 的重要措施。原发病、DIC、多器官功能障碍的综合治疗则是治疗 DIC 的基本原则。

国际指南推荐的有关 DIC 治疗汇总意见，具体见表 29-2。

表 29-2　国际指南治疗推荐意见汇总

推荐意见	推荐强度	证据质量
基础疾病的治疗		
治疗 DIC 的根本就是对基础疾病的治疗	推荐	中等质量
血浆、新鲜冰冻血浆、凝血因子和血小板治疗		
对于血小板计数低于 50×10^9/L 且有活动性出血的 DIC 患者，或者血小板计数在 20×10^9/L 以下且有高出血风险的 DIC 患者，推荐输注血小板	推荐	低等质量
实验室检查 PT/APTT 延长（大于正常值的 1.5 倍）或纤维蛋白原下降（FIB<1.5g/L）且伴有活动性出血的 DIC 患者，推荐输注新鲜冰冻血浆	推荐	低等质量
对于补充了新鲜冰冻血浆，仍持续存在严重低纤维蛋白原血症（FIB<1.5g/L）且伴有活动性出血的 DIC 患者，补充纤维蛋白原或冷沉淀可能有用	推荐	低等质量
对于没有条件输注新鲜冰冻血浆，并伴有活动性出血的 DIC 患者，可以考虑输注凝血酶原复合物，但目前缺乏可靠证据	—	低等质量
抗凝治疗		
对于以栓塞为主的 DIC 患者，推荐使用肝素治疗，且治疗剂量要因人而异	推荐	低等质量
对于急重症且无出血倾向的 DIC 患者，推荐使用预防剂量的普通肝素或低分子量肝素	推荐	低等质量
对于绝大部分需要使用肝素的病例，低分子量肝素优于普通肝素	推荐	低等质量
抗凝因子制剂治疗		
抗凝血酶、重组人 TM、活化蛋白 C 对 DIC 患者可能有用	弱推荐	中-高等质量
抗纤溶治疗		
对 DIC 患者，一般不推荐使用抗纤溶治疗	推荐	低等质量
对于有严重出血，或存在高纤溶状态，如白血病（低等质量）或严重创伤（中等质量）DIC 患者可以考虑抗纤溶治疗	推荐	低等质量

（五）加强监测

DIC 病情复杂、进展快，除常规监测外，凝血功能应及时或 2～4h 监测 1 次，肝、肾功能每天 2 次，血气分析每 1～2 小时 1 次，病情稳定后监测间隔时间应适当延长；总之，应在严密监测下及时调整治疗方案，使治疗措施发挥最大的效能。

六、总结

DIC 的诊断与治疗仍然是临床工作者面临的重大挑战，使用基于实验室监测项目和临床表现的积分系统对于诊断 DIC 更为科学。虽然目前临床可应用的治疗手段有限，但是可以肯定的是，基础病的治疗是治疗 DIC 的关键。此外，针对 DIC 病程的不同阶段，给予相应的治疗和干预手段，是治疗的重要原则。本章中列出的诊断评分和治疗手段都是基于国际指南和文献，而基于我国人群高质量的临床研究将是未来的研究方向和重点。

（徐尤年　陈向东）

第三十章 产科急危重症抢救流程及解析

第一节 子宫破裂抢救流程及解析

一、子宫破裂抢救流程

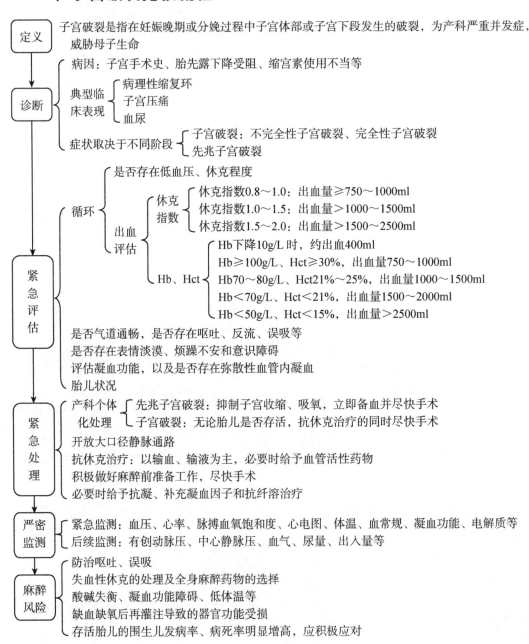

定义 子宫破裂是指在妊娠晚期或分娩过程中子宫体部或子宫下段发生的破裂，为产科严重并发症，威胁母子生命

诊断
病因：子宫手术史、胎先露下降受阻、缩宫素使用不当等

典型临床表现
- 病理性缩复环
- 子宫压痛
- 血尿

症状取决于不同阶段
- 子宫破裂：不完全性子宫破裂、完全性子宫破裂
- 先兆子宫破裂

紧急评估

循环
- 是否存在低血压、休克程度
- 出血评估
  - 休克指数
    - 休克指数0.8～1.0：出血量≥750～1000ml
    - 休克指数1.0～1.5：出血量>1000～1500ml
    - 休克指数1.5～2.0：出血量>1500～2500ml
  - Hb、Hct
    - Hb下降10g/L时，约出血400ml
    - Hb≥100g/L，Hct≥30%，出血量750～1000ml
    - Hb70～80g/L，Hct21%～25%，出血量1000～1500ml
    - Hb<70g/L，Hct<21%，出血量1500～2000ml
    - Hb<50g/L，Hct<15%，出血量>2500ml

是否气道通畅，是否存在呕吐、反流、误吸等
是否存在表情淡漠、烦躁不安和意识障碍
评估凝血功能，以及是否存在弥散性血管内凝血
胎儿状况

紧急处理
产科个体化处理
- 先兆子宫破裂：抑制子宫收缩、吸氧，立即备血并尽快手术
- 子宫破裂：无论胎儿是否存活，抗休克治疗的同时尽快手术

开放大口径静脉通路
抗休克治疗：以输血、输液为主，必要时给予血管活性药物
积极做好麻醉前准备工作，尽快手术
必要时给予抗凝、补充凝血因子和抗纤溶治疗

严密监测
紧急监测：血压、心率、脉搏血氧饱和度、心电图、体温、血常规、凝血功能、电解质等
后续监测：有创动脉压、中心静脉压、血气、尿量、出入量等

麻醉风险
防治呕吐、误吸
失血性休克的处理及全身麻醉药物的选择
酸碱失衡、凝血功能障碍、低体温等
缺血缺氧后再灌注导致的器官功能受损
存活胎儿的围生儿发病率、病死率明显增高，应积极应对

二、子宫破裂抢救解析

子宫破裂是指在妊娠晚期或分娩过程中子宫体部或子宫下段发生的破裂，是直接威胁产妇及胎儿生命的产科严重并发症。加强产前检查与提高产科水平可使子宫破裂的发生率明显下降，故子宫破裂的发生率是衡量产科水平的标准之一。

（一）病因

1. 子宫手术史（瘢痕子宫） 是较常见的原因，如子宫手术史、剖宫产史等，术后瘢痕愈合不良者更易发生。

2. 胎先露下降受阻 骨盆狭窄、头盆不称、软产道阻塞（如阴道横隔、宫颈瘢痕等）、胎位异常（如忽略性肩先露）、胎儿异常（如脑积水、连体儿）。

3. 缩宫素使用不当 使用指征及剂量掌握不当，或子宫对缩宫素过于敏感。

4. 产科手术损伤 若宫口未开全行产钳术、胎头吸引术、臀牵引术或臀助产术可能造成宫颈撕裂，严重时甚至发生子宫下段破裂。内转胎位术操作不当或植入胎盘强行剥离也可造成子宫破裂。毁胎术或穿颅术导致的器械损伤同样可以造成子宫破裂。

（二）分类

1. 按照发生原因分类 可分为自发性破裂、损伤性破裂。

2. 按照发生部位分类 可分为子宫体部破裂、子宫下段破裂。

3. 按照破裂程度分类 可分为不完全性子宫破裂、完全性子宫破裂。

（三）典型临床症状

子宫破裂一般发生在妊娠晚期和分娩期，多见于分娩过程中。子宫破裂通常是一个渐进的过程，多数可分为先兆子宫破裂和子宫破裂两个阶段。典型临床表现为病理性缩复环、子宫压痛及血尿。

1. 先兆子宫破裂 当胎先露部下降受阻时，强有力的子宫收缩使子宫下段逐渐变薄，而子宫上段增厚变短，在子宫体部和子宫下段之间形成明显的环状凹陷，称为病理性缩复环。随着产程进展，此凹陷可逐渐上升至平脐，甚至脐上水平，有别于子宫痉挛性狭窄环。此时孕妇可表现为下腹剧痛难忍、烦躁不安、呼吸和心率加快；膀胱受压充血从而出现排尿困难及血尿；胎儿供血受阻，胎心率出现改变或听不清。若不尽快处理，子宫将在病理性缩复环处或其下方破裂。

2. 子宫破裂

（1）完全性子宫破裂：此时子宫肌壁全层破裂，宫腔与腹腔相通。完全性子宫破裂常发生于瞬间，产妇突感腹部撕裂样剧烈疼痛，子宫收缩骤然停止，腹痛可暂时缓解。伴随血液及羊水进入腹腔后，腹痛又呈持续性加重，同时产妇出现休克症状。体检示全腹压痛及反跳痛，可在腹部下清楚扪及胎体，在胎儿侧方可扪及缩小宫体，胎动、胎心消失。阴道检查可见鲜血流出，扩张宫口缩小，胎先露部上升。破口位置较低时可扪及子宫前壁破裂口。子宫体部瘢痕破裂多为完全性破裂，先兆子宫破裂征象可不明显。

（2）不完全性子宫破裂：此时子宫肌层部分或全部断裂，但浆膜层尚未穿破，宫腔与腹腔未相通，胎儿及其附属物仍在宫腔内。不完全性子宫破裂多见于子宫下段剖宫产切口瘢痕裂开。此时腹痛等症状和体征不明显，仅在不全破裂处有明显压痛。但不全性子宫破裂常可累及子宫动脉，导致急性失血性休克。若破裂发生于子宫侧壁阔韧带间，可形成阔韧带内血肿，宫体侧可扪及逐渐增大且有压痛的包块，同时伴不规则胎心。

（四）诊断

1. 病史、症状、体征 一般较易判断。

2. 阴道检查 宫口较前缩小，已下降胎先露部又上升，甚至可触及破裂口。

3. 超声检查 判断胎儿与子宫关系，确定破裂位置。

（五）紧急评估

1. 循环评估 主要评估是否出现低血压、休克程度及出血量多少。出血量可以根据休克指数（休克指数=心率/收缩压）及 Hb、Hct 动态变化进行评估。

2. 气道评估 判断气道是否通畅及是否存在呕吐、反流、误吸等可能。

3. 意识评估 评估是否有意识不清、神志淡漠、烦躁不安等。

4. 凝血功能评估 观察术野渗血情况，积极完善凝血功能检查，判断是否存在弥散性血管内凝血（disseminated intravascular coagulation，DIC）等危及生命的凝血功能障碍。

5. 胎儿评估 在积极抢救孕产妇的同时，确保胎儿安全，必要时呼叫儿科医师共同参与抢救。

（六）紧急处理

紧急处理主要包括抑制子宫收缩，抗休克治疗，必要时尽快手术。对于子宫破裂伴有休克症状的患者，尽可能就地进行抢救。若必须转院，应在大量输血、输液、抗休克条件下及腹部包扎后再行转运。

1. 先兆子宫破裂 立即抑制子宫收缩（如吸入麻醉或全身麻醉，肌内注射哌替啶 100mg），吸氧，立即备血的同时应尽快行剖宫产术，防止子宫破裂。

2. 子宫破裂 一旦确诊，无论胎儿是否存活，均应在抗休克治疗的同时尽快手术。视产妇状态、子宫破裂程度、破裂时间及感染情况行破裂口修补术、子宫次全切除术或子宫全切术。术中应仔细检查宫颈、阴道、膀胱、输尿管、直肠等，如有损伤做相应修补手术。手术前后应给予大量广谱抗生素预防。

（七）严密监测

术中持续行心电监护，监测脉搏血氧饱和度、有创动脉压、中心静脉压、体温及出入量，有条件者还可行每搏量监测，其他还包括血气分析、凝血功能、血常规及生化的动态监测。

（八）麻醉风险及麻醉注意事项

1. 麻醉风险

（1）防治呕吐、误吸。

（2）失血性休克的处理及全身麻醉药物的选择。

（3）纠正酸碱失衡、凝血功能障碍、低体温等。

（4）关注缺血缺氧后再灌注导致的器官功能受损。

（5）存活胎儿的围生儿发病率、病死率明显增高，应积极应对。

2. 麻醉注意事项

（1）子宫破裂产妇病程较急，急需处理，且多数为饱胃状态，应积极做好处理饱胃的准备，防治呕吐、误吸。与产科及时沟通，立即备血，做好抢救准备。

（2）密切监测产妇生命体征，严格监测出入量、血气分析等指标，维持酸碱平衡，切实做好产妇保温工作。

（3）及时评估出血量并做好输血等抗休克治疗准备，对于不明原因的出血和渗血，应及时监测凝血功能变化，补充相应凝血因子。

（4）产妇出现失血性休克时，应积极进行液体复苏及输血治疗。在胎儿娩出前的抢救过程中，尽量选择对胎儿影响较小的药物，在胎儿娩出后积极做好抢救胎儿的准备。

（5）切勿忽视缺血缺氧后再灌注导致的器官功能受损情况，密切关注肝、脑、肾等重要器官的灌注情况，改善患者预后。

第二节　产后出血抢救流程及解析

一、产后出血抢救流程

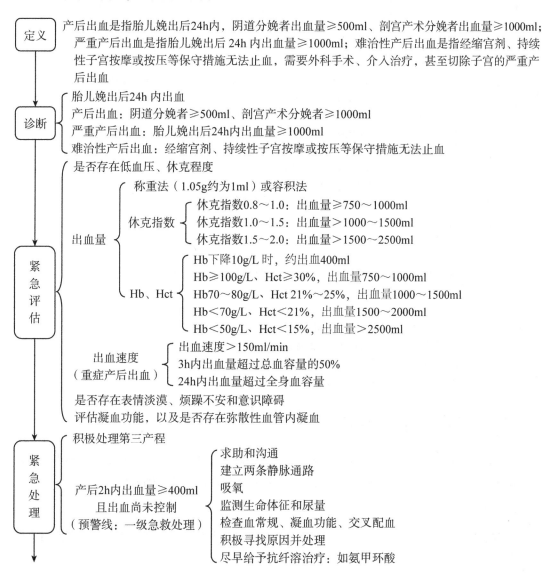

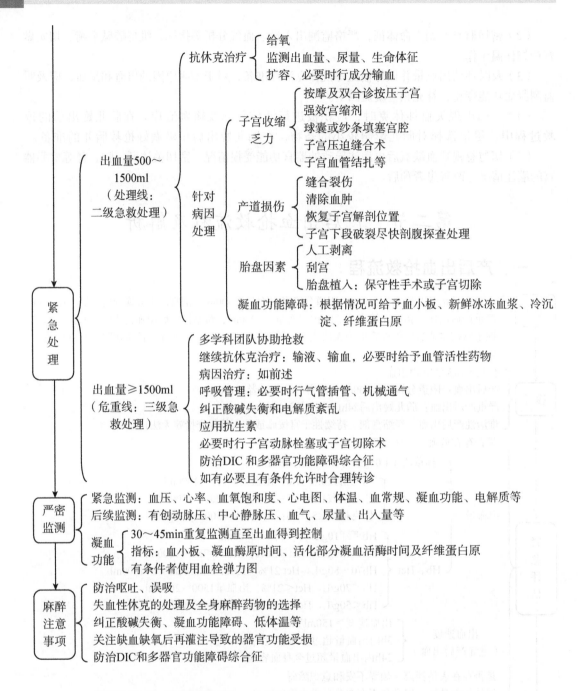

紧急处理

出血量500～1500ml（处理线：二级急救处理）

抗休克治疗
- 给氧
- 监测出血量、尿量、生命体征
- 扩容、必要时行成分输血

针对病因处理

子宫收缩乏力
- 按摩及双合诊按压子宫
- 强效宫缩剂
- 球囊或纱条填塞宫腔
- 子宫压迫缝合术
- 子宫血管结扎等

产道损伤
- 缝合裂伤
- 清除血肿
- 恢复子宫解剖位置
- 子宫下段破裂尽快剖腹探查处理

胎盘因素
- 人工剥离
- 刮宫
- 胎盘植入：保守性手术或子宫切除

凝血功能障碍：根据情况可给予血小板、新鲜冰冻血浆、冷沉淀、纤维蛋白原

出血量≥1500ml（危重线：三级急救处理）
- 多学科团队协助抢救
- 继续抗休克治疗：输液、输血，必要时给予血管活性药物
- 病因治疗：如前述
- 呼吸管理：必要时行气管插管、机械通气
- 纠正酸碱失衡和电解质紊乱
- 应用抗生素
- 必要时行子宫动脉栓塞或子宫切除术
- 防治DIC和多器官功能障碍综合征
- 如有必要且有条件允许时合理转诊

严密监测

紧急监测：血压、心率、血氧饱和度、心电图、体温、血常规、凝血功能、电解质等
后续监测：有创动脉压、中心静脉压、血气、尿量、出入量等

凝血功能
- 30～45min重复监测直至出血得到控制
- 指标：血小板、凝血酶原时间、活化部分凝血活酶时间及纤维蛋白原
- 有条件者使用血栓弹力图

麻醉注意事项
- 防治呕吐、误吸
- 失血性休克的处理及全身麻醉药物的选择
- 纠正酸碱失衡、凝血功能障碍、低体温等
- 关注缺血缺氧后再灌注导致的器官功能受损
- 防治DIC和多器官功能障碍综合征

二、产后出血抢救解析

产后出血（postpartum hemorrhage，PPH）是目前我国孕产妇死亡的首位原因。绝大多数产后出血所导致的孕产妇死亡是可以避免的，其关键在于早期诊断和正确处理。

（一）病因

1. 子宫收缩乏力　全身因素、药物、产程因素、产科并发症、羊膜腔内感染、子宫过度膨胀、子宫肌壁损伤、子宫发育异常等。

2. 产道损伤　子宫颈、阴道或会阴裂伤、剖宫产子宫切口延伸或裂伤、子宫破裂、子宫体内翻等。

3. 胎盘因素　胎盘异常、胎盘、胎膜残留等。

4. 凝血功能障碍　血液系统疾病、肝病、产科 DIC 等。

以上原因可以单独存在，也可以互为因果。所有孕产妇都有发生产后出血可能，但有一种或多种高危因素者更易发生。某些孕产妇若合并妊娠期高血压疾病、贫血、脱水或身材矮小等，即使未达到产后出血的诊断标准，也会出现严重的病理生理改变。

（二）预防

产后 2h（80%发生在该时段内），有高危因素者产后 4h 是发生产后出血的高危时段，应密切观察子宫收缩情况和出血量变化，产妇应及时排空膀胱。

1. 加强产前保健　积极治疗基础疾病，高危孕产妇尤其是凶险性前置胎盘、胎盘植入者，应于分娩前转诊至有输血及抢救条件的医院进行分娩。

2. 积极处理第三产程

（1）预防性使用缩宫剂：首选缩宫素，头位胎儿前肩娩出后、胎位异常胎儿全身娩出后、多胎妊娠胎儿最后一胎娩出后，应用缩宫素 10U 加入 500ml 液体中，以 100～150ml/h 静脉输注或缩宫素 10U 肌内注射。

（2）延迟钳夹脐带和控制性牵拉脐带：胎儿娩出 1～3min 后钳夹脐带对胎儿更有利，仅在怀疑胎儿窒息而需要及时娩出并抢救的情况下才考虑娩出后立即钳夹并切断脐带。控制性牵拉脐带协助胎盘娩出并非预防产后出血的必要手段，仅在助产者熟练牵拉方法且认为确定有必要时使用。

（3）预防性使用缩宫剂后不推荐常规按摩子宫：但助产者应在产后常规触摸宫底，了解子宫收缩情况。

（三）紧急评估

出血量的绝对值对不同体重患者临床意义不同，建议计算出产后出血量占血容量的百分比。

妊娠末期总血容量（L）的简易计算方法：非妊娠期体重（kg）×7%×（1+40%）或非妊娠期体重（kg）×10%。

1. 估计出血量　产后出血早期，由于血液浓缩，Hb 常不能准确反映实际出血量。

（1）称重法或容积法。

（2）监测生命体征、尿量、精神状态。

（3）Hb 测定（Hb 每下降 10g/L，出血量为 400～500ml）。

（4）休克指数=心率/收缩压（mmHg）。

2. 估计出血速度　反映病情轻重的重要指标。

重症产后出血情况包括：

（1）出血速度>150ml/min。

（2）3h 内出血量超过总血容量的 50%。

（3）24h 内出血量超过全身血容量。

（四）紧急处理

1. 一般处理　在寻找出血原因的同时进行一般处理。

（1）向有经验的助产士、上级产科医师、麻醉医师等求助。

（2）通知血库及检验科，交叉配血，实验室检查动态监测。

（3）建立双静脉通路，积极补充血容量。

（4）呼吸管理，保持气道通畅，吸氧。

（5）监测出血量和生命体征，留置尿管，记录尿量。

2. 病因处理

（1）子宫收缩乏力

1）子宫按摩或压迫法：经腹或经腹经阴道联合按压，应配合使用宫缩剂。

2）应用宫缩剂：缩宫素为预防和治疗产后出血的一线药物，静脉输注立即起效，但半衰期较短（1～6min），故需持续静脉输注。大剂量应用时可引起高血压、水中毒和循环系统不良反应；禁止快速静脉注射未稀释的缩宫素，可导致低血压、心动过速和（或）心律失常。缩宫素有受体饱和现象，24h 总量应控制在 60U 以内。①缩宫素：10U，子宫肌层注射；10～20U+生理盐水 500ml，以 250ml/h 的速率静脉输注；②贝卡缩宫素：同缩宫素；③卡前列素氨丁三醇：250μg，子宫肌层注射，有哮喘、心脏病、青光眼患者禁用；④米索前列醇：200～600μg，舌下给药，有青光眼、哮喘、过敏体质患者禁用；⑤卡前列甲酯栓：可经直肠或阴道给药。

3）止血药物：缩宫剂治疗失败或与创伤有关，用氨甲环酸每次 1.00g 静脉注射，1 日用量 0.75～2.00g。

4）手术治疗：上述处理效果不佳时，可根据患者情况和医师的熟练程度选用下列手术方案。①宫腔填塞术：水囊压迫、纱条压迫；②子宫压迫缝合术：B-Lynch 缝合术；③盆腔血管结扎术：子宫动脉结扎、髂内动脉结扎；④经导管动脉栓塞术：生命体征不稳定、不宜搬动、伴其他脏器出血 DIC、严重凝血功能障碍、造影剂过敏者为禁忌；⑤子宫切除术。

（2）产道损伤：充分显露术野，在良好照明下查明损伤部位，尽早处理血肿。

1）子宫体内翻：如产妇无严重休克或出血，子宫颈环尚未缩紧，可立即经阴道内翻子宫体还纳，还纳后静脉输注缩宫素至宫缩良好后将手撤出。经阴道还纳失败改为经腹子宫还纳。

2）子宫破裂：立即开腹手术修补或子宫切除。

（3）胎盘因素：胎儿娩出后，尽量等待胎盘自然娩出。

1）胎盘滞留伴出血：立即行人工剥离胎盘术，加用强效宫缩剂，手法轻柔，勿强行撕拉。

2）胎盘残留：用手或器械清理，避免穿孔。

3）胎盘植入：剖宫产可先行保守治疗，阴道分娩应在输血、输液前提下，行介入治疗或其他保守性手术。若不能有效止血，应及时行子宫切除术。

4）凶险性前置胎盘：即附着于子宫下段剖宫产瘢痕处的前置胎盘，常合并有胎盘植入，出血量大。保守治疗（局部缝扎或楔形切除、血管结扎、压迫缝合、子宫动脉栓塞）无法有效止血时，应早期行子宫切除术，有条件医院可行预防性髂内动脉球囊阻断术。

（4）凝血功能障碍：一旦确诊为凝血功能障碍，尤其是 DIC，应迅速补充相应凝血因子。补充凝血因子的主要目标是维持凝血酶原时间及活化凝血酶原时间均<1.5 倍平均值，并维持纤维蛋白原水平在 1g/L 以上。

1）血小板计数：治疗目标是维持血小板计数在 50×10^9/L 以上。若产后出血尚未控制时，血小板计数低于（50～70）$\times 10^9$/L 或血小板计数降低并出现不可控制的渗血时，则需考虑输注血小板。

2）新鲜冰冻血浆：几乎保存了血液中的所有凝血因子、血浆蛋白、纤维蛋白原，其应用剂量为 10～15ml/kg。

3）冷沉淀：纠正纤维蛋白原缺乏，如纤维蛋白原高于 1.5g/L 则不必输注，常用剂量为 0.10～0.15U/kg。

4）纤维蛋白原：输入纤维蛋白原 1g 可提升血液中纤维蛋白原 0.25g/L，1 次可输注 4～6g（可根据患者具体情况决定）。

3. 输血治疗 产后出血输血的目的在于增加血液的携氧能力和补充丢失的凝血因子。

（1）红细胞悬液：根据出血量、临床表现、止血情况、继续出血风险、Hb 水平综合考虑，尽量维持 Hb＞80g/L。剖宫产术中出血量超过 1500ml，有条件的医院可考虑自体血过滤回输。

（2）凝血因子：补充丢失的凝血因子。在无法有效止血且出血量较大并存在凝血功能障碍时，有条件的医院可考虑使用重组活化Ⅶ因子（不推荐常规使用），应用剂量为 90μg/kg，可在 15～30min 内重复给药。

（3）止血复苏：在大量输注红细胞时，早期积极输注血浆及血小板以纠正凝血功能异常（无需等待凝血功能检查结果），注意适当限制输入过多的液体来扩容（晶体液不超过 2000ml，胶体液不超过 1500ml），允许在控制性低血压的条件下进行复苏。过早输入大量液体容易导致血液中凝血因子及血小板的浓度降低而发生"稀释性凝血功能障碍"，甚至发生 DIC 及难以控制的出血；同时，过量晶体液积聚于第三间隙内可能造成脑、心、肺水肿及腹腔间隔室综合征等并发症。

（4）大量输血方案：常用的推荐方案为红细胞、血浆、血小板以 1∶1∶1 比例（10U 红细胞悬液+1000ml 新鲜冰冻血浆+1U 机采血小板）输注。若条件允许，可考虑及早应用重组活化Ⅶ因子。

（五）麻醉风险及麻醉注意事项

1. 麻醉风险

（1）失血性休克、凝血功能异常是患者死亡的主要原因。

（2）大量失血可导致患者出现致死三联征：即酸中毒、凝血功能障碍、低体温。

（3）患者可能处于饱胃状态，全身麻醉气管插管时应引起重视。

2. 麻醉注意事项

（1）术前评估：应密切关注者出血量，对于缓慢但持续出血的情况应予以重视。

（2）评估气道，做好患者饱胃准备，联系血库，尽快配血，多学科协调，做好抢救准备。

（3）术中持续关注出血量及血气变化，进行液体复苏治疗。对不明原因的出血应及时监测凝血功能变化，并补充相应凝血因子，但同样应注意在输注过程中避免负荷过量，造成右心衰竭、肺水肿等并发症发生。

（4）术中注意患者体温，采用温毯、暖风机及输液加温装置以维持患者体温。

（5）对疑似或确诊产后出血患者，应尽快建立 2～4 条静脉输液途径，建议取中心大静脉，以保证抢救药物可以以最快速度进入体内发挥作用。

（杨丽娜 王 云）

第三节　子痫抢救流程及解析

一、子痫抢救流程

定义	子痫前期指妊娠20周以后，出现血压升高和蛋白尿，并可出现头痛、眼花、恶心、呕吐、上腹不适等症状。子痫是子痫前期基础上发生不能用其他原因解释的抽搐或昏迷

诊断	妊娠20周后出现 血压：收缩压（SBP）≥140mmHg和（或）舒张压（DBP）≥90mmHg 尿蛋白≥0.3 g/24 h，或尿蛋白/肌酐比值≥0.3，或随机尿蛋白≥（＋） 子痫前期基础上发生不能用其他原因解释的抽搐或昏迷 器官受损：肝酶异常、肾功能受损、血液系统异常、心力衰竭、肺水肿

紧急评估

- 子痫发作时气道是否通畅
- 血压升高的程度：是否SBP≥160mmHg和（或）DBP≥110mmHg
- 重要脏器受损的程度
  - 肾：尿蛋白>2.0g/24h，尿量<400ml/24h或<17ml/h，血肌酐浓度>106μmol/L
  - 肝：天冬氨酸转氨酶比丙氨酸转氨酶升高的程度更大，乳酸脱氢酶升高
  - 血液系统：高凝状态、血小板减少和溶血等
  - 其他：如心力衰竭、肺水肿
- 胎儿状况：如胎儿生长受限或羊水过少、胎死宫内、胎盘早剥等

紧急处理

- 一般处理
  - 预防产妇坠地、唇舌咬伤，避免声光等一切不良刺激
  - 保持气道通畅、维持呼吸稳定
- 控制抽搐
  - 控制子痫抽搐：硫酸镁静脉负荷剂量为4～6g，维持剂量为1～2g/h，24h总量25～30g
  - 预防子痫发作：硫酸镁静脉负荷剂量为2.5～5.0g，维持剂量为1～2g/h，24h总量25g
  - 镇静治疗：硫酸镁禁忌者可使用地西泮、苯巴比妥、冬眠合剂
- 控制血压
  - 降压原则
    - 血压：BP≥160/110mmHg应降压治疗
    - BP≥140/90mmHg可使用降压治疗
    - 降压过程平稳：血压不可低于130/80mmHg，以保证子宫-胎盘血流灌注
    - 降压幅度：平均动脉压下降10%～20%为宜，24～48h达到稳定
    - 硫酸镁不作为降压药使用来控制血压
  - 降压药物
    - 拉贝洛尔：初始剂量20mg，最大单次剂量80mg，最大总剂量220mg/d
    - 硝苯地平：缓释片20mg 口服，每天1～2次，紧急时舌下含服10mg
    - 尼卡地平：静脉输注，以1mg/h为起始剂量，根据血压变化调整用量
    - 酚妥拉明：以10μg/min 的速度开始静脉输注，应根据降压效果调整输注剂量
    - 硝酸甘油：初始剂量5～10μg/min，静脉输注，维持剂量20～50μg/min
    - 硝普钠：0.5～0.8μg/（kg·min），静脉输注，产前应用时间不宜超过4h

严密监测

- 紧急监测：血压、心率、呼吸、心电图、血气分析、电解质、尿量等
- 后续监测：胎盘早剥、凝血功能、血清硫酸镁浓度等
- 重要脏器功能监测：心、肝、肾、中枢神经系统等

麻醉注意事项

- 肥胖、水肿、高血压、液体容量相对超负荷
- 预防血栓形成
- 防治呕吐、误吸
- 注意凝血功能障碍
- 首选连续硬膜外阻滞或腰硬联合阻滞，对于有椎管内阻滞禁忌者应选全身麻醉

二、子痫抢救解析

妊娠 20 周后出现收缩压≥140mmHg 和（或）舒张压≥90mmHg，且伴有下列任一项：尿蛋白≥0.3g/24h，或尿蛋白/肌酐比值≥0.3，或随机尿蛋白≥（＋）（无法进行尿蛋白定量时的检查方法）；无蛋白尿但伴有以下任何一种器官或系统受累：心、肺、肝、肾等重要器官，或血液系统、消化系统、神经系统的异常改变，胎盘–胎儿受到累及等。血压和（或）尿蛋白水平持续升高、母体器官功能受损或胎盘–胎儿并发症是子痫前期病情向重度发展的表现。子痫是子痫前期基础上发生不能用其他原因解释的抽搐或昏迷。

（一）病理生理

1. 血管改变 子痫前期患者循环血容量相对不足、血液浓缩，且各种血管活性物质（包括前列环素、血栓素 A_2、一氧化氮和内皮素等）相互作用导致强烈血管痉挛。由于子痫前期常伴有毛细血管渗漏和胶体渗透压降低，积极的补液治疗存在肺水肿的风险。

2. 血液系统 子痫前期，尤其是伴有严重症状的患者，可能发生各种血液学改变，包括高凝状态、血小板减少和溶血等。血小板减少是血小板活化、聚集和消耗的结果，是疾病严重程度的标志。

3. 肝 子痫前期伴严重表现患者的肝功能可发生显著改变。天冬氨酸转氨酶（aspartate aminotransferase，AST）比丙氨酸转氨酶（alanine aminotransferase，ALT）升高的程度更大，可能有助于区分子痫前期与其他潜在原因导致的肝疾病。血乳酸脱氢酶（lactate dehydrogenase，LDH）浓度升高是由肝功能异常和溶血引起。随着子痫前期进展，肝合成功能改变，导致凝血功能异常。

4. 肾 子痫前期典型的肾脏改变为肾小球内皮增生。肾血管痉挛，肾小球滤过率降低，导致重度子痫前期患者少尿。尿酸产生增加，近端肾小管中再吸收增加、排泄减少，导致子痫前期患者高尿酸血症。

5. 胎儿结局 子痫前期患者中，子宫胎盘缺血的临床表现包括胎儿生长受限、羊水过少、胎盘早剥及胎儿监测显示胎儿状态不稳定；因此，子痫前期患者早产的风险增加。

（二）临床表现

1. 持续性头痛、视觉障碍或其他中枢神经系统异常表现。

2. 血压持续升高 SBP≥160mmHg 和（或）DBP≥110mmHg。

3. 持续性上腹部疼痛及肝包膜下血肿或肝破裂表现。

4. 肝酶异常 ALT 或 AST 水平升高。

5. 肾功能受损 尿蛋白>2.0g/24h；少尿（24h 尿量<400ml 或每小时尿量<17ml）、血肌酐浓度>106μmol/L。

6. 低蛋白血症伴腹水、胸腔积液或心包积液。

7. 血液系统异常 血小板计数呈持续性下降并低于 $100×10^9$/L；微血管内溶血，表现有贫血、黄疸或血 LDH 水平升高。

8. 心力衰竭、肺水肿。

9. 胎儿生长受限或羊水过少、胎死宫内、胎盘早剥等。

（三）诊断

1. 病史　注意询问患者妊娠前有无高血压、肾病、糖尿病及自身免疫性疾病等病史或表现，有无妊娠期高血压疾病史；了解患者此次妊娠后高血压、蛋白尿等症状出现的时间和严重程度；有无妊娠期高血压疾病家族史。

2. 高血压的诊断　如两次测量均为 SBP≥140mmHg 和（或）DBP≥90mmHg，诊断为高血压。对严重高血压孕妇 SBP≥160mmHg 和（或）DBP≥110mmHg 时，间隔数分钟重复测定后即可以诊断。

3. 蛋白尿的检测　所有孕妇每次产前检查均应检测尿蛋白或尿常规。尿常规检查应选用中段尿。可疑子痫前期孕妇应检测 24h 尿蛋白定量。尿蛋白≥0.3g/24h 或尿蛋白/肌酐比值≥0.3，或随机尿蛋白≥（+）定义为蛋白尿。应注意蛋白尿的进展性变化，以及排查蛋白尿与孕妇肾疾病和自身免疫性疾病的关系。

4. 辅助检查　①血常规、尿常规；②肝肾功能；③眼底检查；④血电解质浓度及动脉血气分析；⑤超声等影像学检查肝、肾等脏器及胸腔积液、腹水情况；⑥超声检查胎儿生长发育指标；⑦头颅 CT 或磁共振检查。

（四）紧急评估

妊娠期高血压疾病的病情复杂、变化快，分娩和产后的生理变化及各种不良刺激等均可导致病情加重。对产前、产时和产后的病情进行密切监测和评估十分重要，目的在于了解病情轻重和进展情况，及时合理干预、早防早治，避免不良妊娠结局的发生。

1. 基本监测　注意头痛、眼花、胸闷、上腹部不适或疼痛及其他消化系统症状，检查血压、体重、尿量变化、血常规和尿常规，注意胎动、胎心等的监测。

2. 孕妇的特殊检查　包括眼底、凝血功能、重要器官功能、血脂、尿蛋白定量和电解质等检查，有条件的单位建议检查自身免疫性疾病相关指标。

3. 胎儿的特殊检查　包括胎儿电子监护和超声监测胎儿生长发育、羊水量，如可疑胎儿生长受限，应检测脐动脉和大脑中动脉血流阻力等。

4. 检查项目和频度　根据病情决定，以便于掌握病情变化。

（五）紧急处理

紧急处理主要包括控制抽搐、控制血压。子痫发作时的紧急处理要注意与其他抽搐性疾病（如癔病、癫痫、颅脑病变等）进行鉴别。

1. 一般处理　子痫发作时应预防患者坠地、唇舌咬伤，需保持气道通畅，维持呼吸、循环功能稳定，密切观察生命体征、尿量等，避免声、光等一切不良刺激。

2. 控制抽搐　硫酸镁是治疗子痫及预防复发的首选药物。

（1）控制子痫抽搐：静脉用药负荷剂量为 4～6g，溶于 10% 葡萄糖注射液 20ml 静脉注射（经 15～20min），或溶于 5% 葡萄糖注射液 100ml 快速静脉滴注，继而以 1～2g/h 的速度静脉输注维持。

（2）预防子痫发作：适用于重度子痫前期和子痫发作后，负荷剂量 2.5～5.0g，维持剂量与控制子痫抽搐相同。用药时间长短根据病情需要调整，一般静脉输注 6～12h/d，24h 总量不超过 25g。子痫患者产后需继续应用硫酸镁 24～48h。注意事项：血清镁离子有效治疗浓度为 1.8～3.0mmol/L，超过 3.5mmol/L 即可出现中毒症状。使用硫酸镁的前提：膝腱反射存在；呼吸频率≥16 次/分；尿量≥25ml/h（即≥600ml/d）；备有 10% 葡萄糖酸钙。

3. 控制血压　当持续 SBP≥160mmHg、DBP≥110mmHg 时要积极降压以预防心脑血管并发症。注意监测子痫之后的胎盘早剥、肺水肿等并发症。

（1）拉贝洛尔：是 α、β 受体阻滞药。口服：50～150mg，3～4 次/日。静脉注射：初始剂量 20mg，10min 后如未有效降压则剂量加倍，最大单次剂量 80mg，直至血压被控制，每日最大总剂量 220mg。静脉输注：50～100mg 加入 5%葡萄糖注射液 250～500ml，根据血压调整滴速，血压稳定后改口服。

（2）硝苯地平：为二氢吡啶类钙通道阻滞药。用法：5～10mg 口服，3～4 次/日，24h 总量不超过 60mg。紧急时舌下含服 10mg，起效快，但不推荐常规使用。缓释片 20mg 口服，1～2 次/日。

（3）尼莫地平：为二氢吡啶类钙通道阻滞药，可选择性扩张脑血管。口服：20～60mg，2～3 次/日。静脉输注：20～40mg 加入 5%葡萄糖注射液 250ml，每日总量不超过 360mg。

（4）尼卡地平：为二氢吡啶类钙通道阻滞药。口服：初始剂量 20～40mg，3 次/日。静脉输注：每小时 1mg 为起始剂量，根据血压变化每 10min 调整用量。

（5）酚妥拉明：为 α 受体阻滞药。用法：10～20mg 溶于 5%葡萄糖注射液 100～200ml，以 10μg/min 的速度开始静脉输注，应根据降压效果调整输注剂量。

（6）硝酸甘油：作用于氧化亚氮合酶，可同时扩张静脉和动脉，降低心脏前、后负荷，主要用于合并急性心力衰竭和急性冠脉综合征时的高血压急症的降压治疗。起始剂量 5～10μg/min，静脉输注，每 5～10min 增加滴速至维持剂量 20～50μg/min。

（7）硝普钠：为强效血管扩张剂。用法：50mg 加入 5%葡萄糖注射液 500ml，以 0.5～0.8μg/（kg·min）的速率缓慢静脉输注。妊娠期仅适用于其他降压药物无效的高血压危象孕妇，产前应用时间不宜超过 4h。

（六）严密监测

1. 监测　紧急监测：血压、心率、呼吸频率、心电图、脉搏血氧饱和度、血气分析、电解质、尿量。后续监测：胎盘早剥、凝血功能。重要脏器功能监测，如心、肝、肾、中枢神经系统等监测。血清镁离子浓度监测。

2. 终止妊娠的时机　子痫前期孕妇经积极治疗，而母胎状况无改善或者病情持续进展的情况下，终止妊娠是唯一有效的治疗措施；对于子痫，控制病情后即可考虑终止妊娠。

3. 终止妊娠指征　严重并发症包括重度高血压不可控制、高血压脑病和脑血管意外、子痫、心力衰竭、肺水肿、完全性和部分性 HELLP 综合征、DIC、胎盘早剥和胎死宫内。

4. 终止妊娠的方式　妊娠期高血压疾病孕妇，如无剖宫产指征，原则上考虑阴道试产，但如果不能短时间内阴道分娩，病情有可能加重，可考虑放宽剖宫产的指征。

（七）剖宫产术的麻醉管理

1. 容量评估和液体管理　子痫前期复杂的病理生理改变使得液体治疗复杂化。无论是内皮细胞损伤导致液体渗漏至间质还是液体容量超负荷，均导致子痫前期患者肺水肿的风险增加，静脉输液需要谨慎（<125ml/h），同时动态监测出入量。

2. 椎管内阻滞　在子痫前期的患者中，连续硬膜外阻滞或腰硬联合阻滞是优选的麻醉方式。其优点：

（1）良好的麻醉效果，减轻疼痛引起的循环波动。

（2）减轻循环中儿茶酚胺及应激相关激素的水平。

（3）改善子宫胎盘血流。

同时需注意，对于有高血压疾病的产妇在注射含有肾上腺素试验剂量时需要格外小心，意外的血管内注射可引起急性严重的高血压。

3. 全身麻醉　在下述情况下仍需选择全身麻醉，如严重持续存在的母体出血、持续存在的胎心过缓而母体气道无异常、严重的血小板减少症、凝血功能障碍等。全身麻醉管理要点：

（1）在严重高血压患者中，需要建立有创动脉压监测。

（2）做好术前气道评估及困难气道处理预案，预防反流、误吸。

（3）采用快速顺序诱导：静脉注射丙泊酚 1.5～2.0mg/kg，琥珀胆碱 1.0～1.5mg/kg 或罗库溴铵 0.6～1.0mg/kg。对于重度子痫前期的产妇推荐使用瑞芬太尼 0.5～1.0μg/kg。

（4）50%氧气＋50%氧化亚氮+异氟烷/七氟烷 0.5MAC 或 0.5～1MAC 的七氟烷吸入维持麻醉，直至胎儿娩出。胎儿娩出后可给予非去极化肌松药，适当追加芬太尼 150～250μg 或舒芬太尼 10～30μg 等阿片类镇痛药。将吸入麻醉药更换为静脉麻醉药，以免影响宫缩。为防止术中知晓必要时可静脉注射咪达唑仑 2～4mg。

（5）避免过度通气，防止胎儿酸中毒。

（6）术后镇痛可采用患者自控静脉镇痛（patient controlled intravenous analgesia，PCIA）或者 PCIA 复合超声引导下腹横肌平面阻滞。

子痫患者麻醉过程中应该注意：一般而言，只要产妇病情允许，应首选连续硬膜外麻醉或腰硬联合麻醉。术前产妇的血小板计数>$80×10^9$/L，椎管内阻滞是安全的。对于血小板计数<$50×10^9$/L 的产妇，不宜行椎管内阻滞。对于血小板计数在（50～80）×10^9/L 的产妇，当需要紧急剖宫产时，椎管内阻滞和全身麻醉之间要权衡利弊，如产妇气道解剖情况、血小板计数变化趋势等。特别要密切关注术前使用阿司匹林或围手术期应用低分子量肝素等抗凝药物引起的凝血功能的变化。困难气道中反复的气管插管操作将会导致气道水肿等并发症，气管插管及拔出气管导管时一过性但严重的高血压容易诱发心、脑血管意外。

（李海冰　王　云）

第四节　羊水栓塞抢救流程及解析

一、羊水栓塞抢救流程

| 定义 | 羊水栓塞是指在分娩过程中羊水突然进入母体血液循环引起的急性肺栓塞、过敏性休克、DIC、多器官衰竭或猝死的分娩期严重并发症，典型表现为产时、产后突发低氧血症、低血压和凝血功能障碍 |

| 诊断 | 发生在分娩、剖宫产术、刮宫术或是产后短时间内（多数发生在胎儿娩出前2h及胎盘娩出后30min内）
突发的呼吸困难、呛咳、发绀，甚至呼吸停止
突然出现尖叫、烦躁不安、抽搐、意识丧失或昏迷
突发血压下降、心率增快并迅速休克，甚至心搏骤停
无原因的大出血且为不凝血，伤口渗血，有时有全身出血倾向
注意：DIC型呼吸循环系统症状较轻，主要表现为产后出血，严重的产后出血也是导致产妇死亡的主要原因之一 |

紧急评估
- 是否气道通畅，是否存在低氧血症和呼吸停止
- 是否存在意识障碍，如烦躁不安、意识丧失或昏迷
- 心血管
  - 是否存在低血压、休克
  - 是否存在心律失常，如室性心动过速、无脉性心室颤动
  - 是否存在右心功能不全、急性肺动脉高压
- 凝血功能：全身黏膜出现瘀斑、阴道出血不止、伤口渗血
- 危险因素
  - 高龄初产，年龄≥35岁
  - 多胎经产妇、巨大胎儿
  - 胎膜早破或人工破膜
  - 前置胎盘、胎盘早剥
  - 剖宫产、死胎、子宫破裂
  - 宫缩过强或缩宫素应用不当

紧急处理
- 尽早诊断，及时处理
  - 纠正缺氧：面罩吸氧，必要时气管插管、机械通气
  - 抗休克
    - 综合考虑：羊水栓塞引起的休克与过敏、肺源性、心源性及DIC等多种因素有关
    - 扩容：输液，必要时输血
    - 纠正酸碱失衡
    - 常用血管活性药物
      - 肾上腺素：心肺复苏首选，0.2～1.0mg，静脉输注
      - 去甲肾上腺素0.05～0.30μg/（kg·min）
      - 多巴胺5～14μg/（kg·min）
  - 抗过敏：氢化可的松500～1000mg/d，静脉输注；或甲泼尼龙80～160mg/d，静脉输注；或地塞米松20mg静脉注射
  - 降低肺动脉压力
    - 前列环素10～50ng/（kg·min），吸入
    - 曲前列尼尔1～2ng/（kg·min），静脉输注，依次增加剂量
    - 罂粟碱30～90mg+5%葡萄糖注射液250ml，静脉输注
- 防治DIC
  - 抗凝治疗：目前不推荐常规使用肝素抗凝
  - 纠正凝血功能障碍
    - 新鲜冰冻血浆10～15ml/kg，首次
    - 冷沉淀1U/10kg
    - 纤维蛋白原4～6g
    - 血小板<50×10⁹/L，应补血小板
- 产科处理
  - 及时终止妊娠
  - 各种止血措施
  - 子宫切除

严密监测
- 紧急监测：血压、心率、呼吸、心电图、中心静脉压、血气分析、电解质等
- 后续监测：血常规、凝血功能、电解质、肺动脉压等

麻醉风险
- 呼吸循环衰竭是患者死亡的主要原因
- 患者心肺功能受损后导致的酸中毒及电解质紊乱，凝血功能障碍
- 缺血缺氧后再灌注导致的器官功能受损

轻症处理
吸氧、镇静、监测、观察

二、羊水栓塞抢救解析

羊水栓塞（amniotic fluid embolism，AFE）是指在分娩过程中，当母胎屏障破坏时，羊水成分进入母体循环，一方面引起机械性的阻塞，另一方面母体将对胎儿抗原和羊水成分发生免疫反应，当胎儿的异体抗原激活母体的炎症介质时，发生炎症、免疫等"瀑布样"级联反应，从而发生类似全身炎症反应综合征，引起肺动脉高压、肺水肿、严重低氧血症、呼吸衰竭、循环衰竭、心搏骤停、严重出血、DIC、多器官功能衰竭等一系列表现。基于临床表现可以分为两种类型：呼吸循环衰竭型和 DIC 型，其中 DIC 型表现为产后出现阴道不凝血，继而宫缩乏力、大出血、休克。羊水栓塞是孕妇在围产期发生的严重并发症，是一种发病率低，但病死率高、不可预料、极其凶险的灾难性事件，病死率可高达 80%。

（一）病因

羊水栓塞的发生通常需要具备以下基本条件：羊膜腔内压力增高（子宫收缩过强或强直性子宫收缩）；胎膜破裂（其中 2/3 为胎膜早破，1/3 为胎膜自破）；宫颈或宫体损伤处有开放的静脉或血窦。

发生羊水栓塞通常有以下诱因：经产妇居多；多有胎膜早破或人工破膜史；常见于宫缩过强或缩宫素（催产素）应用不当；胎盘早期剥离、前置胎盘、子宫破裂或手术产易发生羊水栓塞。

（二）病理生理改变

虽然羊水栓塞的病因仍不明确，但目前比较公认的病理生理学改变为羊水成分进入母体，胎儿异体抗原激活敏感母体，引起类似过敏样反应，诱发免疫、凝血等"瀑布样"级联效应，从而导致肺动脉高压、低血压、DIC 等临床表现。

1. 肺动脉高压与呼吸衰竭　典型羊水栓塞患者在起病数分钟内出现严重肺动脉高压及低氧血症。各种原因导致羊水进入母体血液循环，少量有形成分如胎儿鳞状上皮细胞、毳毛及胎粪等物质除可直接栓塞肺小血管外，还可反射性地引起肺血管痉挛。羊水中含有的或刺激母体产生的大量活性成分如白三烯、内皮素、前列腺素及血栓素等物质，可造成血管舒缩功能障碍，引起肺血管的异常收缩痉挛，导致肺动脉高压。同时，这些活性物质可使肺血管通透性增加，形成肺水肿，进一步加重肺动脉高压。另外，羊水中促凝物质可促使母体肺血管内产生大量微血栓。在上述致病机制的共同作用下，患者出现严重的血气交换病理损伤，临床上绝大部分患者可能出现严重的发绀、呼吸困难及低氧血症。

与此同时，羊水中含有的或刺激母体产生的活性成分又可引起支气管痉挛及分泌物增多，导致严重的通气障碍，部分患者可能出现呛咳症状；大面积肺血栓的形成导致肺血流量急剧减少，反射性兴奋迷走神经，可致支气管进一步强烈痉挛，故临床上可以见到少数患者因严重肺通气障碍而表现为惊叫一声后突发心搏、呼吸骤停。

强烈的肺血管痉挛、肺栓塞与支气管痉挛互相促进，形成恶性循环。短时间内造成严重的肺动脉高压，患者迅速出现呼吸衰竭。

2. 休克与循环衰竭　羊水栓塞患者在持续肺动脉高压的基础上出现急性右心衰竭，而严重的肺动脉高压和右心衰竭导致左心室回心血量不足，每搏输出量骤降，继发冠状动脉灌注不足及心肌细胞缺血缺氧，从而出现急性左心衰竭。随着右心室充血扩张，室间隔极度左移，引起左心室容量受限，加速了急性左心衰竭的进展。严重的急性左心衰竭导致心肌缺血、循环衰竭，患者可出现突发心搏骤停及顽固性低血压。羊水中含有的或刺激母体产生的活性成分导致外周血管舒缩功能障碍，呈现异常舒张状态，故临床上可出现四肢厥冷、面色苍白及顽固性低血压。由于羊水栓塞患者全身广泛微血栓形成，存在消耗性凝血功能障碍合并纤溶亢进，故患者可能发生严重的产后出血。

　　基于急性左心衰竭、外周血管舒缩功能障碍及凝血功能障碍三大病理生理学改变，羊水栓塞患者循环系统迅速衰竭，常表现为难以纠正的顽固性休克及 DIC。

　　3. 凝血功能障碍与产后出血　超过 50% 的羊水栓塞患者伴有凝血功能障碍及 DIC。羊水中的促凝物质进入母体血液循环后与凝血因子Ⅶ形成复合物，通过激活凝血因子 X 启动外源性凝血途径，最终导致广泛的微血管内血栓形成，引起 DIC 及消耗性凝血功能障碍。羊水中的促凝物质还可通过破坏血小板加重消耗性凝血功能障碍。同时，羊水中又含有丰富的纤溶物质，这些物质进入母体后激活纤溶系统，致使纤溶亢进，进一步加重凝血功能障碍，导致患者出现难治性产后出血。

　　（三）临床表现

羊水栓塞的典型临床表现为产时和产后出现突发的低氧血症、低血压和凝血功能障碍。

　　1. 前驱症状　约半数的患者在阴道分娩后或剖宫产术时突然主诉胸闷、憋气、呛咳、呼吸急促、心慌、头晕、恶心呕吐、焦虑、烦躁甚至濒死感等非特异性症状。

　　2. 呼吸循环衰竭　根据病情分为暴发型和缓慢型两种。暴发型为前驱症状之后，很快出现呼吸困难、发绀。急性肺水肿时有咳嗽、咳粉红色泡沫痰、心率快、血压下降甚至消失。少数病例仅尖叫一声后心搏和呼吸骤停而死亡。缓慢型的呼吸循环系统症状较轻，甚至无明显症状，待至产后出现流血不止、血液不凝时才被诊断。

　　3. 凝血功能障碍　部分羊水栓塞病例在临床上缺少呼吸循环系统的症状，起病即以产后不易控制的阴道出血为主要表现，容易被误认为子宫收缩乏力引起产后出血。临床上表现为产后大出血，且血液不凝，全身皮肤黏膜出血、伤口渗血及穿刺口出血等 DIC 的表现。

　　4. 多器官功能损害　本病全身脏器均受损害，肾是除心肺功能衰竭和凝血功能障碍外最常受损的器官。

　　（四）诊断

　　1. 羊水栓塞发生在分娩、剖宫产术、刮宫术或是产后短时间内（多数发生在胎儿娩出前 2h 及胎盘娩出后 30min 内）。

　　2. 临床症状

　　（1）突发的呼吸困难、呛咳、发绀，甚至呼吸停止。

　　（2）突然出现尖叫、烦躁不安、抽搐、意识丧失或昏迷。

　　（3）突发血压下降、心率增快并迅速休克，甚至心搏骤停。

　　（4）无原因的大出血且为不凝血，伤口渗血，有时有全身出血倾向。

　　3. 辅助检查

　　（1）超声心动图：可表现为急性右心衰竭，并出现急性肺动脉高压。

　　（2）有血管内凝血因子消耗或纤溶亢进的实验室证据（血小板进行性下降、纤维蛋白原下降<1.5g/L、凝血酶原时间和活化部分凝血活酶时间进行性延长、D-二聚体异常升高）。

　　（3）X 线：双侧弥漫性点片状浸润阴影；伴右心扩大和（或）肺不张。

（五）紧急评估

1. 呼吸系统评估

（1）是否气道通畅。

（2）是否存在低氧血症和呼吸停止：在吸空气情况下 SpO_2 ＜90%或 PaO_2 ＜60mmHg，吸氧时（FiO_2 30%～40%）SpO_2 ＜95%即可诊断为低氧血症，应予面罩或加压给氧；出现低氧血症且 SpO_2 持续降低或呼吸停止，应予以紧急气管插管、机械通气，同时应迅速准备复苏设施。

2. 评估是否存在意识障碍　如意识淡漠、烦躁不安、抽搐、意识丧失或昏迷等。

3. 循环系统评估

（1）是否存在急性低血压：在血压平稳的基础上血压突然降低，SBP＜90mmHg，甚至迅速下降发生心搏骤停。

（2）是否存在心律失常：在没有心血管疾病基础上突发恶性心律失常，常为室性心动过速、无脉性心室颤动。

（3）是否存在右心功能不全：既往无心脏病史，急诊心脏彩超检查出现急性右心功能不全、急性肺动脉高压。

4. 凝血系统评估　是否存在凝血功能障碍，如全身黏膜出现瘀斑、伤口开始渗血、阴道出血不止、穿刺口渗血等不能用其他原因解释的严重出血，说明凝血系统损害；急诊血气分析、凝血功能化验提示血管内凝血或纤维蛋白溶解。

5. 高危因素

（1）高龄初产，年龄≥35 岁。

（2）多胎经产妇、巨大胎儿。

（3）胎膜早破或人工破膜。

（4）前置胎盘、胎盘早剥。

（5）剖宫产、死胎、子宫破裂。

（6）宫缩过强或缩宫素应用不当。

（7）常规体外受精术后、过敏体质、某些特定种族。

（六）紧急处理

紧急处理主要包括呼吸、循环系统及凝血功能的支持。

1. 早诊断　目前，羊水栓塞尚无统一的诊断标准，主要是基于临床表现的排除性诊断。在分娩过程中或胎儿娩出后孕产妇突然出现喘憋、血压下降、发绀、呼吸循环衰竭、呼吸心搏骤停、产后大出血、DIC 且无其他原因可以解释的症状即应考虑羊水栓塞。

2. 团队化流程抢救　快速诊断基础上的多学科团队化抢救是改善母婴预后的关键。多学科团队应包括产科各级医师、助产士、护士、麻醉医师，以及血库、手术室、药房、内科、重症医学科及行政管理部门等医务人员。组成有序的多学科团队抢救流程，包括生命支持、心肺复苏、液体和循环管理、抗过敏治疗、快速娩出胎儿及抢救复苏、急诊化验等的处理。

3. 早处理

（1）充分供氧：呼吸困难与发绀者，立即加压给氧；昏迷者立即气管插管予机械通气治疗。

（2）抗过敏治疗：地塞米松 20mg 静脉注射，再予 20mg 静脉输注；氢化可的松 500～1000mg 静脉输注；甲泼尼龙 80～160mg 静脉输注；钙剂静脉注射。必要时予肾上腺素 0.1～0.5mg 静脉注射，可有效解除支气管痉挛。

（3）降低肺动脉压力：使用前列环素、西地那非、罂粟碱等特异性舒张血管平滑肌的药物。

1）前列环素 10～50ng/（kg·min）吸入，或曲前列尼尔 1～2ng/（kg·min）静脉泵注，依次增加剂量直至达到效果。

2）西地那非：每次 20mg，口服，3 次/日，或通过鼻饲和（或）胃管给药。

3）罂粟碱 30～90mg+5%葡萄糖注射液 250ml 静脉输注。

4）其他

a. 氨茶碱 0.25～0.50g+5%葡萄糖注射液 100ml 静脉输注。

b. 东莨菪碱 0.25～0.50g+10%葡萄糖注射液 20ml 缓慢静脉输注。

c. 阿托品 1～2mg，静脉注射（心率＞120 次/分慎用）。

d. 酚妥拉明 5～10mg，静脉输注。

（4）抗休克：扩容、纠正酸中毒、血管活性药物。

1）扩容：液体复苏首选晶体液（如醋酸林格液、乳酸林格液），保持 SBP≥90mmHg，尿量≥25ml/h，PaO_2＞60mmHg；积极补足有效血容量，但也要注意限制液体入量，否则容易引发心力衰竭、肺水肿。

2）纠正酸中毒：维持酸碱和电解质平衡，可静脉给予 5%碳酸氢钠溶液 3～5mg/kg 纠正酸中毒。

3）血管活性药物：对于顽固性低血压，尽快尽早使用血管活性药物，如去甲肾上腺素或多巴胺；去甲肾上腺素 0.05～3.30μg/（kg·min），静脉泵注；多巴胺 5～14μg/（kg·min），静脉泵注，根据血压情况调整。多巴酚丁胺、磷酸二酯酶抑制剂兼具强心和扩张肺动脉的作用，可根据情况使用。多巴酚丁胺 2.5～5.0μg/（kg·min），静脉泵入；磷酸二酯酶抑制剂（米力农）0.25～0.75μg/（kg·min），静脉泵入。

（5）DIC 和继发纤溶的治疗

1）抗凝治疗：因为羊水栓塞进展迅速，难以掌握何时是 DIC 的高凝时期，故目前不常规推荐早期使用肝素抗凝；如有条件单位，可早期使用血栓弹力图监测血液凝固情况。

2）输注新鲜血、新鲜冰冻血浆、冷沉淀及纤维蛋白原：新鲜冰冻血浆中含大量凝血因子，在血液低凝期需快速大量补充新鲜冰冻血浆，输纤维蛋白原一般宜小于 6g。冷沉淀中含凝血因子Ⅰ、凝血因子Ⅴ、凝血因子Ⅷ、凝血因子ⅩⅢ，可补充纤维蛋白原，常用剂量为 0.1～0.5U/kg。目前不推荐用重组活化凝血因子Ⅶa 治疗羊水栓塞导致的 DIC。

3）输注血小板：当血小板＜$50×10^9$/L，应输血小板。

4）抗纤溶治疗：①氨甲环酸：1g，缓慢静脉输注；②6-氨基己酸：静脉输注，初用量为 4～6g，用 5%～10%葡萄糖注射液或生理盐水 100ml 稀释，维持量为每小时 1g，维持时间依病情而定。

（6）产科处理：若羊水栓塞发生在胎儿娩出前，抢救孕妇的同时应尽快娩出胎儿，并注意新生儿的复苏和抢救。若孕产妇已发生心搏骤停，腹中胎儿妊娠已达 23 周以上，在进行心肺复苏的同时准备紧急剖宫产术。对于出血的处理应根据具体情况判断，出血明显时积极抗休克、处理胎盘的剥离面、DIC 治疗、子宫动脉结扎或髂内动脉结扎、子宫内填塞；子宫收缩乏力时酌情用缩宫素。对于难以控制的出血或危及患者生命，应果断切除子宫。

（7）监护措施：在积极抢救的同时要对羊水栓塞患者进行严密的监护，包括连续动态监测心电、血压、血氧饱和度及出入量；有条件时进行呼吸功能的监测、肺动脉导管监测（包括监测心排血量、中心静脉压、肺毛细血管楔压及肺动脉压）等，还包括血气分析、凝血功能、血常规和血生化的动态监测。

（8）其他治疗方法

1）雾化吸入选择性肺血管扩张剂一氧化氮：对于在产程中表现为急性右心衰竭和肺动脉高

压的患者有一定的效果。

2）对于严重心肺衰竭的患者运用体外膜肺氧合救治已有成功案例。

3）据报道，血浆置换可用于羊水栓塞的救治，这种治疗方法可去除血液循环中胎儿成分细胞碎片，改善体液反应及纠正酸中毒，但不宜在羊水栓塞的急性期进行。

（七）麻醉风险及麻醉注意事项

1. 麻醉风险

（1）呼吸循环衰竭是患者死亡的主要原因。

（2）心肺功能受损后可导致酸中毒、电解质紊乱和凝血功能障碍。

（3）缺血缺氧后再灌注导致的器官功能受损。

2. 麻醉注意事项

（1）术前评估注意：对有高危因素（高龄、早产、瘢痕子宫、羊水过多、子宫破裂、胎膜早破等）的产妇，要有可能发生羊水栓塞的预见性。

（2）在胎儿出生后应密切观察产妇状态，若产妇在分娩后出现烦躁不安、呼吸急促等症状，应警惕是羊水栓塞发病前兆，时刻准备抢救。

（3）密切监测产妇生命体征，并严格监测尿量、血氧饱和度、血压等指标，若突然出现低血压、低血氧和心律失常，应怀疑羊水栓塞发生，立即进行抢救和处理。

（4）对产后大出血的产妇，应及时评估出血量并做好输血准备；对不明原因的大出血应及时监测凝血功能变化并补充相应凝血因子，但在输注过程中尽量避免由于负荷过量造成右心衰竭及肺水肿等并发症发生。

（5）对怀疑或已确诊为羊水栓塞的产妇，应尽快建立 2～4 条静脉输液途径，建议取中心大静脉，以保证抢救药物可以最快的速度进入体内。

（王寿平　王　云）

第三十一章 急性肾损伤抢救流程及解析

第一节 急性肾损伤抢救流程

定义 → 由肾脏结构或功能异常引起的一类临床综合征。任何病因引起肾功能短期内急剧下降，导致肾小球滤过率显著降低、尿量显著减少、尿素氮和血肌酐急骤且持续升高可被定义为急性肾损伤

诊断
- 诱因：如感染、败血症、创伤、休克和使用肾毒性药物等
- 尿量：突发少尿或无尿，尿量<0.5 ml/（kg·h）且持续超过6h，或尿量<400ml/24h
- 血肌酐：48h内绝对值增加≥0.3mg/dl（≥26.5μmol/l）或者增加幅度≥50%（升高后的值达到1.5倍）基础值

紧急评估

优先识别
- 高钾血症：尤其血钾浓度>6mmol/L为危急值，需紧急处理
- 代谢性酸中毒：pH<7.25、BE<-10mmol/L、HCO_3^-<16mmol/L
- 急性肺水肿：呼吸困难、端坐呼吸，甚至严重低氧血症（呼吸频率>32次/分，SpO_2<75%）可提示急性严重肺水肿

分级评估

	分级		
	风险	损伤	衰竭
血肌酐	48h内增高至基础值的1.5~2倍或48h内血肌酐增加值≥0.3mg/dl	>基础值的2~3倍	3.0倍基础值或血肌酐增加值≥4.0mg/dl（≥353.6mmol/L）或开始肾替代治疗或18岁以下儿科患者肾小球滤过率下降至35 ml/（min·1.73m²）及以下
尿量	6~12h内尿量持续<0.5ml/（kg·h）	超过12h尿量持续<0.5ml/（kg·h）	超过24h尿量持续<0.3ml/（kg·h）或超过12h持续无尿

判断病因
- 肾前性
  - 肾灌注减少
    - 心脏前负荷降低：如血容量、细胞外液量降低等
    - 心脏功能降低：如泵功能、传导功能、瓣膜功能和供氧等
    - 心脏后负荷降低：如过敏、感染性休克等
  - 肾滤过受限
    - 肾血管收缩药物的使用：如去甲肾上腺素等
    - 肾调节受损：如肾素-血管紧张素-醛固酮系统调节功能减退，多与药物有关
- 肾性：肾小球疾病、肾小管疾病、肾血管疾病、肾间质疾病
- 肾后性：梗阻最多见

纠正高钾血症
- 5%氯化钙或10%葡萄糖酸钙1~2g，静脉滴注
- 静脉输注5%碳酸氢钠溶液100~200ml
- 25%~50%葡萄糖注射液50ml+5~10U胰岛素，30min内静脉输注
- 离子交换树脂
- 透析治疗

紧急处理
├─ 纠正代谢性酸中毒
│　　├─ pH<7.25，HCO₃⁻<16mmol/L，BE<−10mmol/L
│　　└─ 首次5%碳酸氢钠溶液1～2ml/kg，随后根据血气分析结果调整用量 pH<7.20；血液透析
│
└─ 治疗肺水肿
　　├─ 纠正缺氧
　　│　├─ 保持气道通畅，清除气道水肿液
　　│　├─ 面罩吸氧：大流量（6～8L/min）、高浓度（FiO₂ 60%～90%）
　　│　├─ 去泡剂：75%～95%酒精雾化吸入（氧流量4～6L/min）
　　│　├─ 充分镇静，减少氧耗：吗啡2～5mg，咪达唑仑3～5mg，静脉注射
　　│　├─ 扩张支气管：氨茶碱，每次0.25～0.5g（5%葡萄糖注射液稀释至20～40ml），一日0.5～1.0g，注射时间不得短于10min
　　│　├─ 无创呼吸机辅助通气
　　│　└─ SpO₂<75%应行气管插管，机械通气，并给予PEEP 5～10cm H₂O
　　├─ 降低肺循环阻力
　　│　├─ 酚妥拉明：每次0.5～1.0mg，静脉注射，严密监测下，每10～15分钟重复1次，直至症状改善后改为0.5～1.0mg/min静脉输注
　　│　└─ 东莨菪碱：解除血管痉挛和改善微循环，每次0.3～0.5mg，静脉注射硝酸甘油1～10kg/（kg·min）或硝普钠0.2～0.5kg/（kg·min）
　　├─ 改善肺毛细血管通透性
　　│　├─ 氢化可的松100～200mg或地塞米松10～20mg，静脉注射
　　│　├─ 抗组胺药：如异丙嗪和苯海拉明等
　　│　└─ 维生素C：2～5g加入200ml生理盐水，静脉输注
　　└─ 减轻心脏负荷
　　　　├─ 严格控制输入量
　　　　├─ 头高位或半卧位，促进肺内液体重新分布
　　　　├─ 利尿：如呋塞米，但应注意使用利尿药可能无效
　　　　└─ 透析治疗

├─ 早期血液透析
│　├─ 血钾浓度>6.5mmol/L
│　├─ 血肌酐浓度>3.5mg/dl（>300μmmol/L）
│　├─ pH<7.20
│　└─ 肺水肿、氧合指数≤200mmHg
│
└─ 病因治疗
　　├─ 肾前性
　　│　├─ 恢复肾灌注：适当的循环血量（胶体液、生理盐水或血制品）（输注的库血储存时间尽可能短）
　　│　└─ 停用相关药物
　　└─ 肾性 / 肾后性
　　　　├─ 针对原发病治疗
　　　　├─ 有尿路梗阻者应解除梗阻（如肾盂造瘘术）
　　　　└─ 必要时可请肾内科协助会诊

严密监测
├─ 传统反映急性肾损伤的生物学指标：尿量、尿比重、尿渗透压、肌酐、尿素氮、尿钠值、滤过钠排泄分数、自由水清除率、肌酐清除率、菊粉清除率，以及肾浓缩和稀释试验等
└─ 敏感反映急性肾损伤早期的生物标志物
　　├─ 反映肾小球滤过功能的生物标志物：胱抑素C、心房利钠肽前体（MR-proANP）、色氨酸糖复合物等
　　├─ 定位肾小管损伤的生物标志物（肾小管性尿酶）：谷胱甘肽转移酶、尿N-乙酰-β氨基葡萄糖苷酶、γ-谷氨酰转肽酶、碱性磷酸酶等
　　├─ 反映肾小管应激反应的生物标志物：中性粒细胞明胶酶相关脂质运载蛋白，尿IL-18，血小板活化因子，肾损伤因子-1，半胱氨酸高蛋白-61及微（micro）RNA等
　　└─ 反映肾小管功能不全的生物标志物（肾小管性蛋白尿）：尿β₂-微球蛋白、尿α₂-微球蛋白、白蛋白、腺苷脱氨酶结合蛋白、肾小管上皮细胞抗原-1、视黄醇结合蛋白、溶菌酶等

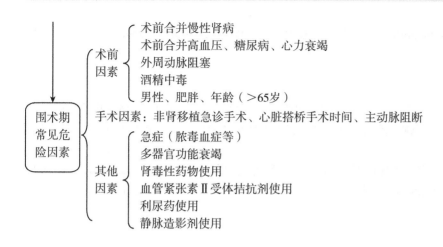

第二节　急性肾损伤抢救解析

一、定义及诊断

（一）肾的功能

肾是机体重要的排泄器官，其基本功能是滤过血液和生成尿液。机体代谢产生的有机酸、含氮产物等需通过肾排泄；肾也通过重吸收保留部分水份及其他物质，如葡萄糖、蛋白质、氨基酸、钠离子、钾离子等。肾良好的滤过和重吸收功能可维持机体的体液、渗透压，离子和酸碱度平衡。同时肾也是机体重要的内分泌器官，肾分泌的激素和生物活性物质对机体有重要的调节作用。

（二）急性肾损伤的定义

急性肾损伤（acute kidney injury，AKI）是指任何病因短期内（通常为48h内）引起的肾损伤，即肾结构和（或）功能显著减退，甚至丧失，表现为肾小球滤过率急剧下降，含氮产物潴留，水、电解质及酸碱失衡，并最终导致各系统并发症的临床综合征。

（三）急性肾损伤的主要病理生理改变

1. 水钠代谢紊乱　肾是水钠代谢和调节的重要脏器，肾功能不良可造成体内水、钠潴留，从而引发全身水肿，严重者可出现肺水肿、脑水肿、高血压、心力衰竭等。

2. 高钾血症　体内90%的钾需要通过肾排泄（钾代谢的特点为多吃多排、少吃少排、不吃也排），当肾功能不良时，钾的排泄障碍导致血钾升高，高钾血症最危险的是对心肌的抑制，可致严重的心律失常，甚至发生心室颤动，心脏停搏于舒张期。

3. 代谢性酸中毒　肾是调节酸碱平衡的主要脏器，体内非挥发性酸性产物主要靠肾脏排泄，肾功能不良时必然引起代谢性酸中毒。

目前，临床上主要通过检测血、尿相关指标来判断肾功能。其中尿量、24h尿肌酐反映肾脏排毒功能。血肌酐为机体肌肉的代谢产物，经肾排泄，反映肾的滤过功能，对肾功能监测有重要意义。

血肌酐的正常值：①男性0.6～1.5mg/dl（54～133μmmol/L）；②女性 0.5～1.1mg/dl（44～97μmmol/L）；③小儿 0.28～0.80mg/dl（24.9～69.7μmmol/L）。血肌酐浓度升高：①2.0～

3.4mg/dl（176.6～300μmmol/L），为急性肾衰竭；②浓度≥3.5mg/dl（≥309μmmol/L）为慢性肾衰竭。

（四）诊断

目前对 AKI 的诊断标准主要基于在一定致损伤因素(诱发因素)影响下血肌酐和尿量的改变。

1. 诱因　常见的致 AKI 诱因包括感染、肾毒性药物的使用、原发病突然加重、急慢性心力衰竭等。

2. 诊断标准　致损伤因素作用下，48h 内血肌酐绝对值增加≥0.3mg/dl（26.4μmol/L）；或血肌酐增加≥50%（达到 1.5 倍）基础值；或尿量<0.5ml/（kg·h），持续超过 6h。

二、严重并发症

（一）是否出现高钾血症

高钾血症是指血钾浓度>5.5mmol/L（可通过血气分析快速明确）。钾的主要排泄器官为肾脏，因此，高钾血症是 AKI 常见且严重的并发症。细胞膜内外血清钾浓度的平衡在细胞电生理中起重要作用。心肌细胞内的钾离子是维持静息状态膜电位的主要离子，静息膜电位降低会降低心肌细胞的传导速度，并增加去极化速度；这一病理变化可引起心肌稳定性降低，导致严重的心律不齐、缓慢性心律失常，甚至心搏骤停。严重高钾血症（通常指血清钾浓度>6.0mmol/L）是临床危急情况之一，严密的心电图监测并进行紧急干预至关重要。

（二）是否出现代谢性酸中毒

代谢性酸中毒是指由于细胞外液中 H^+ 增多或 HCO_3^- 减少造成的血 pH 低于正常值（pH<7.35）。肾有两种生理功能：重吸收及滤过 HCO_3^-（主要发生在近曲小管）和排泄 H^+（主要发生在集合小管）。肾是调节机体酸碱平衡的主要脏器，因此，AKI 时常出现代谢性有机酸的体内异常堆积，并最终导致酸中毒。严重代谢性酸中毒可引起细胞内外 H^+-K^+ 交换增加，进一步加剧高钾血症，诱发心律失常；同时，代谢性酸中毒本身亦会引起心肌收缩力降低，其机制与 H^+ 竞争性抑制 Ca^{2+} 与肌钙蛋白结合，降低兴奋-收缩耦联，以及直接抑制心肌细胞肌浆网释放 Ca^{2+} 有关。代谢性酸中毒还可引起血管平滑肌细胞对儿茶酚胺反应性降低。因此，怀疑 AKI 的患者应当动态监测血 pH 并及时处理酸中毒。

（三）是否出现急性肺水肿

AKI 另一个常见严重并发症是肺水肿。AKI 时肾脏滤过水功能受损，临床表现为无尿或少尿。由此引起的液体超负荷可引起肺间质中毛细血管静水压-血浆胶体渗透压平衡破坏；同时 AKI 引发肺血管炎症和肺血管内皮细胞损伤也破坏了上述平衡；以上两者相互叠加，最终导致肺水肿。

急性肺水肿可表现为突发性呼吸急促；自觉呼吸困难或窒息感；呼吸时有气泡音、喘息音或喘气音；咳嗽时出现粉红色泡沫样痰，伴有或不伴有大量出汗、皮肤发绀、意识混乱或血压明显下降且头晕，自觉虚弱或出汗等。

三、分级评估

AKI 抢救流程中所列的分级信息是根据《改善全球肾病预后组织（KDIGO）急性肾损伤指

导原则》划分的（具体见流程），该表强调了肌酐水平相对基线值的相对和绝对变化，以及多种 AKI 损伤严重程度的定义，同时该表也针对尿量给出了 AKI 的定义和分级。根据该原则 AKI 可分级为风险、损伤、衰竭三个级别，该分级为临床快速评估和管理患者提供了依据。

四、常见原因具体分析

AKI 的病因可分为肾前性、肾性和肾后性因素。在围手术期，由于血容量不足或相关慢性肾前性生理条件恶化，如因血容量过多而加重的充血性心力衰竭，患者的肾前性 AKI 风险可能会增加。当然，患者还可因输尿管、膀胱或尿道梗阻而导致肾后性 AKI 风险增加。围手术期肾性 AKI 的主要原因是急性肾小管坏死。

（一）肾前性 AKI

肾前性 AKI 由肾灌注减少引起，占 AKI 的 70%，肾前性 AKI 也是围手术期 AKI 的主要原因。这类患者自身肾功能可能正常，但由于肾灌注减少而导致肾小球滤过率降低。

1. 围手术期肾前性 AKI 主要原因 患者术前合并各种疾病使其前负荷降低（包括术前出血，腹腔压力增高如腹水、肠道水肿等，外周动脉阻塞致肾灌注降低，糖尿病等所致循环血容量降低，严重呕吐和腹泻所致细胞外液量降低等）或术前由于各种原因致心力衰竭[包括泵功能异常（如严重心肌病和严重肺动脉高压等）、传导功能异常（严重心律失常影响血流动力学），未经处理的瓣膜功能异常（主动脉狭窄等）、供氧功能障碍（心肌梗死等）等]及由于后负荷降低（包括术前合并过敏性休克和脓毒血症等）均可致肾灌注降低。围手术期部分药物也可引起肾前性 AKI，其主要机制是影响肾小球滤过率，如血管紧张素转换酶抑制剂和血管紧张素受体阻滞剂可通过引起出球小动脉扩张并降低肾小球内压力而减少肾滤过，血管活性药物和非甾体抗炎药通过改变肾微循环中血管收缩/舒张平衡也可降低肾小球滤过率。

2. 麻醉方式加重肾前性 AKI 不同的麻醉方式主要通过降低肾灌注影响肾功能。区域阻滞降低肾灌注的可能机制包括扩张局部血管，以及局部麻醉药对心肌的抑制作用，但总体来说，区域阻滞加重 AKI 效应并不显著。蛛网膜下腔或硬膜外阻滞可阻断 $T_4 \sim T_{10}$ 节段的交感神经，能抑制交感神经肾上腺素能反应，阻断儿茶酚胺、肾素及血管升压素的释放，引起外周血管扩张、降低肾灌注。与全身麻醉相比，腰硬联合麻醉用于活体供肾切除术似乎能增加移植肾的血流量，但是两者对受体的肾功能和预后影响没有差别。

3. 呼吸模式致肾前性 AKI 加重 机械通气可能引起肾小球滤过率、钠分泌和尿流量减少。因此，行间歇正压通气时气道压力不要过高，以免影响回心血量而引起低血压致 AKI 加重；同时要防止过度通气，肾衰竭患者长期处于酸中毒状况，肺泡-动脉氧分压差已经偏低，此时若发生过度通气，造成低碳酸血症引起氧离曲线左移，加重肾细胞缺氧。呼气末正压（positive end-expiratory pressure，PEEP）和持续气道正压（continuous positive airway pressure，CPAP）通气可减少回心血量，心排血量降低更加明显，因而造成低血压，使肾血流减少；因此，不主张用于肾功能损害的患者。

4. 麻醉药物致肾前性 AKI 加重 几乎所有全身麻醉药物都会降低心排血量和动脉血压，可能导致肾小球滤过率降低和术中尿量减少。

（1）阿片类药物：吗啡和哌替啶对 AKI 衰竭期患者影响较大，但芬太尼类药物则影响较小。AKI 衰竭期患者可由于高浓度的吗啡代谢产物 6-葡萄糖醛酸吗啡蓄积而引起呼吸抑制，甚至危及生命，因此，需慎用吗啡。同时，AKI 衰竭期患者也应警惕哌替啶代谢产物去甲哌替啶的蓄积及由此产生的中枢神经系统毒性作用。AKI 衰竭期患者的芬太尼清除率并不受到肾功能影响。舒芬太尼的药代动力学也不受肾疾病的影响，但其清除率和消除半衰期的变异性较芬太尼略大。阿芬太尼的临床效应增强，但其恢复并不延迟。瑞芬太尼的药代动力学和药效动力学均不受肾功能的影响。

（2）吸入麻醉药：所有的吸入麻醉药均可被部分生物转化，代谢的非挥发性产物几乎完全通过肾排出。而吸入麻醉药对中枢神经系统作用的消退依赖于肺部排除，因此，AKI 并不影响吸入麻醉药的作用。地氟烷用于 AKI 衰竭期患者的安全性已经得到证实。七氟烷的稳定性相对较差，钠石灰可导致其分解，而且七氟烷可在肝中进行生物转化；据报道，血浆无机氟化物的浓度在长时间吸入七氟烷后接近肾毒性水平（50μmol/L）；但是，临床尚未发现七氟烷损害肾功能方面的证据。多数吸入麻醉药可引起肾小球滤过率和尿钠排泄下降，但吸入麻醉药对肾血流量影响的结果并不一致，数据显示，肾血流量在使用氟烷、异氟烷和地氟烷时能够维持正常，但在使用恩氟烷和七氟烷时则下降。

（3）静脉麻醉药：从肌酐浓度的测定来看，丙泊酚对肾功能无不利影响。苯二氮䓬类药物，尤其是地西泮，半衰期长，容易产生蓄积。

（4）肌肉松弛药及其拮抗剂：由于琥珀胆碱被降解产生无毒的终末代谢产物前体经肾排泄，肾衰竭患者应避免长时间输注大剂量琥珀胆碱。尤其需要特别注意的是，给予琥珀胆碱后，血清钾浓度可能快速而短暂地升高，并最终对循环系统造成严重影响。因此，除术前 24h 内透析的肾衰竭患者外，否则不推荐使用琥珀胆碱。

非去极化肌松药的作用时间在肾衰竭患者中延长，如泮库溴铵在肾功能降低患者中的终末清除半衰期延长。阿曲库铵通过酯酶水解作用和霍夫曼消除形成无活性产物，后者不依赖肾排泄。顺阿曲库铵是阿曲库铵的顺式单体，由于顺阿曲库铵通过肾排泄只占 16%，因此，肾衰竭对其作用时间的影响很小，阿曲库铵和顺阿曲库铵可安全用于 AKI 衰竭期患者。有报道认为，肾衰竭期患者维库溴铵（约 30% 经肾消除）神经肌肉阻滞的时间延长，这可能与清除半衰期较长及血浆清除率降低有关。罗库溴铵在 AKI 衰竭期患者中的清除半衰期延长，因此在肾功能严重损伤甚至缺失的患者中，罗库溴铵的作用时间延长。短效药物美维库铵在 AKI 衰竭期患者中，其作用时间延长 10～15min；这可能与尿毒症或血液透析患者血浆胆碱酯酶活性降低有关，因而在肾功能严重损伤甚至缺失的患者中，美维库铵的输注量应减少。

5. 手术原因所致肾前性 AKI　如心脏搭桥手术和较长时间的主动脉阻断可引起循环血量减少从而降低肾灌注，腹腔镜手术中的腹腔内压增高（腹内高压是指压力超过 12mmHg）等也会导致抗利尿激素释放并加重 AKI。

（二）肾性 AKI

肾本身的病变也是 AKI 的重要原因，可根据病变肾小管、肾小球、肾间质或肾血管进行分类。

1. 急性肾小管坏死性 AKI　是住院患者肾性 AKI 最常见的类型。通常是由于肾小管缺血（如平均动脉压低于 55mmHg 与肾损伤有关）或肾小管毒性（使用对肾小管细胞有毒的药物）造成。与肾前性 AKI 不同，即便恢复了足够的血容量、充足的肾灌注、停用肾小管毒性药物，急性肾小管坏死都不会立刻得到改善。

2. 肾小球性 AKI　多继发于急性肾小球肾炎，急性肾小球肾炎的病因主要是全身性疾病（如系统性红斑狼疮）或肺-肾综合征。由于肾小球肾炎的治疗通常涉及免疫抑制药物或细胞毒性药物，甚至可能加剧肾功能进一步损伤，因此在开始治疗之前，建议进行肾活检以确诊。

3. 急性间质性肾炎　也可导致肾性 AKI，但多与药物使用有关（如抗生素和非甾体抗炎药等），患者用药史是诊断的关键，确诊需要肾活检。

4. 急性肾动脉或静脉病变　可导致肾性 AKI，肾动脉粥样硬化性疾病是最常见的病因，体检和病史可为血管病变导致的肾性 AKI 诊断提供重要线索，但确诊还需影像学检查。

（三）肾后性 AKI

肾后原因通常是由尿路梗阻造成，合并前列腺肥大是围手术期老年男性尿路梗阻的最常见原因。尿路流出道梗阻应作为术后 AKI 的主要考虑原因。对大多数肾后性 AKI 患者，尽早诊断并解除梗阻可改善肾功能。

五、治疗

AKI 治疗包括 3 个方面：与 AKI 相关的疾病或病因治疗、并发症治疗和尽可能减少进一步的肾损伤。因此，AKI 治疗原则包括紧急处理严重并发症、积极对因处理和后续支持治疗。

（一）紧急处理严重并发症

1. 高钾血症　治疗高钾血症首先是减少钾离子的摄入。5%氯化钙或 10%葡萄糖酸钙可用于稳定细胞膜并降低心律失常的风险，但由于氯化钙在静脉输注过程中可能外渗并造成组织坏死，因此在使用时应特别当心。静脉给予常规胰岛素 $5\sim10U$ 配伍 50%葡萄糖注射液可使钾从细胞外重新转移至细胞内。碳酸氢钠（静脉滴注 5%碳酸氢钠溶液 $100\sim200ml$）可增加肾远曲小管钠-钾交换，使肾排钾增加。对利尿药有反应的患者可以使用袢利尿药（如呋塞米等）。当上述治疗效果不佳或难治性高钾血症时，透析治疗可有效治疗高钾血症。具体高钾血症的治疗可参考第三十三章"高血钾的抢救流程及解析"，此处不再赘述。

2. 代谢性酸中毒　静脉滴注碳酸氢钠是纠正代谢性酸中毒主要手段。当 $pH<7.25$ 时可静脉滴注 5%碳酸氢钠溶液（首次剂量为 $1\sim2ml/kg$，此后可根据 pH 及其他血气结果继续调整并确定给予量）。同时，应维持电解质平衡，警惕低钾、低氯、高钾等。当 $pH<7.2$ 时，酌情进行血液透析治疗。

3. 肺水肿　其治疗包括纠正缺氧、降低肺循环阻力、改善肺毛细血管通透性及减轻心脏负荷。

（1）纠正缺氧：缺氧是急性肺水肿的常见并发症，缺氧又会进一步加重急性肺水肿。因此，保持气道通畅并及时清除气道中的水肿可降低通气阻力，提高氧合，改善患者的缺氧症状。酒精（30%~50%）湿化可降低肺泡及气管内泡沫的表面张力，使泡沫破裂，改善肺通气。一旦出现急性肺水肿，应立即面罩给氧，高浓度（$FiO_2 60\%\sim90\%$）、大流量（$6\sim8L/min$）的面罩给氧对 AKI 肺水肿是有益的。自主呼吸患者可给予 CPAP 模式增加肺通气量并提高氧合。非自主呼吸患者可行气管插管机械通气以保证氧合，除了增加氧供，减少氧耗，也可有效改善急性肺水肿症状。吗啡具有镇静及扩张静脉和小动脉作用，皮下注射或静脉注射吗啡 $5\sim10mg$ 可显著改善患者烦躁不安症状，并降低心脏负荷；地西泮（$5\sim10mg$）同样可使患者镇静，扩张外周血管，减少回心血量，减轻呼吸困难症状。但对于已存在呼吸抑制甚至神志不清患者，上述镇静药物需慎用或禁用，因其可能引起二氧化碳蓄积，进一步加重呼吸抑制甚至呼吸停止。支气管扩张药如氨茶碱（$0.25\sim0.50g$ 加入 5%葡萄糖注射液 $20\sim40ml$ 稀释后缓慢静脉注射，$0.5\sim1.0g/d$，注射时间不得短于 10min）可减轻支气管痉挛症状，同时也可扩张冠状动脉、降低肺循环阻力和利尿。

（2）降低肺循环阻力：肺循环阻力增加可加重急性肺水肿，氨茶碱除改善支气管痉挛症状外可作用于肺血管平滑肌细胞，降低肺循环阻力（剂量及用法同上）；酚妥拉明通过阻断 α 受体和间接激动 β 受体显著降低外周循环阻力（酚妥拉明 5mg+葡萄糖注射液 20ml，每次 0.5～1.0mg，缓慢静脉注射，并于严密监测下，每 10～15 分钟重复 1 次直至症状改善，症状改善后改为 0.5～1.0mg/min，静脉输注）；东莨菪碱（每次 0.3～0.5mg，静脉注射）除可减少腺体分泌保持气道干燥、通畅外，还可解除血管痉挛和改善微循环；硝酸甘油或硝普钠以 0.5μg/（kg·min）的速率静脉泵注可扩张外周血管，改善微循环，降低肺循环阻力。但应用扩血管药物要注意密切监测血压，建议采用有创血压监测，以便及时调整血管活性药物用量。

（3）改善肺毛细血管通透性：糖皮质激素可降低外周阻力，减少回心血量，降低毛细血管通透性，从而减轻肺水肿，同时糖皮质激素可缓解支气管痉挛、增加肾血流量。氢化可的松（100～200mg，静脉滴注）和地塞米松（10～20mg，静脉滴注）。组胺受体 H_1 多分布于毛细血管、支气管平滑肌，临床上常用的组胺 H_1 受体拮抗剂如异丙嗪（25～50mg，静脉注射）或苯海拉明（50mg，静脉注射）等可竞争性抑制细胞组胺 H_1 受体，抑制血管渗出、减轻组织水肿，降低毛细血管通透性。维生素 C 在体内可抑制组胺形成，改善肺毛细血管通透性，并减少组织液渗出。

（4）减轻心脏负荷：严格控制出量、入量。除了尿液之外，每天经汗液、唾液、粪便和呼气不感丢失的水分约有 400ml，发热或者腹泻的患者经这些途径丢失的水分更多（如发热时体温每升高 1℃，从皮肤丧失低渗液体增加 3～5ml/kg；中度出汗时失液量 500～1000ml/d；大量出汗时失液量可达 1000～1500ml/d）。

1）体位：头高足低位或坐位，减少静脉回流，可使肺内液体减少。

2）利尿：在严密监测血钾前提下给予作用快而强的利尿药，如呋塞米（20～40mg，静脉注射）可扩张静脉，降低心脏前负荷，但应注意 AKI 时使用利尿药可能无效。

3）血液透析治疗：可排出多余水分，用以治疗容量超负荷（尤其是对利尿药没有反应的肺水肿）。

（二）对因处理

AKI 治疗应围绕肾前性、肾性、肾后性进行。肾衰竭期患者麻醉期间应选用对循环和代谢影响小、可控性强、时效短的全身麻醉药物。同时，围手术期还必须保证重要脏器氧合能量的供需平衡；任何抑制心肌和（或）扩张血管而导致低血压情况下均将引起血流量下降并加重肾损伤。此外，肾衰竭期患者由于血浆蛋白低及贫血，药物容易过量。

1. 肾前性 AKI　术中维持足够的肾灌注可以减少围手术期肾损伤。维持循环系统的稳定性（如合理补液）对于保护肾灌注是必要的，同时也要注意避免容量超负荷。无论在术前、术中还是术后，以目标为导向输液、输红细胞和使用正性肌力药物均可达到期望的血流动力学目标，也可预防术后器官功能障碍。目前有关输入液体种类仍有争议。半合成胶体会导致肾损伤；与生理盐水相比，林格液对肾的损害较小。有明确出血且 Hb＜70g/L 时，应积极输血治疗，但应避免使用储存时间较长的库血，输血过程中应注意控制速度，并注意监测血钾水平。积极治疗原发病并慎用肾损伤药物和肾毒性药物对防治围手术期 AKI 至关重要。也有报道指出，术前优化心血管状况可改善 AKI 衰竭期患者的预后。

2. 肾性 AKI　积极治疗原发病并慎用肾损伤药物，必要时可请肾内科或泌尿外科会诊，共同制订治疗方案。

3. 肾后性 AKI 流出道梗阻是术后 AKI 常见原因，解除梗阻可采用插入导尿管或肾造瘘术等措施。

（三）支持治疗

1. 术前优化营养支持 营养支持应尽早进行，需保证每日足够的能量摄入。但要注意尽可能减少含氮废物的产生，同时限制饮食中的钾含量。

2. 围手术期维持体液平衡 严格统计液体出量、入量，并根据患者情况调整补液量至关重要。

3. 合理选择药物 在治疗原发病过程中的大部分药物都通过肾排泄，因此应注意选择无肾毒性、肾毒性小的药物，防止进一步加重肾损伤。

4. 血液透析治疗 透析的基本原理是指溶质依靠浓度差从半透膜的一侧转移至另一侧，只要代谢产物、药物、外源性毒物等的原子量或分子量大小适当，均能通过透析清除体外，由半透膜制成的滤器称为"人工肾"，是治疗难治性急性、慢性肾衰竭和药物中毒有效的办法。血液透析的绝对适应证：①无尿（至少 6h 无尿或尿量可忽略不计）；②严重少尿（12h 内尿量<200ml）；③难治性高钾血症（血钾浓度>6.5mmol/L）；④严重的代谢性酸中毒（pH<7.2，无论动脉血中二氧化碳的分压水平）；⑤容量超负荷（尤其是对利尿药无反应的肺水肿）；⑥严重的氮质血症（尿素氮浓度> 30mmol/L 或肌酐浓度> 300μmol/L）；⑦尿毒症的临床并发症（如尿毒症性脑病、尿毒症性心包炎、尿毒症性神经病变等）。

六、严密监测

传统反映 AKI 的生物学指标包括尿量、尿比重、尿渗透压、肌酐（Cr）、血清尿素氮（BUN）、尿钠值、滤过钠排泄分数、自由水清除率、内生肌酐清除率（CCr）、菊粉清除率，以及肾浓缩和稀释试验等。其中，识别 AKI 的生物学指标包括尿量、BUN 和 Cr。用于判断 AKI 病因的生物学指标则包括尿比重、尿渗透压、尿钠值、滤过钠排泄分数、尿素、尿分析、自由水清除率、CCr、菊粉清除率，浓缩和稀释试验等。

以传统标志物血清肌酐作为 AKI 诊断标准具有局限性，如血清肌酐不能准确反映肾功能，在 AKI 发展晚期、肾小球滤过率小于50%时，血清肌酐才升高，且血清肌酐受多种因素影响。近年来，新型生物标志物在早期发现和预防 AKI 方面取得了显著进展。

反映肾小球滤过功能的生物标志物：胱抑素 C、心房利钠肽前体（MR-proANP）、色氨酸糖复合物。在以上基于反映肾小球滤过功能的新型生物标志物中，最具优势的是胱抑素 C，胱抑素 C 是半胱氨酸蛋白酶抑制剂"超级家族"中的一员，由所有有核细胞恒速生成。胱抑素 C 的临床应用时间已超过 15 年，且可被快速测定。与肌酐类似，在 AKI 时，胱抑素 C 会积聚在循环血液内，并可用作测定肾小球滤过功能的标志物。在预测轻度慢性肾病及其后遗症时，血清胱抑素 C 要优于肌酐。

反映肾小管细胞的生物标志物（肾小管性尿酶）：谷胱甘肽转移酶（GST）、尿 N-乙酰-β氨基葡萄糖苷酶（NAG）、γ-谷氨酰转肽酶（γ-GT）、碱性磷酸酶、丙氨酸–(亮氨酸甘氨酸)–氨基肽酶等敏感生物学指标。肾小管细胞含有在肾内甚至肾小管部位具有高度特异性的酶，在细胞应激情况下，这些酶进入尿液，并且成为肾功能障碍的潜在标志物。这些标志物包括 GST 的两种异构体 α 和 π（分别来自近端和远端肾小管细胞溶质酶）、NAG（一种近端小管溶酶体酶）。一般的细胞刷状缘损害可通过其他标志物反映出来，这些标志物包括谷氨酰转肽酶（γ-GT）、碱性磷酸酶和丙氨酸–（亮氨酸–甘氨酸）–氨基肽酶。肾小管的酶的尿液排泄量增高除了说明肾小管细胞受损，也反映了肾小管细胞更新加快或其他一些代谢紊乱。

反映肾小管功能不全的生物标志物（肾小管性蛋白尿）：尿 β_2 微球蛋白、尿 α_1 微球蛋白、白蛋白、腺苷脱氨酶结合蛋白、肾小管上皮细胞抗原-1、视黄醇结合蛋白、溶菌酶等标志物。当小的蛋白被肾小球滤过时，近端小管通常会通过结合及胞吞作用经巨蛋白介导的转运系统将这些物质重吸收至体内。所谓的肾小管性蛋白尿的出现是由于这一过程出现功能性损害使得小蛋白漏至尿液内。通常经该过程重吸收的内源性低分子量蛋白包括 β_2 和 α_1 微球蛋白、白蛋白、腺苷脱氨酶结合蛋白、肾小管上皮细胞抗原-1、视黄醇结合蛋白、溶菌酶、核糖核酸酶等。尿中出现任何这些物质均预示着与 AKI 相关的近端肾单位功能异常。赖氨酸及其类似物（如 c 氨基己酸、氨甲环酸）可特定阻断肾结合部位，导致对低分子量蛋白重吸收的严重但可逆的抑制作用，该影响为一过性。

反映肾小管应激反应的生物标志物：中性粒细胞明胶酶相关脂质运载蛋白（NGAL），尿白细胞介素-18（IL-18），血小板活化因子，肾损伤因子-1（KIM-1），半胱氨酸高蛋白-61（Cyr-61），以及微 RNA（microRNA）等。肾缺血后极早期对基因的全转录组的研究证实了 NGAL 是一种由缺血的肾小管细胞生成的蛋白质。有研究显示，血浆和尿 NGAL 在血清肌酐升高前发生变化，可用于 AKI 的预测，而血浆 NGAL 可更好地预测透析和死亡的终点，也与后续发生 AKI 的进展相关。炎症是 AKI 在病理生理学方面的重要表现。细胞因子和黏附分子可介导肾损伤，尿液中细胞因子（如 IL-18 和血小板活化因子等）已被用作 AKI 的早期生物标志物。KIM-1 是一种跨膜蛋白质，在正常肾内的表达水平低；但在发生缺血性或肾毒性 AKI 时，其在近端小管细胞内的含量显著上调。多个研究证实，KIM-1 优于一些传统的肾损伤标志物。Cyr-61 作为细胞信号分子在组织修复与新生血管过程中起保护作用。肾缺血后可诱导肾小管上皮表达 Cyr-61，在肾缺血后 6～9h，Cyr-61 达到高峰，由于诱导速度快，Cyr-61 也成为 AKI 的早期标志物。

七、围手术期常见危险因素及管理

术前评估 AKI 风险可帮助临床医生在围手术期进行决策，包括调整手术时间（如造影剂给药后、心脏手术后应推迟手术）、恰当的术中血流动力学监测和管理，以及早期的术后干预。

高血压、糖尿病、心力衰竭、外周动脉阻塞、酒精中毒、老年肥胖男性（年龄＞65 岁）和腹内压增加等是围手术期 AKI 的主要危险因素。腹水在机械性压迫深静脉的同时激活交感神经引起肾动脉收缩，从而减少肾灌注，引起肾缺血性损伤。

AKI 的发生也与手术有关，如心脏手术 AKI 发生率高达 30%，腹腔镜手术中的腹腔内压增高也会导致抗利尿激素释放并加重 AKI。

围手术期部分药物的使用也可引起肾前性 AKI，如血管紧张素转换酶抑制剂、血管紧张素受体阻滞剂可通过引起出球小动脉扩张并降低肾小球内压力而减少肾滤过，血管活性药物和非甾体抗炎药可通过改变肾微循环中血管收缩/舒张平衡以降低肾小球滤过率。

八、肾衰竭期患者围手术期管理

1. 围手术期补液补血　少尿可能提示 AKI，但仅由于观察到少尿而盲目进行静脉补液也是欠妥的。术后 AKI 的最可能原因是灌注不足（肾前性）和流出道梗阻（肾后性）。对肾功能不全患者，围手术期合理的输血和输液是肾功能保护至关重要的措施。由于慢性肾功能不全患者对贫血已有一定耐受，血红蛋白保持在 80g/L 即可。肾功能不全患者难以耐受超量补液，在维持肾灌注的前提下实施欠量补充，则危害较小，但要防止欠量过多。输血尽量新鲜、保存期短，大量输库血容易引起高钾血症。

2. 维持足够的尿量和循环稳定　肾功能损害患者麻醉时注意监测尿量，术中应维持 1ml/(kg·h)。防治低血容量或心力衰竭，警惕肾血流灌注不足。必要时给予小剂量多巴胺[1～3μg/(kg·min)]保持循环稳定，还可增加肾血流和有效扩张肾血管；若剂量超过 10μg/(kg·min)，肾血管收缩，反而引起肾灌注减少。少尿时，应谨慎使用甘露醇和呋塞米排尿。

3. 避免使用肾毒性药物。

（俞　莹　张良成）

第三十二章 急性肝衰竭抢救流程及解析

第一节 急性肝衰竭抢救流程

定义 急性肝衰竭是指在原来无基础肝病史而短时间内发生大量肝细胞坏死及严重肝功能损害，并引起肝性脑病的一组严重临床综合征。其临床特点是既往无慢性肝病史，骤然起病，迅速出现黄疸、肝衰竭、出血和神经精神症状等

诊断
- 无基础肝病史，急性起病
- 症状和体征
  - 短期内黄疸进行性加深，肝进行性缩小，有肝臭
  - 严重消化道症状：伴有明显厌食、腹胀、恶心、呕吐等
  - 肝性脑病表现：如性格改变、行为异常、烦躁，直至昏迷
  - 有出血倾向
- 实验室检查
  - 血清总胆红素≥10×正常值上限，或每日上升≥17.1μmol/L
  - PTA≤40%（或INR≥1.5），且排除其他原因

紧急评估
- 呼吸
  - 是否气道通畅，有无阻塞（呕吐、反流、误吸）
  - 呼吸状态：有无肝臭味和低氧血症
- 心血管
  - 有无低血压、休克
  - 有无心律失常
- 是否存在意识障碍：如烦躁不安、嗜睡、昏迷

紧急处理
- 保持气道通畅、面罩吸氧（高浓度、大流量），维持SpO₂≥95%
- 胃管置入：保持消化道清洁、H₂受体拮抗剂或质子泵抑制剂
- 支持治疗
  - 推荐肠道内营养
  - 补充白蛋白或新鲜血浆、凝血因子等
  - 纠正水电解质紊乱和酸碱失衡（低钠血症、低氯血症、低镁血症、低钾血症等）
  - 消毒隔离，预防医院内感染
- 对症治疗
  - 药物治疗：抗炎护肝药、肝细胞膜保护剂、解毒保肝药、利胆药
  - 微生态调节治疗：肠道微生态调节剂、乳果糖或拉克替醇
  - 免疫调节剂的应用：肾上腺皮质激素
  - 胸腺肽α₁单独或联合乌司他丁治疗
- 病因治疗
  - 去除诱因
  - 针对不同病因治疗
- 并发症的内科综合治疗
  - 脑水肿
    - 降颅压：甘露醇、呋塞米，不推荐糖皮质激素
    - 人血白蛋白提高胶体渗透压
    - 人工肝支持治疗
    - 难以控制的颅内高压：轻度低温疗法和吲哚美辛
- 肝性脑病
  - 去除诱因：如严重感染、出血及电解质紊乱
  - 必要时镇静：抽搐、烦躁不安
  - Ⅲ级以上的肝性脑病患者建议气管插管
  - 减少体内氨的产生
    - 限制蛋白摄入及营养支持
    - 口服或高位灌肠乳果糖或拉克替醇
    - 清洁肠道

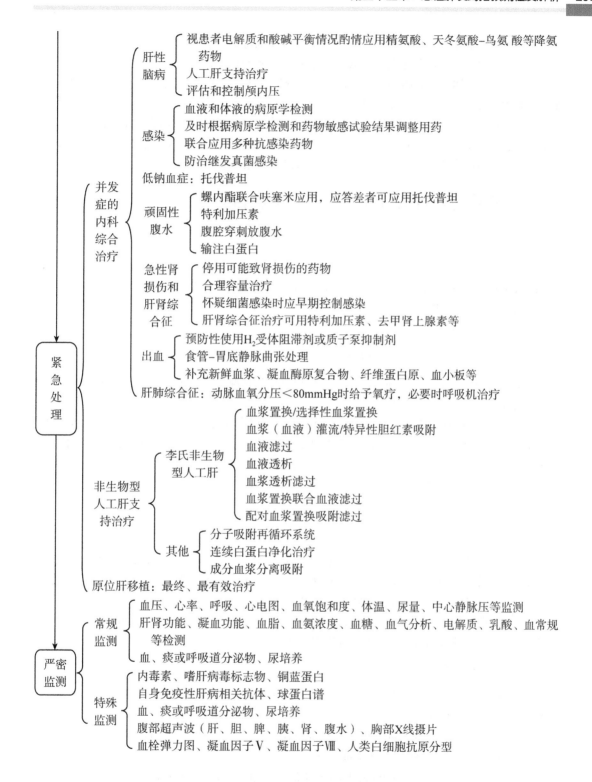

肝性脑病
- 视患者电解质和酸碱平衡情况酌情应用精氨酸、天冬氨酸-鸟氨酸等降氨药物
- 人工肝支持治疗
- 评估和控制颅内压

感染
- 血液和体液的病原学检测
- 及时根据病原学检测和药物敏感试验结果调整用药
- 联合应用多种抗感染药物
- 防治继发真菌感染

低钠血症：托伐普坦

顽固性腹水
- 螺内酯联合呋塞米应用，应答差者可应用托伐普坦
- 特利加压素
- 腹腔穿刺放腹水
- 输注白蛋白

急性肾损伤和肝肾综合征
- 停用可能致肾损伤的药物
- 合理容量治疗
- 怀疑细菌感染时应早期控制感染
- 肝肾综合征治疗可用特利加压素、去甲肾上腺素等

出血
- 预防性使用H₂受体阻滞剂或质子泵抑制剂
- 食管-胃底静脉曲张处理
- 补充新鲜血浆、凝血酶原复合物、纤维蛋白原、血小板等

肝肺综合征：动脉血氧分压<80mmHg时给予氧疗，必要时呼吸机治疗

李氏非生物型人工肝
- 血浆置换/选择性血浆置换
- 血浆（血液）灌流/特异性胆红素吸附
- 血液滤过
- 血液透析
- 血浆透析滤过
- 血浆置换联合血液滤过
- 配对血浆置换吸附滤过

其他
- 分子吸附再循环系统
- 连续白蛋白净化治疗
- 成分血浆分离吸附

原位肝移植：最终、最有效治疗

常规监测
- 血压、心率、呼吸、心电图、血氧饱和度、体温、尿量、中心静脉压等监测
- 肝肾功能、凝血功能、血脂、血氨浓度、血糖、血气分析、电解质、乳酸、血常规等检测
- 血、痰或呼吸道分泌物、尿培养

特殊监测
- 内毒素、嗜肝病毒标志物、铜蓝蛋白
- 自身免疫性肝病相关抗体、球蛋白谱
- 血、痰或呼吸道分泌物、尿培养
- 腹部超声波（肝、胆、脾、胰、肾、腹水）、胸部X线摄片
- 血栓弹力图、凝血因子Ⅴ、凝血因子Ⅷ、人类白细胞抗原分型

第二节 急性肝衰竭抢救解析

肝是人体最大的实质性器官，肝小叶是肝的基本结构和功能单位，肝的自身调节能力和代

偿能力强大，具有很强的储备和再生能力。肝是机体维持生命活动进行物质代谢和能量代谢的重要器官，也是毒物和药物进行生物转化和消除的主要器官。它具有复杂的生理功能，如蛋白质、糖、脂肪的代谢、营养和调节功能；合成和分泌胆汁、消化功能；代谢、解毒和排泄功能，维持凝血和抗凝系统平衡，免疫功能等。

虽然肝功能复杂，检查项目繁多，然而无一种检查方法能完全反映肝变的程度，而且肝代偿能力极强，只要有 1/5 肝正常则可维持正常肝功能，故肝功能正常不一定肝没有问题，反之，当肝功能异常时则说明肝细胞确实已明显受损或肝外因素所致。

一、肝功能检查与肝功能储备能力的估计

（一）血清胆红素

肝是胆红素代谢的枢纽，胆红素升高反映肝实质受损。高胆红素的毒性作用，使肝细胞线粒体的氧化磷酸化活性明显降低，导致产能障碍。间接胆红素和直接胆红素均上升，黄疸越深说明肝功能越差，阻塞性黄疸患者，术前总胆红素浓度应小于 42.75μmol/L，否则易发生肾衰竭。胆红素持续升高则预后不良。

（二）血浆总蛋白和白蛋白含量

肝是合成白蛋白的唯一场所，在没有蛋白质丢失的情况下，白蛋白浓度常反映肝的储备功能，是估计患者预后的良好指标。

正常值总蛋白 60～80g/L，白蛋白 35～55g/L，球蛋白 25g/L，A/G 比值为 1.5～2.5，白蛋白<28g/L 为严重下降，说明肝功能严重损害，营养状况极差，患者多有腹水，易发生休克、水肿、昏迷。由于免疫刺激 γ-球蛋白增加，总蛋白变化不大，但 A/G 比值下降。

前白蛋白也由肝合成，肝功能受损时，前白蛋白下降早于白蛋白，对评价急性肝损伤的敏感性更好。

（三）血清酶学检查

1. 转氨酶　肝细胞受损时主要是丙氨酸转氨酶（alanine aminotransferase，ALT）增加，肝细胞坏死时，主要是天冬氨酸转氨酶（aspartate aminotransferase，AST）增加。只要有 1%肝细胞坏死，转氨酶即刻升高一倍，故 ALT 和 AST 是反映急性肝损害的敏感指标。

2. γ-谷氨酰转肽酶（γ-glutamyl transpeptidase，γ-GT）**和碱性磷酸酶**（alkaline phosphatase，ALP）　二者增加提示肝硬化、肝癌和胆管阻塞可能。

（四）凝血功能

许多凝血因子如纤维蛋白原，凝血酶原（凝血因子Ⅱ）、凝血因子Ⅴ、凝血因子Ⅶ、凝血因子Ⅸ、凝血因子Ⅹ均在肝脏内合成，其中凝血因子Ⅱ、凝血因子Ⅶ、凝血因子Ⅸ、凝血因子Ⅹ的合成需要维生素 K 参与，而血浆中的凝血抑制因子和纤溶系统产物也在肝清除，故肝脏在维持凝血和抗凝系统的平衡中有重要的作用。

凝血酶原时间（prothrombin time，PT）正常值 11～13s，活动度=（正常人凝血酶原时间–8.7）/（患者凝血酶原时间–8.7）×100%，反映肝凝血功能和肝储备功能优劣的重要指标，正常值75%～100%。肝功能受损，PT 延长、活动度下降，可反映肝受损的程度。PT>20s、活动度＜40%提示肝功能不全；活动度＜10%，预后恶劣。

（五）口服葡萄糖耐量实验

口服葡萄糖耐量实验（oral glucose tolerance test，OGTT）血糖曲线反映肝细胞线粒体能量代谢状态和糖原合成能力，抛物线型可以耐受肝叶切除术。

（六）其他

肝功清除率，吲哚氰绿 15min 清除率或滞留率＜30%可接受肝叶切除术，清除率或滞留率＞40%只能行姑息性手术。肝功能分级具体见表 32-1。

表 32-1　中华医学会外科学分会肝功能分级指标

项目	Ⅰ级	Ⅱ级	Ⅲ级
血清胆红素（mg/L）	<12	12～20	>20
血清白蛋白（g/L）	>35	34～30	<30
凝血酶原延长秒数（s）	1～3	4～6	6
血清谷丙转氨酶			
金氏法（U）	<100	100～200	>200
赖氏法（U）	<40	40～80	>80
腹水	无	少量可控	大量难控
肝性脑病	无	无	有

注：Ⅰ级为肝功能轻度损害；Ⅱ级为中度损害；Ⅲ级为重度损害。

二、临床表现、病因、病理生理

急性肝衰竭（acute liver failure，ALF）是严重的肝功能受损，多在一周内死亡，病死率高达 70%。ALF 是指各种损害因素作用于原来无基础肝病史的肝，造成肝细胞短期内大量坏死或脂肪样变性，肝功能严重损害，黄疸急剧加重，肝进行性缩小，出现肝性脑病、脑水肿、肝肾综合征、弥散性血管内凝血（disseminated intravascular coagulation，DIC）及心肺功能衰竭。ALF 如合并败血症则病情更加凶险。

（一）临床表现

1. 患者出现黄疸、发热、呕吐、腹胀、腹水等。
2. 肝进行性缩小、肝臭（为甲基硫醇物质从肺排出所致）。
3. 凝血功能障碍　出血以消化道出血常见。
4. 内环境紊乱　水钠潴留、低钠血症、低钾血症、低钙血症、低镁血症、低磷血症、低血糖。
5. 肝性脑病　①一级：倦怠、谵妄；②二级：倦睡、精神异常；③三级：昏睡可唤醒、精神错乱；④四级：昏迷。
6. 严重者可出现脑水肿、脑疝、肾衰竭、心肺功能障碍。

（二）病理生理改变

1. 肝原性低血糖　ALF 可呈暴发性发病，肝因糖原"储备"功能受损及糖原异生和分解障碍而导致肝原性低血糖。

2. 神经学损害   ALF 最主要的是神经学损害。肝对蛋白质和其他代谢产物的代谢功能受损，血氨、硫醇及其代谢产物等增加而发生肝性脑病。约有 80% 的暴发性肝衰竭患者出现脑水肿，颅内高压进而可形成脑疝。

3. 凝血功能障碍   因为肝内凝血因子合成减少，维生素 K 和血小板减少，功能障碍，纤维蛋白溶解，弥散性血管内凝血等所致，常表现为出血，通常危及生命。

4. 心血管功能不稳定   ALF 并发肝性脑病时，可出现低血压和心律不齐；低血压可继发于出血、低血容量、感染。

5. 呼吸系统   可表现为低氧血症、过度通气和肺水肿，发生率约 33%，呼吸性酸中毒常出现于 ALF 的晚期。

6. 急性肾功能不全或肾衰竭   是 ALF 最常见的死亡原因，30%～75% 的 ALF 患者发生急性肾衰竭，常预示预后差，与严重肝细胞坏死、库普弗细胞（Kupffer 细胞）不能清除内毒素有关。

7. 内环境紊乱   ALF 常合并低钠血症、水潴留、低钾血症、低血糖。低血糖昏迷可加重肝性脑病及酸碱失衡，如呼吸性碱中毒、代谢性酸中毒；代谢性酸中毒是乳酸丙酮酸盐、乙酰乙酸盐、枸橼酸盐、琥珀酸盐、游离脂肪酸等堆积的结果。

8. 其他   ALF 如伴门静脉高压症，患者可出现腹水、脾功能亢进、血小板减少、静脉曲张出血及伴发的再生障碍性贫血、胰腺炎和抗感染能力减弱等。

（三）病因

国际公认，ALF 的病因是判断预后最好的指标之一，对于治疗具有重要的意义。因此，全面评估临床情况以确定 ALF 的病因至关重要。在我国，病毒性肝炎是导致 ALF 的主要原因，肝炎血清学及病毒学检测对疑诊或确诊 ALF 至关重要。在欧美等西方国家，对乙酰氨基酚所致肝中毒是导致 ALF 的主要原因。

三、救治

由于 ALF 累及全身多器官功能衰竭，故紧急救治主要是维持生命体征平稳。ALF 的救治强调强化监测和综合治疗。

（一）维护生命体征

1. 呼吸   保持气道通畅、面罩吸氧（高浓度、大流量），维持 $SpO_2 \geq 95\%$；必要时行气管插管、机械通气。

2. 循环系统   维持稳定。①容量维持；②血管张力维持；③心功能支持。

3. 维持正常温度。

4. 镇痛、镇静   对于抽搐、烦躁不安者必要时给予适当镇痛、镇静。

（二）紧急处理

具体见前述"抢救流程"。

（三）并发症综合治疗

具体见前述"抢救流程"。

（四）暂时性肝支持疗法

目的：清除体内有毒物质，争取延长生命让残存的肝细胞迅速再生，逐渐代偿丧失的肝功能，渡过难关并最终达到恢复。

根据病情不同进行不同组合治疗的李氏非生物型人工肝系统：血浆置换（plasma exchange，PE）/选择性血浆置换（fractional plasma exchange，FPE）、血浆（血液）灌流/特异性胆红素吸附、血液滤过、血液透析、血浆透析滤过、血浆置换联合血液滤过（plasma exchange with hemofiltration，PERT）、配对血浆置换滤过吸附（coupled plasma exchange filtration adsorption，CPEFA）。

PE/FPE 应用最广泛，选择性血浆置换，可以减少血液有形成分的丢失，减少血浆用量；新治疗模式——PERT 将血浆置换、血液滤过两种方法串联使用，先行血浆置换，后行串联血液滤过，用于肝衰竭、肝肾综合征、肝性脑病；李氏人工肝新治疗模式——配对血浆滤过吸附（coupled plasma filtration adsorption，CPFA）将血浆置换、胆红素吸附、血液滤过等三种方法串联和并联使用，先行低容量血浆置换，继之血浆胆红素吸附并联合血浆滤过，用于肝衰竭、肝肾综合征、伴有全身炎症反应综合征（systemic inflammatory response syndrome，SIRS）及水电解质酸碱失衡的危重疾病。

其他还有分子吸附再循环系统（molecular absorbent recycling system，MARS）、连续白蛋白净化治疗（continuous albumin purification system，CAPS）、成分血浆分离吸附（fractional plasma separation and absorption，FPSA）等。

总而言之，推荐人工肝治疗肝衰竭的方案宜采用联合治疗，选择个体化治疗，注意操作的规范化。

（五）肝移植

肝移植即将供体肝移植于受体体内的方法，目前原位肝移植的生存率可达 60%～70%，是治疗 ALF 最有效最终的治疗措施。

（喻文立　翁亦齐）

第三十三章 急性电解质紊乱抢救流程及解析

第一节 急性低钾血症抢救流程及解析

一、急性低钾血症抢救流程

定义
血清钾浓度<3.5mmol/L称为低钾血症。低钾血症多数患者无临床症状或仅有轻微乏力等不典型症状。血清钾浓度<2.5mmol/L，称为重度低钾血症，可出现肌肉疼痛，甚至心律紊乱、呼吸肌麻痹等，可危及生命

诊断
病史：如胃肠道丢失钾增加、细胞外钾转移到细胞内、肾丢钾增多等
血清钾浓度<3.5mmol/L
心电图特征：宽而低平的T波，如果去极化延长则出现U波；易发生室上性和室性心律失常

紧急评估
低钾变化趋势及程度
- 轻度低钾：3.0~3.5mmol/L
- 中度低钾：2.5~3.0mmol/L
- 重度低钾：<2.5mmol/L

呼吸：是否存在呼吸肌麻痹、呼吸困难，以及是否气道通畅

心血管
- 血容量降低：如呕吐、腹泻等
- 心律失常：轻度表现为窦性心动过速、房性期前收缩、室性期前收缩，重度可出现室上性心动过速、室性心动过速，甚至心室颤动
- 心电图：早期表现ST段压低、T波压低、增宽、倒置，并伴U波，重症出现P波、QRS波增宽

意识
- 轻度低钾：表现为精神萎靡、神志淡漠
- 重度低钾：表现为反应迟钝、定向力减弱、嗜睡，甚至昏迷

紧急处理
原发病治疗：根据病因治疗，防止钾的进一步丢失或细胞内转移
及时纠正血钾、血镁、血糖等水平紊乱及酸碱失衡
低钾血症危及生命的紧急处理：开放气道、充分供氧、纠正心律失常、心肺复苏等

纠正低钾血症
- 补钾量（mmol）=（4.2-实测值）×体重（kg）×0.6+继续丢失量+生理需要量
- 补钾原则：见尿补钾，补液速度先快后慢
- 补钾浓度与速度：一般建议外周静脉补钾，浓度不超过40mmol/L（相当于氯化钾3g/L），并且要求补钾速度应在20mmol/h以下；缺钾严重时心电监护下补钾速度可适当加快

严密监测
紧急监测：血压、心率、血氧饱和度，动态监测血钾浓度、血气分析、心电图、尿钾浓度等
后续监测：原发病各相关指标，以及血钾浓度、尿钾浓度等的监测

麻醉风险
术前低钾血症程度：仔细了解病史，术前积极治疗原发病。
低钾血症引起的恶性心律失常是麻醉主要风险，除积极处理低钾血症外，还需要严密监测心电图。
低钾血症可引起肌无力，故低钾血症患者全身麻醉术后除监测肌松外还应监测血钾水平，防止因低钾血症引起的呼吸肌麻痹。
注意纠正酸碱失衡

二、急性低钾血症抢救解析

钾离子具有重要的生理功能，是维持细胞膜静息电位的物质基础，静息电位主要决定于细胞膜对钾的通透性和膜内外钾离子浓度差，此电位是影响神经肌肉组织兴奋性的重要因素；此外，钾离子参与多种新陈代谢过程，与糖原和蛋白质合成有密切关系，细胞内与糖代谢有关的酶类，如磷酸化酶和含巯基酶等，必须有高浓度钾存在才具有活性；另外，钾离子参与调节细胞内外液的渗透压及酸碱平衡，由于大量钾离子存在于细胞内，不仅维持细胞内液的渗透压及酸碱平衡，也影响细胞外液的渗透压及酸碱平衡。

正常人血清钾浓度为 $3.3\sim5.5mmol/L$。血清钾浓度<$3.5mmol/L$ 称为低钾血症（hypokalemia）。低钾血症多数患者没有临床症状或仅有轻微乏力等不典型症状。若血清钾浓度<$2.5mmol/L$，称重度低钾血症，可出现肌肉疼痛，甚至心律失常、呼吸肌麻痹等，可危及生命。

（一）病因及机制

1. 钾摄入不足或胃肠道失钾　长期不能进食、呕吐、腹泻可致胃肠道失钾，可以根据病史和检测尿钾浓度明确，此时尿钾浓度<$20mmol/L$。

2. 钾离子向细胞内转移引起的低钾血症

（1）糖原合成增强：使用大量葡萄糖溶液（特别是同时应用胰岛素时）。

（2）急性碱中毒或酸中毒的恢复期：细胞外液钾急剧转入细胞内。

（3）周期性麻痹：如家族性低血钾性周期性麻痹、甲状腺功能亢进性周期性麻痹等。

（4）某些毒物或药物：如氨基糖苷类抗菌药物、甘草类制剂、抗精神病类药物等。

3. 肾性失钾　正常情况下血钾浓度降低时，尿钾浓度排出相应减少。判断是否为肾脏排出钾过多需要检测 24h 尿电解质。肾性失钾的判断标准：血钾浓度<$3.5mmol/L$ 时，24h 尿钾浓度>$25mmol/L$；或血钾浓度<$3.0mmol/L$ 时，24h 尿钾浓度>$20mmol/L$。肾脏原因导致的钾丢失是临床常见的类型，根据血气情况可以分为伴有酸中毒的低钾血症和不伴酸中毒的低钾血症。

（1）伴有酸中毒的低钾血症：主要见于肾小管酸中毒（renal tubular acidosis，RTA）、酮症酸中毒和范科尼（Fanconi）综合征等疾病。

（2）不伴酸中毒的低钾血症：可分为伴有高血压的低钾血症和不伴高血压的低钾血症两类。

伴有高血压的低钾血症：患者见于下述疾病。①高肾素、高醛固酮：肾素瘤，肾动脉狭窄；②低肾素、高醛固酮：原发性醛固酮增多症；③低肾素、低醛固酮：利德尔（Liddle）综合征，先天性肾上腺皮质增生症；④肾素正常、醛固酮正常：库欣综合征，异位促肾上腺皮质激素（adrenocorticotrophic hormone，ACTH）综合征。

不伴高血压的低钾血症患者见于下述情况：巴特（Bartter）综合征、Gitelman 综合征、利尿药使用后、镁缺乏等。与 Bartter 综合征相比，Gitelman 综合征多合并低尿钙、低血镁，最终需基因检测（*SLC12A3*）明确诊断。袢利尿药（如呋塞米）和噻嗪类利尿药（如氢氯噻嗪）导致低钾血症，尿钾浓度>$40mmol/L$。

（二）低钾血症程度分级

根据患者血清钾浓度可分为三类：

1. 轻度低钾血症　$[K^+]3.0\sim3.5mmol/L$。

2. 中度低钾血症　$[K^+]2.5\sim3.0mmol/L$。

3. 重度低钾血症 $[K^+]$<2.5mmol/L。

（三）临床表现和诊断

临床表现的严重程度与低钾血症的发展速度、程度及病程有关。一般情况下，轻度低钾血症不会出现明显症状，除非患者血清钾浓度骤降或患者有某些症状的易感因素。

1. 肌无力、肌肉麻痹 低钾血症时造成的骨骼肌细胞膜超极化，可影响细胞的去极化，导致收缩功能障碍，表现为乏力，甚至肌肉麻痹。严重的病例会引起膈肌麻痹、呼吸衰竭等。低钾血症还可引起骨骼肌病，发生横纹肌溶解；还可引起麻痹性肠梗阻，影响口服补钾。

2. 心律失常和心电图异常 低钾血症可使心脏的传导系统去极化，因此，心律失常是低钾血症的严重并发症，常见于血钾浓度<3.0mmol/L 或同时伴有缺血、高钙血症、地高辛治疗等情况。长期慢性低钾血症，如使用利尿药的患者，在应激状态下如脑外伤、急性冠脉综合征、心肌缺血等，易发生室上性和室性心律失常。长期低钾血症心脏去极化可导致心电图表现为宽而低平的 T 波，如果去极化延长则出现 U 波。

3. 低钾血症对肾功能的影响 低钾血症可增加近端肾小管氨的产生，增加碳酸氢根的重吸收和净酸的排泄，从而导致代谢性碱中毒。钾缺乏引起集合管内管腔膜上水通道蛋白血管加压素的表达减少，引起继发性肾性尿崩症。低钾血症引起的肾脏组织学改变包括近端小管空泡变性，间质性肾炎和肾囊肿。

4. 中枢神经系统表现 轻度低钾血症表现为精神萎靡、神志淡漠等；重者表现为反应迟钝、定向力减弱、嗜睡，甚至昏迷。

（四）紧急评估

采用"ABBCS方法"，利用 5～20s 快速评估患者有无危及生命的最紧急情况。"ABBCS方法"评估的内容：有无气道阻塞（A）；有无呼吸，呼吸频率和程度（B）；有无体表可见大量出血（B）；有无脉搏，循环是否充足（C）；神志是否清楚（S）。针对低钾血症需要紧急评估的内容包括如下方面。

1. 呼吸 患者是否存在呼吸困难、呼吸肌麻痹，是否气道通畅，若出现呼吸困难等应立即通畅气道，必要时行气管插管、机械通气辅助呼吸等。

2. 循环 是否稳定，是否存在因呕吐或腹泻导致的血容量不足、休克等，若存在上述情况应立即补充血容量。缺钾可导致周围末梢血管扩张、血压下降，还可降低心肌张力致心脏扩大，重者发生心力衰竭。值得注意的是缺钾可加重洋地黄和锑剂中毒，严重者可导致死亡。

3. 心电图 是否异常，轻症者有窦性心动过速、房性或室性期前收缩和房室传导阻滞；重症者可发生阵发性房性或室性心动过速，甚至心室颤动。若出现恶性心律失常，在补钾的同时应及时纠正心律失常。

4. 患者意识 轻度低钾血症表现为精神萎靡、神志淡漠等；重者表现为反应迟钝、定向力减弱、嗜睡甚至昏迷。若出现嗜睡或者意识不清，此时缺钾严重、病情危急，应在心电监护下快速补钾。

除上述评估外，还应评估：①血清钾浓度，其降低程度与临床表现的严重程度密切相关，因此测定血清钾的水平有助于判断严重程度。②病史，仔细询问病史以明确造成低钾血症的原因，如是否存在钾摄入不足或胃肠道失钾、钾向细胞内转移引起的低钾血症，以及肾性丢钾等情况，为治疗明确方向。

（五）辅助检查

1. 血化验指标　除动态监测血气分析、电解质外，必要时检测血浆中肾素、醛固酮浓度以明确病因。

2. 尿化验指标　尿钾浓度的测定有助于判定病因。尿电解质监测有助于鉴别肾性或肾外因素，如果有尿氯减少，应怀疑可能有呕吐或泻药的滥用；若尿氯增加，需检查是否应用利尿药或考虑 Bartter 综合征或 Gitelman 综合征。

3. 心电图检查　特征性表现，早期表现 ST 段压低、T 波压低、增宽、倒置并伴 U 波，重症出现 P 波、QRS 波增宽。

（六）紧急处理

紧急处理主要包括治疗原发病、纠正低钾血症、动态监测酸碱度和电解质水平，并根据情况及时处理。

1. 低钾血症引起的危及生命的紧急情况的治疗　开放气道、维持气道通畅、充分供氧，必要时行心肺复苏等。

2. 针对低钾血症的治疗　低钾血症的治疗关键在于去除病因和补钾治疗，包括停用引起低钾的药物，纠正低镁血症及其他电解质紊乱，纠正碱中毒，同时积极补钾。根据低钾血症的严重程度决定补钾的途径与速度。若合并酸中毒，在纠正 pH 前须首先补钾，因为随着 pH 增高，细胞外的钾离子将逐渐向细胞内转移。

（1）补钾总量的计算公式：补钾量（mmol）=（4.2–实测值）×体重（kg）×0.6+继续丢失量+生理需要量，计算患者需要补充钾的总量；生理需要量氯化钾一般每天 3～4g，10mmol/L 钾相当于氯化钾 0.75g/L。由于细胞内外钾的交换需 15h 左右才能达到平衡，因此一般第一天补充 2/3，次日补充 1/3，且应控制补液速度，开始较快，其后应减慢速度，使液体在 24h 内比较均匀地输入，必要时 2～6h 复查一次。

（2）补钾方式的选择及方法

1）对于无症状的轻度低钾血症，可给予口服富含钾的食物或药物（果汁、枸橼酸钾、氯化钾等）。

2）血钾浓度<3.0mmol/L 或有下列危险因素时，需立即补钾，并应使血钾浓度维持在 4.0mmol/L 或更高：①心脏病患者应用洋地黄类药物、室性心律失常、急性心肌梗死；②肌肉麻痹，尤其是呼吸肌麻痹；③糖尿病酮症酸中毒；④肝性脑病；⑤存在促进钾进入细胞内的其他因素，如应用胰岛素、受体激动剂等。

（3）严重低钾血症或低钾血症引起的严重心律失常时，为尽快纠正低钾血症，静脉补钾的速度一般不超过 10～20mmol/h（氯化钾：0.75～1.5g/h），若静脉补钾速度超过 10mmol/h，则需进行心电监护。

（4）补钾药物的选择

1）一般情况下选择氯化钾，含钾量为 13.4mmol/g。

2）伴高氯性酸中毒宜用枸橼酸钾，含钾量为 9mmol/g。

3）肝衰竭时选择谷氨酸钾，含钾量为 4.5mmol/g。

（5）补钾注意事项

1）见尿补钾：每日尿量在 700ml 以上或每小时 30～40ml 以上补钾较为安全。

2）补钾速度不宜过快，多限制在 0.5～1.0mmol/（kg·h）以下，以免发生高钾血症；如需快速补钾（10～20mmol/h），应从深静脉输注并密切监测心电图，从中心静脉（颈内静脉）补钾时心脏内局部钾浓度可能会极高，故此时选择股静脉更为安全。

3）一般建议外周静脉补钾浓度不超过 40mmol/L（相当于氯化钾 3g/L）。

4）静脉补钾不宜超过 240mmol/d。

5）伴酸中毒时，应先纠正低钾血症，再纠正酸中毒。

6）口服保钾利尿药如螺内酯等，一般在肾功能正常时才可使用。

7）低钾血症常伴有低镁血症，低镁血症如不纠正，低钾血症也很难纠正；因此，对于低血钾的患者，需同时监测血镁浓度，必要时补镁治疗。

8）静脉补钾时应严密观察患者病情变化，持续心电监护，每 2～4 小时复查血钾浓度。

3. 酸碱平衡及其他电解质的监测　动态监测血钾、镁、血糖等水平及酸碱平衡，及时纠正。若合并酸中毒，在纠正 pH 前须首先补钾，因为随着 pH 增高，细胞外的钾离子将逐渐向细胞内转移。低钾血症常伴有低镁血症，低镁血症如不纠正，低钾血症也很难纠正，因此，对于低血钾的患者，需同时监测血镁浓度，必要时补镁治疗。胰岛素促进细胞外钾离子转移至细胞内，因此在应用胰岛素控制血糖时，需要监测血钾浓度变化，必要时补充血钾浓度。

（七）麻醉注意事项

1. 术前低钾血症程度　严重低血钾必须在纠正后进行麻醉，紧急手术情况下应边补钾、边手术；情况允许时应仔细了解病史，并于术前积极治疗原发病。

2. 低钾血症引起的恶性心律失常　是麻醉的主要风险，应严密监测心电图，积极处理低血钾，必要时可适当快速补钾。

3. 低钾血症可以引起肌无力　故低钾血症患者全身麻醉术后除监测肌松外还应监测血清钾水平，防止因低钾血症引起的呼吸肌麻痹。

4. 注意酸碱失衡的纠正。

5. 颅脑手术应用甘露醇或利尿药、体外循环下心内直视手术停机前后应用超滤或利尿药、大量补液均可引起低钾血症，需要检测血钾变化，防止低血钾的出现。

（董树安　余剑波）

第二节　急性高钾血症抢救流程及解析

一、急性高钾血症抢救流程

定义	任何原因造成血清钾浓度＞5.5mmol/L为高钾血症
诊断	病因：如钾的摄入过多、肾的排泄减少、钾离子从细胞内转移到细胞外等 实验室检查：血清钾浓度＞5.5mmol/L 心电图表现：一般早期T波高尖，随着血清钾浓度进一步升高可出现QRS波增宽、ST段降低、PR间期延长、P波消失、QRS波与T波融合成正弦波；严重者出现心室颤动、心搏骤停于舒张期

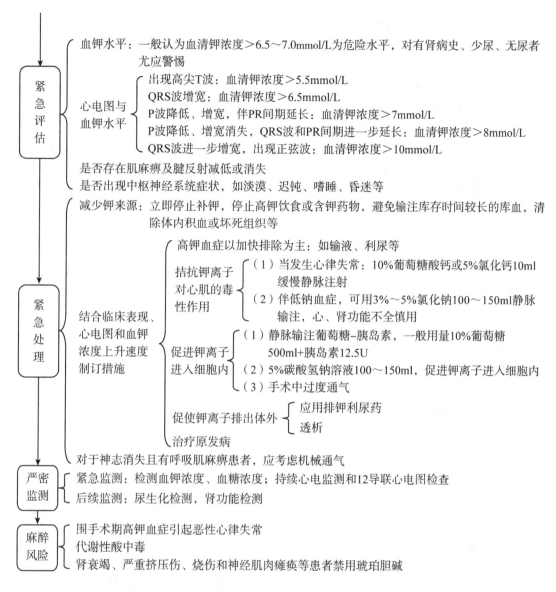

二、急性高钾血症抢救解析

高钾血症是一种主要由于肾功能受损、钾过量摄入或应用某些药物导致的血清钾浓度高于 5.5mmol/L 的病理状态。钾离子是体内最重要的阳离子之一，它的主要生理作用是维持细胞的新陈代谢、调节渗透压和酸碱平衡，在维持神经、肌肉细胞正常生理功能等方面起着重要作用。体内 98% 的钾分布在细胞内，2% 分布在细胞外。正常血清钾浓度 3.5～5.5mmol/L。

（一）病因

1. 钾过多性高钾血症　特征是机体钾总量增多致血清钾浓度过高，主要见于肾排钾减少；一般只要肾功能正常，尿量＞500ml/d，很少引起高钾血症。

（1）肾排钾减少

1）肾小球滤过率下降：如少尿型急性肾衰竭、慢性肾衰竭。

2）肾小管排钾减少：见于肾上腺皮质功能减退症、低肾素性低醛固酮症、肾小管性酸中毒、氮质血症，或长期使用保钾性利尿药、β受体阻滞药或血管紧张素转换酶抑制药等。

（2）摄入钾过多：在少尿基础上，常因饮食钾过多、服用含钾丰富的药物、静脉补钾过多过快或输入较大量库存血等引起。

2. 转移性高钾血症　常由细胞内钾离子释放或转移至细胞外所致，少尿或无尿诱发或加重病情，但机体总钾量可增多、正常或减少。

（1）组织破坏：细胞内钾离子转移至细胞外液，如重度溶血性贫血，大面积烧伤、创伤，肿瘤接受大剂量化疗，血液透析，横纹肌溶解症等。

（2）代谢性酸中毒：钾离子转移至细胞外→H^+进入细胞内→血 pH 降低→血清钾浓度升高。

（3）严重失水、休克致组织缺氧。

（4）剧烈运动、癫痫持续状态、破伤风等。

（5）高钾性周期性麻痹。

（6）使用琥珀胆碱、精氨酸等药物。

（7）胰岛素缺乏、高血糖。

3. 假性高钾血症　是指血清钾浓度测量值升高，但无高钾血症心电图表现，无明显升高血钾的原因，应怀疑可能存在假性高钾血症，如标本中细胞破坏，抽取标本时，患者反复握拳运动，以及实验室技术误差等。

4. 浓缩性高钾血症　重度失水、失血、休克等导致有效循环血容量减少，血液浓缩，从而使血钾离子浓度相对升高。

（二）临床表现和诊断

患者突然出现以神经、肌肉和心脏功能障碍为主的临床表现。症状取决于原发疾病、血钾浓度升高程度、速度等。通常无特异症状，高钾血症主要影响心脏和神经-肌肉的兴奋性，高钾可抑制心肌发生致死性心律失常，如心室颤动，心搏骤停于舒张期，成为高钾血症对机体的主要影响与威胁。

1. 临床表现

（1）心脏：高钾血症可抑制心肌收缩，使心肌自律性、收缩性和传导性降低；兴奋性增强，随血钾浓度进一步升高，兴奋性降低，出现心率缓慢、心律不齐，严重时心室颤动、心脏停搏。心电图改变的几个阶段：①当血清钾浓度＞5.5mmol/L 时即可出现高尖 T 波；②当血清钾浓度＞6.5mmol/L 时 QRS 波增宽；③当血清钾浓度＞7mmol/L 时 P 波降低，增宽，伴 PR 间期延长；④当血清钾浓度＞8mmol/L 时 P 波增宽消失，QRS 时间和 PR 间期进一步延长；⑤当血清钾浓度＞10mmol/L 时，QRS 波进一步增宽，与 T 波相连，出现正弦波，并很快变成心室颤动。上述阶段不仅与血钾浓度而且还与血钾浓度上升速度有关系。

（2）神经肌肉症状：早期常有四肢及口周感觉麻木、极度疲乏、肌肉酸痛、肢体苍白、湿冷等。与低钾相似可有肌无力，主要累及骨骼肌，甚至产生肌麻痹、腱反射减低或消失，严重可导致呼吸肌麻痹。

（3）中枢神经系统症状：可出现淡漠、迟钝、嗜睡、昏迷等。

2. 实验室检查

（1）血清钾浓度＞5.5mmol/L。

（2）轻度高钾血症：血清钾浓度 5.5～6.0mmol/L；中度高钾血症：血清钾浓度 6.0～

6.5mmol/L；重度高钾血症：血清钾浓度＞6.5mmol/L。

（三）紧急评估

紧急评估内容主要是血清钾浓度及心电图是否异常。

1. 血清钾浓度　一般认为，血清钾浓度＞6.5～7.0mmol/L 为危险水平，对少尿、无尿者尤应警惕。

2. 心电图监测　对于高钾血症，动态监测心电图非常重要，这也是临床及时和合理处理的重要依据。心电图改变与血钾水平的关系见临床表现和诊断中所述。

3. 评估神经肌肉症状　是否存在肌麻痹、腱反射减低或消失、呼吸肌麻痹。一般情况下，血清钾浓度 5.5～7.0mmol/L，可出现感觉异常、刺痛；血清钾浓度 7.0～9.0mmol/L 可出现肌肉软弱无力、弛缓性麻痹。

4. 评估患者意识　若出现嗜睡或者意识不清，此时病情危急。

（四）紧急处理

高钾血症属于急危重症，绝大部分均需要立即处理。一般认为血清钾浓度＞6.5～7.0mmol/L 即为危险水平，对少尿、无尿的患者尤其应警惕。临床上治疗高钾血症除根据心电图及血钾水平而定外，还需考虑心脏的稳定性、静脉给予钙盐的效应及钾离子由血浆进入细胞内再分布的情况等进行综合考虑制订方案：主要包括去除诱因、促进钾离子排出和向细胞内转移及保护心脏。

1. 首先去除引起高钾血症的原因及治疗原发病。一旦发生高钾血症时，应立即停止补钾。清除体内积血或坏死组织，避免使用库存血，控制感染，减少细胞分解。

2. 对于高钾血症，首先应连接 12 导联心电图，结合血钾水平、心电图制订处理措施。

（1）血清钾浓度 5.5～6.0mmol/L：考虑为轻度高钾血症，以促进钾离子排出为主，如输液、利尿。5%葡萄糖 500ml 或者 0.9%NaCl 500ml+呋塞米 1mg/kg 静脉输注。

（2）血清钾浓度 6.0～6.5mmol/L：考虑为中度高钾血症，以促进钾离子向细胞内转移为主。

1）以促进钾离子向细胞内转移：静脉输注葡萄糖–胰岛素，一般用量 10%葡萄糖 500ml + 胰岛素 12.5U；5%碳酸氢钠溶液 100～150ml，促进 K^+ 进入细胞内；手术中过度通气。

2）心电图出现异常：拮抗心脏毒性。可给予 10%葡萄糖酸钙或 5%氯化钙 10ml 缓慢静脉注射，可重复给予。伴低钠血症时，用 3%～5%NaCl 100～150ml 静脉输注，心、肾功能不全者慎用。

（3）血清钾浓度＞6.5mmol/L：应采取综合措施，除上述治疗外，若血清钾浓度持续上升应紧急进行血液透析和肠道排钾，在肠道可采用阳离子交换树脂与钾交换以清除体内钾，常用聚苯乙烯磺酸钠交换树脂、帕替柔莫及锆环状硅酸盐。值得指出的是肠穿孔及近期腹部手术者禁用。

（4）当高钾血症引起心搏骤停于舒张期，应立即建立体外循环+人工肾超滤抢救，有成功抢救概率，但关键要快。

（五）严密监测

在进行治疗的同时，应动态进行血气分析，特别应注意监测血糖和血清钾水平，见表 33-1。

表 33-1　高钾血症患者治疗期间血糖和血清钾浓度监测的时间点

	15min	30min	60min	90min	120min	180min	240min	360min	24h
血糖	+	+	+		+	+	+	+	
血清钾浓度			+		+		+		+

"+"代表指定进行测量的时间点。

（六）麻醉注意事项

1. 在麻醉过程中，失血性休克及心脏手术体外循环时，输入大量库存血，可导致血清钾浓度升高，应及时监测并积极处理高血钾，避免造成心脏损害。

2. 严重挤压伤、烧伤和神经肌肉瘫痪的患者误用琥珀胆可导致高血钾，因此，上述患者应避免使用此药。

3. 高钾血症引起的心搏骤停，心搏骤停于舒张期。一般的 CPR 很难救治成功，紧急体外循环心肺机转流+血液透析,通过血液稀释立即降低血清钾浓度,通过人工肾滤出过多的钾离子,加之人工心、人工肺对循环和呼吸的辅助，有可能抢救成功。

（武丽娜　余剑波）

第三节　急性低钠血症抢救流程及解析

一、急性低钠血症抢救流程

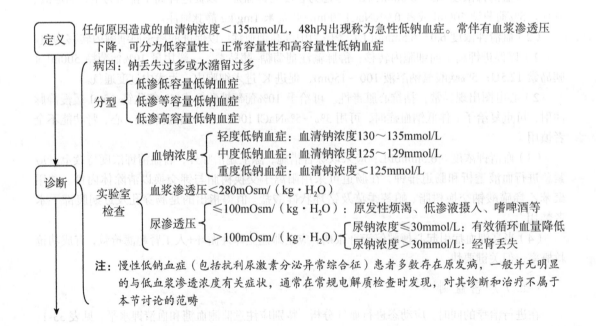

紧急评估

血清钠浓度：降低程度及变化趋势

病史
- 用药或手术史
- 最近补液和液体丢失情况
- 有无大汗、烦渴、腹泻、呕吐和水肿等

循环系统
- 低渗低容量低钠血症：CVP和血压下降，HR增快，Hb和Hct升高，直立性眩晕，脉细、皮肤苍白、湿冷等
- 低渗等容量低钠血症：CVP和血压下降，HR增快，Hb和Hct升高
- 低渗高容量低钠血症：血容量增加，导致急性左心衰竭、肺水肿，血压、心率和CVP升高，Hb和Hct下降

中枢神经系统
- 脑细胞水肿
  - 早期：表情淡漠、头痛、恶心、呕吐等
  - 严重时：颅内压升高、躁动、抽搐、昏迷等，严重者发生脑疝、甚至心搏呼吸骤停
- 潜在性癫痫患者诱发惊厥或癫痫发作

紧急处理

- 原发病治疗：祛除病因，控制水摄入和钠盐的丢失
- 保持患者气道通畅，必要时行气管插管、机械通气
- 维持患者生命体征的平稳：对于血流动力学不稳定患者，要首先进行快速液体复苏，循环稳定后再纠正低钠血症
- 患者出现抽搐、昏迷和颅内压增高等神经症状：立即纠正脑水肿为重点，必要时采用透析挽救患者

纠正低钠
- 低渗低容量性低钠血症：应给予等渗钠液治疗，补钠量（mmol）＝（142-实测值[Na$^+$]）×体重（kg）×0.6（女性0.5）
- 低渗等容量性低钠血症：应用等渗钠液治疗，必要时利尿
- 低渗高容量性低钠血症：给予高渗氯化钠和利尿排水；对有脑水肿及神经症状，血清钠浓度＜110～115mmol/L，需高渗钠液尽快纠正，并将血清钠浓度提至120～125mmol/L

严密监测

- 紧急监测：血钠浓度、血浆渗透压、容量评估、尿钠浓度、尿渗透压、血糖等
- 常规监测：血压、心率、心电图、血氧饱和度、呼吸及体温等
- 重症患者监测：CVP、有创血压、Hb、Hct及血钾浓度和其他电解质浓度，动态观察尿量和尿比重

麻醉风险

- 术前评估：应仔细了解病史，低钠血症水平，渗透压及容量情况
- 手术同时应积极治疗原发病
- 术中化验结果要与术前结果进行比较
- 切忌过快纠正低钠血症，需边补电解质边监测血气，要个体化调整补液速度和补液量
- 纠正酸碱失衡

二、急性低钠血症抢救解析

低钠血症是指血清钠浓度低于 135mmol/L，常伴有血浆渗透压下降，是临床上常见的水、电解质代谢紊乱之一，48h 内出现的低钠血症称急性低钠血症。

根据低钠血症的病理生理学机制，可将其分类：①假性低钠血症；②非低渗性低钠血症；③低渗性低钠血症。

假性低钠血症：由于正常人血浆含 7%容积的固相物质（即含水量为 93%）。临床上假性低钠血症可见于不溶性物质在血浆中增多，如高脂、高蛋白血症等。它们引起血浆容积的增大，势必减少水的容积，故血浆总容积中钠的浓度减低，而实际血浆水分中钠浓度仍正常，常被测

定为低钠血症；又可见于可溶性物质在血浆中增多，如给予过多的高张葡萄糖、甘露醇引起细胞内水转移至细胞外所致低钠血症。假性低钠血症的血浆渗透压正常。

非低渗性低钠血症：血清含有其他渗透性物质使有效渗透压增加[血清渗透压＞280mOsm/（kg·H$_2$O）]，吸引细胞内的水至细胞外液而导致细胞外液稀释所致低钠血症；可分为等渗性低钠血症和高渗性低钠血症。

低渗性低钠血症：测得的血清渗透压＜280mOsm/（kg·H$_2$O）常提示为低渗性低钠血症，因为有效渗透压不会高于总的或测得的渗透压。

Na$^+$是人体血浆渗透浓度的主要决定因素，在临床上急性低钠血症一般表现为低渗性，故假性低钠血症和非低渗性低钠血症不属于本节讨论范畴。根据患者循环血容量，低渗性低钠血症又分为：①低渗低容量低钠血症；②低渗等容量低钠血症；③低渗高容量低钠血症。

（一）病因

1. 低渗低容量低钠血症（低渗性脱水或缺钠性低钠血症）　是经肾或肾外途径丢失大量液体所致，其特征是失钠大于失水，血浆渗透压降低。如果细胞外液的低渗状态得不到及时纠正，则水分可从细胞外液移向渗透压相对较高的细胞内液，从而使细胞外液容量进一步减少，低血容量进一步加重。这类患者常因低血容量而易发生休克。患者通常临床表现为静脉塌陷、动脉血压降低、脉搏细速、四肢厥冷、尿量减少和氮质血症等，细胞间液减少则表现为皮肤弹性减弱，眼窝和婴儿囟门凹陷。

（1）经肾丢失型：①应用利尿药，如噻嗪类利尿药、袢利尿药等；②盐皮质激素缺乏、肾小管-间质疾病、双肾梗阻解除后早期、急性肾衰竭多尿期；③渗透性利尿；④酮尿。

（2）非肾脏丢失型：①皮肤损失，如大量出汗，大面积烧伤等；②胃肠道损失，如呕吐、腹泻、瘘和多汗；③胰腺炎。

2. 低渗等容量低钠血症　表现为只失钠不失水，细胞外液容量正常，血钠浓度和血渗透浓度降低，而尿钠溶度和尿渗透浓度升高。低渗等容量低钠血症多见于抗利尿激素（ADH）分泌异常综合征，非容量不足所刺激 ADH 的释放，以及某些疾病如肺部疾病、脑炎、脑肿瘤、某些药物引起 ADH 分泌过多，出现水潴留、尿钠排除增加等；也常见于原发性或继发性甲状腺功能减退、慢性肾衰竭、糖皮质激素减少等。

3. 低渗高容量低钠血症（稀释性低钠血症）　患者常表现为水潴留大于钠潴留，常见病因除了心力衰竭、肝硬化、急慢性肾衰竭、肾病综合征外，麻醉手术中还见于经尿道前列腺电切术（transurethral resection of prostate，TURP）引起的 TURP 综合征，以及术中、术后大量 5% 葡萄糖补充血容量等，由于水潴留于组织间并转移至细胞内，严重时可出现颅内压增高及中枢神经系统的症状和体征，并有组织水肿。

（二）临床症状与诊断

病史，临床检查和实验室检查有助于明确低钠血症的病因。

1. 病史和体格检查　病史对于发现低钠血症的可能原因，以及确定是否为低钠血症至关重要。

48h 内发生的低钠血症称为急性低钠血症，而症状超过 48h 或症状开始时间不明的患者应认为是慢性低钠血症。急性低钠血症患者通常比慢性低钠血症患者的症状更为突出，这些症状可能包括头痛、恶心、呕吐、无力、木僵，并可能发生惊厥、昏迷和颅内压升高症状，严重者会出现脑幕疝。慢性低钠血症大都存在原发病，一般并无明显的与低血浆渗透浓度有关症状，通常在常规电解质检查时发现。

2. 实验室检查 血清钠浓度、血浆渗透压、容量评估、尿钠浓度和尿渗透压是临床诊断不同类型低钠血症的常用指标。

（1）第一步检测血清钠浓度：轻度低钠血症，血清钠浓度 130～135mmol/L；中度低钠血症，血清钠浓度 125～129mmol/L；重度低钠血症，血清钠浓度＜125mmol/L。

（2）第二步检测血浆渗透压：血浆渗透压＜280mOsm/（kg·H_2O）常提示为低渗性低钠血症，降低是最常见的变化；血浆渗透压正常见于假性低钠血症，常见的疾病如多发性骨髓瘤导致的高球蛋白血症，严重高甘油三酯血症等；血浆渗透压增高则提示血中含有高渗性物质如高血糖等。一旦确认后需进行下一步。

（3）第三步进行容量评估：非常关键。查体时应明确血压的高低，观察皮肤弹性及外周水肿情况，检测 Hct 和尿素氮/肌酐比值水平。部分患者的判断难度较大，可结合病史并对上述指标进行动态观察，或进一步检查 CVP。

（4）第四步检测尿渗透压：以 100mOsm/（kg·H_2O）为界，尿渗透压≤100mOsm/（kg·H_2O）可认为水摄入相对过量，见于原发性烦渴、盐摄入不足、嗜酒等；尿渗透压＞100mOsm/（kg·H_2O）则需进一步确定低钠血症为低容量、等容量还是高容量。

（5）第五步检测尿钠浓度：在区分低容量、等容量还是高容量上，显示了高度敏感性。如果尿渗透压＞100mOsm/kg，推荐同时在采集血液标本的基础上分析尿钠浓度，如果尿钠浓度≤30mmol/L，可表明有效循环血量降低；尿钠浓度＞30mmol/L，建议评估细胞外液情况和利尿药的应用。

（三）紧急评估

1. 血钠浓度 多数患者需通过血钠浓度检查而诊断，低钠血症的临床表现严重程度取决于血钠浓度下降的速率。血清钠浓度 130mmol/L 以上时，极少引起症状；血清钠浓度 125～130mmol/L 时，主要表现为胃肠道症状；血清钠浓度降至 125mmol/L 以下时，易并发脑水肿，此时主要症状为头痛、嗜睡、肌肉痛性痉挛、神经精神症状和可逆性共济失调等；若脑水肿进一步加重，可出现脑疝、呼吸衰竭，甚至死亡。

2. 病史 仔细询问病史可明确造成低钠血症的原因，如外科疾病、大面积烧伤、手术中是否使用大量不含盐的溶液（5%葡萄糖作为电切的冲洗液）等。检测血浆渗透压，若渗透压正常，则可能为严重高脂血症或少见的异常高蛋白血症所致的假性低钠血症，渗透压增高则为高渗性低钠血症。

3. 循环系统 主要紧急评估血容量，判断是否存在休克。根据血压、心率、结合中心静脉压（CVP）和肺毛细血管楔压（PCWP）可对患者血流动力学情况做出初步判断。心功能正常时，中心静脉压能客观反映有效血容量，正常值 4～12cmH₂O，偏低提示低血容量，偏高提示容量超负荷。心功能不全时，应采用 Swan-Ganz 导管测定心室排血量和 PCWP，PCWP 正常值 6～12mmHg；容量不足时，扩容早期 PCWP 有短时间升高，继续扩容后 PCWP 下降。血气监测，评估电解质、血糖、pH 及乳酸含量，对评估全身和组织灌注具有指导作用。

4. 中枢神经系统 症状早期主要有表情淡漠、头痛、恶心呕吐等；严重时，颅内压升高、躁动、抽搐、昏迷、脑疝，严重者发生心搏、呼吸骤停。

（四）紧急处理

紧急处理主要包括治疗原发病，纠正脱水、渗透压和低钠，监测并调整血糖和其他电解质。

低钠血症的治疗应根据病因、低钠血症的类型、低钠血症发生的急缓及伴随症状而采取不同的处理方法，故低钠血症的治疗应强调个性化，但总的治疗措施包括：①祛除病因；②纠正低钠血症；③对症处理；④治疗合并症。临床上常见的低钠血症治疗如下。

1. 低渗低容量低钠血症（低渗性脱水）

（1）病因治疗：外科疾病，大面积烧伤应及时处理创面，以及避免各种失液后的不恰当处理等。

（2）建立深静脉穿刺置管，便于输液速度的调节，又便于高渗 NaCl 的输入，同时监测 CVP 以助于容量的判断。

（3）纠正脱水和失钠

1）补液：①轻中度：0.9%NaCl 500ml，快速静脉滴注，随后给予平衡液 500～1000ml，快速静脉滴注维持；②重度：平衡液 1000ml，快速静脉滴注，随后胶体液 500～1000ml，快速静脉滴注维持，必要时可输注血浆。

2）补钠（mmol）=（142−实测量）×体重（kg）×0.6（女性 0.5），先给予 1/2～2/3，观察疗效，监测后再进行补充（1g NaCl 相当于 17mmol Na^+）。

值得注意的是，低钠同时伴有低钾，需优先补钾，避免低钠血症纠正后 K^+ 进入细胞内进一步加重低钾血症。

（4）缺钠性休克的抢救（血清钠浓度<110mmol/L）：①首先扩容，即胶体液 500ml，快速静脉输注，平衡液 500ml，快速静脉输注；②补钠：7.5%～10% NaCl 1～2ml/kg 加入生理盐水稀释至 3%，快速静脉输注。

值得指出的是，对于重症者，输液和补钠、钾后 1h 应监测 Na^+、K^+、Ca^{2+}、Cl^-，根据监测结果及时调整输液量和 Na^+、K^+、Ca^{2+}、Cl^- 的补给量。

2. 低渗等容量低钠血症   处理方案：①病因治疗；②轻度者限制水的摄入及保钠排水，一般可给予含钠等渗液治疗；③重症以纠正脑水肿为重点，补钠、利尿等（方法参考稀释性低钠血症）。

3. 低渗高容量低钠血症（稀释性低钠血症）   治疗原则：①停止钠和水的摄入；②应用袢利尿药增加水的排出，以使血钠浓度上升；③补充钾的丢失。

（1）预防为主：围手术期发生的水中毒多为医源性，应以预防为主，如术中避免大量使用不含盐溶液，如 5%～10%葡萄糖注射液或 5%葡萄糖注射液作为电切的冲洗液。

（2）病因治疗：如停止输注不含电解质的溶液、更换手术中所用的冲洗液等。

（3）纠正低钠血症

1）轻症：①停止或限制水分摄入；②利尿，如呋塞米 20mg 静脉注射；③补钠：按补钠公式（142mmol/L−实测[Na^+]）×体重（kg）×0.6（女性 0.5）所得补钠量，先补 1/2～2/3，根据情况再补余量。

2）重症：①停止水摄入，如禁食、禁饮；②利尿：呋塞米 20～60mg 静脉注射，20%甘露醇 0.5～1.0g/kg 快速静脉输注；③补钾：避免 K^+ 转向细胞内和随尿排出后而出现的低钾碱中毒，应维持血钾浓度≥4.5mmol/L；④快速纠正脑水肿（补钠提高渗透压，脱水）：7.5%～10%NaCl 溶液 1～2ml/kg+生理盐水稀释至 2%～3%，快速静脉滴注，或首次 10%NaCl 10g+生理盐水 500ml 快速静脉滴注，而后根据检测结果再进行调整；需限制入量者可用 7.5%或 10%NaCl 溶液

50ml 从中心静脉中泵入 NaCl（0.5～1.0g/h）；利尿，20%甘露醇（心力衰竭者不用）0.5g/kg+呋塞米 20～40mg 静脉注射。

4. 低钠血症的治疗要点

（1）治疗目标在于使肿胀的脑细胞回缩，以控制抽搐和昏迷等神经症状；可首先应用高张 NaCl 溶液，用量可用下述方法计算：预期[Na$^+$]升高程度×体重×0.6（女性 0.5）=补充的钠量（mmol），必要时采用人工肾进行超滤或透析挽救患者。

（2）采用上述溶液静脉输注，一旦抽搐停止，即减慢滴速，在严密监测血钠浓度的条件下，使血钠浓度每小时升高 1～2mmol/L，直至达到 130mmol/L。

（3）维持血钠浓度在 130mmol/L 水平直至抗利尿激素的活性消退。为防止输入等张盐水后被肾"脱盐"（即排出高渗尿，在体内留下新的"无电解质水"），而使血钠浓度再度下降，可采取"张力平衡"策略。①着眼于输入：输入与尿量和尿渗透浓度相等的高张盐水；②着眼于排出：使尿排钠减少；若尿液为高渗，可应用袢利尿药或渗透性利尿药，使尿转呈等渗后可开始输入与尿量相等的等张盐水，直至刺激抗利尿激素释放的诱因消退。随后患者开始排稀释尿，血钠浓度将自行回升。

（4）任何低钠血症，只要血钾浓度<4.5mmol/L 必须补钾，重症低钠血症首日 NaCl 20g，次日 10g，经中心静脉 10% NaCl 泵入生理需要量。

（五）严密监测

1. 紧急监测　血钠浓度、血浆渗透压、容量评估、血糖、尿钠浓度和尿渗透压等。

2. 常规监测　血压、心率、血氧饱和度、心电图、呼吸及体温等。

3. 其他监测　对于重症患者，除常规生命体征监测外，应行深静脉和动脉穿刺置管，在动态监测 CVP 和血压的同时可方便检测血气、血钠、钾、磷、钙等水平，防止纠正脱水或应用利尿药后导致的电解质素乱，必要时适当补充，此外还应动态观察尿量和尿比重。重视血糖水平的监测和胰岛素的使用，可根据动脉血气分析，调整胰岛素的使用量。治疗过程中严密监测血钠、血浆渗透压、判断容量状态。

（六）麻醉注意事项

1. 术前应仔细了解病史、低钠血症水平、渗透压及容量情况。

2. 手术同时应积极治疗原发病。

3. 切忌过快纠正低钠血症，需边补电解质边测血气，要个体化调整补液速度和补液量，纠正酸碱平衡素乱。

4. 术中化验结果要与术前结果进行比较。

5. 严重低钠血症（110～115mmol/L）或有神经症状者，按急症处理、补钠，将血钠浓度提高至 120～125mmol/L 或神经症状改善为止。

6. 注意血流动力学监测，以防肺水肿，必要时给予呋塞米。

7. 原则：第 1 个 48h 血钠浓度上升不超过 20～25mmol/L。

8. 糖尿病患者渗透压改变引起的低钠，注意控制血糖水平。

（吴丽丽　王　胜）

第四节　急性高钠血症抢救流程及解析

一、急性高钠血症抢救流程

定义
高钠血症是指血清钠浓度>145mmol/L，并伴有血浆渗透压的升高，分为高容量性、等容量性及低容量性高钠血症，临床多见低容量性高钠血症。48h内发生的高钠血症称为急性高钠血症

诊断
- 病因：水净丢失过多、高渗钠摄入过多、水摄入减少
- 诱因
  - 低容量性高钠血症
  - 等容量性高钠血症
  - 高容量性高钠血症
- 实验室检查
  - 血钠浓度
    - 轻度增高：血钠浓度145～160mmol/L
    - 中度增高：血钠浓度161～170mmol/L
    - 重度增高：血钠浓度>170mmol/L
  - 血浆渗透压>310mOsm/（kg·H_2O）
  - 尿渗透压
    - >800mOsm/（kg·H_2O）：由于非显性水分的丢失或钠摄取增加导致血钠浓度升高
    - <400mOsm/（kg·H_2O）：中枢性或肾性尿崩症
    - 正常：部分中枢性或肾性尿崩症，或渗透性利尿

紧急评估
- 血清钠浓度升高程度及变化趋势
- 诱因
  - 最近补液和丢失情况
  - 用药史
  - 有无口渴、汗多、多尿、腹泻、低血压或水肿等
- 循环系统
  - 血容量不足：坐位、卧位舒张压相差10mmHg以上
  - 心功能正常：CVP<8cmH₂O，低血容量；CVP>12cmH₂O，容量超负荷
  - 心功能不全：容量不足时，扩容后PCWP先短暂升高后下降
  - 急性低容量性高钠血症：口渴、尿少、体温升高，血容量不足的症状和体征（血压下降、心率增快、乳酸增高甚至休克）
  - 急性等容量性高钠血症：血钠浓度升高，血容量无明显变化，无显著症状
  - 急性高容量性高钠血症：口渴、体重增高、血容量增高、血压升高、脉压增大、颈静脉充盈及肺水增高
- 中枢神经系统
  - 脑细胞脱水
    - 早期：表情淡漠、意识蒙胧、烦躁不安
    - 严重时：嗜睡、肌肉抽搐、蛛网膜下腔出血和（或）硬膜下血肿，甚至昏迷和死亡
  - 多表现口渴；口渴不明显者，意识水平与高钠血症的严重性相关，必要时行头颅CT或MRI检查协助诊断和鉴别诊断
- 易感因素
  - 院外患者：主要为婴儿和老人
  - 住院患者：常有神经系统功能障碍

紧急处理
- 原发病治疗：根据病因治疗，防止水的进一步丢失或盐的进一步摄入
- 纠正脱水、高渗和高钠
  - 容量复苏
    - 开放动静脉通路：外周和（或）深静脉穿刺置管，动脉直接测压
    - 血流动力学不稳定：用0.9% NaCl复苏，至生命体征平稳

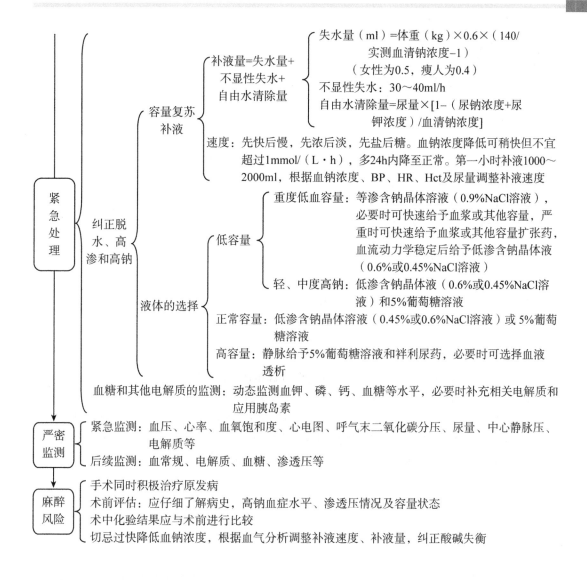

二、急性高钠血症抢救解析

高钠血症是指血清钠浓度＞145mmol/L，并伴有血浆渗透压的升高，可分为高容量性、等容量性及低容量性高钠血症，临床多见低容量性。48h内发生的高钠血症称为急性高钠血症。

（一）病因

1. 水净丢失引起的高钠血症

（1）经肾丢失型

1）神经源性或中枢性尿崩症：脑外伤、手术、肿瘤，浸润性疾病或包括肺结核在内的感染。

2）肾性尿崩症。

3）袢利尿药。

4）渗透性利尿：高血糖、甘露醇、尿素引起的渗透性利尿，糖尿病酮症酸中毒或高渗性昏迷导致的渗透性利尿。

（2）非肾丢失型

1）渴感减退。

2）经呼吸系统丢失：气管切开等。

3）皮肤损失：大量出汗、烧伤、高热等。

4）胃肠道的损失。

2. 高渗钠引起的高钠血症

（1）输注碳酸氢钠：碳酸氢钠的渗透压约是等渗盐水的两倍，因此给予未稀释的溶剂会导致血清钠浓度显著增高。

（2）经口摄入过多盐。

（3）高渗高钠液体灌肠或肠内营养。

（4）高渗透析。

（5）原发性醛固酮增多症及库欣综合征。

3. 水摄入减少

（1）不能饮水：昏迷、吞咽困难、频繁呕吐等。

（2）水源断绝：沙漠、灾区等。

（二）临床症状与诊断

病史、临床检查和实验室检查有助于明确急性高钠血症的病因及诊断。

1. 临床表现和分型　询问病史有关高钠血症的原因，以及确定是否为急性高钠血症至关重要。

48h 内发生的高钠血症为急性高钠血症，而症状超过 48h 或症状开始时间不明被认定为慢性高钠血症。急性高钠血症通常比慢性高钠血症症状更为突出，包括嗜睡、虚弱和易怒等，甚至可发作抽搐和昏迷；急性高钠血症时脑细胞突然缩小可能引起实质或蛛网膜下腔出血和（或）硬膜下血肿。

根据患者的容量状况，可将急性高钠血症分为以下三种类型：

（1）急性低容量性高钠血症（急性高渗性脱水）：高钠血症伴随着盐和水分的丢失，失水大于失盐。通常经肾或胃肠道丢失，临床表现为口渴、尿少和血容量不足的症状和体征，如心动过速、直立性低血压、血压下降、甚至休克。

（2）急性等容量性高钠血症：经肾或经肾外丢失水分，且没有任何盐分的丢失，很容易引起等容量性高钠血症。这些患者通常具有不良的味觉感受，无法获取水分或者神经垂体病变引起血管升压素（又称抗利尿激素）不同程度的缺乏或由于多种病变引起肾脏对血管加压素敏感性缺陷。在体格检查时，不会出现低或高血容量的症状。水分经肾丢失患者的尿渗透压低于血浆，常见于肾外损失、经肾丢失、中枢性尿崩症、肾性尿崩症等。

（3）急性高容量性高钠血症：体内总盐量的增加超过了总体水分的增加（相对水分的缺乏），这种情况并不常见。原发性醛固酮增多症及医源性导致的高钠血症，如输注碳酸氢钠、高钠高渗的肠内营养液、口服或静脉注射大量氯化钠等。此类患者有容量过多的体征，如水肿，其中部分患者常由水钠潴留造成，如肝功能不全、肾功能不全和（或）低白蛋白血症等。

2. 实验室检查

（1）血清钠浓度＞145mmol/L。

　　　　轻度增高：145～160mmol/L；

　　　　重度增高：161～170mmol/L；

　　　　重度增高：＞170mmol/L。

（2）尿渗透压：正常尿渗透压在 400～800mOsm/（kg·H$_2$O）。尿渗透压大于 800mOsm/（kg·H$_2$O），则表明对血管升压素的分泌和反应是正常的，肾浓缩能力良好，多由于非显性水分的丢失（来自胃肠道、呼吸道或皮肤）或全身钠摄取增加导致血钠浓度升高。尿渗透压低于 300mOsm/（kg·H$_2$O），表明可能是中枢性或肾性尿崩症。尿渗透压在 400～800mOsm/（kg·H$_2$O），提示与部分中枢性尿崩症，或部分肾性尿崩症，或渗透性利尿有关。

（3）血浆渗透压：正常血浆渗透压为280～310mOsm/（kg·H$_2$O），高钠血症均伴有血浆渗透压的增高。

（三）紧急评估

1. 血清钠浓度　是危重症严重程度的一个重要指标，多数患者需通过监测血钠浓度而诊断，血钠浓度增高快时症状明显。

2. 病史　仔细询问病史以明确造成高钠血症的原因，为治疗明确方向。例如，发生创伤性脑损伤的患者可能是中枢性尿崩症，而接受锂治疗的精神疾病患者可能是肾性尿崩症。仔细询问病史判断是否存在水摄入减少或丢失过多，以及医源性高钠血症等。

3. 循环系统　主要紧急评估血容量、是否存在休克。

根据心率、血压及其随体位改变的变化情况，结合中心静脉压和皮肤温度，可对患者血流动力学情况做出初步判断。坐、卧位舒张压相差 10mmHg 以上是判断血容量不足的可靠指标。心功能正常时，中心静脉压能反映有效血容量，正常值 4～12cmH$_2$O，偏低提示低血容量，偏高提示容量超负荷。心功能不全时，应采用 Swan-Ganz 导管测定心室排血量和肺毛细血管楔压（PCWP），PCWP 正常值 6～12mmHg；容量不足时，扩容早期 PCWP 有短时间升高，继续扩容后 PCWP 下降。动态进行血气监测，综合分析电解质、血糖、pH 及乳酸含量，对评估全身和组织灌注具有指导作用。

口渴、尿少、体温增高及血容量不足的症状和体征（血压下降、心率增快、乳酸增高、甚至休克）提示为急性低容量性高钠血症。口渴、体重增高、血容量增高、血压升高、脉压增大、颈静脉充盈及肺水增高提示为急性高容量性高钠血症。

4. 中枢神经系统　多表现为口渴。口渴不明显者其意识水平与高钠血症的严重性相关并伴肌肉无力，必要时行头颅 CT 或 MRI 检查协助诊断和鉴别诊断。急性高钠血症患者脑细胞脱水的临床表现：早期神经功能障碍表现为表情淡漠，意识朦胧，烦躁不安；随病情进展出现嗜睡、肌肉抽搐，甚至昏迷和死亡；脑细胞突然缩小可能引起实质或蛛网膜下腔出血和（或）硬膜下血肿。

5. 易感因素　院外患者高钠血症主要出现在婴儿和老人，婴儿常见症状包括呼吸过速、肌肉无力、躁动不安、失眠、呕吐、昏睡，甚至昏迷，一般不出现惊厥。老年患者一般当血钠浓度＞160mmol/L 时才出现症状，开始为口渴，后来症状逐渐消失。住院高钠血症患者常有神经系统功能障碍，临床症状可能不明显。

（四）紧急处理

紧急处理主要包括治疗原发病，纠正脱水、高渗和高钠，动态监测血糖和其他电解质并根据情况及时处理。

1. 原发病治疗　治疗原发病以防止水的进一步丢失或血清钠浓度的进一步增高。根据原发疾病，具体治疗可包括胰岛素治疗高血糖症、胃肠道症状的对症治疗、纠正高钙血症或低钾血症，以及长期服用去氨加压素等。

2. 纠正脱水、高渗和高钠血症

（1）容量复苏：加强血流动力学监测，出现低血容量且血流动力学不平稳的患者应使用0.9%NaCl复苏，暂不考虑血清钠浓度如何，直至血流动力学平稳。

（2）液体的选择

1）急性低容量性高钠血症：核心是使用比血浆更稀释的液体来补充水不足的部分。重度低血容量时可给予等渗含钠晶体溶液（0.9%NaCl），必要时可快速给予血浆或其他容量扩张剂。待血流动力学稳定后改用低渗含钠晶体溶液（0.6%或0.45%NaCl），进一步降低血钠浓度。轻、中度高钠血症，可直接给予低渗含钠晶体溶液（0.6%或0.45%NaCl）和5%葡萄糖注射液。

2）急性等容量性高钠血症和急性高容量性高钠血症：这两种情况多是过度补充含钠液体造成的，治疗应根据循环的情况给予利尿药，急性高容量高钠血症的患者可同时静脉给予5%葡萄糖注射液和袢利尿药。对于难以纠正的高钠血症伴容量过多状态，必要时可选择血液透析。容量正常的高钠血症应给予足量饮水，或静脉给予低渗含钠晶体溶液（0.45%或0.6%NaCl）和5%葡萄糖注射液，可给予利尿药；伴肾功能不全、利尿药反应差时，可进行血液净化治疗。

（3）计算需要补充且持续存在的缺失量：治疗急性高钠血症时，降低血清钠浓度可以稍快但不宜超过1mmol/（L·h）的下降速度，动态监测血气水平，根据血钠浓度、血压、心率、血红蛋白、血细胞比容及尿量情况调整补液速度，血钠浓度多在24h内纠正至正常。

低容量性高钠血症需要补充的血容量包括累计已经丢失的水量、不显性失水和经尿液中丢失的纯水量。第1个小时一般补液1000～2000ml，先快后慢，待心率下降、尿量增多时可减慢速度。

1）丢失的水量：可根据公式1计算出累计已丢失的水量。

公式1：失水量（ml）=体重（kg）×0.6×（140/实测血清钠浓度－1）（女性为0.5，瘦人为0.4）

2）不显性失水：包括经粪便和汗水，可估计为30～40ml/h。

3）经尿液中丢失的纯水量：除了不显性失水外，在确定补充液体的输注速率时需要考虑经尿液持续丢失的水分，并且这可以最准确地估计预期输液量所引起的血钠水平的变化。

通过使用公式2计算自由水清除量来计算经尿液中丢失的纯水量。

公式2：自由水清除量=尿量×[1－（尿钠浓度 + 尿钾浓度）/血清 Na^+]

3. 动态监测血糖和其他电解质　动态监测血钾、磷、钙等水平，防止纠正脱水或应用利尿药后导致电解质紊乱，必要时适当补充。重视血糖水平的监测和胰岛素的使用，可根据动脉血气分析，调整胰岛素的使用量。

（五）麻醉注意事项

1. 手术同时积极治疗原发病。

2. 术前评估注意：应详细了解病史、高钠血症水平、渗透压情况及容量状态。

3. 动态监测：如血压、心率、心电图、尿量、中心静脉压、电解质、血糖、渗透压、血氧饱和度及呼气末二氧化碳分压等。

4. 术中检验结果应与术前进行比较。

5. 切忌过快降低血钠浓度，术中根据血气分析调整补液速度。

（穆 蕊 王 胜）

第三十四章 酸、碱中毒抢救流程及解析

临床上许多疾病状态下会出现酸碱失衡，原发性的酸碱失衡可分为代谢性酸中毒、代谢性碱中毒、呼吸性酸中毒和呼吸性碱中毒，有时可同时存在两种或两种以上的原发性酸碱失衡，此即为混合型酸碱失衡。当任何一种酸碱失衡发生之后，机体都会通过代偿机制以减轻酸碱紊乱，尽量使体液的酸碱度恢复至正常范围。

第一节 呼吸性酸中毒抢救流程及解析

一、呼吸性酸中毒抢救流程

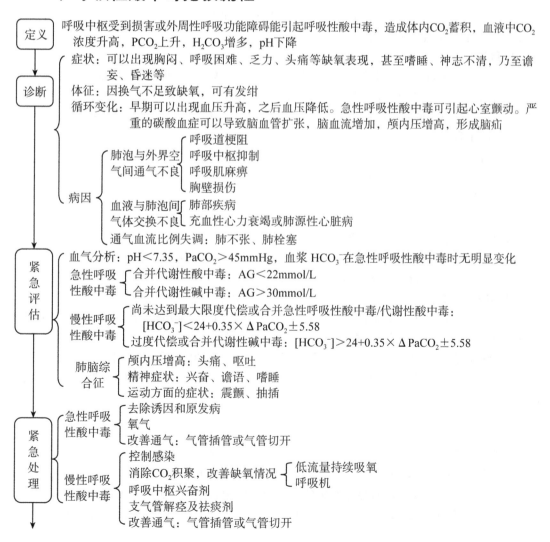

| 定义 | 呼吸中枢受到损害或外周性呼吸功能障碍能引起呼吸性酸中毒，造成体内CO_2蓄积，血液中CO_2浓度升高，PCO_2上升，H_2CO_3增多，pH下降 |

诊断
- 症状：可以出现胸闷、呼吸困难、乏力、头痛等缺氧表现，甚至嗜睡、神志不清，乃至谵妄、昏迷等
- 体征：因换气不足致缺氧，可有发绀
- 循环变化：早期可以出现血压升高，之后血压降低。急性呼吸性酸中毒可引起心室颤动。严重的碳酸血症可以导致脑血管扩张，脑血流增加，颅内压增高，形成脑疝
- 病因
  - 肺泡与外界空气间通气不良
    - 呼吸道梗阻
    - 呼吸中枢抑制
    - 呼吸肌麻痹
    - 胸壁损伤
  - 血液与肺泡间气体交换不良
    - 肺部疾病
    - 充血性心力衰竭或肺源性心脏病
  - 通气血流比例失调：肺不张、肺栓塞

紧急评估
- 血气分析：pH<7.35，$PaCO_2$>45mmHg，血浆HCO_3^-在急性呼吸性酸中毒时无明显变化
- 急性呼吸性酸中毒
  - 合并代谢性酸中毒：AG<22mmol/L
  - 合并代谢性碱中毒：AG>30mmol/L
- 慢性呼吸性酸中毒
  - 尚未达到最大限度代偿或合并急性呼吸性酸中毒/代谢性酸中毒：$[HCO_3^-]<24+0.35\times\Delta PaCO_2\pm5.58$
  - 过度代偿或合并代谢性碱中毒：$[HCO_3^-]>24+0.35\times\Delta PaCO_2\pm5.58$
- 肺脑综合征
  - 颅内压增高：头痛、呕吐
  - 精神症状：兴奋、谵语、嗜睡
  - 运动方面的症状：震颤、抽搐

紧急处理
- 急性呼吸性酸中毒
  - 去除诱因和原发病
  - 氧气
  - 改善通气：气管插管或气管切开
- 慢性呼吸性酸中毒
  - 控制感染
  - 消除CO_2积聚，改善缺氧情况
    - 低流量持续吸氧
    - 呼吸机
  - 呼吸中枢兴奋剂
  - 支气管解痉及祛痰剂
  - 改善通气：气管插管或气管切开

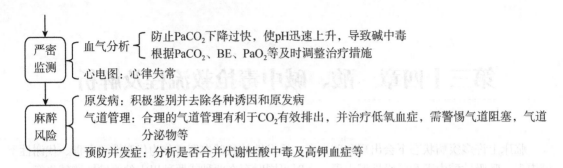

严密监测
　血气分析 ┫ 防止$PaCO_2$下降过快，使pH迅速上升，导致碱中毒
　　　　　　 根据$PaCO_2$、BE、PaO_2等及时调整治疗措施
　心电图：心律失常

麻醉风险
　原发病：积极鉴别并去除各种诱因和原发病
　气道管理：合理的气道管理有利于CO_2有效排出，并治疗低氧血症，需警惕气道阻塞，气道分泌物等
　预防并发症：分析是否合并代谢性酸中毒及高钾血症等

二、呼吸性酸中毒抢救解析

呼吸性酸中毒是指原发性动脉血二氧化碳分压（$PaCO_2$）升高而导致 pH 下降。临床上本病可以单独存在，也可与其他酸碱失衡同时存在。根据发病的快慢可又分为急性呼吸性酸中毒及慢性呼吸性酸中毒两大类。

（一）病因

呼吸性酸中毒的原发因素为 CO_2 蓄积，动脉血中 $PaCO_2$ 升高，使 $[BHCO_3]/[HHCO_3]$ 的分母变大，从而引起血液 pH 下降。

1. 肺泡与外界空气间通气不良

（1）呼吸道梗阻：如喉水肿、喉痉挛、白喉、异物阻塞、淋巴结或肿瘤压迫气管、溺水、羊水阻塞及麻醉期间通气不足或呼吸机管理不善等，均可引起急性呼吸性酸中毒。

（2）呼吸中枢受抑制：如吗啡、巴比妥、麻醉药、酒精中毒等，能使呼吸中枢受抑制，引起呼吸性酸中毒。

（3）呼吸肌麻痹：如低钾血症、脊髓灰质炎、急性感染性多发性神经根炎、重症肌无力、甲状腺功能亢进症性低钾性瘫痪、高位截瘫等。

（4）胸壁损伤：胸壁损伤后由于疼痛或胸壁不稳定影响通气，CO_2 不能充分呼出，以致引起呼吸性酸中毒。

2. 血液与肺泡间气体交换不良

（1）肺部疾病：如肺炎、肺水肿、心搏呼吸骤停等，均能引起急性呼吸性酸中毒。肺气肿、肺部纤维性变、支气管扩张、慢性支气管炎等，由于肺组织弹性减低，不仅使肺泡通气量减少，而且使肺内气体不能很好混合，常发生慢性呼吸性酸中毒。

（2）充血性心力衰竭或肺源性心脏病：因循环变慢，CO_2 排出减少，蓄积体内；又兼肺水肿或肺部病变，均可引起呼吸性酸中毒。

3. 肺内右向左分流量增加　大面积肺不张后，肺泡虽然萎陷，但肺泡壁的毛细血管仍开放，从肺动脉来的血液未经气体交换，即回到左心，使动脉血 $PaCO_2$ 升高，PaO_2 降低，肺泡和动脉的氧分压差明显增加。

（二）临床症状和表现

1. 急性呼吸性酸中毒　如果发生急性呼吸性酸中毒，则有呼吸加深加快、发绀及心搏增快等表现。若呼吸中枢因药物或 CO_2 蓄积受到抑制，就可能无呼吸加深加快的表现。在机械通气全身麻醉下，可因通气不足而突然发生急性呼吸性酸中毒。当 $PaCO_2>6.7kPa$（50mmHg）时，血压明显上升；$PaCO_2$ 进一步升高，则血压反而下降。因此在机械通气时，如发现血压升高，面色潮红，应注意检查是否有通气不良或需更换钠石灰。

2. 慢性呼吸性酸中毒 这类患者都有慢性肺部疾病，经常咳嗽、气短、面色发绀，呈桶状胸，红细胞增多，严重时可出现木僵或昏迷。若遇肺内感染或外科手术，则能发生急性呼吸性酸中毒。

（三）紧急评估

1. 急性呼吸性酸中毒 血气分析显示动脉血 $PaCO_2$ 升高，血液 pH 下降，甚至可降至 pH 7.0，标准碳酸氢（standard bicarbonate, SB）多处于正常范围，实际碳酸氢（actual bicarbonate, AB）高于标准碳酸氢，缓冲碱（buffer base, BB）或碱剩余（base excess, BE）减少（肾尚未来得及发挥代偿功能）。急性呼吸性酸中毒时，主要通过血液及血红蛋白缓冲，$PaCO_2$ 每升高 1.3kPa（10mmHg），血浆 HCO_3^- 约增加 1mmol/L，其代偿限预计公式：$\Delta[HCO_3^-]=0.1\times\Delta PaCO_2$。即使 $PaCO_2$ 升至 10.7kPa（80mmHg），血浆 HCO_3^- 也不过只增高 4mmol/L。因此，急性呼吸性酸中毒时，若 AB>30mmol/L，则可能为呼吸性酸中毒合并代谢性碱中毒。若 AB<22mmol/L，即可能为急性呼吸性酸中毒合并代谢性酸中毒。

2. 慢性呼吸性酸中毒 这类患者都有慢性肺部疾病，经常咳嗽、气短、面色发绀，呈桶状胸，红细胞增多，严重时可出现木僵或昏迷。若遇肺内感染或外科手术，则能发生急性呼吸性酸中毒。呼吸性酸中毒发生 6～18h 后，肾已显示明显的代偿功能，待到 5～7d 后，肾的代偿功能即发挥至最大限度；回收大量的碳酸氢钠，使 $[BHCO_3]/[HHCO_3]$ 的分子变大，以减轻因分母变大所致 pH 下降。因此，慢性呼吸性酸中毒动脉血 $PaCO_2$、BB、BE、AB、SB 均增高。如果动脉血 $PaCO_2$ 在 10.7kPa（80mmHg）以内，肾可发挥最大限度的代偿功能，使呼吸性酸中毒得到完全代偿，将血液 pH 维持在正常范围内。若动脉血 $PaCO_2$ 超过 10.7kPa（80mmHg），即使肾发挥最大限度的代偿功能，也不能使血液 pH 回至正常范围。由于 HCO_3^- 代偿性增加，为了维持细胞外液的正负离子平衡，Cl⁻ 则相应的减少。慢性呼吸性酸中毒，肾发挥最大限度的代偿时，其代偿限预计公式为 $\Delta[HCO_3^-]=0.35\times\Delta PaCO_2\pm5.58$。

（1）若 $[HCO_3^-]\approx24+0.35\times\Delta PaCO_2\pm5.58$，则表示患者慢性呼吸性酸中毒已得到最大限度的代偿。

（2）若 $[HCO_3^-]<24+0.35\times\Delta PaCO_2\pm5.58$，则可能为慢性呼吸性酸中毒合并代谢性酸中毒、慢性呼吸性酸中毒合并急性呼吸性酸中毒；若发生呼吸性酸中毒的时间尚未达 5～7d，则尚未达到最大限度代偿。

（3）若 $[HCO_3^-]>24+0.35\times\Delta PaCO_2\pm5.58$，则可能为慢性呼吸性酸中毒合并代谢性碱中毒，或为过度代偿的呼吸性酸中毒。

3. 肺脑综合征 在肺气肿晚期（慢性呼吸衰竭），因动脉血氧饱和度减低及 CO_2 积聚，能引起各种神经系统症状，称为肺脑综合征，其临床表现：①头痛、呕吐、视盘水肿（颅内压增高）；②精神症状，如兴奋、谵语、嗜睡、昏迷；③运动方面的症状，如震颤、抽搐，面神经瘫痪，或出现短暂偏瘫。

（四）紧急处理

1. 急性呼吸性酸中毒治疗 主要是使 CO_2 能有效地排出，并治疗低氧血症。首先须排除呼吸道梗阻，清除口腔及气管内分泌物，再做气管插管，必要时可做气管切开术，并行机械通气。动态监测动脉血气并作为诊断及治疗的依据。

2. 慢性呼吸性酸中毒

（1）控制感染：合理选用抗生素，待肺部啰音减少、痰量减少、脓痰消失后才可停药。

（2）消除 CO_2 蓄积，改善缺氧情况：应用呼吸机可明显地改善慢性呼吸性酸中毒症状。如果没有呼吸机，当动脉血 PaO_2 低于 $6.7\sim7.3kPa$（$50\sim55mmHg$），可用鼻管低流量持续吸氧，或采用间断鼻管吸氧，每吸 1h 停 1h。当 $PaCO_2>9.3kPa$（$70mmHg$），AB 高于 $35\sim37mmol/L$ 时，表示已接近 CO_2 麻醉，应避免高浓度给氧。在使用呼吸机时，勿使 $PaCO_2$ 降低过快，以免因代偿已使 $[BHCO_3]/[HHCO_3]$ 的分子变大，又突然使分母变小，引起 pH 上升，由呼吸性酸中毒转变为碱中毒，导致惊厥或昏迷。

（3）呼吸中枢兴奋剂：在使用呼吸机或鼻管持续吸氧或有肺脑综合征者，可联合使用兴奋呼吸中枢的药物，如尼可刹米、二甲弗林、哌甲酯等。

（4）支气管解痉及祛痰剂：氨茶碱 $0.1\sim0.2g$，口服，3 次/日，必要时可用氨茶碱 $0.25g$ 加入 25%葡萄糖注射液 20ml 中缓慢静脉注射。可雾化吸入肾上腺素能受体兴奋剂，如沙丁胺醇或倍氯米松。

（5）气管切开术：病情严重、痰液黏稠，经上述处理不能改善病情时，应行气管切开术；可减少 70%上呼吸道无效腔以减少残余气的再吸入，改善通气功能，还便于清除呼吸道内分泌物及施行间歇或较长期的呼吸机辅助通气。

（6）单纯慢性呼吸性酸中毒所出现的低氯血症，是肾代偿肺的现象。肾多排 H^+，多回收碳酸氢钠，以增大分子来适应增大的分母，从而力求 $[BHCO_3]/[HHCO_3]$ 向 20/1 靠近；由于 HCO_3^- 增多，肾多排 Cl^-，以维持正负离子平衡，遂出现低氯血症；低氯血症更有利于肾发挥代偿功能。因此，随呼吸性酸中毒的好转，Cl^- 浓度可自行调整，不需纠正。

（五）麻醉管理

1. 麻醉监测　机体对呼吸性酸中毒的代偿能力较差，且常合并缺氧，对机体的危害性极大；因此，除需尽快治疗原发病外，还须采取积极措施改善患者的通气功能。气管插管或气管切开术和机械通气，能有效地改善机体通气及换气功能。应注意调整呼吸机潮气量及呼吸频率，保证足够的有效通气量，在迅速排出潴留体内 CO_2 的同时还可纠正缺氧状态。吸入氧浓度一般在 60%～70%即可。引起慢性呼吸性酸中毒的疾病大多很难治愈。针对性地采取控制感染、扩张小支气管、促进排痰等措施，可改善换气功能和减轻酸中毒程度。对于此类患者术中应防止 $PaCO_2$ 下降过快，使 pH 迅速上升，导致碱中毒。手术后应警惕发生呼吸衰竭，不应单纯给高浓度氧，防止氧中毒和影响呼吸中枢对 CO_2 的敏感度。呼吸性酸中毒使 K^+ 向细胞外转移，急性高钾血症可能引发心室颤动或心搏骤停；因此，应动态监测 pH、$PaCO_2$、BE、PaO_2，并及时调整治疗措施。

2. 预防并发症

（1）呼吸性酸中毒合并代谢性酸中毒：表现为 $PaCO_2$ 明显升高及 HCO_3^- 显著下降。二者比值明显增大导致严重酸中毒，常见原因如心搏骤停、肺栓塞、严重肺水肿等。

上述情况时肺部无法排出 CO_2，使 CO_2 大量积聚体内，产生呼吸性酸中毒。循环障碍时组织无法灌注，缺氧导致大量乳酸产生，形成代谢性酸中毒，因此，pH 降低明显，应立即进行心肺复苏术，恢复气道通畅。

（2）呼吸性酸中毒合并代谢性碱中毒：为临床较常见的混合性酸碱失衡类型，可见于慢性阻塞性肺疾病合并呕吐，以及慢性肺源性心脏病出现心力衰竭并使用排钾性利尿药等情况。此时血 pH 变动取决于酸中毒与碱中毒的强弱，若程度适当，则相互抵消，pH 不变；若一方较强，则 pH 略升高或降低；$PaCO_2$ 与血浆 HCO_3^- 浓度明显升高，且二者变化程度均超出彼此代偿所应达到的范围。

（3）急性呼吸性酸中毒合并高钾血症所引起的心室颤动：可用 5% 碳酸氢钠溶液 60～100ml 在 5～10min 内静脉注射，促使 K^+ 向细胞内转移。

（邹　宇　王　锷）

第二节　代谢性酸中毒抢救流程及解析

一、代谢性酸中毒抢救流程

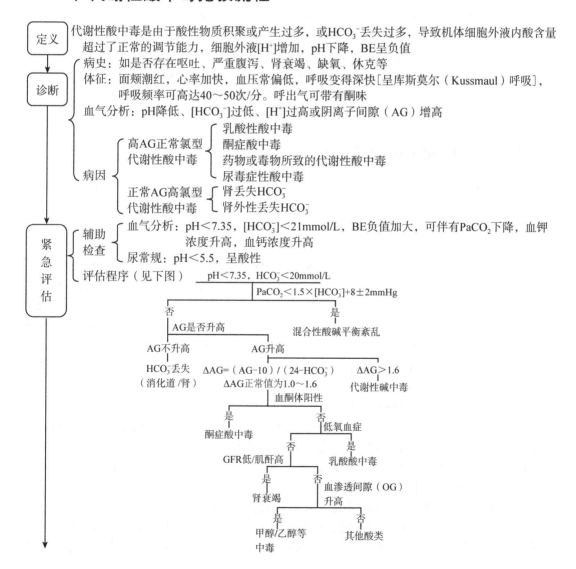

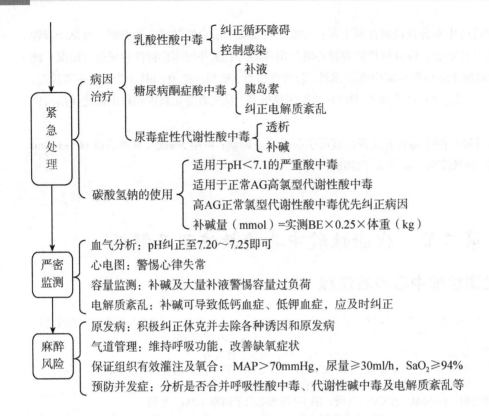

紧急处理
　　病因治疗
　　　　乳酸性酸中毒 ─ 纠正循环障碍 / 控制感染
　　　　糖尿病酮症酸中毒 ─ 补液 / 胰岛素 / 纠正电解质紊乱
　　　　尿毒症性代谢性酸中毒 ─ 透析 / 补碱
　　碳酸氢钠的使用
　　　　适用于pH<7.1的严重酸中毒
　　　　适用于正常AG高氯型代谢性酸中毒
　　　　高AG正常氯型代谢性酸中毒优先纠正病因
　　　　补碱量（mmol）=实测BE×0.25×体重（kg）

严密监测
　　血气分析：pH纠正至7.20～7.25即可
　　心电图：警惕心律失常
　　容量监测：补碱及大量补液警惕容量过负荷
　　电解质紊乱：补碱可导致低钙血症、低钾血症，应及时纠正

麻醉风险
　　原发病：积极纠正休克并去除各种诱因和原发病
　　气道管理：维持呼吸功能，改善缺氧症状
　　保证组织有效灌注及氧合：MAP>70mmHg，尿量≥30ml/h，SaO_2≥94%
　　预防并发症：分析是否合并呼吸性酸中毒、代谢性碱中毒及电解质紊乱等

二、代谢性酸中毒抢救解析

代谢性酸中毒是细胞外液 H^+ 增加或 HCO_3^- 丢失而引起的以血浆 HCO_3^- 浓度原发性减少为特征的酸碱平衡紊乱。

（一）病因

在代谢性酸中毒的病因诊断中，阴离子间隙（AG）有重要的临床价值。按不同的 AG 值可分为高 AG 正常氯型及正常 AG 高氯型代谢性酸中毒。AG 上升时，一般为非氯（Cl^-）的酸性物质增加所致，HCO_3^- 被消耗，由伴随的阴离子所替代以平衡阳离子，此时 Cl^- 无变化，表现为高 AG 代谢性酸中毒。若伴随的阴离子通过代谢重新生成 HCO_3^-（如乳酸等），AG 及酸碱平衡可恢复正常。若肾排泌障碍，阴离子在滤过后不能重吸收，则 Cl^- 重吸收增加，出现高氯性酸中毒。内源性酸产生过多，HCO_3^- 丢失过多或肾排泌障碍而致内源性酸积累过多均可导致代谢性酸中毒。

1. 高 AG 正常氯性代谢性酸中毒

（1）乳酸性酸中毒：是代谢性酸中毒的常见原因；正常人血乳酸水平甚低，为 1～2mmol/L，当超过 4mmol/L 时称为乳酸性酸中毒。乳酸性酸中毒临床上分为 A、B 两型。

1）A 型：为组织灌注不足或急性缺氧所致，如休克、心搏骤停、急性肺水肿、CO 中毒、贫血、严重低氧血症等时组织供氧不足等。

2）B 型：为一些常见病、药物或毒物及某些遗传性疾病所致。

（2）酮症酸中毒：糖尿病酮症酸中毒由胰岛素相对或绝对不足加上高胰高血糖素水平所致乙酰乙酸及 β-羟丁酸在体内（特别是细胞外液）积聚；常发生在治疗中突然停用胰岛

素或伴有各种应激，如感染、创伤、手术及情感刺激等，使原胰岛素治疗量相对不够。

（3）药物或毒物所致代谢性酸中毒：主要为水杨酸类及醇类有机化合物，包括甲醇、乙醇、异丙醇等。

（4）肾衰竭：肾小球滤过率<25ml/min 时所致内生性 H^+ 积聚，不能排出。

2. 正常 AG 高氯型代谢性酸中毒　主要因 HCO_3^- 从肾或肾外丢失，或者肾小管泌 H^+ 减少，但肾小球滤过功能相对正常所致。无论是 HCO_3^- 丢失或肾小管单纯泌 H^+ 减少，其结果均为 HCO_3^- 过少，同时血中一般无其他有机阴离子积聚；因此，Cl^- 水平相应上升，大多呈正常 AG 高氯型酸中毒。常见于：①HCO_3^- 丢失过多的腹泻、肠瘘、胆瘘、胰瘘，输尿管乙状结肠吻合术或回肠代膀胱术后。②肾小管泌 H^+ 障碍的肾小管性酸中毒或某些间质性肾病。

（二）临床症状和表现

轻度代谢性酸中毒可无明显症状。重度代谢性酸中毒患者的临床表现通常与原发病相关，呼吸系统代偿表现出明显的深大呼吸，呼吸频率有时可高达 40～50 次/分。糖尿病酮症酸中毒患者呼出气可带有酮味。乳酸酸中毒患者常可伴有心率加快，血压偏低，缺血甚至休克、昏迷的症状。代谢性酸中毒可降低心肌收缩力和周围血管对儿茶酚胺的敏感性，易发生心律不齐、休克，可伴有高钾血症。

（三）紧急评估

代谢性酸中毒必须依据病史和实验室检查进行全面评估。一般按下列步骤进行。

1. 确定代谢性酸中毒的存在　同时测定动脉血气和血生化指标，若 pH 降低、HCO_3^- 浓度过低表示有代谢性酸中毒的存在。可以根据 Henderson-Hasselbalch 公式（$[H^+]$ = $K \times PaCO_2/HCO_3^-$）由任意两变量计算第三个数值，其中 K 为碳酸的离解常数。由于测得的 pH 与计算所得的 H^+ 之间有直接的关系($pH=-\log[H^+]$)，当 pH 为正常值即 7.4 时，$[H^+]$ 为 40nmol/L。该公式亦可用于核对实验室误差或上述指标是否同时测得。进行全面的病史采集和体格检查有助于提示潜在的酸碱失衡，如呕吐、严重腹泻、肾衰竭、缺氧、休克等均提示可能存在代谢性酸中毒。

2. 判断呼吸代偿系统是否反应恰当　一般情况下，代谢性酸中毒所致的 $PaCO_2$ 代偿范围，可用简单的公式进行估计，最常用的为 $PaCO_2=1.5 \times [HCO_3^-]+8 \pm 2mmHg$。如超出该范围，表示有混合性酸碱失衡存在。

3. 计算 AG　在代谢性酸中毒中计算 AG 有助于判断代谢性酸中毒的类型。

（1）AG 升高：提示乳酸酸中毒、酮症酸中毒、药物或毒物中毒或肾功能不全等。在高 AG 型代谢性酸中毒中，计算 ΔAG 有助于判断有无其他类型酸碱失衡的存在。ΔAG 为升高的 AG 与降低的 HCO_3^- 比值，$\Delta AG=（AG-10）/（24-HCO_3^-）$，Δ AG 正常值为 1.0～1.6。ΔAG<1.0，表示 HCO_3^- 降低超过了 AG 升高，提示存在非阴离子间隙代谢性酸中毒。ΔAG>1.6，提示同时存在代谢性碱中毒。若怀疑药物或毒物所致代谢性酸中毒，测定血渗透压间隙（OG）有助于诊断。低分子量的在血清中易形成高浓度的物质（如甲醇、乙醇、异丙醇等）易使血清渗透压升高，均能导致 AG 升高的代谢性酸中毒伴渗透压间隙的升高。如果血渗透压间隙也正常，则最可能是因胃肠道因素导致 D 型乳酸积聚等。

（2）AG 不增高：首先需除外低白蛋白血症所致 AG 不增高；如果无低蛋白血症存在，酸中毒主要可能由 HCO_3^- 丢失所致。HCO_3^- 可从肾或肾外丢失，或者肾小管泌 H^+ 减少，但肾小球滤过功能相对正常引起。无论是 HCO_3^- 丢失或肾小管单纯泌 H^+ 减少，其结果都是 HCO_3^- 过少，同时血中一般无其他有机阴离子的积聚，因此 Cl⁻水平相应上升，大多呈正常 AG 高氯型酸中毒。肾外性 HCO_3^- 的丢失主要从肠道丢失。正常肠道含 HCO_3^- 40～60mmol/L，大量腹泻或肠梗阻、肠道减压、造瘘等可造成 HCO_3^- 大量丢失导致高氯性代谢性酸中毒，同时常伴有低钾血症。由小肠绒毛性腺瘤引起的酸中毒可以十分严重，使用泻剂成瘾者也可产生酸中毒。另外，尿液、胆汁的分泌引流也可导致高氯性酸中毒。如果患者合并有慢性肾疾病，肾不能充分代偿性排泄过多 NH_4，可以加重酸中毒。此外，尿道旁路手术，如输尿管乙状结肠吻合术后的患者常有明显高氯性酸中毒，这是由于结肠可以重吸收经输尿管排出及肠道产生的 NH_4。

（四）紧急处理

代谢性酸中毒的治疗最重要的是针对其基本病因进行治疗，尤其是高 AG 正常氯性代谢性酸中毒。碱性药物用于治疗严重的正常 AG 高氯性代谢性酸中毒，而在高 AG 正常氯性代谢性酸中毒中的使用上存在争议。

1. 病因治疗　乳酸性酸中毒主要针对病因，包括纠正循环障碍、改善组织灌注、控制感染、供应充足能量等。D-乳酸酸中毒给予低碳水化合物饮食及抗生素治疗常有效。二氯醋酸和 L-卡尼汀近来试用于治疗乳酸酸中毒，其疗效还需进一步研究证实。糖尿病酮症酸中毒应及时输液、给予胰岛素、纠正电解质紊乱和处理感染等治疗。静脉注射葡萄糖和生理盐水很容易纠正酒精性酮症酸中毒，同时需补充钾、磷、镁和维生素等。甲醇造成的代谢性酸中毒应尽早进行血液透析或腹膜透析。由于甲醇需经肝中的乙醇脱氢酶转化为福马酸，乙醇可以与甲醇竞争乙醇脱氢酶，以减少福马酸的产生，因此，可在透析液中加入乙醇。乙腈甘油在体内也经乙醇脱氢酶转化为草酸，中毒时也可用乙醇来竞争，因常伴有明显的肾小管坏死，且多表现为少尿，更应尽早透析。如果透析条件尚未具备，可以置胃管持续性抽吸胃酸，一方面可暂时减轻酸血症，另一方面可以吸去体液，为减轻补充碳酸氢钠所带来的容量负荷创造条件。水杨酸造成的酸中毒常合并呼吸性碱中毒。在酸中毒时，水杨酸容易形成非离子化水杨酸，后者很容易透过血脑屏障而进入中枢神经系统，加重酸中毒。乙酰唑胺（醋氮酰胺）可以碱化尿液，使尿中排泄的水杨酸不易转变为非离子化的水杨酸，不易被重吸收，因此常在水杨酸中毒时应用，在患者合并 HCO_3^- 水平过高时尤为适用。尿毒症性代谢性酸中毒与其他高 AG 型代谢性酸中毒相比，尿毒症性 AG 不能被清除（而羟丁酸、乙酰乙酸、乳酸等均能被清除），同时又无内源性 HCO_3^- 的补充，导致酸中毒的因素（肾功能的慢性毁损）不可能被去除，故需给予一定的外源性碱性物质，使血 HCO_3^- 缓慢回升至 20～22mmol/L，以减轻骨病变。胃肠道丢失 HCO_3^- 造成的酸中毒，补充 $NaHCO_3$ 治疗常可获得明显效果，但是应注意钾盐的补充。

2. 碱性药物的使用　$NaHCO_3$ 是临床上常用的碱性药物。由于乳酸钠进入体内可与 H_2CO_3 作用生成乳酸和 $NaHCO_3$，乳酸在细胞内氧化成 CO_2 和 H_2O，或者通过葡萄糖新生作用合成葡萄糖；生成的 $NaHCO_3$ 可与酸起缓冲作用。上述反应在缺氧等情况时并不充分，因此，碱性药物使用的同时应积极纠正原发病。碱的补充仅限于急性而严重的酸血症（pH＜7.1），此时需用 $NaHCO_3$ 治疗，为治疗基本病因赢得时间。碱的补充不当可有严重不良反应，如容量过多等；pH 上升可使血红蛋白解离曲线向左移，血红蛋白对 O_2 的亲和力增加，组织供氧情况下降；HCO_3^- 还有一定的心脏抑制作用。因此，酸中毒不宜纠正过于彻底，使血 HCO_3^- 维持在 8～10mmol/L，血 pH 在 7.20～7.25 即可。此时虽然仍呈酸中毒，但心肌收缩力对儿茶酚胺的反应性多可恢复，心律失常发生机会也大为减少。由于严重酸中毒时肺的代偿作用，$PaCO_2$ 多偏低，因此，使 pH 达到 7.20 所需 $NaHCO_3$ 量通常并不多。补碱量可根据公式计算：$NaHCO_3$（mmol）＝BE×0.25×体重（kg）。临床应用时可先注射一部分（一般 1/2 计算量），根据实际可提高的血 HCO_3^- 水平再加以调整，密切观察心脏负荷及基本病因纠正的情况。

（五）麻醉风险

1. 原发病 代谢性酸中毒可导致严重的代谢障碍和多器官功能损害，因此应积极处理原发病和诱发因素，如糖尿病酮症酸中毒患者以去除诱发因素（如感染等）、补液、胰岛素治疗为主；血容量不足患者以补充血容量为主，特别是大出血、休克患者。

2. 气道和组织灌注 维持呼吸功能，保持气道通畅和气体的有效交换，给予氧气治疗，改善缺氧状态。保证组织有效灌注及氧合，使 MAP＞70mmHg，尿量≥30ml/h，动脉血氧饱和度（SaO_2）≥94%。

3. 预防并发症

（1）代谢性酸中毒合并呼吸性碱中毒：纠正急性严重酸中毒，使 pH 达到 7.20 的过程应尽量快，这样可以尽快恢复心脏功能。然而过快纠正酸中毒常又可能使肺部代偿性通气过度的情况得到抑制，从而容易使血 $PaCO_2$ 上升。CO_2 易于进入脑脊液，并刺激呼吸，使过多 CO_2 呼出体外，此时由于血 pH 经 $NaHCO_3$ 使用后已上升，有时可造成复杂的酸碱失衡。

（2）代谢性酸中毒合并代谢性碱中毒：糖尿病酮症酸中毒、乳酸酸中毒等患者治疗后期，体内原先积聚的乙酰乙酸及乳酸可生成 HCO_3^-，加上肾持续不断代偿及外源性碱剂的治疗，可出现代谢性碱中毒。

（3）电解质紊乱：快速纠正酸中毒易导致低钙血症，产生手足搐搦；$NaHCO_3$ 可使 K^+ 从细胞外转移到细胞内，产生低钾血症。5%$NaHCO_3$ 溶液为高渗性，过快输入可致高钠血症。

（邹 宇 王 锷）

第三节 呼吸性碱中毒抢救流程及解析

一、呼吸性碱中毒抢救流程

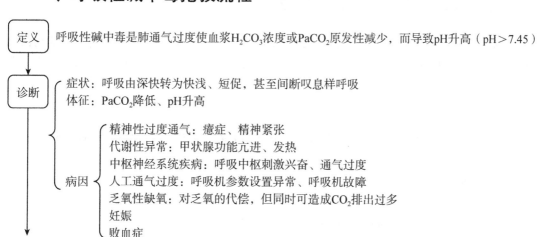

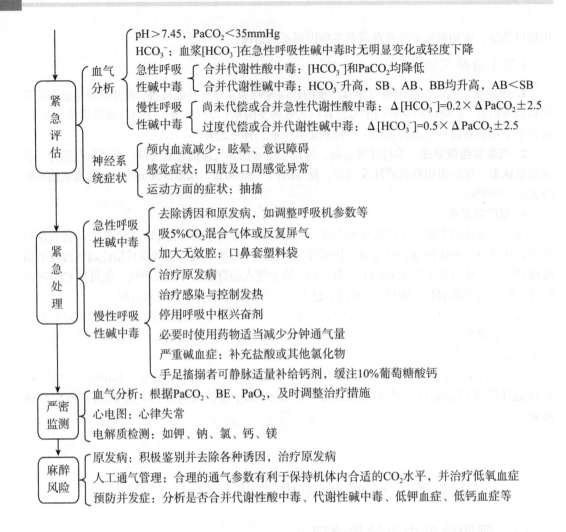

紧急评估 {
　血气分析 {
　　　{ pH>7.45，$PaCO_2$<35mmHg
　　　{ HCO_3^-：血浆[HCO_3^-]在急性呼吸性碱中毒时无明显变化或轻度下降
　　急性呼吸性碱中毒 {
　　　合并代谢性酸中毒：[HCO_3^-]和$PaCO_2$均降低
　　　合并代谢性碱中毒：HCO_3^-升高，SB、AB、BB均升高，AB<SB
　　慢性呼吸性碱中毒 {
　　　尚未代偿或合并急性代谢性酸中毒：Δ[HCO_3^-]=0.2×$\Delta PaCO_2$±2.5
　　　过度代偿或合并代谢性碱中毒：Δ[HCO_3^-]=0.5×$\Delta PaCO_2$±2.5
　}
　神经系统症状 {
　　颅内血流减少：眩晕、意识障碍
　　感觉症状：四肢及口周感觉异常
　　运动方面的症状：抽搐
　}
}

紧急处理 {
　急性呼吸性碱中毒 {
　　去除诱因和原发病，如调整呼吸机参数等
　　吸5%CO_2混合气体或反复屏气
　　加大无效腔：口鼻套塑料袋
　}
　慢性呼吸性碱中毒 {
　　治疗原发病
　　治疗感染与控制发热
　　停用呼吸中枢兴奋剂
　　必要时使用药物适当减少分钟通气量
　　严重碱血症：补充盐酸或其他氯化物
　　手足搐搦者可静脉适量补给钙剂，缓注10%葡萄糖酸钙
　}
}

严密监测 {
　血气分析：根据$PaCO_2$、BE、PaO_2及时调整治疗措施
　心电图：心律失常
　电解质检测：如钾、钠、氯、钙、镁
}

麻醉风险 {
　原发病：积极鉴别并去除各种诱因，治疗原发病
　人工通气管理：合理的通气参数有利于保持机体内合适的CO_2水平，并治疗低氧血症
　预防并发症：分析是否合并代谢性酸中毒、代谢性碱中毒、低钾血症、低钙血症等
}

二、呼吸性碱中毒抢救流程解析

呼吸性碱中毒是指肺通气过度导致原发性 $PaCO_2$ 降低而导致 pH 升高。临床上本病可以单独存在，也可与其他酸碱平衡失调同时存在。根据发病的快慢可又分为急性呼吸性碱中毒及慢性呼吸性碱中毒两大类。

（一）病因

呼吸性碱中毒的原发因素为 CO_2 减少，动脉血中 $PaCO_2$ 降低，使［HCO_3^-］/［H_2CO_3］的分母变小，从而引起血液 pH 升高。

1. 低氧血症和肺疾病

（1）吸入气体氧分压过低：如初入高原地区，缺氧刺激，呼吸运动增强。

（2）缺氧：某些心肺疾病、胸廓疾病的早期。

2. 呼吸中枢受到刺激

（1）脑部疾病：如脑血管障碍、脑炎、脑外伤及脑肿瘤均可刺激呼吸中枢引起过度通气。

（2）药物：如水杨酸盐或铵盐可以直接兴奋呼吸中枢。

3. 机体代谢旺盛　见于高热、甲状腺功能亢进等，由于血温过高和机体分解代谢亢进可刺

激呼吸中枢兴奋

4. 人工通气异常　是围手术期主要和常见原因，呼吸机参数设置异常，如潮气量过大、频率过快、呼吸机功能异常等。

5. 败血症　革兰氏阴性杆菌进入血路而繁殖的患者，在体温、血压还没有发生变化时即可出现明显的通气过度。

6. 肝硬化　当有腹水及血 NH_3 浓度升高者可出现过度通气，可能是 NH_3 对呼吸中枢的刺激作用引起的。

7. 妊娠　有中等程度的通气增加，目前认为是黄体酮对呼吸中枢的刺激作用，一些合成的黄体酮制剂也有此作用。妊娠反应期因呕吐、饮食不足可发生酮症酸中毒，妊娠反应期过后则可发生呼吸性碱中毒，有时引起手足搐搦。

（二）临床症状和表现

1. 急性呼吸性碱中毒　如果发生急性呼吸性碱中毒，则有呼吸浅快，可以出现口唇或肢体麻木、针刺样疼痛；由于脑血管痉挛、组织缺氧，可有头痛、头晕及精神症状。在机械通气全身麻醉下，常因麻醉机/呼吸机参数设置不当导致通气过度而突然发生急性呼吸性碱中毒。当 $PaCO_2$ 快速下降至 20mmHg 时，脑血流降至正常的 60%；当低于 20mmHg 时，脑血流急剧减少、脑组织缺氧。另外，随着 $PaCO_2$ 的下降，氧解离曲线左移，影响氧气从血红蛋白向组织释放，导致缺氧。由于心脏、脑和皮肤血管的收缩，可导致心排血量的减少。严重者可致心律失常、心肌收缩力减弱直至循环衰竭。

2. 慢性呼吸性碱中毒　这类患者常有慢性颅脑疾病、肺部疾病、肝疾病等，缺氧和氨兴奋呼吸中枢引起的过度通气。

（三）紧急评估

1. 急性呼吸性碱中毒　血气分析显示动脉血 $PaCO_2$ 降低，pH 升高，甚至 pH 可达 7.50，AB 减少，AB<SB，代偿后代谢性指标均继发下降，AB、SB、BB 均降低，BE 负值加大（肾尚未来得及发挥代偿功能）。急性呼吸性碱中毒时，主要通过血液及血红蛋白缓冲，急性呼吸性碱中毒，大约 $PaCO_2$ 每下降 1.33kPa（10mmHg），血浆 $[HCO_3^-]$ 约减少 2mmol/L，其代偿限预计公式：$\Delta[HCO_3^-]=0.2\times\Delta PaCO_2\pm2.5$。其代偿极限是 18mmol/L。因此，急性呼吸性碱中毒时，若 $[HCO_3^-]$ 升高，SB、AB、BB 均升高，且 AB<SB，则可能为呼吸性碱中毒合并代谢性碱中毒。若 pH 在正常范围而 $[HCO_3^-]$ 低于代偿的最低值，即可能为急性呼吸性碱中毒合并代谢性酸中毒。

2. 慢性呼吸性碱中毒　临床上慢性呼吸性碱中毒非常少见，这类患者常有慢性脑部疾病、肺部疾病或肝病，常因缺氧和氨兴奋呼吸中枢引起持久的 $PaCO_2$ 下降。在慢性呼吸性碱中毒患者，肾的代偿作用也不明显。呼吸性碱中毒发生后，代偿包括细胞内缓冲和肾排酸减少；前者迅速发生，后者则很缓慢。由于血浆 H_2CO_3 迅速降低，血浆 $[HCO_3^-]$ 相对较高，H^+ 从细胞内移出与之结合，达到 H_2CO_3 回升的代偿目标，伴随的代价是 $[HCO_3^-]$ 下降；$PaCO_2$ 每下降 1.33kPa（10mmHg），血浆 $[HCO_3^-]$ 约减少 2mmol/L；其代偿限预计公式：$\Delta[HCO_3^-]=0.2\times\Delta PaCO_2\pm2.5$。肾的代偿功能一般只发生在慢性呼吸性碱中毒时。待到 5～7d 后，肾的代偿功能即发挥至最大限度；随着 $PaCO_2$ 的下降肾小管上皮代偿性泌 H^+ 和 NH_3 减少，而 HCO_3^- 随尿排出增多，因此血浆中 $[HCO_3^-]$ 代偿性降低。由于其代偿作用导致 $PaCO_2$ 每下降 10mmHg 伴随的是血浆 $[HCO_3^-]$ 下降 5mmol/L。慢性呼吸性碱中毒，肾发挥最大限度的代偿时，其代偿限预计公式：

$\Delta[HCO_3^-]=0.5\times\Delta PaCO_2\pm2.5$。

（1）若$[HCO_3^-]\approx24+0.5\times\Delta PaCO_2\pm2.5$，则表示患者慢性呼吸性碱中毒已得到最大限度的代偿。

（2）若$[HCO_3^-]<24+0.5\times\Delta PaCO_2\pm2.5$，则可能为慢性呼吸性碱中毒合并代谢性酸中毒。

（3）若$[HCO_3^-]>24+0.5\times\Delta PaCO_2\pm2.5$，则可能为慢性呼吸性碱中毒合并代谢性碱中毒。

3. 神经系统综合征　急性严重呼吸性碱中毒较代谢性碱中毒更容易出现神经系统症状，表现为眩晕、口周及四肢感觉异常、意识障碍与抽搐。主要与碱中毒对脑功能的损害、低碳酸血症使脑血流减少、低钾血症、低钙血症及氧解离曲线左移导致的缺氧有关。

（四）紧急处理

1. 急性呼吸性碱中毒治疗　主要是避免CO_2过度排出，并治疗低氧血症。首先须去除病因，排除呼吸机设备故障，适当降低呼吸机分钟通气量（潮气量或呼吸频率），或在患者口鼻处套袋加大无效腔以提高重复吸入。必要时可以吸入混合有$5\%CO_2$的氧气。手足抽搐时可予以葡萄糖酸钙静脉注射。动态监测血气分析，以便作为诊断及治疗的依据。

2. 慢性呼吸性酸中毒

（1）治疗原发病。

（2）治疗感染与控制发热：给予必要的抗生素和消炎退热药物，以减少分解代谢增高对呼吸中枢的刺激。

（3）停用呼吸中枢兴奋剂：对于使用呼吸中枢兴奋剂的患者，可停用各种兴奋呼吸中枢的药物，如尼可刹米、二甲弗林、哌甲酯等。

（4）镇静药物：必要时可使用镇静药物以适当减少通气量。

（5）补充盐酸或氯化物：病情严重时可以考虑，血液中Cl^-升高可促进肾排出HCO_3^-增多以利于碱中毒的纠正。

（五）麻醉风险

1. 麻醉监测　虽然呼吸性碱中毒临床上并不常见，但机体对呼吸性碱中毒的代偿能力较差，而且可能合并存在缺氧，对机体的危害性极大；因此，除需尽快治疗原发病因之外，须采取积极措施调整患者的通气状态，尤其是调整呼吸机参数（潮气量及呼吸频率）以纠正过度通气。加大无效腔以使患者重复吸入，必要时吸入O_2和$5\%CO_2$的混合气体。引起慢性呼吸性碱中毒的疾病大多很难治愈。针对性地采取控制感染和治疗发热等措施，可改善换气功能和减轻碱中毒程度。严重时可以使用镇静药物减少分钟通气量；对于某些使用了刺激呼吸中枢药物的患者，应积极停用相关药物；纠正细胞外液容量不足，减轻疼痛；合并缺氧时应该积极合理地纠正缺氧状态。呼吸性碱中毒使K^+向细胞内转移，急性低钾血症可能引发心搏骤停；因此，应同时动态监测血液的pH、$PaCO_2$、BE、PaO_2，并及时调整治疗措施。

2. 防治并发症

（1）呼吸性碱中毒合并代谢性酸中毒：此型失衡较少见，但较严重，表现为$PaCO_2$及$[HCO_3^-]$显著下降。由于二者不能相互代偿且均小于代偿的最低值，pH多变化较小，处在正常范围。常见原因如糖尿病、肾衰竭、感染性休克及危重患者伴有发热或机械通气过度时，以及水杨酸或乳酸盐中毒，慢性肝病、高血氨并发肾衰竭等。对于此型失衡应关注pH，如果pH正常，只治疗原发因素和电解质紊乱，不宜使用酸性药物或碱性药物。以代谢性酸中毒为主者，仅在pH<7.20时适当少量使用碱性药物以提高pH>7.20即可。

（2）呼吸性碱中毒合并代谢性碱中毒：这是临床上预后很差的一种混合性酸碱失衡类型，由于代谢过程（[HCO_3^-]升高）阻止了呼吸性碱中毒的代偿，而呼吸过程（$PaCO_2$降低）又阻止了代谢性碱中毒的代偿，故而出现严重的碱血症。从理论上说，必须同时纠正两种原发性失衡，补氯、补钾和补充细胞外液，纠正代谢性碱中毒；对呼吸性碱中毒则重视病因治疗，以治疗代谢性碱中毒为优先考虑。

（3）严重急性呼吸性碱中毒引起的室性心律失常、抽搐：可用肌松药并行机械通气调节$PaCO_2$，有抽搐者静脉注射葡萄糖酸钙溶液。

第四节　代谢性碱中毒抢救流程及解析

一、代谢性碱中毒抢救流程

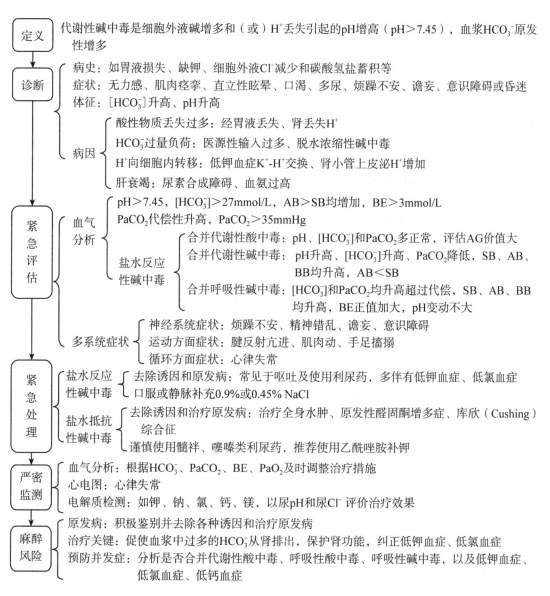

定义：代谢性碱中毒是细胞外液碱增多和（或）H^+丢失引起的pH增高（pH＞7.45），血浆HCO_3^-原发性增多

诊断
- 病史：如胃液损失、缺钾、细胞外液Cl^-减少和碳酸氢盐蓄积等
- 症状：无力感、肌肉痉挛、直立性眩晕、口渴、多尿、烦躁不安、谵妄、意识障碍或昏迷
- 体征：[HCO_3^-]升高、pH升高
- 病因
  - 酸性物质丢失过多：经胃液丢失、肾丢失H^+
  - HCO_3^-过量负荷：医源性输入过多、脱水浓缩性碱中毒
  - H^+向细胞内转移：低钾血症K^+-H^+交换、肾小管上皮泌H^+增加
  - 肝衰竭：尿素合成障碍、血氨过高

紧急评估
- 血气分析：pH＞7.45，[HCO_3^-]＞27mmol/L，AB＞SB均增加，BE＞3mmol/L，$PaCO_2$代偿性升高，$PaCO_2$＞35mmHg
  - 盐水反应性碱中毒
    - 合并代谢性酸中毒：pH、[HCO_3^-]和$PaCO_2$多正常，评估AG价值大
    - 合并代谢性碱中毒：pH升高、[HCO_3^-]升高、$PaCO_2$降低，SB、AB、BB均升高，AB＜SB
    - 合并呼吸性碱中毒：[HCO_3^-]和$PaCO_2$均升高超过代偿，SB、AB、BB均升高，BE正值加大，pH变动不大
- 多系统症状
  - 神经系统症状：烦躁不安、精神错乱、谵妄、意识障碍
  - 运动方面症状：腱反射亢进、肌肉动、手足搐搦
  - 循环方面症状：心律失常

紧急处理
- 盐水反应性碱中毒
  - 去除诱因和原发病：常见于呕吐及使用利尿药，多伴有低钾血症、低氯血症
  - 口服或静脉补充0.9%或0.45% NaCl
- 盐水抵抗性碱中毒
  - 去除诱因和治疗原发病：治疗全身水肿、原发性醛固酮增多症、库欣（Cushing）综合征
  - 谨慎使用髓袢、噻嗪类利尿药，推荐使用乙酰唑胺补钾

严密监测
- 血气分析：根据HCO_3^-、$PaCO_2$、BE、PaO_2及时调整治疗措施
- 心电图：心律失常
- 电解质检测：如钾、钠、氯、钙、镁，以尿pH和尿Cl^-评价治疗效果

麻醉风险
- 原发病：积极鉴别并去除各种诱因和治疗原发病
- 治疗关键：促使血浆中过多的HCO_3^-从肾排出，保护肾功能，纠正低钾血症、低氯血症
- 预防并发症：分析是否合并代谢性酸中毒、呼吸性酸中毒、呼吸性碱中毒，以及低钾血症、低氯血症、低钙血症

二、代谢性碱中毒抢救流程解析

代谢性碱中毒是指细胞外液碱增多和（或）H^+丢失引起的增高（pH＞7.45），血浆 HCO_3^- 原发性增多导致的酸碱平衡失调的一系列临床表现。临床上本病可以单独存在，也可与其他酸碱失衡同时存在。根据给予生理盐水后代谢性碱中毒能否得到纠正分为盐水反应性碱中毒及盐水抵抗性碱中毒两大类。

（一）病因

凡能使 H^+ 丢失或 HCO_3^- 进入细胞外液增多的因素，都可以引起血浆 [HCO_3^-] 增高，使 [HCO_3^-]/[H_2CO_3] 的分子变大，从而引起血液 pH 升高。

1. 酸性物质丢失过多

（1）经胃丢失：如剧烈呕吐、胃液引流丢失富含 HCl 的胃液。

（2）经肾丢失：如应用髓袢利尿药和噻嗪类利尿药，泌 H^+ 及泌 K^+ 增加；另外一种包括肾上腺皮质增生或原发肿瘤引起的肾上腺皮质激素过多，醛固酮激素可以促进 H^+ 自集合管排出。

2. HCO_3^- 过量负荷

（1）摄入过多 HCO_3^-：如消化性溃疡患者服用过多 $NaHCO_3$，纠正代谢性酸中毒时使用过多 $NaHCO_3$，大量输入含柠檬酸钠的库血，后者在体内氧化可以产生 $NaHCO_3$。

（2）脱水：如脱水时只丢失了水和 NaCl，造成了浓缩性碱中毒，使 HCO_3^- 浓缩升高。

3. H^+ 向细胞内转移 见于低钾血症时，细胞外液钾离子浓度降低，引起细胞内 K^+ 向细胞外转移，同时细胞外的 H^+ 向细胞内转移，此时肾小管上皮细胞内缺钾，K^+-Na^+ 交换减少代之以 H^+-Na^+ 交换增加，H^+ 排出增多，HCO_3^- 重吸收增多造成低钾性碱中毒。一般代谢性碱中毒尿液也是碱性的，但低钾性碱中毒时，肾泌 H^+ 增加，尿液反而呈酸性，称反常性酸性尿。

（二）临床症状和表现

1. 轻度代谢性碱中毒 通常无明显特异症状，或出现与碱中毒无直接关系的表现，如细胞外液减少导致的无力、肌痉挛、直立性眩晕；低钾导致的多尿与口渴。

2. 严重代谢性碱中毒 这类患者常出现许多的功能代谢方面的改变。

（1）中枢神经系统改变：pH 升高导致的 γ-氨基丁酸转氨酶活性增强，谷氨酸脱羧酶活性降低，γ-氨基丁酸分解加强而合成减少，对中枢抑制作用减弱，表现为精神错乱、烦躁不安、谵妄、意识障碍等。

（2）氧解离曲线左移：pH 升高导致血红蛋白–氧的亲和力增强，血红蛋白不易与氧气解离释放，而造成组织缺氧，尤其是脑组织缺氧。

（3）神经肌肉的影响：pH 升高时血浆游离钙减少，此时血浆总钙量未变化，神经肌肉应激性增高，表现为腱反射亢进、面部和肢体肌肉抽动、手足搐搦。

（4）低钾血症：碱中毒时细胞外 H^+ 浓度降低，细胞内 H^+ 与细胞外 K^+ 交换增加，另外肾小管上皮细胞的 H^+-Na^+ 交换减少而 K^+-Na^+ 交换增加，K^+ 大量从尿中丢失。

（三）紧急评估

1. 血气分析 显示动脉血 [HCO_3^-] 降低，血液 pH 升高，甚至 pH 可达 7.50。①若合并代谢性酸中毒：pH、[HCO_3^-] 和 $PaCO_2$ 多在正常范围，评估 AG 价值大；②若合并呼吸性碱中毒：

pH 升高、[HCO_3^-]升高、$PaCO_2$ 降低，SB、AB、BB 均升高，AB<SB；③若合并呼吸性酸中毒：[HCO_3^-]和 $PaCO_2$ 均升高超过代偿，SB、AB、BB 均升高，BE 正值加大，pH 则变动不大或处于正常范围。

2. 神经系统症状　临床上轻度代谢性碱中毒一般没有特殊症状，严重的代谢性碱中毒可表现为多种功能代谢的改变，集中表现为中枢神经系统神经肌肉兴奋性增高。

（1）中枢神经系统改变：pH 升高导致的 γ-氨基丁酸转氨酶活性增强，谷氨酸脱羧酶活性降低，γ-氨基丁酸分解加强而合成减少，对中枢抑制作用减弱，表现为精神错乱、烦躁不安、谵妄、意识障碍等。

（2）氧解离曲线左移：pH 升高导致血红蛋白与氧的亲和力增强，血红蛋白不易与氧气解离释放，而造成组织缺氧，尤其是脑组织缺氧，导致精神症状和昏迷。

（3）神经肌肉的影响：碱中毒 pH 升高时血浆游离钙减少，此时血浆总钙量未变化，神经肌肉应激性增高，表现为腱反射亢进、面部和肢体肌肉抽动、手足搐搦。另外一种观点认为碱中毒患者发生的惊厥与脑内 γ-氨基丁酸减少有关。

3. 低钾血症　碱中毒时细胞外 H^+ 浓度降低，细胞内 H^+ 与细胞外 K^+ 交换增加，另外肾小管上皮细胞的 H^+-Na^+ 交换减少而 K^+-Na^+ 交换增加，K^+ 大量从尿中丢失，导致低钾血症。低钾可以引起神经肌肉的症状和心律失常。

（四）紧急处理

1. 盐水反应性碱中毒　诊断考虑盐水反应性碱中毒时，只需口服或注射 0.9%或 0.45%NaCl 即可恢复血浆正常 HCO_3^- 浓度。治疗机制：①补充细胞外液容量，可消除浓缩性碱中毒；②生理盐水 Cl^- 浓度高于血浆，可以促进 HCO_3^- 从尿中排出；③远曲小管中 Cl^- 浓度升高，从集合管中 HCO_3^- 排出增加。反常性酸性尿患者监测尿 pH 和尿 Cl^- 浓度可以判断治疗效果。尿液碱化和尿 Cl^- 浓度升高提示治疗有效。另外，对于缺钾患者需要补充 KCl。严重代谢性碱中毒时可以直接予以盐酸治疗，当缺少游离钙时应该补充 $CaCl_2$。

2. 盐水抵抗性碱中毒

（1）全身水肿时，应该尽量少用髓袢和噻嗪类利尿药，可以考虑使用乙酰唑胺既可预防碱中毒、又可以消除水肿。

（2）肾上腺皮质激素过多引起的碱中毒需使用抗醛固酮药物和补钾。监测尿 pH 和尿 Cl^- 浓度可以判断治疗效果。

（五）麻醉风险

1. 麻醉监测　虽然碱中毒临床上并不常见，但机体对碱中毒的代偿能力较差，而且由于氧解离曲线左移可合并存在组织缺氧，尤其是脑组织缺氧对机体的危害性极大；因此，除需尽快治疗原发病因之外，须采取积极措施调整患者的 pH 状态，尤其注意某些特殊疾病状态对酸碱及电解质的影响。对于腱反射亢进等神经肌肉兴奋性增高的症状和体征要保持警觉，应积极治疗原发疾病，纠正细胞外液容量不足。合并缺氧时应该积极合理地纠正缺氧状态。代谢性碱中毒使 K^+ 向细胞内转移，同时肾中 K^+ 丢失增加，可导致低钾血症引发心律失常。代谢性碱中毒时容易使游离 Ca^{2+} 浓度降低，故需经常检查血液的 pH、HCO_3^-、$PaCO_2$、BE、PaO_2、K^+、Ca^{2+}，以及时调整治疗措施。

2. 防治并发症

（1）代谢性碱中毒合并代谢性酸中毒：此类型多见于尿毒症或糖尿病患者，因大量呕吐丢

失 H^+ 和 Cl^- 时，表现为 [HCO_3^-] 升高和降低的因素同时存在。由于二者相互抵消，HCO_3^-、pH 多变化不大，处在正常范围，$PaCO_2$ 也多变化不大。对于此型失衡应关注 pH，如果 pH 正常，只治疗原发因素和电解质紊乱，不宜使用酸性药物或碱性药物。

（2）代谢性碱中毒合并呼吸性碱中毒：这是临床上预后很差的一种混合性酸碱失衡类型，由于代谢过程（[HCO_3^-] 升高）阻止了呼吸性碱中毒的代偿，而呼吸过程（$PaCO_2$ 降低）又阻止了代谢性碱中毒的代偿，故而出现严重的碱血症。从理论上说，必须同时纠正两种原发性失衡，补氯、补钾和补充细胞外液，纠正代谢性碱中毒；对呼吸性碱中毒则重视病因治疗，以治疗代谢性碱中毒为优先考虑。

（3）代谢性碱中毒合并呼吸性酸中毒：多见于慢性肺部疾病患者因大量呕吐时，或大量应用排钾利尿药时，表现为 $PaCO_2$ 和 HCO_3^- 均升高，均超出彼此正常的代偿范围，AB、SB、BB 均升高，BE 正值加大，pH 变化不大多处于正常范围。

（4）严重代谢性碱中毒引起的昏迷、室性心律失常、抽搐：可因脑组织缺氧导致昏迷，采用 0.1mmol/L HCl 缓慢静脉输注；补充 KCl、纠正低钾性心律失常；补充 $CaCl_2$，纠正低钙搐搦。

（张俊杰　王　锷）

第三十五章　糖尿病酮症酸中毒抢救流程及解析

第一节　糖尿病酮症酸中毒抢救流程

定义　糖尿病酮症酸中毒是指糖尿病患者在各种诱因的作用下，胰岛素明显不足，生糖激素不适当升高，造成的高血糖、高血酮、酮尿、脱水、电解质紊乱、代谢性酸中毒等病理改变的征候群，是一种严重急性并发症

诊断
- 病史：糖尿病
- 症状与体征
  - 消化道：恶心、呕吐等
  - 意识：精神不振、烦躁不安或嗜睡、昏迷
  - 呼吸：呼吸深大、呼出气有烂苹果味——酮臭
  - 脱水征：如口渴、皮肤干燥、眼球及两颊下陷、眼压低等
  - 循环：心率加快、脉搏细弱、血压下降等
- 实验室检查：血糖浓度多为16.7～33.3mmol/L，有的高达55mmol/L、血酮浓度>3mmol/L、代谢性酸中毒、尿酮体阳性

紧急评估
- 意识：是否存在意识障碍如烦躁不安或嗜睡，如有昏迷则提示病情严重
- 呼吸
  - 是否存在气道阻塞
  - 是否存在呼吸抑制：如频率≤7次/分，低氧血症
  - 是否存在酮臭（烂苹果味）：提示严重酸中毒
- 是否存在休克：血压下降、心率增快、脉压变小、休克指数≥1
- 是否存在高危因素：如年龄>60岁，合并其他严重内科基础疾病
- 是否需要心肺脑复苏治疗：如昏迷、呼吸衰竭、循环衰竭等
- 是否存在电解质紊乱：如低钾血症、低磷血症、高钠血症等

紧急处理
- 保持气道通畅、吸氧，必要时行气管插管，机械通气
- 尽快补液（恢复血容量、降低血糖和酮体）
  - 补液种类：血糖严重升高时以生理盐水（也可用平衡液）为主，血糖下降至14mmol/L后，应输入5%葡萄糖溶液或葡萄糖氯化钠注射液，以利于消除酮症
  - 补液速度：按先快后慢为原则，原则上前4h输入总失水量的1/3～1/2，12h内输入总失水量的2/3，其余部分于24～28h内补足
  - 补液总量：初始24h内输液量不应超过体重的10%
- 胰岛素治疗
  - 首次负荷量0.15U/kg静脉注射，然后给予0.1U/(kg·h)静脉输注
  - 监测血糖，每小时1次
  - 目标：血糖浓度每小时下降3mmol/L，直至尿酮转阴
  - 如前1h血糖浓度下降不足3mmol/L，剂量应加倍
- 纠正电解质紊乱
  - 补钾
    - 如酸中毒时即出现低钾血症，提示缺钾严重，治疗开始时即应补钾
    - 注意：入院时患者常表现为高钾血症（尽管体内总钾很低），但在使用胰岛素治疗后血清钾浓度会急剧下降，所以应动态监测血清钾浓度
  - 补磷：在呼吸肌与骨骼肌无力时，可以考虑磷酸盐的治疗，即磷酸二氢钾/磷酸氢二钾2～3g加入1000ml液体中缓慢静脉输注

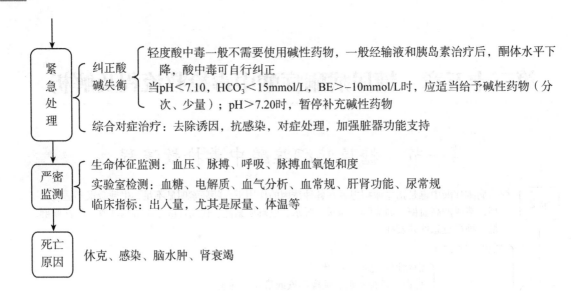

紧急处理	纠正酸碱失衡	轻度酸中毒一般不需要使用碱性药物，一般经输液和胰岛素治疗后，酮体水平下降，酸中毒可自行纠正
		当pH<7.10，HCO_3^-<15mmol/L，BE>–10mmol/L时，应适当给予碱性药物（分次、少量）；pH>7.20时，暂停补充碱性药物
	综合对症治疗：去除诱因，抗感染，对症处理，加强脏器功能支持	

严密监测

生命体征监测：血压、脉搏、呼吸、脉搏血氧饱和度
实验室检测：血糖、电解质、血气分析、血常规、肝肾功能、尿常规
临床指标：出入量，尤其是尿量、体温等

死亡原因

休克、感染、脑水肿、肾衰竭

第二节　糖尿病酮症酸中毒抢救解析

　　糖尿病酮症酸中毒（diabetic ketoacidosis，DKA）是糖尿病的一种严重急性并发症，也是一种复杂的代谢紊乱状态。DKA 通常是糖尿病患者在多种诱因作用下，体内绝对或相对胰岛素缺乏，同时伴有反调节激素（即胰高血糖素、皮质醇、生长激素、儿茶酚胺）的增加，这种激素失衡会增加肝糖异生和糖原分解，组织不能有效利用葡萄糖而导致血糖显著升高。增强的脂解作用增加了血清游离脂肪酸含量，导致大量酮体积累和随后出现的代谢性酸中毒及明显的水电解质紊乱，形成以高血糖、高血酮、高尿酮、脱水、电解质紊乱和代谢性酸中毒为主要改变的临床综合征。

一、诱因

　　1. 急性感染　特别是肺部感染，其他如泌尿系感染，胃肠、胆道系统感染，急性胰腺炎，以及败血症等。
　　2. 严重创伤、外科手术、麻醉、烧伤、心肌梗死、心力衰竭等。
　　3. 胃肠功能紊乱，如呕吐、腹泻。
　　4. 胰岛素剂量不足、停用或产生抗药性。
　　5. 妊娠、分娩。
　　6. 严重精神刺激。

二、发生机制

（一）糖代谢紊乱

　　胰岛素绝对或相对不足，反调节激素增加，肝糖异生和糖原分解增加，组织不能有效利用葡萄糖。

（二）高血酮、高尿酮

脂肪分解加速，游离脂肪酸含量增加，大量酮体在血中积聚并经尿排出。

（三）脱水

由于高血糖引起的渗透性利尿、与 DKA 相关的呕吐、因为意识水平降低而无法正常摄入液体等。

（四）电解质紊乱

1. 低钾血症　渗透性利尿使大量电解质从尿中丢失；厌食、呕吐导致失钾；肾上腺皮质激素分泌增多、血酮体经尿排出时需要结合 K^+，导致 K^+ 排出增多等都会引起体内总钾量降低。

2. 高钾血症　因脱水导致少尿、分解代谢亢进和酸中毒等可使细胞内 K^+ 转移至细胞外。因此，此时血 K^+ 浓度可不降低，甚而增高；当代谢紊乱纠正，血 K^+ 浓度即会迅速下降至危险水平。

3. 高钠血症　因渗透性利尿会导致血液浓缩、血清 Na^+ 浓度升高，加上血糖浓度升高，容易出现高渗状态。

4. 低磷血症　酮症酸中毒时可致低磷血症，这是由于细胞分解代谢亢进，磷在细胞内的有机结合被破坏，磷释放出来，经肾排出。胰岛素治疗可使磷进入细胞内，而输液稀释又可使血磷进一步下降。低磷可使组织缺氧，使心肌收缩受到抑制。

（五）代谢性酸中毒

酮体蓄积消耗大量 HCO_3^-，导致酮症酸中毒，对中枢神经系统产生抑制作用而发生昏迷，呼吸循环障碍可导致酸中毒加重。

三、诊断

（一）临床表现

1. 呼吸　深大，加速，呼气有烂苹果味（酮臭）；当 pH 继续下降，可因脑干受到抑制，呼吸减慢。

2. 脱水　口干、舌干色红、皮肤干燥缺乏弹性；重者眼球下陷，脉速而弱、四肢厥冷、血压降低，少尿。

3. 循环　脉速而弱、四肢厥冷、血压降低。

4. 意识　头痛、软弱、淡漠、嗜睡、各种反射迟钝或消失，严重时逐渐进入昏迷。

5. 消化　厌食、恶心、呕吐、腹痛

6. 低体温。

（二）实验室检查

1. 尿糖阳性或强阳性；尿酮体阳性。

2. 血酮≥3mmol/L。

3. 血糖浓度升高，多为 16.7～33.3mmol/L，有的高达 55mmol/L。

4. 碳酸氢盐下降，$HCO_3^- \leqslant 15mmol/L$。

5. pH　①轻度酸中毒：pH≤7.3；②中度酸中毒：pH 7.3～7.1；③重度酸中毒：pH<7.1。

6. BE　可视为酸中毒严重程度的近似值，其正常值：±3mmol/L。

（1）轻度酸中毒：–3～–5mmol/L。

（2）中度酸中毒：–6～–14mmol/L。

（3）重度酸中毒：≥–15mmol/L。

7. 电解质　血清 Na^+ 浓度、血清 Cl^- 浓度降低或正常，严重脱水时可增高；血清 K^+ 浓度在治疗前可正常，也可升高（少尿，酸中毒），治疗后（尿量增多，酸中毒纠正）可迅速下降；如治疗前血清 K^+ 浓度偏低，提示体内严重缺钾。

8. 尿素氮增高。

9. 白细胞　计数增高，多在 $10 \times 10^9/L$ 以上。

（三）鉴别诊断

常见糖尿病并发昏迷的鉴别诊断见表35-1。

表35-1　糖尿病并发昏迷的鉴别

项目	酮症酸中毒	低血糖	高渗性高血糖	乳酸性酸中毒
病史	多发于1型糖尿病，常有感染、胰岛素治疗中断等病史	有糖尿病史，有注射胰岛素、口服降糖药、进食过少，剧烈体力活动等	多发生于老年人，常有糖尿病史，常有感染、呕吐、腹泻等	常有肝、肾功能不全，低血容量性休克，心力衰竭，饮酒，服用双胍类降糖药等病史
起病	起病慢（2～4天）	起病急（以分钟计）	起病慢（数日）	起病较急
症状	厌食、恶心、昏睡及伴发病的症状	有饥饿感、多汗、心悸、手抖等交感神经兴奋表现	嗜睡、幻觉、震颤、抽搐等	厌食、恶心、呕吐、口渴、多尿，昏睡
皮肤	失水，潮红	潮湿，多汗	失水	失水
呼吸	深大、快	正常	加快	深大、快
血压	下降	正常或稍高	下降	下降
尿糖	++++	−或+	++++	−或+
尿酮	+～+++	−	−或+	−或+
血糖	显著升高	显著降低	显著升高	正常或升高
血酮	显著升高	正常	正常或稍升高	正常或稍升高
血钠	降低或正常	正常	正常或显著升高	降低或正常
pH	降低	正常	正常或降低	降低
HCO_3^-	降低	正常	正常或降低	降低
乳酸	稍升高	正常	正常	显著升高
血浆渗透压	正常或升高	正常	显著升高	正常

四、紧急评估

1. 呼吸系统

（1）气道：是否存在气道阻塞。

（2）呼吸：如出现下述情况，提示病情严重：①呼吸频率≤7 次/分；②呼吸深大；③是否存在酮臭（烂苹果味）。

（3）有无缺氧和缺氧程度：不吸氧的情况下，$SpO_2 < 90\%$，$PaO_2 < 60mmHg$；吸氧时 $SpO_2 <$

95%可视为缺氧；如 $SpO_2 \leq 75\%$，或 $PaO_2 \leq 40mmHg$ 为严重缺氧，应紧急处理。

2. 循环系统　血压<80/60mmHg，HR>140 次/分或 HR<60 次/分判断为重症。

3. 意识　是否存在朦胧、烦躁不安、嗜睡、昏迷。

4. 是否需要行 CPR　如果患者存在严重呼吸抑制、严重缺氧、严重低血压、昏迷等紧急情况，则应迅速给予心肺复苏。

五、紧急治疗

（一）补液

因为严重脱水，可使有效血容量下降，造成严重危害，甚至死亡。患者因组织灌注不足，使血液循环中的胰岛素不能发挥作用；因此，首先必须迅速进行容量复苏以恢复充足的组织灌注量。

1. 补液种类选择

（1）以补充等渗液溶液为主：初始以生理盐水和（或）平衡液为主。

（2）当血糖浓度降至 14mmol/L 以下可开始给予 10%葡萄糖注射液或葡萄糖氯化钠注射液静脉输注。

（3）如合并高渗透性血清钠浓度>155mmol/L，可考虑给予低渗盐水（0.45%NaCl）至血浆渗透压降至 330mOsm/（kg·H₂O）；但老年人、心肾功能不良患者慎用。

（4）不建议使用胶体液：2013JBDS-IP 关于成人糖尿病酮症酸中毒的管理（第 2 版）指南中指出：应避免使用胶体液，否则有增加病死率的风险。

2. 补液量　在初起 24h 内补液量不应超过原体重的 10%。24h 内一般患者可输入 6000ml 左右，严重者可达到 8000ml。老年心血管功能较差者，不可超过 4000ml。

3. 补液速度　按先快后慢为原则，原则上前 4h 输入总失水量的 1/3～1/2，12h 内达到 2/3，其余部分于 24～28h 内补足。一般来讲，1h 内给予 1000ml，后 3～4h 内给予 2000ml；后 8h 输入 2000ml；24h 内一般患者可输入 6000ml 左右。

4. 特殊情况　老年人及心血管功能较差者，适当减少补液量和减慢输液速度，应在血流动力学监测下进行补液。

（二）胰岛素治疗

胰岛素对碳水化合物、脂肪及核酸的代谢起调节作用，胰岛素通过增加肝脏、肌肉和脂肪摄取葡萄糖，从而增加葡萄糖利用，同时抑制糖原分解、降低糖异生，其共同结果是使血糖浓度降低。胰岛素可抑制脂肪分解，抑制脂肪酸向脂肪组织以外转移；抑制血浆游离脂肪酸摄取和氧化；增加外周组织对脂蛋白中三酰甘油的清除；抑制肝内酮体合成，增加外周酮体的清除和代谢而降低血液循环中酮体的浓度。胰岛素可抑制蛋白质的分解，减少氨基酸氧化，促进氨基酸的转运，增加蛋白质的合成，起正氮平衡作用。

1. 目标值　血糖浓度下降速率为 3mmol/（L·h）或治疗开始 2～4h 内血糖浓度应下降 30%。

2. 固定速率输注胰岛素　通过输液泵持续静脉输注短效或速效胰岛素。当毛细血管血糖浓度为 33.3mmol（血糖仪显示"Hi"）时，可以给予首次负荷量 0.15U/kg（10～20U）短效或速效胰岛素静脉注射，同时以 0.1U/（kg·h）的速度持续静脉输注。在最初的 4h 内，以 3mmol/（L·h）的下降速率观察疗效，直至尿酮转阴，酸碱平衡正常。在前 1h 没有达到血糖下降水平（不足

3mmol/L）时，胰岛素剂量应加倍，可在 0.1U/（kg·h）基础上增加 1U/h 胰岛素静脉输注。值得注意的是，病情较重、末梢循环不良者，皮下注射胰岛素效果差。

3. 监测血糖 监测每小时 1 次，如果血糖水平始终未如预期下降，应检查胰岛素输注泵是否正常；同时，血糖下降速度不宜过快，以免发生脑水肿。

4. 尿酮体转阴后可过渡到常规治疗 在停用静脉输注胰岛素前 1h，根据即时血糖水平给予皮下注射基础胰岛素（一般起始剂量为 0.15～0.20U/kg），或恢复患者平时所用胰岛素量并随后给予动态调整。

（三）纠正电解质紊乱

1. 补钾 低钾血症和高钾血症是 DKA 治疗期间潜在威胁生命的并发症。酮症酸中毒患者通常存在严重失钾，由于酸中毒条件下钾的胞外转移，血钾浓度通常正常甚至升高，但此时很难反映出总钾存储量。在胰岛素治疗后，血钾浓度几乎都会下降；因此，只要血清钾浓度低于 5.5mmol/L 并且有尿，建议适当补钾。

（1）补钾量：参考治疗前血钾水平，血钾 3.0、4.0、5.0mmol/L 时，补氯化钾量分别是 3、2、1g/h，24h 总量 6～10g。

（2）补钾浓度：外周静脉补钾浓度为 0.3%。建议从中心静脉泵注，10%氯化钾 10ml（1g）/50ml 生理盐水，速度 0.75～1.50g/h。

（3）补镁：充分补钾后，血钾仍低者，应补镁，10%～25%硫酸镁注射液 1～2g 静脉输注。

（4）如存在严重低钾血症，须在血清钾浓度恢复至 2.5～3.3mmol/L 以上再给予胰岛素，否则可能发生呼吸骤停和严重心律失常。

（5）如有肾功能不全，血清钾浓度过高（>5.5mmol/L）或少尿甚至无尿时，则应暂缓补钾。静脉补钾过程中应动态监测血清钾浓度、尿量和心电图，并随时调整输注速度和剂量。

2. 补磷 DKA 时全身磷酸盐缺乏很严重，平均为 1mmol/（L·kg）。没有证据表明，常规磷酸盐替代治疗有益，因此不建议磷酸盐替代治疗；但在呼吸与骨骼肌无力时，可以考虑给予磷酸盐，如磷酸二氢钾/磷酸氢二钾 2～3g 加入 1000ml 生理盐水中缓慢静脉输注。

（四）纠正酸中毒

对于轻度酸中毒，在充分补液和胰岛素治疗抑制酮体生成后，酸中毒即可纠正，不必额外补碱；只有在严重酸中毒时才考虑静脉补碱。因为补充碳酸氢钠可能导致严重低血钾而危及生命；同时，由于碱性液体透过血脑屏障较缓慢，血 pH 迅速上升，可能会抑制呼吸中枢，而分解和溶解的 CO_2 又可迅速向脑脊液内弥散，使其 pH 下降，从而加重血液与脑脊液之间的 pH 失衡；有报道认为，应用碳酸氢钠可能与儿童和年轻人脑水肿的发展有关。

2013 JBDS-IP 关于成人糖尿病酮症酸中毒的管理（第 2 版）指南中指出：当血气分析 pH<7.1、HCO_3^-<15mmol/L、BE>-10mmol/L 时即应开始少量补碱。而在麻醉实践过程中，当血 pH<7.2、HCO_3^-<15mmol/L、BE>-10mmol/L 时即应开始少量、分次补碱，先予 5%碳酸氢钠溶液 1～2ml/kg（可将 5%碳酸氢钠溶液用生理盐水稀释成 1.25%浓度，等渗）缓慢静脉滴注，并密切观察血气情况，当 pH>7.2 时，应暂停补碱。之后根据病情和血气分析结果再调整治疗方案。

（五）综合对症治疗

1. 抗感染。

2. 加强脏器功能支持。

3. 积极治疗 DKA 治疗中出现的严重并发症，如低钾血症、低血糖、脑水肿、肺水肿等。

（六）后续治疗

1. 病情缓解后应持续口服补钾 5～7d。

2. 待尿酮转阴、恢复进食，停用静脉注射胰岛素后，可恢复常规胰岛素治疗，可以"3+1"（短效或速效胰岛素三餐前皮下注射，基础胰岛素睡前皮下注射），也可以使用预混胰岛素 30R（70%中效+30%短效）或 50R（50%中效+50%短效）皮下注射，早晚餐前各一次。

3. 积极寻找酮症酸中毒的病因及各种诱因并给予相应的治疗。

4. 酮症酸中毒伴严重脱水昏迷的老年人可能出现脑血栓形成，可酌情给予低分子量肝素预防。

5. 预防继发感染。

（李曙平）

第三十六章　糖尿病非酮症高渗性综合征抢救流程及解析

第一节　糖尿病非酮症高渗性综合征抢救流程

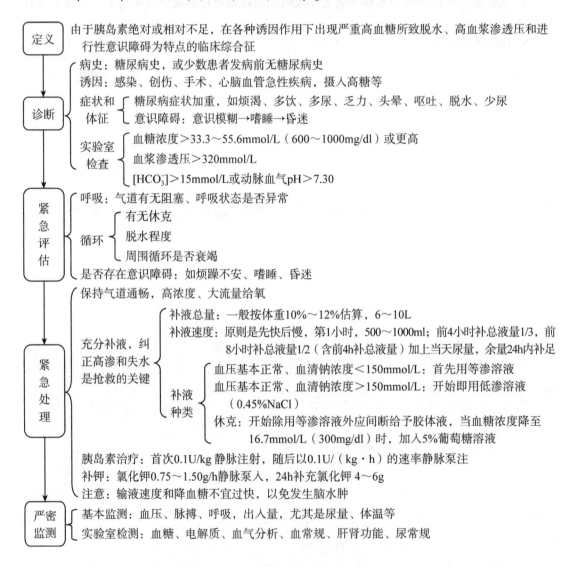

定义　由于胰岛素绝对或相对不足，在各种诱因作用下出现严重高血糖所致脱水、高血浆渗透压和进行性意识障碍为特点的临床综合征

诊断
病史：糖尿病史，或少数患者发病前无糖尿病史
诱因：感染、创伤、手术、心脑血管急性疾病，摄入高糖等

症状和体征
- 糖尿病症状加重，如烦渴、多饮、多尿、乏力、头晕、呕吐、脱水、少尿
- 意识障碍：意识模糊→嗜睡→昏迷

实验室检查
- 血糖浓度＞33.3～55.6mmol/L（600～1000mg/dl）或更高
- 血浆渗透压＞320mmol/L
- [HCO₃]＞15mmol/L或动脉血气pH＞7.30

紧急评估
呼吸：气道有无阻塞、呼吸状态是否异常
循环
- 有无休克
- 脱水程度
- 周围循环是否衰竭
是否存在意识障碍：如烦躁不安、嗜睡、昏迷

紧急处理
保持气道通畅，高浓度、大流量给氧

充分补液，纠正高渗和失水是抢救的关键
- 补液总量：一般按体重10%～12%估算，6～10L
- 补液速度：原则是先快后慢，第1小时，500～1000ml；前4小时补总液量1/3，前8小时补总液量1/2（含前4h补总液量）加上当天尿量，余量24h内补足
- 补液种类
  - 血压基本正常、血清钠浓度＜150mmol/L：首先用等渗溶液
  - 血压基本正常、血清钠浓度＞150mmol/L：开始即用低渗溶液（0.45%NaCl）
  - 休克：开始除用等渗溶液外应间断给予胶体液，当血糖浓度降至16.7mmol/L（300mg/dl）时，加入5%葡萄糖溶液

胰岛素治疗：首次0.1U/kg静脉注射，随后以0.1U/（kg·h）的速率静脉泵注
补钾：氯化钾0.75～1.50g/h静脉泵入，24h补充氯化钾4～6g
注意：输液速度和降血糖不宜过快，以免发生脑水肿

严密监测
基本监测：血压、脉搏、呼吸，出入量，尤其是尿量、体温等
实验室检测：血糖、电解质、血气分析、血常规、肝肾功能、尿常规

第二节　糖尿病非酮症高渗性综合征抢救解析

糖尿病非酮症高渗性综合征，近年来多称高血糖高渗状态（hyper-glycemic hyperosmolar

state，HHS），又称高血糖高渗性非酮症综合征（hyperglycemic hyperosmolar nonketotic syndrome），是以因严重高血糖导致的血浆高渗透压、严重脱水和进行性意识障碍为特点的临床综合征。虽然大多数患者有不同程度的神经精神症状，但并不是所有患者都会发生昏迷，而且有部分患者可以出现酮症及酸中毒，故以往所称"高渗性非酮症性糖尿病昏迷（hyperosmolar nonketotic diabetic coma，HNKDC）"并不甚准确。HHS 是糖尿病急性代谢紊乱的一种临床类型，多见于具有潜在合并症的老年人，也可见于以往无糖尿病病史的患者，其病情危重，并发症多，病死率高，既往报道高达 40%，近年报道为 15%～20%，早期诊断和正确治疗对降低病死率尤为重要。

一、致病原因和诱因

（一）感染

感染如肺、胆道、泌尿系统及皮肤感染等。

（二）摄入糖类过多

摄入糖类过多，尤其是甜饮料，导致血糖极高，部分患者在 HHS 就诊之前常有未诊断的糖尿病，因此，并未注意控制糖的摄入。

（三）各种导致循环血容量损失的疾病或用药

各种导致循环血容量损失的疾病或用药，如腹泻、呕吐、使用利尿药或甘露醇脱水、腹膜透析或血液透析、大面积烧伤等。

（四）应激状态

应激状态，如手术、外伤、心脑血管意外等。

（五）肾病变

肾病变，如急慢性肾功能不全、糖尿病肾病等。

（六）应用具有升血糖作用的药物

应用具有升血糖作用的药物，如因其他疾病误给予葡萄糖溶液、皮质激素等，有报道显示，治疗精神分裂症药物氯氮平也可诱发 HHS。

二、发病机制

HHS 多见于老年患者，因老年糖尿病患者胰岛素敏感性和口渴中枢调节功能随年龄的增长而衰退。患者在发病时存在不同程度的糖代谢紊乱，在某些诱因下可使血糖进一步升高。患者常因不能充分饮水，体内渗透压明显升高，进而发生高渗性利尿；且患者多有肾功能不良或潜在的肾功能不良，使葡萄糖经尿排泄受阻，造成急剧的高血糖，引起组织细胞脱水，尤其是脑细胞脱水，严重者可致昏迷。糖尿病患者一旦脱水，容易进一步加重其高血糖。

虽然 HHS 的基本病因为胰岛素相对或绝对不足，但与糖尿病酮症酸中毒（diabetic ketoacidosis，DKA）不同的是，HHS 通常不发生严重的酮症和酸中毒，这可能是因为患者仍有一定的胰岛素分泌功能，胰岛素可抑制脂肪分解，避免过多的酮体产生。

值得注意的是，随着 2 型糖尿病在青春期人群中患病率上升，HHS 在肥胖青少年 2 型糖尿病患者中发病的报道也越来越多，而且发病迅速，病死率较高。

三、基本病理生理改变

HHS 最主要的病理生理机制是显著的胰岛素缺乏及反向调节激素（胰高血糖素、儿茶酚胺、皮质醇和生长激素）浓度升高（图 36-1）。胰岛素缺乏和增加的反向调节激素使肝脏糖异生和糖原分解增加，外周组织、肌肉对葡萄糖的利用率降低，肝脏产生葡萄糖增加，导致血糖升高。当细胞外液葡萄糖浓度及渗透压增加时，在细胞内外渗透压梯度的作用下，水分由细胞内转移至细胞外。肾小球滤过功能增强导致糖尿和渗透性利尿。当肾小球滤过率正常时，最初的葡萄糖尿可以防止出现严重的高血糖，但持续渗透性利尿产生的低血容量最终导致肾小球滤过率降低和高血糖的进行性加重。

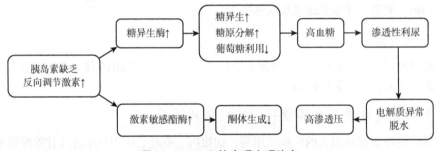

图 36-1　HHS 的病理生理改变

胰岛素缺乏症可以引起激素敏感性脂酶激活，加速甘油三酯分解为游离性脂肪酸（free fatty acid，FFA）。在肝脏中，FFA 被氧化为酮体，胰高血糖素水平及循环中胰高血糖素/胰岛素比率的增加可促进这一过程。与 DKA 患者相比，HHS 患者肝脏及血液循环中胰岛素浓度相对较高，而胰高血糖素浓度则相对较低，这种循环中相对较低的胰高血糖素/胰岛素比率可有效地减少酮体生成和酮症酸中毒的发生。

血糖急剧升高可导致机体严重的炎症反应，主要表现为大量炎性细胞因子和氧化应激标志物的释放。重度高血糖可诱导巨噬细胞产生炎性因子，如肿瘤坏死因子-α、白细胞介素-6、白细胞介素-1β 和 C 反应蛋白等，炎性因子可进一步抑制胰岛素的分泌及降低胰岛素的敏感性。同时 FFA 升高可增加胰岛素抵抗及内皮细胞中一氧化氮的产生，从而引起内皮功能障碍。以上炎性反应、氧化应激和活性氧自由基的增加可导致毛细血管结构功能紊乱及细胞中脂质、膜、蛋白、DNA 损伤。

四、临床表现

（一）症状与体征

1. HHS 患者年龄多大于 60 岁，可有原基础疾病（如高血压、心脏病、肾病）、诱发疾病（如肺部感染、泌尿系感染等）及并发疾病（如脑水肿、血管栓塞、血栓形成等）的相关症状与体征。

2. 发病较慢，患者在发病前数天至数周可逐渐出现烦渴、多饮、多尿、乏力、纳差、呕吐等症状。早期常因为症状不明显而被忽视，出现严重的糖代谢紊乱症状后才就诊，极度口渴、明显多尿，常有严重的脱水表现，如皮肤干燥弹性差、眼球凹陷、舌干裂、体重减轻、心率增快、低血压、休克等。

3. 精神、神经症状　患者可有不同程度的意识障碍，约有 10%的患者发生昏迷，还可出现癫痫、单侧躯体感觉与运动障碍、肌肉松弛或不自主收缩、失语、视觉障碍、眼球震颤和巴宾斯基（Babinski）征阳性等，提示患者可能因脱水继发大脑皮质或皮质下损害。

4. 横纹肌溶解症　有文献报道，HHS 患者可合并横纹肌溶解症。此症为横纹肌细胞细胞膜的完整性被破坏，细胞内的蛋白质、离子等物质释放入血，最后经尿排出。主要临床特征：血中肌酸激酶水平明显升高，血中、尿中肌红蛋白水平升高。患者可有肌痛、全身乏力、发热、恶心、呕吐、酱油色尿等临床表现。有报道显示，两例青少年新发 2 型糖尿病，起病后出现 HHS 和以横纹肌溶解为特点的恶性高热样综合征，其中 1 例出现多器官功能衰竭后死亡，另 1 例患者用丹曲林治疗后痊愈。其发病机制可能与先天性短链乙酰辅酶 A 脱氢酶缺乏有关。

（二）实验室检查

1. 尿常规　对于急诊就医的患者，尿常规检查对于 HHS 的初筛能够提供重要的信息。尿糖通常呈强阳性（有的患者可因肾功能受损导致肾糖阈升高，因此尿糖可不太高，但尿糖阴性者罕见）。尿比重增高，尿渗透压升高，尿酮体呈阴性或弱阳性。尿中如有蛋白及管型，则提示肾小管功能可能受损。

2. 血糖　血糖显著升高，多在 33.3mmol/L（600mg/dl）以上，甚至可达 11.1mmol/L（2000mg/dl），如低于 20mmol/L（360mg/dl）可以排除本病。

3. 血电解质　血清钠可正常、增高或降低。血清钾浓度可正常或降低（细胞内钾离子移向细胞外，但体内总体钾缺乏）；血清磷和镁可因尿中丢失增多而降低。

4. 血尿素氮（BUN）与肌酐（Cr）　常显著升高，由于脱水和肾功能损害，血中 BUN 和 Cr 均升高，BUN 升高更为明显。BUN 可达 21～36mmol/L（60～100mg/dl），Cr 可达 123～660mmol/L（1.4～7.5mg/dl），BUN/Cr 可达 30/1，正常多在（10～20）/1。

5. 酸碱失衡　有 50%的患者伴有轻度的代谢性酸中毒，表现为血清 HCO_3^- 水平下降（＞15mmol/L）、阴离子间隙增大、pH 下降（＞7.3）。

五、诊断

因 HHS 病死率较高、预后较差，因此，应对此病提高警惕，积极预防，及早发现，及时治疗。对于中老年患者，如有严重的脱水表现和高血糖，而无明显的深大呼吸，应考虑 HHS 的可能性。对于肥胖的青少年 2 型糖尿病患者，出现脱水和精神症状，有多尿而不是 DKA 常见的少尿时，应当警惕 HHS。

2009 年美国糖尿病协会（American Diabetes Association，ADA）及 2015 年英国糖尿病协会（British Diabetic Association，BDA）分别推荐了诊断 HHS 的实验室检查标准（表 36-1）。

表 36-1　成人 HHS 的诊断标准

标准	ADA	BDA
指南发布时间	2009 年	2015 年
血糖浓度（mmol/L）	33.3	≥30

续表

标准	ADA	BDA
pH	>7.3	>7.3
[HCO_3^-]（mmol/L）	>18*	>15
血浆渗透压（mmol/L）	>320#	≥320#
临床表现	精神症状或昏迷	严重脱水

*2016年指南更新为[HCO_3^-]>15mmol/L，2019年引用最新研究重新更新为[HCO_3^-]>18mmol/L。

\#ADA指南中血浆渗透压计算公式：2×[Na^+]+血糖（mmol/L）或2×[Na^+]+血糖（mg/dl）/18；BDA指南中血浆渗透压计算公式：2×[Na^+]+血糖（mmol/L）+血尿素氮（mmol/L）或2×[Na^+]+血糖（mg/dl）/18+血尿素氮（mg/dl）/2.8。

六、治疗与处理

因 HHS 病情重，病死率高，因此应及时给予有效治疗，包括补液、正确使用胰岛素进行降糖治疗、纠正电解质紊乱和酸中毒、积极治疗各种诱发因素和并发症，保护心、肾、脑等重要脏器功能。

（一）液体治疗

充分的液体复苏，积极快速补液在 HHS 的管理中至关重要，是抢救 HHS 最为重要的措施。初期液体治疗的目的在于扩充血容量，而并非使渗透压恢复正常。静脉输液治疗可以扩大血管内容积，恢复肾灌注，通过降低循环中反向调节激素水平从而降低胰岛素抵抗作用，充分的补液可使血糖每小时下降 0.8～1.1mmol/L。HHS 患者的失水程度多比酮症酸中毒严重，估计可达发病前体液的 1/4 或体重的 10%～20%，相应补液量为 6～10L/d。

1. 补液种类　应根据患者个体情况加以选择。

（1）生理盐水：渗透压为 308mmol/（kg·H_2O），能迅速有效地补充血容量、纠正休克，改善肾功能，降低血糖，但大量使用生理盐水可使患者血清钠浓度和血清氯浓度升高，应予以注意。

（2）0.45%NaCl：其渗透压为 154mmol/L，能迅速有效地降低血浆渗透压并纠正细胞内缺水，在无明显低血压而血清钠浓度>150mmol/L，可适当地使用 0.45%NaCl，但也应注意大量的低渗溶液可以使血浆渗透压过度降低，不能有效地维持血容量，还会引起溶血、脑水肿和延迟纠正休克的风险。

（3）血浆制品和低分子右旋糖酐：严重低血压、休克患者，可使用血浆制品和低分子右旋糖酐予以纠正。

（4）5%葡萄糖注射液及5%葡萄糖氯化钠注射液：5%葡萄糖注射液虽为等渗，但其浓度约为血糖的 50 倍，5%葡萄氯化钠注溶液其渗透压约为血浆渗透压正常值的 2 倍；因此，在治疗早期这两种液体均不宜使用。

2. 补液方法　一般主张先用等渗氯化钠溶液，如治疗前已出现休克，可用生理盐水和胶体溶液，尽快纠正休克。ADA 及 BDA 指南（表36-2）均建议应在第 1 小时至少静脉输入 1000ml 生理盐水。对于没有心脏或肾损害、晚期肝病及其他液体超负荷状态的成年患者，第 1h 后输入生理盐水 250～500mL/h。ADA 建议，如果血清钠浓度过高，可以改用 0.45%NaCl，当血糖浓度降至 16.7mmol/L（300mg/dl）时，可以添加 5%葡萄糖注射液。

胃肠道补液也是非常重要的补液途径，已越来越受到重视，胃肠道补充纯水，实质为低渗液，可以减少静脉补液量，减轻患者心脏负担，尤其适合心脏功能不全的老年患者。此外，水在肠道的吸收过程，还可维持肠道上皮的正常功能，防止菌群失调而造成的肠源性败血症和小肠绒毛萎缩。尚未昏迷者，应鼓励主动饮水；发生昏迷者，应用鼻饲补充温白开水。胃肠道补水量每次量 200～300ml，可达全日总补液量的 30%～40%。

表 36-2　ADA 及 BDA 成人 HHS 液体治疗指南

静脉输液
1. 初始液体替代治疗：第 1h 输入生理盐水 1000ml
2. 第 1h 后，根据患者的血流动力学和电解质状态调整静脉输液速度，一般维持在 250～500ml/h
·ADA：血清钠浓度正常或较高时，第 1h 后液体可替换为 0.45%NaCl
·BDA：调整每小时生理盐水的输注速度，使血糖浓度下降 4～6mmol/（L·h）[70～100mg/（dl·h）]，血浆渗透压下降 3～8mOsmol/（kg·h）。当血糖及血浆渗透压稳定下降且达到足够的液体正平衡时才可替换为 0.45%NaCl
3. 当血糖浓度下降至一定程度时，静脉输入 5%葡萄糖注射液，并选择适当的胰岛素输注速度，使之在解决糖尿病酮症酸中毒的同时避免低血糖
·ADA：当血糖浓度降至 16.7mmol/L（300mg/dl）时，加入 5%葡萄糖注射液
·BDA：当血糖降至 14mmol/L（250mg/dl）时，加入 5%葡萄糖注射液

（二）纠正酸中毒

现有研究显示，在 HHS 患者中，常规使用碳酸氢盐并不能有效改善患者的临床转归，如患者恢复时间、住院时间及病死率。目前建议仅 pH<6.9 危及生命的酸中毒患者使用碳酸氢盐。碳酸氢盐的使用可潜在地降低心肌收缩力及诱发心律失常，并具有增加低钾血症和脑水肿的风险。临床相关指南推荐可应用 5%碳酸氢钠溶液直至 pH>6.9；对于 pH>7.0 患者不建议使用碳酸氢盐治疗。

（三）胰岛素治疗方案

胰岛素是治疗 HHS 的主要手段，它通过抑制内源性葡萄糖产生及增加外周利用来降低血糖。胰岛素还可以抑制脂肪分解、减少酮体生成和胰高血糖素的分泌，同时可减少酮症酸中毒的产生。

胰岛素治疗建议在 HHS 抢救过程中有效、充分的补液并已纠正低钾血症后开始应用。如果没有足量的补液，应用胰岛素治疗，则可使细胞外液减少，从而增加低血容量、休克、血栓形成的风险；另外，细胞脱水未得到纠正，胰岛受体功能减退，胰岛素作用亦减弱。也有研究支持一开始即同时给予胰岛素治疗，但剂量宜小，血糖平稳下降，不良反应也较小。

静脉输注小剂量胰岛素是治疗 HHS 的常规方法。ADA 治疗指南推荐：首次静脉注射负荷剂量胰岛素 0.1U/kg，随后继续静脉泵注 0.1U/（kg·h），或开始即持续静脉输注胰岛素 0.14U/（kg·h）。若静脉输注胰岛素后血糖下降速度未达到 3～4mmol/（L·h）[50～75mg/（dl·h）]，则可适当地增加胰岛素输注速度使血糖稳步降低。当血糖浓度降至 16.7mmol/L（300mg/dl）时，则应给予 5%葡萄糖注射液并调整胰岛素输注速度，使血糖浓度维持在 13.9～16.7mmol/L（250～300mg/dl）直至血浆渗透压≤315mOsm/L 及意识清醒。

（四）纠正电解质紊乱

HHS 患者电解质紊乱严重，尤以钠和钾的丢失明显，钙、镁和磷也有不同程度的丢失，钠丢失可以通过输注生理盐水纠正。

代谢性酸中毒及胰岛素缺乏均会引起细胞外钾离子的转移。与糖尿病酮症酸中毒患者相比，HHS 患者因胰岛素水平降低和血浆渗透压升高导致全身钾流失的情况更为严重，胰岛素治疗时因其使钾离子转移至细胞内而使血清钾水平进一步降低。因此，除非患者有肾功能不全、无尿或高钾血症等情况，应在开始输液、有尿后即开始静脉补钾。补钾量可参考治疗前血钾水平，常用 10%氯化钾静脉输注，液体中可加入氯化钾 3g/L，于 4～6h 内输入，同时口服补钾但相应降低静脉补充量，24h 可给予氯化钾 4～6g。补钾过程中，应复查血清钾浓度，每 2～3 小时一次，心电图动态监测血钾变化对心脏的影响。当血清钾浓度＞5.2mmol/L 时，停止补钾，且监测血清钾浓度每 2 小时一次。需要重视的是，若患者存在严重低血钾，需在血清钾浓度恢复至 3mmol/L 以上后才给予胰岛素，否则可能进一步加重低钾血症而发生呼吸骤停和严重心律失常。

（五）其他处理

1. 平卧休息。

2. 保持气道通畅，必要时高浓度、大流量吸氧，保持脉搏血氧饱和度在 95%以上。

3. 对于烦躁、抽搐者可静脉注射地西泮 5～10mg 或劳拉西泮 1～2mg 镇静。

4. 密切监测心电、血压、脉搏、脉搏血氧饱和度、呼吸，记录出入量。

5. 每 2 小时采血测定血糖、尿糖、酮体、电解质、血气分析、肾功能指标，以便及时调整治疗方案。

6. 血糖浓度下降后，病情好转、恢复进食后，宜停止静脉注射胰岛素，恢复多次皮下注射。停止静脉注射前 1～2h，应皮下注射胰岛素 8U，以防止血糖反跳。

7. 寻找导致 HHS 的病因和各种诱因并相应治疗，去除诱发因素，各种诱因包括急性感染、腹泻及应激状态（包括外伤、手术、分娩等应激状态），如抗感染，停用引起高渗状态的药物。

七、治疗相关并发症

（一）低血糖

低血糖是 HHS 治疗过程中最常见的并发症。当血糖浓度低于 11.1mmol/L（200mg/dl）时，如不密切监测，未能及时调整胰岛素的输注速度和（或）使用葡萄糖溶液，则是发生低血糖最主要的危险因素。当患者尚无出汗、紧张、疲劳、饥饿和心动过速等肾上腺素能表现时，每 1～2 小时监测血糖是必要的。急性严重低血糖的不良后果包括癫痫、心律失常及心血管事件。如果对治疗过程中可能出现的低血糖缺乏认识，将使高血糖危象解除后的糖尿病管理进一步复杂化。

（二）低钾血症

低钾血症是 HHS 治疗中第二种常见并发症。尽管入院时患者血清钾浓度普遍升高，但在胰岛素治疗期间，由于外周组织细胞对钾的摄取增加，血清钾浓度下降。当血清钾浓度＜3.5mmol/L 时，应立即开始静脉补钾，使患者在胰岛素治疗的同时血清钾浓度稳定于≥3.5mmol/L，从而避免低钾血症。

（三）脑水肿

大量快速输入低渗溶液可使血浆渗透压迅速下降，水向细胞内转移，导致脑水肿；另外，脑脊液内糖水平下降速度比血液慢，血糖如下降过快，则血液和脑脊液之间的渗透压梯度增大，此时脑细胞处于相对高渗状态，易导致水分迅速向脑脊液和脑组织回流而引起脑水肿。在此过程中，患者可出现意识水平的改变，发生多见于 HHS 治疗开始后 4~12h，也可见于治疗开始后 24~48h，应密切观察，及早发现。处理：应即刻停止输入低渗溶液，维持血糖稳定，同时进行脱水治疗。

八、麻醉风险

HHS 多见于 2 型糖尿病患者，这种类型的糖尿病趋向于老龄化、肥胖。此类患者在可能出现 HHS 等急性并发症的同时也存在慢性并发症，如糖尿病造成的神经病变、动脉粥样硬化、微血管病变及胶原纤维弹性下降等。

糖尿病患者麻醉的主要风险主要与终末器官的病理改变有关，如纤维弹性改变导致骨间僵硬可使气管插管困难，神经元受损限制了硬膜外阻滞的使用；自主神经受损产生胃不全麻痹及呼吸抑制，使术中误吸发生率，以及镇痛药、镇静药的敏感性增加而诱发心搏呼吸骤停的频率明显增加；自主神经功能受损可致左心室舒张末压增高，使正性肌力药物在增加心肌收缩力上是无效的；微血管病变造成的心功能不全、肾功能不全及脑血管病变，手术耐受能力较差，极易出现心力衰竭、心肌梗死等意外事件；当血糖水平>250mg/dl 时，可使麻醉苏醒困难。对于合并 HHS 手术的患者，早期发现及治疗，充分的术前评估及血糖及相关并发症的控制尤为重要。

（王海云　赵茗姝）

第三十七章 低血糖昏迷抢救流程及解析

第一节 低血糖昏迷抢救流程

定义 低血糖是指健康人血浆葡萄糖（血糖）水平＜2.8mmol/L，或者糖尿病患者血糖水平≤3.9mmol/L。由各种原因引起低血糖所致昏迷则称为低血糖昏迷

↓

诊断 患者出现昏迷并伴有血糖水平＜2.8mmol/L，或者糖尿病患者血糖水平≤3.9mmol/L

↓

紧急评估

呼吸
- 气道是否通畅，是否存在反流、误吸
- 呼吸节律是否正常
- 是否存在低氧血症

心血管：是否有脉搏，血压、心率是否平稳

电解质：特别注意有无低钾血症

昏迷
- 程度：浅昏迷（GCS评分：8～10分），昏迷（GCS评分≤7分）
- 时间：时间越长，预后越差；超过6h即会有不可逆的脑组织损害

高危因素
- 年龄＞70岁
- 长期酗酒、肝肾功能障碍、心血管高危人群
- 糖尿病病程＞15年、多药复合治疗、存在无感知性低血糖病史、全天血糖波动大并反复出现低血糖

↓

紧急处理

胰岛素治疗者立即停用胰岛素

保持气道通畅，纠正低氧血症，必要时行气管插管、机械通气

对于心搏骤停者应立即行CPR（C-A-B）

动态监测并纠正低钾血症等电解质紊乱

对于烦躁、惊厥、抽搐者可静脉给予地西泮5～10mg

葡萄糖治疗
- 首选20%葡萄糖溶液75～100ml或150～200ml经15min静脉输注
- 或者50%葡萄糖溶液40～100ml静脉注射
- 10min复查血糖仍低于4.0mmol/L，则重复输注
- 以5%～10%葡萄糖注射液以300～400ml/h速率维持输注，直至血糖稳定

胰高血糖素
- 对胰岛素使用过量者效果较好
- 1mg皮下或肌内注射，起效时间15～20min
- 不适用于肝源性低血糖、酒精性低血糖

顽固性低血糖（如肾上腺皮质功能减退引起的低血糖）
- 对症处理
- 激素治疗：给予氢化可的松200～300mg/d
- 血糖稳定后逐渐减量至停药

昏迷时间较长或伴抽搐、癫痫发作者，或血糖恢复正常1h而脑功能未能恢复者
- 20%甘露醇125～250ml快速输注
- 地塞米松10mg静脉注射

↓

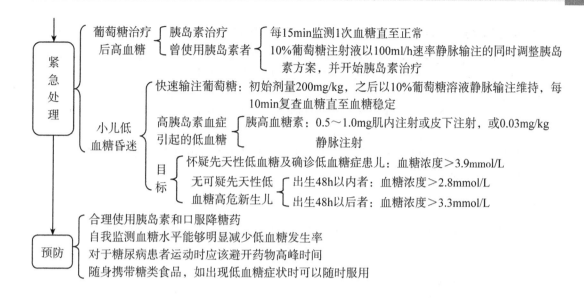

紧急处理
- 葡萄糖治疗后高血糖
  - 胰岛素治疗
  - 曾使用胰岛素者
    - 每15min监测1次血糖直至正常
    - 10%葡萄糖注射液以100ml/h速率静脉输注的同时调整胰岛素方案，并开始胰岛素治疗
- 小儿低血糖昏迷
  - 快速输注葡萄糖：初始剂量200mg/kg，之后以10%葡萄糖溶液静脉输注维持，每10min复查血糖直至血糖稳定
  - 高胰岛素血症引起的低血糖
    - 胰高血糖素：0.5~1.0mg肌内注射或皮下注射，或0.03mg/kg静脉注射
  - 目标
    - 怀疑先天性低血糖及确诊低血糖症患儿：血糖浓度>3.9mmol/L
    - 无可疑先天性低血糖高危新生儿
      - 出生48h以内者：血糖浓度>2.8mmol/L
      - 出生48h以后者：血糖浓度>3.3mmol/L

预防
- 合理使用胰岛素和口服降糖药
- 自我监测血糖水平能够明显减少低血糖发生率
- 对于糖尿病患者运动时应该避开药物高峰时间
- 随身携带糖类食品，如出现低血糖症状时可以随时服用

第二节　低血糖昏迷抢救解析

低血糖是指健康人血浆葡萄糖（血糖）水平<2.8mmol/L，或者糖尿病患者血糖水平≤3.9mmol/L。由各种原因引起的低血糖而导致的昏迷则称为低血糖昏迷。

一、病因

（一）血糖消耗过多

1. 不合理使用降糖药或胰岛素治疗剂量过大。
2. 老年和肝肾功能受损，药物代谢减慢，降糖药物在体内堆积。
3. 胰岛素瘤、胰岛素自身免疫综合征、胰腺肿瘤等导致胰岛素生成过多。
4. 过量饮酒，大量消耗细胞内氧化型辅酶I，抑制糖原合成的同时酒精刺激胰岛素分泌。
5. 危重症患者发生严重应激反应后，为了控制应激性高血糖使用或者增加胰岛素用量而导致严重的医源性低血糖。

（二）血糖生成不足

1. 非糖尿病患者因食物吸收不良、乳糜泻、减肥手术如肠切除等导致糖吸收障碍。
2. 垂体功能低下、肾上腺皮质功能减退、甲状腺功能减退等激素失调。
3. 重症肝炎、肝硬化、肝癌晚期等肝病。
4. 某些先天性糖原代谢酶缺乏。

二、临床症状及诊断

（一）临床症状

1. 交感神经兴奋　大汗、颤抖、视力模糊、软弱无力、心悸、恶心呕吐、腹痛、四肢发冷等。此时为血糖快速下降引起肾上腺素分泌增加的代偿反应。

2. 中枢神经系统抑制　大脑皮质抑制时可发生意识朦胧、头痛头晕、反应迟钝、嗜睡、昏迷等；皮质下中枢受到抑制时出现神志不清，可伴有心动过速、阵发性惊厥、舞蹈样动作、癫痫发作等；延髓受抑制时，患者出现深昏迷、各种反射消失、呼吸浅而弱、血压下降、瞳孔缩小等。中枢神经系统抑制多见于血糖下降缓慢而持续时间较久的患者，主要由于中枢神经缺氧、缺糖导致。长期反复发作的低血糖可导致中枢神经的器质性损害，出现性格异常、痴呆等；若严重低血糖状态长期不能得到纠正，脑组织可发生细胞坏死与液化、脑组织萎缩。

3. 其他症状　低血糖时，麻醉状态下的患者可表现为麻醉苏醒延迟，老年患者表现为行为异常或其他非典型症状。

（二）诊断

患者出现昏迷并伴有血糖水平＜2.8mmol/L（糖尿病患者血糖水平≤3.9mmol/L）时可诊断为低血糖昏迷。

三、紧急评估

紧急评估有无危及生命的情况，利用5～20s快速判断患者有无危及生命的紧急情况。

（一）气道评估

1. 呼吸道是否通畅　患者意识消失后易发生舌后坠，尤其是糖尿病患者中肥胖患者居多，常表现为鼾声、喉鸣音等。糖尿病患者容易出现胃平滑肌张力下降、收缩功能减弱，且血糖控制不佳者胃肠激素分泌异常，引起胃肠道微循环改变，导致胃动力障碍，因此，昏迷患者胃内容物反流误吸风险明显增高。一旦发生反流误吸，可出现呼吸困难、三凹征，听诊喘鸣音或爆裂声，严重时可发生呼吸心搏骤停。

2. 呼吸评估　判断昏迷患者是否存在节律性自主呼吸，是否存在缺氧。吸空气时 SpO_2＜90%，或者吸氧时 SpO_2＜95% 即可诊断为低氧血症；若 SpO_2＜75% 则为严重低氧血症，需及时处理。

（二）循环评估

评估患者是否有脉搏或大动脉搏动，血压、心率是否平稳，是否体表可见大量出血。患者延髓受到抑制时，可出现心率减慢、血压下降等深昏迷表现。

（三）意识情况

判断患者是否处于交感兴奋期或中枢神经系统抑制期。低血糖导致的昏迷，若及时纠正血糖，脑功能常很快恢复；昏迷时间越长，预后越差；若严重低血糖时间过长，延髓抑制期长，可造成严重、甚至永久性脑功能损伤。

（四）高危因素

年龄＞70岁，心血管疾病高危人群，长期酗酒，糖尿病病程＞15年、多药复合治疗，存在无感知性低血糖病史，肝肾功能障碍及全天血糖波动幅度大并反复出现低血糖等，均是发生低血糖昏迷的高危因素。

（五）昏迷程度

采用 Glasgow 评分（Glasgow coma scale，GCS）法（见表 1-1）。得分值越高，提示意识状

态越好，14 分以上属于正常状态，7 分以下为昏迷状态，昏迷程度越重者的昏迷指数越低分，3 分多提示脑死亡或预后极差。

四、紧急处理

1. 血糖监测
（1）快速血糖监测。
（2）若正使用胰岛素治疗者立即停用胰岛素。
2. 气道管理
（1）保证气道通畅：取仰卧位、头后仰、托起下颌；清除气道分泌物，防治误吸发生。
（2）保证氧合：保持 $SpO_2 \geqslant 95\%$，常规鼻导管或面罩吸氧 $1 \sim 3L/min$；若出现呼吸浅弱、$SpO_2 \leqslant 75\%$时立即行气管插管。
3. 循环管理
（1）开放静脉通路，首选外周较粗静脉，如肘静脉。
（2）常规监测生命体征。
（3）对于心搏骤停者应立即行 CPR（C-A-B），具体见第二章。
4. 动态监测并纠正低钾血症等电解质紊乱。
5. 对于烦躁、惊厥、抽搐者可静脉给予地西泮 $5 \sim 10mg$。

五、病因处理

（一）尽快给予高浓度葡萄糖

15min 内给予 20%葡萄糖注射液 $75 \sim 100ml$ 或 10%葡萄糖注射液 $150 \sim 200ml$。10min 后重复进行血糖监测，若血糖仍低于 4.0mmol/L，再次重复输注葡萄糖，每 10min 复查血糖。

若选择传统的高浓度葡萄糖如 50%葡萄糖注射液，则先静脉注射 $40 \sim 100ml$，10min 后复查血糖，血糖上升不明显或患者未醒者，可再重复注射一次，之后改为 5%~10%葡萄糖注射液 $300 \sim 400ml/h$ 静脉输注，直至血糖稳定。高浓度葡萄糖如 50%葡萄糖注射液可能会增加输注过程外渗损伤的风险，同时也增加了葡萄糖治疗后高血糖发生的风险。治疗低血糖关键是葡萄糖总量的摄入，而不是浓度高低，故而优先选用 10%~20%葡萄糖注射液进行静脉输注治疗。

（二）胰高血糖素

给予胰高血糖素 1mg 皮下或肌内注射，对于胰岛素使用过量的患者效果较好，而对于磺酰脲类药物治疗引起的低血糖效果则稍差。但由于胰高血糖素起效时间需 $15 \sim 20min$，且依赖于体内肝糖原的储存，不适用于肝源性低血糖、酒精性低血糖等。因此，静脉注射葡萄糖仍为首选方案。

（三）激素治疗

对于一些顽固性低血糖，特别是由于激素失调如肾上腺皮质功能减退引起的低血糖患者，除对症处理外，还应及时行激素治疗，如予以氢化可的松 $200 \sim 300mg/d$，待血糖稳定后逐渐减量至停药。

（四）防治脑水肿

昏迷时间较长的中重度昏迷伴抽搐、癫痫发作的患者，或血糖恢复正常后 1h 而脑功能未能恢复者，应给予 20%甘露醇 125～250ml 快速输注或静脉缓慢注射，同时静脉注射地塞米松 10mg，以减轻脑水肿，改善预后。

（五）葡萄糖治疗后的高血糖处理

对于葡萄糖治疗后出现的高血糖，必要时需使用胰岛素治疗。若患者曾使用胰岛素治疗，则在治疗低血糖的同时每 15min 监测血糖，当血糖浓度达到 3.5mmol/L 以上后，可同时静脉输注 10%葡萄糖 100ml/h，并调整胰岛素治疗方案，避免低血糖的反复发生。

（六）其他

复查血糖浓度≥4.0mmol/L 并且患者恢复后，尽可能选择淀粉类食物，如有需要，可正常饮食。若是使用胰高血糖素的患者则需要大量淀粉类食物以补充糖原。期间必须监测血糖，对于营养不良者，还需避免低钾血症的发生。

若患者是由于磺酰脲类药物或长效胰岛素治疗引起的低血糖，尤其是合并肾功能不全者，则低血糖风险可能会持续 24～36h，需实时监测血糖。

六、小儿低血糖昏迷

（一）病因

先天性因素，如先天性高胰岛素血症、垂体功能低下、葡萄糖-6-磷酸酶缺乏症等；同时应区分持续性低血糖与新生儿过渡性低血糖。

（二）临床表现及诊断

1. 可用言语表达的儿童　出现了低血糖症状，血糖浓度低于正常值（与成人相同），并且当血糖浓度恢复正常时症状缓解，称为 Whipple 三联征。

2. 无法用言语表达的儿童　以血糖浓度低于神经源性反应的正常阈值即血糖浓度＜3.3mmol/L 为诊断标准。但应该注意的是，若既往存在反复发作的低血糖，则出现神经症状的阈值可能会降低至 3.0mmol/L，甚至更低。

3. 高风险低血糖的新生儿　持续观察超过 48h，以保证其渡过过渡性低血糖期。

（三）处理措施

对于怀疑患有先天性低血糖的新生儿及确诊患有低血糖的幼儿，治疗目标应维持血糖浓度＞3.9mmol/L。无可疑先天性低血糖的高危新生儿，出生 48h 以内者血糖浓度应＞2.8mmol/L，出生 48h 以后血糖浓度＞3.3mmol/L。

1. 葡萄糖　由各种原因引起的低血糖昏迷均可首先通过静脉注射葡萄糖注射液快速纠正，初始剂量为 200mg/kg；随后以 10%葡萄糖注射液静脉输注维持，每 10min 复查血糖至血糖稳定。

2. 胰高血糖素　若是由于高胰岛素血症引起的低血糖，肌内注射或皮下注射胰高血糖素 0.5～1.0mg，可在 10～15min 内将血糖提升至正常及以上，并可持续至少 1h；静脉注射小剂量胰高血糖素（0.03mg/kg）可能减少恶心呕吐发生风险，也可达到相同效果。

（王钟兴）

第三十八章　与麻醉相关的术中危象抢救流程及解析

临床麻醉涉及各年龄段人群、从头至足、从皮肤至内脏，从外科疾病至创伤或产妇的所有手术。本书除前述章节急危重症患者的抢救外，在手术中还可能遇到与麻醉相关的各种危象需紧急处理，本章选择较为常见的几种术中危象介绍如下。

第一节　高血压危象抢救流程及解析

一、高血压危象抢救流程

定义 高血压危象是指在原有高血压病症的基础上，外周小动脉发生强烈痉挛，使血压急骤上升，SBP＞180mmHg和（或）DBP＞120mmHg。临床急症分为高血压急症和亚急症

诊断
高血压病史
诱因：感染，疼痛或突然停药，情绪过于激动、紧张，气管插管、手术刺激等
临床表现：短时间内血压急剧升高[SBP＞180mmHg和（或）DBP＞120mmHg]，同时出现明显的头痛、眩晕、烦躁、恶心呕吐、心悸、气急和视力模糊等
体格检查：准确测量血压；检查心血管、神经、眼底等，了解靶器官受损害程度，评估有无继发性高血压

紧急评估
紧急评估重点是血压升高程度和靶器官是否受损
呼吸
　频率增快，呼吸频率＞28次/分易发生呼吸性碱中毒
　是否存在缺氧：PaO_2＜60mmHg，SaO_2＜90%
　是否存在肺水肿：双肺有无湿啰音
心血管
　血压升高程度
　　血压＞180/120mmHg，高血压危象
　　血压＞230/130mmHg，严重高血压危象，靶器官易受损
　　血压＞250/130mmHg，可发生心力衰竭肺水肿
　有无心律失常
　有无心力衰竭表现：如病理性第三心音或奔马律等
意识
　瞳孔对光反射是否灵敏、大小是否对称
　头痛、恶心呕吐、抽搐提示脑血管意外可能
　烦躁不安、嗜睡、昏迷提示脑出血或高血压脑病可能
眼底：是否有眼底动脉出血

紧急处理
去除诱因，适当给予镇静、镇痛，让患者安静休息、吸氧
立即开放静脉通路适当补液，预防扩血管降压后的容量不足
建立有创动脉血压监测，连续动态监测血压

紧急处理 —
快速平稳阶梯式降压是关键，以减轻靶器官的损害，降低患者的病死率

> 原则：迅速平稳阶梯式降压，如血压＞230/130mmHg，先降至200/130mmHg，继而降至180/120mmHg，再降至150/100mmHg
>
> 首选药物：（1）尼卡地平1～2mg，静脉注射
> （2）硝酸甘油0.1～0.5mg，静脉注射
> （3）乌拉地尔10～50mg，静脉注射
> （4）地尔硫䓬10mg，静脉注射
>
> 以上药物是麻醉科手术室最常用药物，并且起效迅速，将血压进行初步快速降低至180/120mmHg，再以泵注的方法进一步降压，如①尼卡地平0.5～10μg/（kg·min）；②硝普钠0.1～5μg/（kg·min）；③硝酸甘油0.5～10μg/（kg·min）
>
> 将血压降至160/110mmHg，并将血压维持在SBP＜160mmHg，DBP≤100mmHg比较安全

纠正缺氧、酸中毒和电解质紊乱

若怀疑有心、脑血管意外，请相关科室会诊并及时处理，最常见的有高血压脑病、脑出血、心力衰竭、急性肺水肿、主动脉夹层破裂等

严密监测 —
常规监测：BP、HR、ECG、SpO$_2$、P$_{ET}$CO$_2$、CVP、MAP、血气分析、血糖、电解质及尿常规、肝肾功能

特殊监测：心肌损伤标志物，心肌酶学，血尿钠肽（BNP或NTpro-BNP），胸部X线、CT、磁共振和超声心动图，头部CT或磁共振，肾上腺CT或磁共振，血、尿儿茶酚胺，眼底相关检查等

二、高血压危象抢救解析

（一）定义

高血压危象是指在原有高血压病症的基础上，外周小动脉发生强烈痉挛，使血压急骤上升，SBP＞180mmHg和（或）DBP＞120mmHg（亦有文献提到血压＞250/130mmHg，持续1min以上，即为高血压危象），临床急症分为高血压急症和亚急症。高血压急症是指血压短时间显著升高，并伴有进行性心、脑、肾等重要靶器官损害。高血压亚急症是指血压显著升高但不伴靶器官损害。两者区分不在于血压水平，靶器官是否受损才是区别关键。危险程度的判定除血压水平外，更重要的是是否出现靶器官损害、受累的靶器官及损害程度。实际上高血压危象是高血压病程中的一种特殊临床表现。

（二）相关的基础疾病

高血压危象主要的病因为原发性高血压和继发性高血压。

1. 原发性高血压　临床上认为无法通过临床各种检查手段明确导致血压升高确切病因的高血压即为原发性高血压，多见于中老年人。原发性高血压病因主要是受到了肾素-血管紧张素-醛固酮系统（renin-angiotensin-aldosterone system，RAAS）及神经系统这两方面因素的影响。

（1）RAAS：通过血管紧张素Ⅱ（angiotensin Ⅱ，Ang Ⅱ）控制水电解质平衡，调节血压。RAAS升高血压的机制：①Ang Ⅱ直接收缩小动脉或通过刺激肾上腺皮质球状带分泌醛固酮而增加血容量使血压升高；②Ang Ⅱ可刺激肾上腺髓质和交感神经末梢释放儿茶酚胺，使心肌收缩力增强，外周血管阻力增加致血压升高。

（2）神经系统方面：在心脏交感神经组织处于兴奋状态时，血管及肾组织可能通过增加心排血量的方式导致血压水平异常升高。导致原发性高血压发生发展的主要危险因素包括饮食、

高血脂、糖尿病、饮酒吸烟、肥胖、胰岛素抵抗等方面。

2. 继发性高血压　又称症状性高血压，多见于中青年人群，占高血压总人数的 5%～10%。临床上病因明确，常见疾病有肾小球肾炎、慢性肾盂肾炎、肾动脉狭窄、原发性醛固酮增多症、嗜铬细胞瘤、皮质醇增多症、妊娠高血压综合征、主动脉狭窄、中枢神经系统病变等。

3. 高血压危象的危害与并发症　高血压危象的主要危害是引起靶器官的损伤及诱发心脑血管意外，严重者可危及生命。

（1）高血压脑病：血压突然急剧升高，发生严重血管病变导致脑水肿，出现神经系统症状，头痛为最初主诉，伴呕吐、视力障碍、视盘水肿、神志改变，出现病理征、惊厥、昏迷等。脑脊液压力可高达 40cmH₂O，蛋白增加。经过有效的降压治疗，血压下降后症状则可迅速缓解。

（2）高血压危象伴颅内出血：包括脑出血或蛛网膜下腔出血。高血压对脑的损害主要是导致脑小动脉的脂质透明样变和粟粒状微动脉瘤，血管脆性增加，当血压突然升高时，导致其破裂出血。长期高血压如果不进行血压控制，一旦出现靶器官损害，尤其是脑出血，绝大部分可遗留不同程度残疾，严重者甚至死亡。脑出血患者突然起病、常进行性加重，出现头痛、喷射性呕吐，可伴有不同程度意识障碍、偏瘫、失语。蛛网膜下腔出血患者临床表现：剧烈头痛、恶心、呕吐，颈背部疼痛，意识障碍、抽搐、偏瘫、失语，脑膜刺激征[如颈强直，克尼格（Kernig）征和布鲁津斯基（Brudzinski）征]阳性。

（3）高血压危象伴急性左心衰竭、肺水肿：呼吸困难、发绀、咳粉红色泡沫样痰等，查体可见肺部啰音、心脏扩大、心率增快、奔马律等。

（4）高血压危象伴肾损害：蛋白尿、少尿或无尿，甚至肾衰竭。

（5）高血压危象伴主动脉夹层动脉瘤：撕裂样胸痛，波及血管范围不同可有相应的临床表现，如伴有周围脉搏的消失，可出现少尿、无尿等。

继发性高血压患者发生高血压危象引起的不良后果主要有以下两个方面。

（1）儿茶酚胺突然释放所致高血压危象：见于嗜铬细胞瘤。常见的肿瘤部位在肾上腺髓质，也可在其他具有嗜铬组织的部位，如主动脉分叉、胸腹部交感神经节等。肿瘤可突然产生和释放大量去甲肾上腺素和肾上腺素，表现为血压急剧升高，可达（250～300）/（130～150）mmHg，伴心动过速、头痛、苍白、大汗、麻木、手足发冷，发作持续数分钟至数小时，极易引发急性左心衰竭、肺水肿。某些患者发作有刺激诱因，如情绪激动、运动、按压肿瘤、排尿、喷嚏等。发作间歇可无症状。测定发作时尿儿茶酚胺代谢产物香草扁桃酸（vanillylmandelic acid，VMA）和血儿茶酚胺可确诊此病。

（2）妊娠高血压综合征：妊娠后期出现高血压、蛋白尿和水肿，严重时发生子痫，甚至发生抽搐、昏迷，威胁母子安全。

（三）诱因

各种诱因如应激因素（严重精神创伤、情绪过于激动等）、神经反射异常、内分泌激素水平异常等作用下使交感神经张力亢进和缩血管活性物质激活释放增加，诱发短期内血压急剧升高。同时，全身小动脉痉挛导致压力性多尿和循环血容量减少，反射性引起缩血管活性物质激活导致进一步的血管收缩和炎症因子的产生，形成病理性恶性循环。围手术期发生高血压危象多在原有高血压的基础上，可因患者高度紧张、术前停用降压药（尤其是服用可乐定 2 个月以上，突然停药可致血压突然升高）、气管插管、喉镜检查或刺激嗜铬细胞瘤体等使血压骤升，血压上升的速度和幅度通常比绝对值对靶器官的损伤更为严重，它提示小动脉痉挛性收缩的程度，并影响重要脏器的供血而产生危急状态。

（四）临床表现

高血压危象因累及的靶器官不同，临床表现有所不同。

1. 高血压危象共同的的临床特征　短时间内血压急骤上升，SBP＞180mmHg 和（或）DBP＞120mmHg 为高血压危象；血压＞230/130mmHg 为严重高血压危象，靶器官易受损；血压＞250/130mmHg 可发生心力衰竭肺水肿。

2. 循环系统　出现心率增快、呼吸困难、发绀、咳粉红色泡沫样痰等症状，查体可见颈静脉怒张、双肺啰音、病理性第三心音或奔马律等心力衰竭表现。

3. 神经系统　头痛、恶心呕吐、抽搐及脑膜刺激征阳性等脑血管意外表现；出现烦躁不安、嗜睡甚至昏迷则提示脑出血、高血压脑病。

4. 眼底视网膜病变　出血、渗出和视盘水肿。

5. 肾　少尿、氮质血症、肾衰竭的表现。

（五）诊断要点

通过病史、症状、体征及辅助检查确诊。

1. 病史　高血压病史。

2. 诱因　如感染、疼痛或突然停药，患者情绪过于激动、紧张，气管插管、手术刺激等。

3. 临床表现　短时间内血压急剧升高，同时出现明显的头痛、眩晕、烦躁、恶心呕吐、心悸、气急和视物模糊等。

4. 体格检查　监测血压警惕主动脉夹层可能；循环系统应关注有无心力衰竭，如颈静脉怒张、双肺湿啰音、病理性第三心音或奔马律等；检眼镜检查如有新发的出血、渗出、视盘水肿情况存在提示高血压急症；神经系统应该注意瞳孔变化、评估意识状态、脑膜刺激征、视野改变及病理征等。

5. 辅助检查　血常规、尿常规、肝肾功能、血气分析、电解质及心电图应列为常规检查，选择检查心肌损伤标志物，心肌酶学，血尿钠肽（BNP 或 NTpro-BNP），胸部 X 线、CT、磁共振和超声心动图，头部 CT 或磁共振，肾上腺 CT 或磁共振、血尿儿茶酚胺等。

（六）紧急处理

处理原则：快速评估，进行紧急有效的降压治疗，同时去除诱因，应遵循合理选择降压药物，以迅速、平稳地降压为原则，减轻进行性或不可逆性靶器官损害，降低病死率。

1. 快速评估、紧急处理　紧急评估是否存在危及生命的情况，如存在危及生命应迅速开放气道、给氧等；同时，应紧急评估血压升高的程度及靶器官是否受损。

2. 快速平稳阶梯式降压是治疗高血压急症的关键

（1）根据患者病情，制订个体化的治疗方案。

（2）立即解除过高血压对重要器官的进行性损害，能显著改善预后。

（3）高血压急症患者首选静脉抗高血压药物。

（4）患者不能耐受突然急骤的血压下降，降压前应适当补液。

（5）降压过快会减少脏器血流灌注，从而加重或诱发靶器官的功能障碍。

应采取迅速平稳阶梯式降压方法，如血压＞230/130mmHg 先降至 200/130mmHg，继而降至 180/120mmHg，再降至 160/110mmHg，维持 SBP＜160mmHg，DBP≤100mmHg 比较安全。

（6）降压过程中，由于患者存在血管高度收缩、血容量不足，应在降压的同时补充血容量，治疗开始不宜利尿（心力衰竭或明显体液超负荷者除外）。

3. 去除诱因。

4. 加强一般治疗　如镇静、镇痛、吸氧、卧床休息等。

5. 监测生命体征　立即实施有创动脉血压监测，急查血气，纠正缺氧、酸中毒，维持水、电解质平衡、防治并发症等。

6. 常用治疗高血压的静脉药物

（1）硝酸甘油：以扩张静脉为主，扩张冠状动脉。硝酸甘油适用于心脏手术围手术期的血压控制、不稳定型心绞痛、隐匿性充血性心力衰竭。剂量范围 0.1～20μg/（kg·min），常用剂量 0.5～10μg/（kg·min）静脉泵注，0.1～0.5mg 单次静脉注射或滴鼻。滴鼻用法：1ml（5mg）稀释至 5ml 用 5 号针头滴鼻 3～5 滴/次，可重复。对硝酸盐过敏、严重贫血、颅内高压、闭角型青光眼患者禁用。

（2）硝普钠：是直接血管扩张剂，扩张动静脉，以动脉显著，同时降低心脏的前后负荷，扩张肺血管。硝普钠适用于高血压急症、急性心力衰竭。剂量范围 0.05～10μg/（kg·min），常用剂量 0.1～5μg/（kg·min）静脉泵注。代偿性高血压如动静脉分流或主动脉缩窄时禁用，高血压脑病、脑出血、蛛网膜下腔出血患者慎用。连续使用 24～48h 应做血氰化物测定，防止氰化物中毒。

（3）尼卡地平：是短效的钙通道阻滞药，扩张动脉产生降压，选择性扩张冠状动脉。尼卡地平适用于手术时异常高血压的紧急处理及控制性降压。1～2mg 单次静脉注射，继之 0.5～10.0μg/（kg·min）静脉泵注，常用剂量 0.5～3.0μg/（kg·min）泵注。急性心肌炎、心肌梗死、左心室流出道狭窄、右心功能不全并狭窄者禁用。

（4）地尔硫䓬：是短效的钙通道阻滞药，除扩张血管平滑肌降压外，还具有比较明显扩张包括侧支循环在内的大小冠状动脉。地尔硫䓬适用于手术时异常高血压的处理、高血压急症、不稳定型心绞痛，是高血压冠心病并发哮喘患者及肥厚型心肌病流出道狭窄患者的首选。常用剂量 10mg 静脉注射或 5～15μg/（kg·min）静脉泵注。病窦综合征、二度或三度房室传导阻滞未处理患者、严重充血性心力衰竭、严重心肌病、妊娠患者禁用。

（5）酚妥拉明：是短效的非选择性的 α 受体阻滞药，能拮抗血液循环中肾上腺素和去甲肾上腺素的作用，使血管扩张、周围血管阻力降低，从而减轻心脏后负荷，左心室舒张末压和肺动脉压下降，心脏的每搏输出量增加。酚妥拉明适用于手术切除嗜铬细胞瘤时出现的高血压，也可通过酚妥拉明试验协助诊断嗜铬细胞瘤。常用剂量 2～5mg 静脉注射或 0.5～1.0mg/min 静脉滴注。严重动脉硬化及肾功能不全者，以及低血压、冠心病、心肌梗死、肾炎或胃溃疡患者禁用。

（6）乌拉地尔：是高选择性 α 受体阻滞药，具有外周和中枢双重降压作用。外周扩张血管作用主要通过阻断突触后 α₁ 受体，使外周阻力显著下降；中枢作用则通过激活 5-HT1A 受体，降低延脑心血管调节中枢的交感反馈而起降压作用。乌拉地尔适用于治疗高血压危象、重度和极重度高血压及难治性高血压，用于控制围手术期高血压。常用剂量 10～50mg 静脉注射负荷量，之后静脉泵注，初始速度可达 2mg/min，维持给药速度为 9mg/h。主动脉峡部狭窄或动静脉分流的患者（肾透析时的分流除外）、哺乳期妇女禁用。

（7）拉贝洛尔：是非选择性 β 受体阻滞药。拉贝洛尔适用于除急性心力衰竭外的大多数高血压危象。常用剂量 25～50mg 静脉注射 5～10min 或 1～4mg/min 静脉滴注。支气管哮喘、严重慢性阻塞性肺疾病、窦性心动过缓者慎用。

（8）艾司洛尔：是心脏选择性的 β 受体阻滞药，在降低动脉压的同时维持正常脑灌注压，不增加脑血流量、不增加颅内压。艾司洛尔适用于围手术期高血压或心动过速。常用剂量负荷量 0.5mg/（kg·min）静脉注射 1min，随后静脉泵注维持，从 0.05mg/（kg·min）开始，最大维持量 0.3mg/（kg·min）。支气管哮喘、严重慢性阻塞性肺疾病、窦性心动过缓、二度或三度房室传导阻滞、心源性休克患者慎用。

（9）肼屈嗪：适用于高血压急症、妊娠期高血压。常用剂量每 4～6 小时静脉注射 10～20mg，每次最大剂量 40mg，推荐静脉注射，不推荐静脉输注。主动脉瘤、脑卒中、严重肾功能障碍患者慎用。

7. 高血压危象并发症的处理

（1）高血压性脑病：降压治疗以静脉给药为主，1h 内将 SBP 降低 20%～25%，血压下降幅度不可超过 50%，防止脑出血。降压药物选择拉贝洛尔、乌拉地尔或尼卡地平；硝普钠使用时需谨慎，因其可能引起颅内压升高。颅内压明显升高者可加用甘露醇、利尿药。合并抽搐的高血压脑病患者需同时给予抗惊厥药物。

（2）脑出血：DBP＞130mmHg 或 SBP＞200mmHg 时会加剧出血，应在 6～12h 内逐渐降压，降压幅度不应超过 25%；血压不能低于（140～160）/（90～100）mmHg。降压药物可选择乌拉地尔、拉贝洛尔静脉持续泵注。

（3）蛛网膜下腔出血：控制血压，维持 SBP 130～160mmHg。尼卡地平、乌拉地尔等可以用于动脉瘤性蛛网膜下腔出血后急性血压控制，应尽量避免使用硝普钠，因其增加颅内压。

（4）高血压性急性左心功能不全：早期数小时应迅速降压，降压幅度在 25%以内，没有明确的降压目标，以减轻心脏负荷、缓解心力衰竭症状为主要目的，相关指南指出 SBP＜90mmHg 时禁用扩血管药。常用血管扩张药包括硝酸酯类、硝普钠、乌拉地尔。

（5）急性主动脉夹层：在保证器官足够灌注的前提下，迅速在 20～30min 内将血压降低并维持在尽可能低的水平，SBP 至少降至 120mmHg；在保证器官灌注的基础上，能够降至 100mmHg 左右则更理想，心率控制在 60 次/分以下。降压药物可以选用乌拉地尔、硝普钠等。

（6）急性冠脉综合征：对于一般人群，治疗目标建议血压＜130/80mmHg，DBP＞60mmHg，MAP 降至 60～100mmHg，老年患者需个体化制订降压目标值。药物推荐首选硝酸酯类如硝酸甘油，可联合应用 β 受体阻滞药。

（7）嗜铬细胞瘤：降压和术前治疗首选 α 受体阻滞药，如酚妥拉明、乌拉地尔，还可选用硝普钠；如存在心律失常和心动过速，可加用 β 受体阻滞药。

（8）子痫：首选肼屈嗪，尽快使 DBP 降至 90～100mmHg；也可选用硫酸镁 2.5g，用 5%葡萄糖注射液稀释后静脉滴注。

（七）麻醉注意事项

1. 高血压患者行外科手术，术前应认真进行准备，特别要正规服用降压药，维持血压在合理可接受的范围 150/100mmHg 以内。

2. 术前用药充分，保持患者情绪稳定，避免焦虑、紧张及畏惧情绪，术前必须保证充足的睡眠。

3. 术前不停用降压药直至术日早晨继续服用。

4. 麻醉诱导维持一定的深度，并可用艾司洛尔、乌拉地尔、拉贝洛尔等药物预防气管插管应激反应引起的血压波动。

5. 区域阻滞效果需完善，避免因疼痛所致的血压升高，全身麻醉则保证足够的镇痛、镇静和肌松。对高血压患者而言，全身麻醉复合其他区域阻滞则具有更多的优势。

6. 术中保持气道通畅，充分供氧，避免二氧化碳蓄积，维持足够的血容量及内环境稳态都是重要的预防措施。

7. 术毕要注意拔出气管导管时机，当呼吸功能恢复正常而镇痛药、镇静药尚有一定作用时可拔除气管导管，以避免血压的剧烈波动。

（刘　方　宋晓阳）

第二节　嗜铬细胞瘤危象抢救流程及解析

一、嗜铬细胞瘤危象抢救流程

定义
嗜铬细胞瘤危象亦称儿茶酚胺危象，是指嗜铬细胞突然释放大量儿茶酚胺入血造成高儿茶酚胺血症，或突然停止分泌儿茶酚胺；由此产生以心血管症状为主的一系列临床表现，引起患者持续性或发作性高血压或低血压，以及多个器官功能和代谢紊乱

诊断
病史：有嗜铬细胞瘤病史、高血压史或阵发性高血压史
诱因：各种应激刺激，如嗜铬细胞瘤瘤体受压、手术、创伤、麻醉等
临床表现：血压骤升（短时间内收缩压高达180～200mmHg，甚至可达300mmHg）、骤降（低血压甚至休克）、大幅波动，HR增快甚至心律失常等
化验检查：血、尿儿茶酚胺、3-甲氧基肾上腺素、3-甲氧基去甲肾上腺素浓度测定高于正常值2～3倍

紧急评估
心血管
血压：BP＞180/130mmHg为重症；SBP＞200～250mmHg为危重；SBP≥250mmHg为高血压危象
心率：HR＞160次/分，引起心排血量下降；HR＞180次/分须紧急处理
是否存在严重心律失常：如室上性心动过速、室性心动过速等
是否存在休克：血压下降、心率增快、脉压变小、休克指数＞1
是否有左心衰竭

呼吸：是否存在急性肺水肿或ARDS
意识：是否有意识障碍，如烦躁不安、嗜睡等；如有昏迷则应考虑是否有颅内出血
是否存在高热并超过40℃
是否存在血糖过高

紧急处理
立刻解除诱因：如停止手术操作、停止刺激性检查等，并早诊断、早处理

高血压
血压＞180/130mmHg应立即处理：用酚妥拉明5～10mg，佩尔地平20～30μg/kg或乌拉地尔0.5～1.0mg/kg，静脉注射
血压降至≤160/110mmHg：继之酚妥拉明0.5～1.0mg/min持续静脉输注或佩尔地平0.5～10.0μg/（kg·min）或硝普钠0.5～5.0μg/（kg·min）微量泵维持
注意：降压同时扩容，补充液体的原则是先晶体液后胶体液

低血压：血压＜90/60mmHg或MAP＜60mmHg应先补充血容量，同时麻黄碱30mg静脉注射或去氧肾上腺素每次0.5mg静脉注射；必要时肾上腺素0.1～0.2mg静脉注射。高血压与低血压交替出现：应在迅速补足血容量的基础上，调整用药

急性左心衰竭、肺水肿
体位：取坐位或半卧位
给氧：鼻导管或面罩高流量吸入酒精湿化氧气
镇静：吗啡10～20mg
强心：毛花苷丙0.4～0.6mg或毒毛花苷K 0.25mg缓慢静脉注射
扩血管：如硝酸甘油、硝普钠
利尿：呋塞米20～60mg，静脉注射
必要时行气管插管、机械通气（PEEP 5～10cmH$_2$O）

紧急处理
- 心律失常：室性心律失常首选利多卡因1～2mg/kg 静脉注射，或胺碘酮150mg静脉注射，或300mg/250ml生理盐水30min静脉滴注；若出现室上性心动过速可用艾司洛尔每次0.5mg/kg缓慢静脉注射
- 体温＞40℃：应物理降温至38℃左右暂停并继续观察
- 维持内环境稳定，血糖控制在6～10 mmol/L
- 若出现脑血管意外、脑水肿、脑出血时应酌情处理

严密监测
- 常规监测：BP、ECG、HR、SpO$_2$、P$_{ET}$CO$_2$、体温、血气分析、血糖、电解质等
- 连续监测：MAP、CVP、ECG、SpO$_2$
- 特殊监测：血尿儿茶酚胺、3-甲氧基肾上腺素、3-甲氧基去甲肾上腺素浓度测定
- 特别强调：尽早监测有创动脉血压，便于动态连续观察瞬时血压

二、嗜铬细胞瘤危象抢救解析

（一）定义

嗜铬细胞瘤危象亦称儿茶酚胺危象，是指嗜铬细胞突然释放大量儿茶酚胺入血造成高儿茶酚胺血症，或突然停止分泌儿茶酚胺；由此产生以心血管症状为主的一系列临床表现，可引起患者持续性或发作性高血压或低血压及多个器官功能和代谢紊乱。严重者可引起高血压危象、休克、颅内出血、心律失常、急性左心衰竭、肺水肿、高热甚至猝死。嗜铬细胞瘤危象分为 A型危象和 B 型危象。A 型危象以高血压为主，B 型危象常伴有持续性低血压，甚至休克、多器官功能障碍。

（二）相关的基础疾病

嗜铬细胞瘤危象的基础疾病为嗜铬细胞瘤。嗜铬细胞瘤约 90%发生于肾上腺髓质，肿瘤可合成、储存和分泌去甲肾上腺素、肾上腺素、多巴胺等内源性儿茶酚胺。分泌过多（可比正常水平高出 20～50 倍，甚至高达 140 倍）是其基本的病理生理改变，可引起致命性心血管效应，病情凶险，具有典型的高血压、心悸和头痛"三联征"，或高血压、高代谢和高血糖的"三高征"，以及血压、心率大幅度波动为主要特征。

约 10%可发生于交感神经系统的嗜铬细胞，如颈部、胸部、椎体旁、颅底、主动脉旁、膀胱、脑等。起源于交感神经节或肾上腺外的嗜铬细胞瘤又称副神经节瘤，当患者因各种诱因，如刺激、紧张等激惹肿瘤而引起大量儿茶酚胺释放入血，即可引起临床危象；除非特别说明，此危象均可等同于嗜铬细胞瘤危象处理。

（三）诱因

嗜铬细胞瘤患者诱发危象的主要因素：术前检查、瘤体受压、手术创伤、肿瘤剥离和切除、寒冷、缺氧、恐惧、疼痛，以及分娩等因素引起的应激反应；上述因素引起血儿茶酚胺分泌急剧升高，从而导致嗜铬细胞瘤危象。此外，据文献报道口服葡萄糖耐量试验（oral glucose tolerance test, OGTT）数小时后可出现严重的低血糖反应，从而诱发嗜铬细胞瘤危象。甲氧氯普胺引起嗜铬细胞瘤危象于 1976 年首次报道，最新文献显示，排除过敏等因素，静脉注射甲氧氯普胺10mg 治疗恶心、呕吐后 1h 出现了严重的烦躁不安和头痛[视觉模拟评分法（VAS）达 9 分]，患者血压剧烈上升至 223/102mmHg。部分文献报道咖啡因、地塞米松抑制试验也可诱发嗜铬细胞瘤危象。

（四）临床表现

嗜铬细胞瘤危象主要因大量儿茶酚胺进入血液循环，引起致命性心血管效应；可出现血压急剧升高，短时间内 SBP 高达 180～200mmHg，甚至可达 300mmHg。出现高血压危象需要紧急处理，若在术中发生，则应立即暂停手术并及时处理；也可出现高血压与低血压交替现象，心动过速甚至心律失常，血糖升高。少数患者可出现脑血管意外、脑水肿、脑出血、高热等。根据 Newell 报道，嗜铬细胞瘤危象可分为 A 型危象和 B 型危象。A 型危象是指没有持续性低血压症状的局限性危象，其血流动力学不稳定，伴有一个或多个器官功能损伤或障碍；B 型危象常伴有持续性低血压甚至休克和多器官功能障碍的严重危象。严重的阵发性高血压易导致急性左心衰竭、呼吸困难、肺水肿，甚至咯血等症状。

（五）诊断

目前国内外尚无统一的嗜铬细胞瘤危象诊断标准。凡是突发剧烈的血压大幅度波动、高血压危象、休克、左心衰竭或多器官功能衰竭且与当时病情不相符，都应警惕嗜铬细胞瘤危象的可能。嗜铬细胞瘤危象的诊断需结合以下方面。

1. 病史　绝大多数患者有嗜铬细胞瘤、高血压或阵发性高血压病史。

2. 诱因　如术前检查、瘤体受压、麻醉、翻身、手术探查、肿瘤剥离和切除、寒冷、缺氧、恐惧、疼痛、分娩，以及口服葡萄糖耐量试验等各种应激刺激。

3. 临床表现　血压骤升（短时间内收缩压高达 180～200mmHg，甚至可达 300mmHg）、骤降（低血压甚至休克）和大幅波动，心率加快甚至心律失常，高热，呼吸急促，手足湿冷，或出现肺水肿等。

4. 化验检查

（1）血浆儿茶酚胺（catecholamine，CA）浓度：正常值 100～500pg/ml（0.6～3.0mmol/L）；当浓度在 500～1500pg/ml 为可疑；浓度 >2000pg/ml（12mmol/L）具有高度诊断意义。

（2）尿 3-甲氧基肾上腺素（metanephrine，MN）、3-甲氧基去甲肾上腺素（normetanephrine，NMN）：二者是肾上腺素或去甲肾上腺素代谢的中间产物，正常人尿 MN+NMN<1.3mg/d（7.2μmol/d），当高于正常值的 2～3 倍以上，对于嗜铬细胞瘤危象的诊断十分有意义。

5. 鉴别诊断　嗜铬细胞瘤危象应与单纯的急性左心衰竭、重症心肌病、肺炎、急性冠脉综合征、急性心肌梗死、脓毒血症、酸中毒等相鉴别。嗜铬细胞瘤患者多无心、肺、脑及糖尿病等基础疾病。嗜铬细胞瘤危象起病急、病情进展迅速，少数患者可伴有脓毒血症但未见明确的感染灶；冠状动脉造影或冠脉 320CT 及心肌酶谱/肌钙蛋白未见明显的阳性发现。

（六）紧急评估

对于突发血压大幅度波动甚至高血压危象、休克、左心衰竭或多器官功能衰竭且与当时病情不相符，都应该警惕嗜铬细胞瘤危象的发生。紧急评估重点关注以下方面。

1. 循环系统

（1）高血压：①血压 >180/130mmHg 为重症；②SBP>200～250mmHg 为危重；③SBP≥250mmHg 为高血压危象。

（2）心率：当心率 >160 次/分时，可出现心排血量下降；当心率 >180 次/分时，须紧急处理。

（3）是否存在严重心律失常：如室上性心动过速、室性心动过速等。

（4）是否存在休克：血压下降、心率增快、脉压变小、休克指数 >1。

（5）是否有左心衰竭。

2. 呼吸系统 是否存在急性肺水肿或急性呼吸窘迫综合征（ARDS）。

3. 神经系统 是否有意识障碍，如烦躁不安、嗜睡等；如有昏迷则应考虑是否有颅内出血。

4. 体温 是否存在高热且体温超过 40℃。

5. 血糖 是否存在血糖过高。

（七）紧急处理

1. 立刻解除诱因 如停止手术操作、停止刺激性检查等，并早诊断、早处理，并报告上级医师。

2. 容量复苏 儿茶酚胺浓度过高引发血管过度痉挛收缩，导致相对血容量不足是嗜铬细胞瘤危象的基本特征。在应用 α 受体阻滞药的同时，应给予充分的液体复苏，补充液体的原则是先晶体液后胶体液。建议在静态容量监测指标指导下进行血容量扩充，首选能反映容量负荷状态的监测，如血压、心率、混合静脉血氧饱和度、毛细血管充盈时间、尿量、血乳酸浓度、肺动脉楔压等指标。

3. 高血压的处理 由于嗜铬细胞瘤危象来势凶猛，血压波动剧烈，血压可高达 200～250mmHg，甚至高于 250mmHg，此时必须尽快处理，迅速把血压降至≤180mmHg，同时适当镇静（如咪达唑仑 0.05～0.10mg/kg 静脉注射），防止心、脑血管意外。可选择如下扩血管药物，以达到快速降压目的。

（1）酚妥拉明：是短效 α 受体阻滞药，具有竞争性、短效等特点，用以纠正因嗜铬细胞瘤引起的高血压危象。α 受体阻滞药的作用是逆转血管收缩，逆转高血压和抑制心律失常，常用于 A 型危象治疗。首次 5～10mg，以 1mg/min 的速度缓慢静脉注射，可每 5min 重复一次，直至降至目标血压；随后以 0.5～1.0mg/min 静脉泵注维持。

（2）尼卡地平：为新型第二代二氢吡啶类，高度特异作用的短效钙通道阻滞药。首先以 20～30μg/kg 或 1～2mg 稀释至 10ml，缓慢静脉注射。其作用快，血压下降幅度 25%～30%，无严重低血压反应和反跳性高血压，微量泵静脉输注 0.5～10μg/（kg·min）维持即可。

（3）乌拉地尔：为苯哌嗪取代的尿嘧啶衍生物，具有外周和中枢双重作用，外周主要作用于突触后膜 α_1 受体，中枢主要通过激活 5-羟色胺受体，降低外周和中枢血管张力而降压。起效快、作用温和，无心率增快及反跳性高血压，成人首次 25～50mg 或 0.5～1.0mg/kg 静脉注射，血压稳定后以 4～30μg/（kg·min）静脉泵注维持。

（4）硝酸甘油：亦属于血管平滑肌松弛药，扩张动静脉血管床，多以静脉为主。单次 3～5mg 静脉注射，或 5%葡萄糖注射液或 0.9%生理盐水稀释后静脉输注，开始 5μg/min，每 3～5 分钟增加 5μg/min，常用微量泵 0.5～5μg/（kg·min）静脉泵注。因患者对硝酸甘油反应个体差异大，应根据血压、心率及其他血流动力学参数来调整用量。

（5）硫酸镁：作为钙通道阻滞药，可舒张小动脉、纠正高血压，同时具有 α 受体阻滞作用，抑制儿茶酚胺分泌，有效预防心律失常的发生。首次 1～2g，用 25%葡萄糖注射液 20ml 稀释后，5min 内缓慢静脉注射。

（6）氯维地平：属超短效钙通道阻滞药，首次剂量 1～2mg/h，必要时每 2min 翻倍量静脉输注，最大速度可达 32mg/h。

当血压降至 180/130mmHg 以下，继之选用以下药物进行静脉泵注维持。

（1）硝普钠：是一种速效、短时作用的血管扩张药，对动脉和静脉平滑肌均有直接舒张作用。即刻起效，半衰期约为 2min，不宜单次静脉注射，需要单独静脉通路且避光泵注，常用 0.5～5μg/（kg·min）降压维持，并适当扩容。

（2）酚苄明：属长效 α 受体阻滞药代表，具有非选择性、非竞争性、相对长效等特点。先以 0.5～1.0mg/kg（给药时间 5h 以上）静脉注射，再配 1mg/kg 置入 5%葡萄糖注射液 200～500ml 静脉输注 24h。酚苄明常用于嗜铬细胞瘤手术前扩容、降压的准备；虽然 α 受体阻滞药理论上可逆转高血压，但是低血压的存在限制了其使用，严重的低血压是其禁忌证。因此，α 受体阻滞药在 B 型危象患者中使用存在诸多顾虑。

4. 低血压和休克的处理　B 型危象大多情况表现为持续性低血压和休克。当血压<90/60mmHg 或 MAP<60mmHg 应先补充足够的血容量，先晶体液后胶体液，以 20～30ml/（kg·h）的速率迅速补充 1000～1500ml；同时可给予麻黄碱每次 30mg 静脉注射，或去氧肾上腺素每次 0.5mg 静脉注射，注射速度不宜过快，同时应密切关注心率变化；必要时肾上腺素 0.1～0.2mg 静脉注射。当血压升至 120/80mmHg 以上，继之用以下药物进行静脉泵注维持：①多巴胺：主要激动 α、β 和外周的多巴胺受体，常以 4～6μg/（kg·min）微量泵泵注维持；②去甲肾上腺素：对 α 受体具有强大的激动作用，对 β_1 受体作用较弱，对 β_2 受体几乎无作用；开始以 8～12μg/（kg·min）静脉输注，调整输注速率以致血压升至目标水平，继以 0.5～5μg/（kg·min）静脉泵注维持。

上述药物不敏感的患者还可选择其他缩血管药物，如肾上腺素、甲氧明、多巴酚丁胺、垂体后叶素等。据文献报道，主动脉内球囊反搏术（IABP）、体外循环（CPB）机械支持、体外膜肺氧合（veno-arterial extracorporeal membrane oxygenation，VA-ECMO）等技术成功用于 B 型危象患者救治。一旦成功建立机械循环，危象患者病情通常可以得到有效控制。

5. 高血压与低血压交替出现的处理　应在迅速补足血容量的基础上，参照上述处理，尽量采用静脉微量泵泵注的方式给药，并动态调整药量。

6. 急性左心衰竭、肺水肿　应采用吸氧、镇静、强心、扩血管、利尿等措施。

清醒患者宜采取坐位或半卧位，鼻导管或面罩高流量吸入酒精湿化氧气，同时给予吗啡 10～20mg，毛花苷丙 0.4～0.6mg 或毒毛花苷 K 0.25mg 缓慢静脉注射，呋塞米 20～60mg 静脉注射，微量泵泵注硝酸甘油或硝普钠 0.5～5.0μg/（kg·min）。

当氧合指数<200mmHg，应考虑气管插管行呼吸机支持治疗，同时可设置呼气末正压通气治疗（PEEP 5～10cmH_2O），充分供氧、适当吸痰，同时静脉给予盐酸戊乙奎醚（长托宁）0.5～1.0mg 或东莨菪碱 0.3～0.6mg。

7. 心律失常　轻型室性心律失常可首选 2%利多卡因 1～2mg/kg（一般用 50～100mg）做首次负荷剂量静脉注射（注射时间 2～3min），必要时每 5min 重复静脉注射 1～2 次，但 1h 内总量不超过 300mg；严重心律失常可用胺碘酮 150mg 缓慢静脉注射（10～15mg/min）或 300mg 稀释至 250ml 0.9%生理盐水，30min 静脉输注，若伴有室上性心动过速则可用艾司洛尔 0.5mg/kg，约 1min 缓慢注射，随后以 0.05～0.30mg/（kg·min）静脉泵注继续维持。

8. 高热处理　当体温>40℃时，采用多种方法积极降温，冰帽、体表物理降温，或静脉输注低温液体、药物降温，必要时可行冰盐水洗胃或灌肠。当体温降至 38℃左右时，应停止降温以防低体温发生。

9. 血糖　儿茶酚胺浓度的剧烈波动导致血糖变化。高儿茶酚胺血症严重抑制胰岛素的分泌，同时促进胰高血糖素增多，从而导致血糖升高。可用胰岛素控制高血糖；术后儿茶酚胺浓度的急剧下降易出现低血糖甚至低血糖昏迷、休克，术中及术后 48h 内，应密切监测血糖变化，及时补充葡萄糖。维持血糖在 6～10mmol/L，谨防低血糖发生。

10. 其他　维持内环境稳定，及时纠正水、电解质紊乱和酸碱失衡。若出现脑血管意外、脑水肿、脑出血时应酌情处理。

（八）严密监测

1. 常规监测　血压、心率、心电图、呼吸频率、SpO_2、$P_{ET}CO_2$、体温、血气分析、血糖、尿、电解质等。

2. 连续监测　平均动脉压、中心静脉压、心电图、SpO_2。

3. 特殊监测　若条件允许，可行 CA、MN、NMN 浓度监测有助于诊疗；病情严重，有条件时可行脉搏波指示连续心排血量监测。

特别强调：尽早建立有创动脉血压监测，便于动态连续观察瞬时血压。

（九）预防

1. 提高对嗜铬细胞瘤危象的认识，要有防范意识。

2. 嗜铬细胞瘤手术术前准备

（1）特别强调在扩血管的基础上行扩容治疗，避免一切带有刺激性的检查或诊疗操作。

（2）术前给予良好的镇静，避免紧张、焦虑，避免使用阿托品。

（3）入手术室后先扩充血容量，完善必须的监测，麻醉诱导力求平稳。

3. 术中各种操作，如探查、肿瘤分离等均须轻柔。

4. 一旦发生危象，应早诊断、早处理，术者、麻醉医生和护士须密切配合，避免发生意外。

（阮剑辉　宋晓阳）

第三节　恶性高热的抢救流程及解析

一、恶性高热的抢救流程

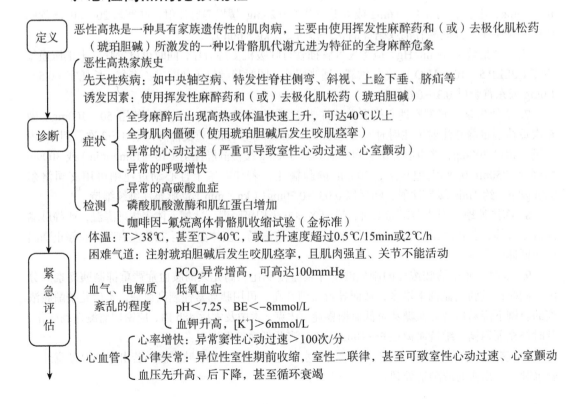

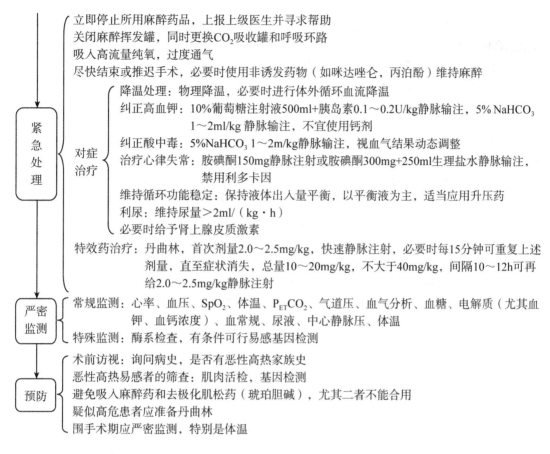

立即停止所用麻醉药品，上报上级医生并寻求帮助

关闭麻醉挥发罐，同时更换CO_2吸收罐和呼吸环路

吸入高流量纯氧，过度通气

尽快结束或推迟手术，必要时使用非诱发药物（如咪达唑仑，丙泊酚）维持麻醉

紧急处理

对症治疗
降温处理：物理降温，必要时进行体外循环血流降温

纠正高血钾：10%葡萄糖注射液500ml+胰岛素0.1～0.2U/kg静脉注射，5% $NaHCO_3$ 1～2ml/kg 静脉输注，不宜使用钙剂

纠正酸中毒：5%$NaHCO_3$ 1～2m/kg静脉输注，视血气结果动态调整

治疗心律失常：胺碘酮150mg静脉注射或胺碘酮300mg+250ml生理盐水静脉输注，禁用利多卡因

维持循环功能稳定：保持液体出入量平衡，以平衡液为主，适当应用升压药

利尿：维持尿量>2ml/（kg·h）

必要时给予肾上腺皮质激素

特效药治疗：丹曲林，首次剂量2.0～2.5mg/kg，快速静脉注射，必要时每15分钟可重复上述剂量，直至症状消失，总量10～20mg/kg，不大于40mg/kg，间隔10～12h可再给2.0～2.5mg/kg静脉注射

严密监测
常规监测：心率、血压、SpO_2、体温、$P_{ET}CO_2$、气道压、血气分析、血糖、电解质（尤其血钾、血钙浓度）、血常规、尿液、中心静脉压、体温

特殊监测：酶系检查，有条件可行易感基因检测

预防
术前访视：询问病史，是否有恶性高热家族史

恶性高热易感者的筛查：肌肉活检，基因检测

避免吸入麻醉药和去极化肌松药（琥珀胆碱），尤其二者不能合用

疑似高危患者应准备丹曲林

围手术期应严密监测，特别是体温

二、恶性高热的抢救解析

（一）定义

恶性高热（malignant hyperthermia，MH）是一种具有家族遗传性的肌肉病，主要由使用挥发性麻醉药（氟烷、恩氟烷、异氟烷、地氟烷、七氟烷）和（或）去极化肌松药（琥珀胆碱）所激发的一种以骨骼肌代谢亢进为特征的全身麻醉危象。主要表现为由高代谢反应导致的心动过速、呼吸急促、高热、高碳酸血症、酸中毒、肌肉僵硬和横纹肌溶解等临床表现，其中呼气末二氧化碳浓度增高是其早期表现。

MH是一种遗传性骨骼肌疾病，据统计50%为显性遗传，20%为隐性遗传，30%为散发病例。本病多发于10～30岁的男性青年，男女比约为3.4∶1。MH可发生于麻醉诱导期、术中或麻醉恢复的数小时内。虽然MH的发病率较低（占儿童全身麻醉的1/5000，成人全身麻醉的1/50 000），但是MH的发生难以预见，而且临床诊治较为困难，病死率极高，应引起临床重视。

（二）相关基础疾病

1. 中央轴空病　是一种常染色体显性遗传的肌病，主要以婴儿期张力减退、运动发育迟缓和下肢肌无力为特征。

2. 多微小轴空病　是一种常染色体隐性遗传性肌病。主要表现为下肢的肌张力低下，运动发育迟缓，肌肉无力，以及肌肉骨骼异常。

3. Kingdenborough综合征　是一种常染色体隐性遗传性疾病。主要以出生时肌张力低下、轻度近端肌肉无力、运动发育迟缓、关节过度扩张和面部畸形为特征，包括上睑下垂、低位耳和上颚高拱、小下颌、颧骨发育不全、漏斗胸、肩胛骨翼状隆起、腰椎前凸和胸椎侧凸。

4. 北美本土人肌病　是一种常染色体隐性遗传性疾病，最常见于北卡罗来纳州的印第安人，以先天性虚弱、关节挛缩、腭裂、身材矮小、足内翻和脊柱后凸为特征。

（三）诱因

1. 易于诱发恶性高热的药物　最常见的是氟烷和琥珀胆碱，此外，甲氧氟烷、恩氟烷、异氟烷、地氟烷、七氟烷、乙烷、环丙烷、三氯乙烯、三碘季铵酚、右旋筒箭毒碱、利多卡因和甲哌卡因等也有诱发恶性高热的临床报道；对于易感患者而言，其他某些药物也有诱发恶性高热的可能。同时，还与麻醉时间长短、麻醉前用药，全麻药浓度（高浓度全麻药要比低浓度更严重），以及麻醉前交感神经系统的状态（精神紧张、焦虑）等相关。

2. 家族遗传因素和诱发因素　两者相结合可导致恶性高热的发生，半数患者的家族史中可发现曾有麻醉意外死亡或麻醉期间体温的异常增高。

3. 恶性高热患者及其家属常患有肌肉疾病　如先天性骨骼肌畸形，因肌力失衡而引起的脊柱侧弯、前凸、后凸，以及肌肉抽搐、上睑下垂、斜视等。除麻醉外，某些情况也可激发 MH，如刚从事体力活动或运动后、气温高或伴发感染引起体温升高等均可促使迅速发病，也有患者在激怒时就可出现高热症状。

（四）临床症状

MH 的临床表现多种多样，从轻微症状到典型的暴发型"危象"，这主要取决于麻醉用药、患者年龄、环境等因素，可以发生在麻醉期间和术后早期。

1. 早期表现

（1）给予易于诱发恶性高热的药物（如琥珀胆碱等）后出现心动过速、呼气末二氧化碳分压（$P_{ET}CO_2$）升高（尽管分钟通气量增加）；$P_{ET}CO_2$ 升高是 MH 的一个早期敏感信号。

（2）给予琥珀胆碱后出现肌僵硬：最初见于咬肌，呈挛缩状态，以致气管插管出现困难，继而扩展到全身骨骼肌、腹肌，使关节不能活动。若术前用颠茄类药物，更易发生。同时，伴有肌肉横纹肌溶解、酸中毒和高钾血症。

（3）呼吸增快：也是最早出现的征象。

（4）皮肤改变：潮红、发热。

（5）血压波动：最初升高，以后下降。

2. 晚期表现

（1）因肌肉过度强直而呈角弓反张。

（2）体温增高是 MH 一个特征性标志。可出现显著的体温增高，每 5min 核心温度可以增高 1~2℃。严重高温时，体温可达 44℃以上，从而导致氧耗增加，CO_2 产生增多，重要器官功能障碍及弥散性血管内凝血（disseminated intravascular coagulation，DIC）。

（3）严重高代谢反应导致呼吸性和代谢性酸中毒。

（4）横纹肌溶解可导致严重的高钾血症、肌红蛋白尿，最终导致急性肾衰竭。

（5）MH 也可能导致充血性心力衰竭，肠缺血。

（6）继发于四肢严重肿胀导致筋膜腔室综合征，从而增加 MH 的死亡风险。

3. 生化改变

（1）动脉血气分析：低氧血症，$PaCO_2$ 升高可达 100mmHg，pH 下降（pH ＜ 7.00），并迅速转成混合型酸中毒。

（2）血电解质检查：呈高钾血症、高磷血症，血钙浓度先升高后下降，甚至低于正常水平。

（3）肌酸激酶（creatine kinase，CK）异常升高（CK>2000IU/L），在发病后 12～24h 血 CK 浓度达到峰值，主要是 CK-BB 同功酶增高，而不是 CK-MM 的增高；同时，乳酸脱氢酶（lactate dehydrogenase，LDH）和谷丙转氨酶也升高。

（4）血小板减少，可出现 DIC。有报道指出，高钙血症常是暴发性恶性高热患者致死的原因。

4. 急性危象后的表现

（1）肌肉疼痛可持续数天至数周，并有肌肉肿胀。

（2）中枢神经系统的损害，可遗留有四肢麻痹、失明、耳聋等。

（3）肾功能障碍。

（4）部分患者虽渡过急性危象期，但经数小时后又复发而死亡。

（五）诊断与鉴别诊断

对于有典型临床表现的 MH，诊断并不困难，关键在于早期诊断。对于有下列情况之一者要高度警惕：①患者有阳性家族史或使用了可能诱发 MH 的麻醉药物；②注射琥珀胆碱后发生咬肌痉挛；③麻醉中 $P_{ET}CO_2$ 急剧上升；④麻醉中患者体温升高超过 40℃或者体温升高未达 40℃ 但以超过 0.5℃/15min 或 2℃/h 的速度上升；⑤麻醉中出现不明原因的心动过速和高血压。同时应进行必要的实验室检查，如 CK 在发病的 12～24h 内可高达 20 000IU，以帮助诊断。确诊有赖于肌肉活检，并做咖啡因和氟烷激发试验（该试验的特异度为 85%，敏感度为 100%）。若有可能应对 ryanodyne 受体基因进行检测。

由 Larach 制订的分级量表可以作为诊断 MH 的重要工具。分级量表主要包含肌强直、肌肉破坏/横纹肌溶解、呼吸性酸中毒、体温升高及心律失常等方面。对上述指标进行评分，根据总分值诊断是否出现 MH（表 38-1）。只取肌强直、肌肉破坏/横纹肌溶解、呼吸性酸中毒、体温升高及心律失常指标中的最高分，总分 0～108 分，其中 0 分表示无可能性，3～9 分表示不可能，10～19 分表示可能性较小，20～34 分表示可能性较大，35～49 分表示可能性很大，而 50～108 分表示基本确定会发生 MH（表 38-2）。

表 38-1　MH 的临床分级量表

项目	指标	计分
肌强直	全身肌肉强直（全身麻醉后）	15
	咬肌痉挛（使用琥珀胆碱后）	15
肌肉破坏/横纹肌溶解	CK>20 000IU	15
	CK>10 000IU（未使用琥珀胆碱）	15
	围手术期咖啡色尿	10
	尿肌红蛋白浓度>60μg/L	5
	血清肌红蛋白浓度>170μg/L	5
	[K⁺]>6mmol/L（除肾衰竭）	3
呼吸性酸中毒	$P_{ET}CO_2$>55mmHg（控制呼吸下）	15
	$PaCO_2$>60mmHg（控制呼吸下）	15
	$P_{ET}CO_2$>60mmHg（自主呼吸）	15
	$PaCO_2$>65mmHg（自主呼吸）	15
	高碳酸血症（麻醉医师判断）	15
	呼吸急促（麻醉医师判断）	10

项目	指标	计分
体温升高	异常体温快速增高（基于麻醉医师判断）	15
	围手术期不正常体温增高，T>38.8℃（基于麻醉医师判断）	10
心律失常	异常窦性心动过速（基于麻醉医师判断）	3
	室性心动过速或心室颤动（基于麻醉医师判断）	3
其他指标	动脉 BE<-8mmol/L	10
	pH<7.25	10
	应用丹曲林后代谢性或呼吸性酸中毒迅速好转	5
	阳性 MH 家族史（患者麻醉用药不同）	10
	静息血清 CK 浓度升高（阳性 MH 家族史）	10

注：只取肌强直、肌肉破坏/横纹肌溶解、呼吸性酸中毒、体温升高及心律失常指标中的最高分。

表 38-2　评分的分值和 MH 的可能性分析

总分值（分）	MH 等级	MH 的可能性
0	1	无可能性
3～9	2	不可能
10～19	3	可能性较小
20～34	4	可能性较大
35～49	5	可能性很大
50～108	6	基本确定

鉴别诊断：①甲状腺功能亢进危象；②嗜铬细胞瘤危象；③严重脑缺氧；④神经地西泮药恶性综合征（neuroleptic malignant syndrome，NMS）；⑤其他，如麻醉过浅、通气不足、败血症等。

（六）紧急处理

麻醉中一旦发生 MH，应分秒必争地进行抢救，其基本的治疗原则是对症治疗。具体方案如下所述。

1. 一般治疗

（1）立即停止麻醉，终止或推迟手术，并立即请示上级医生。

（2）降低高 CO_2 血症：更换 CO_2 吸收罐、麻醉机管道，建议更换麻醉机；用纯氧行过度通气，以排出 CO_2。

（3）纠正代谢性酸中毒：静脉输注碳酸氢钠溶液 1～2mg/kg，根据血气分析结果进行适当调整。

（4）利用多种方法积极降温：体表降温，冰盐水洗胃或灌肠，静脉输注冰盐水，给予药物降温，必要时体外循环下血流降温；当体温降至 38℃ 左右时，应停止降温以防止发生低体温。

（5）纠正高钾血症：静脉输注碳酸氢钠及进行过度通气，也可静脉给予胰岛素 0.1～0.2U/kg + 500mg/kg 葡萄糖注射液，但禁用钙剂，因其可加重 MH 危象。

（6）纠正室性心律失常：胺碘酮 150mg 静脉注射或胺碘酮 300mg+250ml 生理盐水静脉输注，在监测心电图的情况下静脉注射，必要时重复注射，但禁用利多卡因，因其可加重 MH 发作。

（7）扩充血容量，以补偿转移到受损肌肉中的液体。

（8）监测尿量，适当补液维持尿量在 2ml/（kg·h），必要时可静脉给予呋塞米 0.5～1.0mg/kg 或 20% 甘露醇 1g/kg。

2. 特异治疗　目前认为治疗 MH 最有效的药物是丹曲林。此药直接作用于肌肉使之松弛，其机制是抑制钙从肌浆网释出，在肌肉兴奋-收缩耦联水平上发挥作用，但不影响神经肌肉接头的功能，对骨骼肌纤维膜电活动无影响。此药在体内由肝微粒体酶通过氧化和还原途径降解，代谢物随尿和胆汁排出；另有 4% 以原形从尿中排出。其消除半衰期为 6～12h。配液方法：20mg 丹曲林与 3g 甘露醇溶于 60ml 注射用水中，每毫升含丹曲林 0.33mg。临床应用时首次剂量按 2.5mg/kg 快速静脉注射，必要时间隔 15min 可重复上述剂量，直至症状完全消失，总量可达 10～20mg/kg，一般不超过 40mg/kg。为防止复发可间隔 10～12h 再给予 2.5mg/kg。如果缺乏丹曲林（因其价格昂贵，保存期较短，且目前尚无国产），可在心电图监护下给予普鲁卡因胺，按 15mg/kg 的剂量溶于生理盐水静脉输注（时间 15min）；其副作用包括肌无力、高钾血症、消化道紊乱及血栓性静脉炎，另外其与维拉帕米合用时可产生显著的心肌抑制作用（故治疗 MH 的心律失常禁用维拉帕米）。

3. 后续治疗

（1）为防止复发，应给予丹曲林维持治疗，每 3h 给予 1～2mg/kg 静脉注射；待病情稳定后改用口服丹曲林，可持续数天。

（2）注意液体和电解质平衡，及时补充液体和白蛋白。

（3）置 Swan-Gans 导管，监测肺动脉压和心排血量，必要时用正性肌力药。

（4）对患者家属做筛选实验，以确定是否有易感者（详见诊断）。

（七）易感恶性高热者的预防

1. 术前除一般检查外，还必须测定 CK、LDH、谷草转氨酶、谷丙转氨酶等酶的活性。麻醉前给予阿片类药物和苯二氮䓬类药物，以减少应激反应；避免使用颠茄类药物。

2. 准备麻醉机时，应更换 CO_2 吸收罐和呼吸环路，取下挥发罐蒸发器，使用新的或一次性呼吸环路，用纯氧以 10L/min 冲洗麻醉机 5min 以上。准备好降温装置、冰块、冷盐水，若有条件可备好丹曲林，一旦发作时立即使用，但一般不主张预防性应用。

3. 麻醉选择　一般选择以神经地西泮镇痛（neuroleptic analgesia，NLA）为主的静脉麻醉。麻醉诱导和维持的安全用药包括巴比妥类药、丙泊酚、苯二氮䓬类药、麻醉性镇痛药和非去极化肌松药，禁用前述可诱发 MH 发作的麻醉药物。此外还可考虑应用局部麻醉、区域麻醉、蛛网膜下腔阻滞和硬膜外麻醉，但应避免使用利多卡因，因其可加重 MH 发作。

4. 术中常规监测心电图、食管温度、血压、$P_{ET}CO_2$、SpO_2，并密切注意观察 MH 的早期体征，必要时做血气分析，测定血清电解质和酶谱。

5. 加强术后观察，直至患者生命体征稳定 4h。

（胡光俊　宋晓阳）

第四节 重症肌无力危象抢救流程及解析

一、重症肌无力危象抢救流程

定义 重症肌无力（myasthenia gravis，MG）危象是指重症肌无力患者在某种因素作用下，病情急剧恶化，累及呼吸肌、咽喉肌进行性无力或麻痹，而危及生命的危急状况，是MG患者最常见的死亡原因。MG危象临床分为肌无力危象、胆碱能危象和反拗危象

诊断

典型体征：在诱因作用下，病情急剧恶化，出现呼吸无力甚至衰竭

肌无力危象
- 病史：有MG病史
- 诱因：感染、用药不足、手术、疲劳等
- 症状与体征
  - 眼外肌麻痹、眼睑下垂、面肌无力
  - 瞳孔正常有反应、无肌束震颤
  - 抗胆碱酯酶治疗有效

胆碱能危象
- 病史：有MG病史、抗胆碱酯酶药物用药史
- 症状与体征
  - 瞳孔小但有反应，肌束震颤
  - 有自主神经症状
  - 阿托品治疗有效

反拗危象：难以区别危象性质而又不能用停药或加大药物剂量改善症状，药物治疗不敏感，出现严重呼吸困难

紧急评估

首要目的：评估需要紧急气管插管、呼吸机治疗

肌无力评估
- 提示呼吸肌无力：呼吸浅快，腹部运动增强，出现反常呼吸
- 提示咽喉肌无力：吞咽困难，饮食水呛咳
- 提示骨骼肌无力：病态疲劳、四肢乏力

呼吸
- 是否气道通畅
- 呼吸是否困难：如三凹征、反常呼吸、SpO_2下降、$PaCO_2$升高等
- $PaO_2 < 60mmHg$或$SaO_2 < 90\%$，应立即气管插管、机械通气

是否存在胆碱能危象

循环：血压是否正常，是否存在心律失常

紧急处理

肌无力危象
- 呼吸辅助和机械通气
- 停用抗胆碱酯酶药和任何有诱发病情加重的药物（如抗生素、β受体阻滞药等）
- 大剂量皮质激素：泼尼松$1mg/(kg \cdot d)$（胃管或口服）
- 若是因抗胆碱酯酶药用量不足而诱发的MG危象，可用新斯的明$0.25 \sim 0.50mg$静脉注射
- 血浆置换或注射免疫球蛋白[静脉$400mg/(kg \cdot d)$，连续5d]
- 纠正酸碱失衡、电解质紊乱
- 抗感染治疗
- 预防深静脉血栓形成和肺栓塞：低分子量肝素

胆碱能危象
- 立即停用抗胆碱酯酶药
- 阿托品：$0.5 \sim 1.0mg$静脉注射，每隔$3 \sim 5min$重复前次剂量的一半，直至毒蕈碱样症状控制为止
- 解磷定：对抗烟碱样症状，$50 \sim 250mg$静脉注射，以后每$5min$追加$50mg$，总量可达$1 \sim 2g$；但应防止过量，以免转化成肌无力危象
- 严重呼吸困难：应行气管插管、呼吸机支持

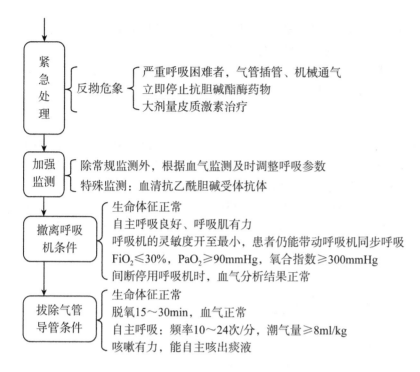

紧急处理 — 反拗危象
- 严重呼吸困难者，气管插管、机械通气
- 立即停止抗胆碱酯酶药物
- 大剂量皮质激素治疗

加强监测
- 除常规监测外，根据血气监测及时调整呼吸参数
- 特殊监测：血清抗乙酰胆碱受体抗体

撤离呼吸机条件
- 生命体征正常
- 自主呼吸良好、呼吸肌有力
- 呼吸机的灵敏度开至最小，患者仍能带动呼吸机同步呼吸
- $FiO_2 \leqslant 30\%$，$PaO_2 \geqslant 90mmHg$，氧合指数 $\geqslant 300mmHg$
- 间断停用呼吸机时，血气分析结果正常

拔除气管导管条件
- 生命体征正常
- 脱氧15～30min，血气正常
- 自主呼吸：频率10～24次/分，潮气量 $\geqslant 8ml/kg$
- 咳嗽有力，能自主咳出痰液

二、重症肌无力危象抢救解析

（一）定义

重症肌无力（myasthenia gravis，MG）危象是指重症肌无力患者在某种因素作用下，病情急剧恶化，累及呼吸肌、咽喉肌，进行性无力或麻痹，而危及生命的危急状况，是 MG 患者最常见的死亡原因，应立即抢救。MG 危象临床分为肌无力危象、胆碱能危象和反拗危象。若不进行免疫治疗，MG 危象的病死率可达 75%；近些年来，由于免疫治疗的开展和呼吸支持技术的进步，MG 危象的病死率已降至 5% 以下。

（二）相关的基础疾病

MG 危象的基础疾病即是重症肌无力。

MG 是抗乙酰胆碱受体（acetylcholine receptor，AChR）抗体介导的细胞免疫依赖，以及补体参加的一种神经肌肉接头处传递障碍的自身免疫性疾病，主要由于神经–肌肉接头突触后膜上 AChR 受损引起，其数量减少 70%～80%。

患者血液循环中存在 AChR 抗体，在补体参与下，AChR 抗体和 AChR 结合形成新的复合物，促使 AChR 退化、数量减少。电镜发现，神经–肌肉接头突触后膜平均面积减少，但突触前膜的突触结构未见明显改变，因此，突触后膜病变及其表面有效 AChR 数量减少是 MG 重要的病理生理基础。

80%～90%的 MG 患者血清中可以检测到抗 AChR 抗体，因此确定抗体的类型，是本病最可靠的诊断试验。70%～80%的 MG 患者伴有胸腺增生，10%～15%的 MG 患者伴有胸腺瘤，提示本病和胸腺功能有关。

临床可分五型：眼肌型、全身型、急性重症型、迟发重度型和肌萎缩型。

MG 的治疗包括抗胆碱酯酶药、免疫抑制剂、血浆置换、注射免疫球蛋白及胸腺切除等。

抗胆碱酯酶药（间接拟胆碱药）的治疗作用为抗胆碱酯酶药能抑制胆碱酯酶活性，减少对乙酰胆碱（acetylcholine，ACh）的水解，使 ACh 和受体结合的时间延长，起到兴奋胆碱受体的作用，缓解肌无力症状。常用药物有新斯的明、溴吡斯的明。

对于胸腺瘤所致 MG 的患者可以行手术切除胸腺。对药物不敏感的 MG 患者也可以考虑胸腺切除。胸腺增生患者切除后的疗效优于胸腺瘤手术的患者。

（三）诱因

1. 上呼吸道感染 MG 危象最常见的诱因是感染，占肌无力危象病例的 30%～40%，其中又以病毒性或细菌性呼吸道感染最为多见。在肌无力危象患者中，误吸也是一个重要的危险因素，在发生肺部感染的重症肌无力患者中，约 10% 的患者由误吸所致。

2. 药物 一些药物也可能会诱发肌无力危象，如泰利霉素（一种酮内酯类抗生素），在首次服用后短时间内（数分钟～数日）就会引起 MG 症状加重，甚至引发肌无力危象，此时肌无力危象引发的呼吸道症状很容易被误认为是过敏反应所致。如果患者因使用抗生素而出现假膜性肠炎，其危象时间也会因此延长。目前已知可能会加重肌无力症状的药物见表 38-3。

表 38-3 可能会加重肌无力症状的药物

与肌无力症状加重的相关性		药物
显著相关	糖皮质激素	
很可能相关	抗生素	氨基糖苷类、环丙沙星、克林霉素、泰利霉素
	抗心律失常药	普鲁卡因胺、普萘洛尔、噻吗洛尔
	抗神经精神病药	苯妥英钠、三甲双酮、锂
有可能相关	抗生素	氨苄西林、亚胺培南、西司他丁、红霉素
	抗心律失常药	普罗帕酮、维拉帕米、奎尼丁
	其他	苯海索、氯喹、肌松药、卡马西平、口服避孕药、经皮尼古丁

3. 胸腺瘤 是 MG 患者发生危象的另一个危险因素，有胸腺瘤的 MG 患者发生危象的概率约为无胸腺瘤 MG 患者的 2 倍（30% vs 15%）。

4. 治疗不当 如用药量不足，或突然停药等。

5. 外部创伤或刺激 手术、创伤、精神刺激、情绪波动（如生气）等因素会诱发 MG 危象。

6. 身体生理或病理变化 女性月经期、低蛋白血症、过度劳累、贫血等。

（四）临床表现

MG 危象临床分为 3 种：

1. 肌无力危象 为重症肌无力本身所致的危象，病情急剧恶化，占 94%～95%。

（1）骨骼肌无力：病态疲劳加重，四肢无力（特别是抬臂抬腿费力），眼睑下垂加重、睁眼困难。

（2）呼吸肌无力：呼吸表浅，呼吸频率加快，腹肌运动增加，出现反常呼吸，严重呼吸肌麻痹可危及生命。

（3）咽喉肌（延髓肌）：吞咽困难，饮食水呛咳。

（4）瞳孔正常有反应，无肌束震颤。

（5）抗胆碱酯酶治疗有效。

2. 胆碱能危象 因使用胆碱酶抑制剂用量过大所致，除有呼吸困难的表现外，还可出现药物中毒的症状，如瞳孔缩小但有反应、出汗、流涎、气管内分泌物增加、呕吐、腹痛、腹泻，还可能有肌肉颤动、痉挛，以及焦虑、失眠、意识不清、抽搐甚至昏迷，阿托品治疗有效。

3. 反拗危象　难以区别危象性质而又不能用停药或加大药物剂量改善症状，药物治疗不敏感，出现严重呼吸困难，应立即气管插管、机械通气。

（五）诊断要点

MG 危象中的肌无力危象占 94%～95%，诊断要点如下所述。

1. MG 病史。

2. 诱因　感染；用药不足或突然停药；患者情绪变化，如生气、焦虑；其他还有经期、疲劳、手术等。

3. 临床表现　呼吸、咳嗽严重无力，呼吸衰竭。

4. 血气分析　pH 上升，SpO_2 下降，PaO_2 下降，$PaCO_2$ 上升。

5. 给予新斯的明后状况减轻即可诊断。

6. 胆碱能危象（即用药量过多引起）　其机制是胆碱酯酶功能受到抑制，神经肌肉接头间隙内的乙酰胆碱过多，致使运动终板持续去极化而不能产生有效动作电位，从而引起肌肉严重无力并引发呼吸衰竭、危及生命。临床表现除了肌无力危象症状外，还有与胆碱能过量相关的烟碱和毒蕈样症状，如瞳孔缩小、出汗、流涎、气管内分泌物增加、呕吐、腹痛、腹泻，还可能有肌肉颤动、痉挛，以及焦虑、失眠、意识不清、抽搐甚至昏迷。

7. 鉴别诊断　诊断为 MG 并以胆碱酯酶抑制剂为主要治疗药物的患者曾经通常都要进行胆碱能危象和肌无力危象的鉴别。目前肌无力患者胆碱能危象越来越不常见，这是因为许多有症状的全身型 MG 患者优先接受了免疫治疗，抗胆碱酯酶药仅用于短期症状的控制。目前常见的胆碱能危象患者主要与有机磷杀虫剂中毒有关。即使少数 MG 患者大剂量口服抗胆碱酯酶药，临床表现已足以与重症肌无力危象鉴别，胆碱能危象会有如下表现：眼睑下垂消失、小瞳孔、肌束震颤、唾液分泌过多、心动过缓、腹泻、大小便失禁。

临床表现有肌无力症状的疾病还有 Lambert-Eaton 综合征（朗伯-伊顿综合征）、肉毒中毒、吉兰-巴雷综合征、多肌炎、运动神经元病、严重肌病、有机磷中毒等，但它们都有各自的临床特点，表 38-4 是引起肌无力症状的几种疾病的特点。周围神经电生理（重复神经刺激和单纤维肌电图）是最好的确诊方法。

表 38-4　引起肌无力疾病的临床表现特点

疾病	典型症状
急性间歇性卟啉症	不对称性的肢体无力，数次发作后进展成四肢瘫痪
吉兰-巴雷综合征	前期有上呼吸道感染或胃肠道感染，随后出现肌肉无力
朗伯伊顿综合征	对称性的肢体近端肌无力，腱反射减弱或消失
运动神经元病	肌肉无力、萎缩、肌肉痉挛
多肌炎	肢体近端对称性的肌无力，肌酸激酶升高
电解质紊乱（低钾血症或高钾血症）	全身肌肉无力，心律失常，并可能伴有横纹肌溶解
有机磷中毒	有农药、石油化工、塑料制剂等暴露史，出现胆碱能危象：肌无力、瞳孔缩小、腹部绞痛
肉毒中毒	恶心呕吐、视物模糊、吞咽困难、肌肉无力；恶心呕吐在肌肉无力之前发生
铅中毒	肌无力、伸肌首发，肌肉痉挛，便秘、腹痛、贫血、肾衰竭

（六）紧急处理

MG 危象构成生命威胁的是呼吸肌无力甚至麻痹，以至不能呼吸，因此，保证患者正常呼吸是紧急处理的重中之重。

1. 肌无力危象的处理

（1）辅助呼吸和机械通气：充分吸净呼吸道分泌物，保持气道通畅。急查血气，调整呼吸机参数。采用肺保护通气策略（即小潮气量≤7ml/kg、低气道平台压≤30cmH$_2$O、允许性高碳酸血症、最佳 PEEP、定时肺复张等）可以减轻肺损伤，也可以减少肺不张的发生；目前允许的 PaCO$_2$ 在 40～80mmHg，一般主张使 pH＞7.20。

（2）停用抗胆碱酯酶药和任何有诱发加重的药物（如抗生素、β 受体阻滞药等）。

（3）大剂量皮质激素：泼尼松 1mg/（kg·d）（胃管或口服）。因为免疫抑制剂可能会引起一过性的肌无力加重，因此，在治疗肌无力危象时，一般在前几天先使用血浆置换疗法或注射免疫球蛋白，待症状改善后，再开始使用糖皮质激素或其他免疫抑制剂，以维持长期的治疗效果。

（4）血浆置换或注射免疫球蛋白：是目前在肌无力危象治疗中快速改善肌力的两个最主要方法。血浆置换的治疗机制是移除血液循环中的抗 AChR 抗体，血浆置换疗法起效快，有的患者在开始治疗的 24h 就会出现症状改善，但大多数患者需要经历 2～3 次血浆置换治疗后才能见到效果；不过血浆置换的疗效维持时间一般不超过 10 周，因此，要及时加用糖皮质激素等免疫抑制剂；有研究报道，血浆置换疗法的有效率约 75%。注射免疫球蛋白也是能快速改善肌力的一个方法，静脉注射 400mg/（kg·d），连续 5d；部分患者可能会出现不良反应，但发生率不超过 10%，主要表现为头痛、寒战、发热、容量过多，IgA 缺乏的患者可能会出现过敏反应，肾衰竭极为罕见，因此，在注射免疫球蛋白之前应测定患者的 IgA 水平和肾功能。若患者有高凝、肾功能不全、肾衰竭或对免疫球蛋白高敏，适合选择血浆置换疗法；若患者有脓毒血症、血流动力学不稳定或者血浆置换效果不佳，则适合选择注射免疫球蛋白疗法。

（5）纠正酸碱失衡、电解质紊乱。

（6）抗感染治疗：严密监测患者的感染情况，如呼吸系统、泌尿系统、血液系统和其他任何可能的部位；但需谨慎使用抗生素，因为有些抗生素可能会进一步加重肌无力症状。

（7）预防深静脉血栓形成和肺栓塞：可使用低分子量肝素。如无特殊禁忌，建议对所有患者进行深静脉血栓和肺栓塞的预防治疗。

2. 胆碱能危象的处理

（1）立即停用抗胆碱酯酶药。

（2）阿托品 0.5～1.0mg 静脉注射，根据需要每隔 3～5min 重复前次剂量的一半，直至毒蕈碱样症状控制为止。

（3）解磷定：对抗烟碱样症状，50～250mg 静脉注射，以后每 5min 追加 50mg，总量可达 1～2g；但应防止过量，以免转化成肌无力危象。

（4）严重呼吸困难时，应气管插管、呼吸机支持。

3. 反拗危象的处理　患者对抗胆碱酯酶药物已不敏感（多发生于长期超大剂量用药后，即药物突然无效），出现严重呼吸困难者，应立即气管插管、机械通气，停止使用抗胆碱酯酶药，并给予大剂量皮质激素治疗。

（七）加强监测

1. 除常规监测外，应加强血气监测（每 2～4 小时一次），并根据情况及时调整呼吸参数。

2. 特殊监测　血清抗 AChR 抗体。

（八）撤离呼吸机条件

1. 生命体征正常。

2. 自主呼吸良好、呼吸肌有力。

3. 呼吸机的灵敏度开至最小，患者仍能带动呼吸机同步呼吸。

4. $FiO_2 \leq 30\%$，$PaO_2 \geq 90mmHg$，氧合指数 $\geq 300mmHg$。

5. 间断停用呼吸机时，血气分析结果正常。

（九）患者拔除气管导管条件

1. 生命体征正常。

2. 脱氧 15～30min，血气分析正常。

3. 自主呼吸：频率 10～24 次/分，潮气量 $\geq 8ml/kg$。

4. 咳嗽有力，能自主咳出痰液。

（十）围手术期预防

1. 术前仔细了解病情及药物治疗状态，避免患者情绪波动。

2. 避免使用阿托品　凡抑制 ACh 的药物如四环素类抗生素或对神经肌肉结合有影响的药物如奎宁、新霉素、链霉素、多黏霉素、卡那霉素、万古霉素、氨基苷类抗生素，麻醉中均不应使用。

3. 对需要手术的重症肌无力患者，若术前有广泛肌无力、呼吸肌无力、延髓肌无力症状，或者依赖胆碱酯酶抑制剂控制症状者，建议在术前采用血浆置换疗法改善症状后再行手术，以避免气管导管拔除延迟或再次气管插管。静脉注射免疫球蛋白也可以在术前使用，但此方法起效时间个体差异较大，达到最佳效果的时间在 3～19d。

4. MG 患者对肌松药敏感，可加重病情，气管插管时可不用或减量使用肌松药。术中应用时应减量，在第一剂量使用后，应待患者自主呼吸恢复，计算肌松药的作用时间及肌松延长时间，再酌情给予第二剂量，条件许可时应在肌松监测下给予。术毕前 30min 停用肌松药，术毕可用新斯的明拮抗。

5. 术后气管拔管条件　完全清醒、呼吸正常、抬头并持续 5～10s，脱氧 15min、血气正常，肌松监测仪肌力恢复，四个成串刺激恢复 >95%。

6. 手术麻醉中既要预防肌无力危象，又要预防胆碱能危象。

（王庆利　宋晓阳）

第五节　甲状腺功能亢进危象抢救流程及解析

一、甲状腺功能亢进危象抢救流程

定义　甲状腺功能亢进（甲亢）危象是指甲亢在病情没有被有效控制的情况下，由于一些应激的激发因素，使甲亢病情突然加重，达到危及生命的一种综合征。以体温骤然上升＞39℃、心动过速＞160次/分、躁动、谵妄、昏迷等为特征，严重者可有心力衰竭、肺水肿、休克，甚至死亡

诊断
- 病史：原有甲亢病史，未有效控制
- 临床症状
  - 高温：体温＞39℃
  - 循环系统：心率＞160次/分，脉压明显增大，易出现各种快速心律失常，其中以期前收缩及心房颤动为多见，严重者可出现心力衰竭
  - 中枢神经系统：焦虑、躁动、谵妄、嗜睡、昏迷
  - 消化道：症状明显，如恶心、呕吐、腹泻
- 实验室检查：血清T_3、T_4升高，FT_3和FT_4增高

紧急评估
- 高热：体温＞39℃，为特征性改变
- 意识障碍程度
  - 明显意识障碍：躁动、不安、谵妄
  - 严重意识障碍：嗜睡、昏迷
- 循环系统
  - 典型症状：心率＞160次/分
  - 有无休克：心率升高、血压下降、脉压减小、休克指数＞1
  - 有无心律失常：以期前收缩及心房颤动为多见
- 呼吸：有无呼吸困难，肺部啰音（病情较重），肺水肿（急性心力衰竭肺水肿）

紧急处理
- 控制诱因：停止手术，如有感染应控制感染等
- 吸氧、镇静，必要时行气管插管、机械通气；如为全身麻醉则应加深麻醉
- 控制心率：艾司洛尔，10～50mg静脉注射，继之以50～100μg/（kg·min）速率静脉维持；或美托洛尔3～5mg静脉注射，隔5min可重复
- 降温：以头部为重点的全身物理降温，控制体温＜38℃
- 维持循环稳定：根据患者情况给予扩容和（或）血管活性药物
- 维持内环境稳定：纠正电解质、血糖和酸碱失衡等
- 拮抗应激：氢化可的松100mg静脉滴注，2～3次/日；或地塞米松15～30mg静脉输注或0.5～1.0mg/kg静脉注射，3～4次/日
- 降低甲状腺激素水平
  - 抑制甲状腺激素的合成和分泌：丙硫氧嘧啶和甲巯咪唑
  - 迅速降低血液循环中甲状腺激素水平：换血法、血浆去除法和腹膜透析法
  - 抑制甲状腺激素释放：复方碘溶液，首剂30～60滴，以后5～10滴，3次/日
  - 防止肾上腺皮质功能降低：糖皮质激素，氢化可的松100mg静脉输注，2～3次/日；或地塞米松15～30mg或0.5～1.0mg/kg静脉滴注，3～4次/日
- 病情稳定，手术若必须进行则应尽快完成手术，否则应改期手术

严密监测
- 常规监测：心电图、心率、呼吸、SPO_2、$P_{ET}CO_2$、体温、平均动脉压、中心静脉压、血气分析、血糖、血常规、电解质、血乳酸浓度等
- 特殊监测
  - 血中FT_4和FT_3
  - 肾上腺素水平、皮质醇水平
  - 肝功能和肾功能
  - 心肌酶、心肌损伤标志物
- 持续体温监测

二、甲状腺功能亢进危象抢救解析

（一）定义

甲状腺功能亢进（甲亢）危象简称甲亢危象，是指甲亢在病情没有被有效控制的情况下，由于一些应激的诱发因素，使甲亢病情突然加重，达到危及生命的一种综合征。甲亢危象多发生于甲亢未予治疗或治疗不充分的患者，发病时通常有不同的诱因，常见的发病诱因有感染、手术、停用抗甲状腺药物等。甲亢危象发生的病理机制尚不完全清楚，可能与下列原因有关：血液循环中甲状腺激素水平迅速增高；血中游离甲状腺激素增加；组织对甲状腺激素的敏感性增强；心脏和神经系统的儿茶酚胺激素受体数目增加；甲状腺素在肝中清除减少；肾上腺皮质功能衰竭等。

目前，由于甲亢的早期诊断和治疗，以及较好的术前和术后医疗管理，甲亢危象已经很少见，发病率已经低至 2/100 万，占甲亢患者 1%～2%，但其病死率高达 10%～25%。死亡可能是由于心力衰竭、休克、体温过高、多器官功能衰竭或其他并发症引起。此外，即使患者幸存，也有一些存在不可逆转的损害，包括脑损害、脑血管疾病、肾功能不全、精神病和失用性肌萎缩等。因此，学习和掌握甲亢危象的预防和治疗，对于麻醉医师是非常重要的。

（二）诊断

甲亢危象主要通过以下方面进行诊断。①病史：既往有甲亢病史；②诱因：如感染、停用抗甲状腺药物、内科和外科诱因等；③临床表现：如高热、心动过速、躁动等临床表现，另外甲状腺肿大、突眼体征、手和眼震颤和基础代谢率高均有助于诊断；④实验室检查。

1. 病史　甲亢危象的基础疾病是甲亢。甲亢是由于甲状腺功能过于亢进，自身合成和分泌过多的甲状腺激素，包括三碘甲状腺原氨酸（ triiodothyronine，T_3）和甲状腺素（ tetraiodothyronine，T_4），导致机体代谢亢进和交感神经兴奋，表现为机体多系统包括神经系统、循环系统和消化系统等一系列高代谢症候群，以及高兴奋症状和眼部症状。甲亢的最常见的病因包括弥漫性毒性甲状腺肿（Graves 病）、垂体 TSH 腺瘤和碘甲亢等。在某些诱因下，甲亢临床表现恶化，危及生命，即可引起甲亢危象。

2. 诱因　诱发甲亢危象的因素很多，涉及多种疾病。

（1）感染：是最常见的诱发因素，如肺炎、上呼吸道感染、肠道感染等均可诱发，甲亢危象时血清总 T_4 水平可无显著增加，但感染可能会降低血清中 T_4 与蛋白的结合，引起游离 T_4 升高并导致危象的发生。

（2）甲亢患者突然停止服用抗甲状腺药物，是常见的诱发因素。

（3）精神刺激、创伤、疲劳过度及甲亢重症患者未经及时有效治疗。

（4）手术因素：①术前精神紧张、恐惧、焦虑等；②术前准备不足，病情和全身情况（尤其是心功能）控制不佳；③术中麻醉过浅，应激反应强烈；④采用乙醚麻醉时可使组织内的甲状腺激素进入末梢血中；⑤手术本身的创伤应激、手术挤压甲状腺，使大量甲状腺激素释入血中。

3. 临床表现　甲亢危象的临床表现：高热、大汗淋漓、心动过速、频繁的呕吐和腹泻、黄疸、谵妄甚至昏迷等；可因休克、多器官功能衰竭、电解质紊乱而死亡。

（1）体温升高：体温急骤升高，常在 39℃以上，大汗淋漓，皮肤潮红，继而可汗闭，皮肤苍白和脱水。高热是甲亢危象的特征性表现，是与重症甲亢的重要鉴别点。

（2）中枢神经系统：如焦虑、烦躁不安、震颤、谵妄、嗜睡、昏迷等。

（3）循环系统：心率增快可达 140～240 次/分，与体温升高程度不成比例，常有心房颤动或心房扑动，可致肺水肿、充血性心力衰竭、血压下降，甚至休克。甲亢患者由于长期高代谢、交感神经兴奋，常合并心脏病，表现为心肌肥厚、心肌缺氧和心肌劳损，称为甲亢性心脏病，此类患者容易发生甲亢危象，导致心力衰竭，抢救困难。

（4）消化系统：纳差、恶心、呕吐、腹痛和腹泻。肝大，肝功能异常，病情进展可致肝衰竭，出现黄疸，预示病情预后不良。

（5）水、电解质紊乱：由于纳差、呕吐、腹泻和大量出汗等，导致水、电解质紊乱，约半数患者有低钾血症，1/5 的患者有高钠血症。

临床上，有很少一部分患者的临床症状和体征很不典型，如老年甲亢患者，反而表现为神情淡漠、极度虚弱、嗜睡、体温低、心率慢，最后进入昏迷或死亡；有的甲亢患者仅表现为某一系统症状，如以烦躁不安和谵妄为主，或仅表现为心悸、心律失常、心力衰竭，或为剧烈呕吐、腹泻等。对这些不典型的病例要注意了解病史并做相关性检查，以免引起误诊。

4. 实验室检查　目前还没有特异的实验室检查来明确甲亢危象的诊断。但如果可能，应当监测游离 T_4 和游离 T_3 的水平，游离 T_4 的水平通常比甲亢时更高，但应注意 T_3 水平可能会随着疾病的严重程度而显著降低。同时，还应当监测电解质、血尿素氮、血糖、肝功能和血浆皮质醇等，患者血中肾上腺素、皮质醇、血糖、白细胞、血清钙、乳酸脱氢酶、谷草转氨酶、胆红素等可能升高。

（三）紧急评估

对于怀疑甲亢危象的患者，可以使用 Burch-Wartofsky 甲亢危象诊断量表（表 38-5）进行紧急评估。紧急评估要重点关注以下方面。

（1）体温：高热，体温 >39℃，为特征性改变。

（2）意识障碍程度：明显意识障碍表现为躁动、不安、谵妄；严重意识障碍表现为嗜睡、昏迷。

（3）循环系统：①HR>160 次/分为典型症状；②是否存在休克：心率增快、血压下降、脉压减小、休克指数 >1；③有无心律失常：以期前收缩及心房颤动为多见；④呼吸：有无呼吸困难，出现肺部啰音，提示病情较重，出现肺水肿提示可能发生了急性左心衰竭。

表 38-5　Burch-Wartofsky 甲亢危象诊断量表

项目	临床表现	得分
体温（℃）	37.2～37.7	5
	37.8～38.2	10
	38.3～38.8	15
	38.9～39.3	20
	39.4～39.9	25
	>40	30
中枢神经系统	无	0
	烦躁不安	10
	谵妄、精神错乱、昏睡	20
	癫痫、昏迷	30
消化系统	无	0
	腹泻、恶心、呕吐、腹痛	10
	黄疸	20

续表

项目		临床表现	得分
循环系统	心率	90～109	5
	（次/分）	110～119	10
		120～129	15
		130～139	20
		≥140	25
	充血性心力衰竭	无	0
		轻度（水肿）	5
		中度（双侧肺底湿啰音）	10
		重度（肺水肿）	15
	心房颤动	无	0
		有	10
诱因	无		0
	有		10

注：总分数>45分为甲亢危象；25～44分为即将发生危象；总分数<25分为甲亢危象的可能性不大。

（四）紧急处理

甲亢危象是一种急症，必须立即予以诊断和处理。

1. 一般处理　暂停手术；若手术为局部麻醉时，应立即给予吸氧、镇静、镇痛，必要时给予肌松药行气管插管、机械通气；如为全身麻醉则应加深麻醉。

2. 控制心率　术中可用短效 β 受体阻滞药艾司洛尔，0.5～1.0mg/kg 静脉注射，继之以 50～100μg/（kg·min）速率静脉输注维持；或美托洛尔 3～5mg 静脉注射，每隔 5min 可重复给药。普萘洛尔减慢心率，并可阻碍外周组织将 T_4 转化为 T_3，每次 2～3mg 缓慢静脉注射，老年人慎用，心力衰竭和支气管哮喘患者禁用。

3. 抑制甲状腺素合成　首选丙硫氧嘧啶（propylthiouracil，PTU），因 PTU 可抑制甲状腺激素的合成，同时大剂量时能抑制外周组织 T_4 转化为生物活性强 T_3；PTU 首次剂量 500～1000mg，然后 250mg/4h，口服、经胃管注入或直肠给药，待症状缓解后减至一般治疗剂量。如果没有 PTU 或患者对 PTU 过敏，也可以使用甲巯咪唑（抑制甲状腺内过氧化物酶，从而阻碍吸聚到甲状腺内碘化物的氧化及酪氨酸的偶联，阻碍 T_4 和 T_3 的合成），每天 120mg，每 4h 服用 20mg，但是甲巯咪唑没有抑制 T_4 向 T_3 转化的作用。

4. 降温　头部为重点的全身物理降温，可用变温毯和冰帽，控制体温<38℃。降温药物建议选择对乙酰氨基酚而不是水杨酸盐，因为水杨酸盐抑制甲状腺激素结合，增加游离甲状腺激素水平，可能加重危象。可以采用人工冬眠，常用哌替啶 50～100mg+异丙嗪 25～50mg，先用半量静脉注射，必要时再用全量。

5. 阻止甲状腺激素的释放　在 PTU 应用 1h 后，才可应用碘化物。这种延迟使用碘剂主要是为了抗甲状腺药物有时间抑制甲状腺激素合成，否则可能因为碘的增加而增强甲状腺激素的合成，从而加重危象。在足量给予 PTU 后服用碘剂，4～5d 便可见到血清 T_4 水平明显下降。碘化钾：口服或经胃管给药，每 6 小时 250mg；如对碘剂过敏，则可选用碳酸锂治疗，0.5～1.5g/d，分 3 次口服。

6. 拮抗应激　氢化可的松 100mg 静脉输注，2～3 次/日；或地塞米松 15～30mg 或 0.5～1.0mg/kg 静脉输注，3～4 次/日。

7. 纠正低血容量，维持血液循环稳定　由于发热、大汗、呕吐、腹泻可能导致血容量不足，需要积极补液以避免休克发生，每日补液量 3000～6000ml，同时加强中心静脉压监测。如果补充血容量后，血压仍不稳定，则需给予强心升压药物支持，如多巴胺 6～10μg/（kg·min）静脉泵注，必要时可用肾上腺素、毛花苷丙等药物维持。

8. 维持内环境稳定　纠正电解质、血糖、酸碱失衡等。

9. 纠正心力衰竭、肺水肿　给予镇静、强心、利尿等治疗，必要时行机械通气，并采用肺保护性通气策略。

10. 强心、利尿治疗　吗啡 1mg+东莨菪碱 0.6mg+呋塞米 40～80mg 静脉注射；毛花苷丙 0.2～0.4mg 静脉注射，或米力农 25～75μg/kg 10min 内静脉注射，然后以 0.375～0.750μg/（kg·min）静脉输注。

11. 大量维生素 C 和维生素 B 治疗。

12. 病情稳定后，手术若必须进行则应尽快完成手术，否则应改期手术。

13. 二线治疗方案　甲亢危象患者通过以上治疗通常可在 24h 内产生明显改善，但如果经过上述治疗的效果欠佳，应该送入 ICU 继续治疗，可以采用以下的二线治疗方法。

（1）碘酸盐或其他碘化造影剂：胆囊造影剂如碘酸盐和碘酸 1～2g，胃管或口服给予，可抑制外周 T_4 转化为 T_3。

（2）血浆置换：可清除血液循环中的甲状腺激素并迅速降低甲状腺素水平。

（3）T_4 和 T_3 粘结树脂–考来替泊或考来烯胺（消胆胺）：盐酸考司替泊 20～30g/d，胃管或口服给予。

（4）透析治疗。

（5）甲状腺手术：药物治疗无效或药物疗法有禁忌证可能需要甲状腺手术。

（五）预防

甲亢危象应该以预防为主。

1. 重点在于控制甲亢患者的病情　包括内科系统的正规治疗，避免突然停用抗甲状腺药物。手术患者认真充分的术前准备包括下述方面。

（1）抗甲状腺药物：使甲状腺功能恢复正常。

（2）Graves 病引起的甲亢患者：术前使用碘剂，碘化钾以 Lugol's 溶液（每滴含 8mg 碘）给药，每次 5～7 滴（0.25～0.35ml），3 次/日；或者以碘化钾溶液（每滴 50mg 碘）给药，每次 1～2 滴（0.05～0.1ml），3 次/日，可与食物混合服用，应在术前 10d 开始使用。

（3）β 受体阻滞药：能缓解甲亢临床症状，尤其是心悸、震颤、焦虑和怕热症状，同时改善肌无力和震颤，还能改善易怒、情绪不稳和运动不耐受的程度，且用药后不引起腺体充血，有利于手术操作，缩短术前准备时间。

（4）术前应该使患者基础代谢率基本正常，心率<90 次/分，血压<120/80mmHg，选择适当的手术时机非常重要。

2. 甲亢手术患者的麻醉与管理　术前镇静药的剂量宜偏大，避免使用阿托品；麻醉诱导力求平稳，且麻醉深度应适当，术中避免敷料过多过严导致机体散热不佳、体温升高。

3. 充分认识甲亢危象的诱发因素和临床表现，早发现、早诊断、早处理是关键。

4. 甲亢患者分娩时建议给予分娩镇痛措施，以减轻孕妇的紧张、疼痛刺激。剖宫产时应有完善的麻醉效果，胎儿娩出后应适当给予镇静药，术后应给予镇痛等措施。

（六）严密监测

1. 常规监测　心电图、心率、血压、呼吸、SpO_2、$P_{ET}CO_2$、体温、平均动脉压、中心静脉压、血气分析、血糖、血常规、电解质、血乳酸等。

2. 特殊监测　持续体温监测、血中游离 T_4 和游离 T_3、肾上腺素水平、皮质醇水平、肝功能和肾功能、心肌酶、心肌损伤标志物等。

（罗中兵　宋晓阳）

第六节　肾上腺危象抢救流程及解析

一、肾上腺危象抢救流程

定义
肾上腺危象是指急性肾上腺皮质功能衰竭。一般在原有肾上腺皮质功能低下（不全、减退）的基础上，因某种诱因而导致肾上腺皮质功能的急性衰竭。若在术中不能及时诊断、合理救治，可危及患者生命

诊断
病史：有慢性肾上腺功能不全病史，如艾迪生病，长期、大量皮质激素治疗史等
诱因：感染、手术、创伤、分娩；长期应用激素治疗的患者突然停药；肾上腺急性出血、双侧肾上腺切除等

临床症状
发热多见，可有高热达40℃以上，有时体温可低于正常
循环系统：血压下降，心率增快，容量不足，尿少，四肢末梢冷而发绀，至休克
神经系统：软弱无力或烦躁不安、嗜睡至昏迷
消化系统：恶心呕吐、腹痛、腹泻、腹肌紧张

实验室检查
"三低"：低皮质醇、低血糖、低血钠
"两高"：高血钾、高尿素氮
白细胞总数、中性粒细胞升高、嗜酸性细胞计数增高

紧急评估
是否存在休克：血压下降，心率增快，四肢末梢冷、发绀，休克指数>1.0
是否存在低氧血症、SpO_2<90%
是否存在高热或超高热，体温>40℃
意识状态：烦躁不安、嗜睡、昏迷（意识障碍）
是否存在内环境紊乱：如血糖、血钠和血钾下降，尿素氮升高，酸中毒等
血皮质醇水平：<0.5μmol/L→<0.1μmol/L

紧急处理
补充糖皮质激素：迅速给予氢化可的松100～200mg静脉注射，随后持续输注，24h总量可达300～600mg，直至病情稳定后减至维持量
纠正低血容量和低血糖：建议在心电、血压监护下补充等渗液，血糖低时可给予5%葡萄糖注射液500～1000ml。循环不稳定时可给予多巴胺6～10μg/（kg·min）或去氧肾上腺素0.15μg/（kg·min）
保持气道通畅、充分给氧，必要时气管插管行机械通气
纠正酸碱失衡和电解质紊乱
处理诱因：如抗感染、切口感染需扩创引流，暂停手术等

严密监测
常规监测：血压、心率、心电图、SpO_2、中心静脉压、电解质、血气分析、血糖等
特殊监测：血清皮质醇及醛固酮水平，肝肾功能等

二、肾上腺危象抢救解析

肾上腺是人体相当重要的内分泌器官，位于两侧肾的上方。腺体分肾上腺皮质和肾上腺髓质两部分，周围部分是皮质，内部是髓质。两者在发生、结构与功能上均不相同，实际上是两种内分泌腺。肾上腺皮质的组织结构可以分为三层，自外向内分为球状带、束状带和网状带。其中球状带分泌盐皮质类固醇，主要为醛固酮；束状带与网状带分泌糖皮质激素，主要为皮质醇，网状带还分泌少量性激素。盐皮质激素对人体起着保钠、保水和排钾的作用，在维持人体正常水盐代谢、体液容量和渗透平衡方面有重要作用。糖皮质激素类包括可的松（皮质素）和氢化可的松（皮质醇）等。这类激素对糖、蛋白质和脂肪代谢都有影响，主要作用是促进蛋白质分解和肝糖原异生。肾上腺与下丘脑、脑垂体三者共同形成肾上腺皮质的反馈调节回路。

肾上腺髓质是形成肾上腺中心部的组织，在交感神经的支配下，嗜铬细胞能分泌肾上腺素，主要为肾上腺素与去甲肾上腺素。肾上腺髓质与交感神经系统组成交感-肾上腺髓质系统，也称交感-肾上腺系统。

（一）定义

肾上腺危象（adrenal crisis，AC）是指急性肾上腺皮质功能衰竭。一般在原有肾上腺皮质功能低下（adrenal insufficiency，AI）的基础上，因某种诱因而导致肾上腺皮质功能的急性衰竭，若在术中不能及时诊断、合理救治，可危及患者生命。此外，长期使用皮质激素治疗突然停药，也可出现肾上腺皮质危象。肾上腺功能不全是指由各种原因导致肾上腺皮质激素分泌不足或缺如而引起的一系列临床症状，可累及多个系统。主要表现为肾上腺皮质激素缺乏所致的症状，如脱水、血压下降、直立性低血压、虚脱、厌食、呕吐、精神不振、嗜睡乃至昏迷。

流行病学文献报道显示，肾上腺危象患病率为每年 5.2%～8.3%，且其发生率随着年龄的增长而增加，伴有糖尿病、哮喘和先兆卵巢功能衰竭等基础疾病的患者发病率明显增加，病死率约为每年 0.5%。

（二）病理生理机制

肾上腺危象形成的病理生理机制尚不完全清楚。在肾上腺危象中，皮质醇的供需之间可能存在着不平衡。在某种疾病的急性期，对下丘脑-垂体-肾上腺轴（hypothalamic-pituitary-adrenal axis，HPA）正常的患者而言，其血清皮质醇浓度与疾病的严重程度相关。围手术期患者的血清皮质醇水平则通常反映手术创伤的程度。在急性应激状态下，传统观点认为皮质醇浓度升高是由于应激反应促进促肾上腺皮质激素分泌而激活 HPA 轴。然而近来有研究表明，危重患者的促肾上腺皮质激素水平处于低水平状态，且合并有皮质醇清除率的降低，这可能是高皮质醇症的原因之一。

应激反应会促进炎性细胞因子的释放，如 TNF-α、IL-1 和 IL-6，并激活下丘脑轴。而皮质醇分泌增加可抑制患者体内的抗炎免疫反应，降低了白细胞的免疫应答，并阻断了细胞因子的产生。因此，在肾上腺危象时，体内细胞介导的免疫作用是被削弱的。

另一个可能的机制是，目前已知皮质醇在去甲肾上腺素通过苯乙醇胺 N-甲基转移酶（phenylethanolamine-n-methyl transferase，PNMT）转化为肾上腺素的过程中起重要作用。因此，肾上腺功能不全患者体内皮质醇浓度的降低将会导致儿茶酚胺合成的降低（PNMT 活性降低的结果）。

（三）相关的基础疾病

1. 原发性肾上腺功能不全（primary adrenal insufficiency，PAI）　由肾上腺本身的功能受损引起，最常见的原因是肾上腺结核、自身免疫性肾上腺炎、感染或先天性肾上腺皮质醇分泌紊乱。最早由学者艾迪生·T 描述，故也称艾迪生病（Addison disease）。主要表现为疲乏无力、食欲不振、恶心、呕吐、血压偏低等，病情严重者可出现休克、低血钠、低血糖等肾上腺危象的表现，常伴有全身皮肤黏膜色素沉着。

（1）肾上腺结核：是艾迪生病的常见病因之一，部分肺、胸膜结核患者，由于未被发现或未进行过系统的抗结核治疗，结核菌血行播散至肾上腺，使肾上腺严重破坏，累及皮质及髓质。当 90% 以上肾上腺组织受到严重破坏时，出现肾上腺皮质激素分泌不足。一般来说，以糖皮质激素（如皮质醇）及盐皮质激素（如醛固酮）均分泌不足或以其中某一种激素分泌不足为主。肾上腺结核病变多发生在结核病感染的后期，一般在初次感染 5～10 年后发病。

（2）自身免疫性肾上腺疾病：是艾迪生病的另一重要病因。由于自身免疫性疾病累及肾上腺，使肾上腺皮质呈广泛的透明样变性，并伴有大量淋巴细胞、浆细胞及单核细胞浸润，但肾上腺髓质变化不大。在患者血清中多数可检出抗肾上腺皮质的抗体，此种患者可有多种免疫功能缺陷，并可为家族聚集性发病，其原因可能与遗传有关。常见的有自身免疫性多腺综合征Ⅰ型、自身免疫性多腺综合征Ⅱ型、单基因肾上腺功能不全、先天性肾上腺增生和肾上腺脑白质营养不良。

2. 继发性肾上腺皮质功能减退（secondary adrenal insufficiency，SAI）　由下丘脑-垂体-肾上腺轴紊乱引起，由于促肾上腺皮质激素（adrenocorticotropic hormone，ACTH）分泌不足或合成不足，肾上腺受到刺激所致。这通常是由脑垂体疾病/肿瘤或其后续治疗，包括手术和放疗造成的。此外，外源性糖皮质激素的长期治疗也可损害垂体，进而破坏皮质醇的生成和调节。任何破坏垂体或下丘脑组织的因素都可能造成 ACTH 的缺乏，最常见原因为垂体腺瘤。其他下丘脑-垂体肿瘤，如颅咽管瘤、脑膜瘤、鞍内和鞍上转移瘤也可引起继发性肾上腺功能不全。其他罕见的原因还包括创伤性脑损伤和脑垂体的感染等。

3. 药物引起的肾上腺功能不全　许多药物（常见的为糖皮质激素）会导致皮质醇合成降低，促进皮质醇失活，或者破坏糖皮质激素的作用。目前认为，较长时间（4 周以上）使用皮质激素（如泼尼松 5mg/d，或相当剂量的其他剂型）治疗的患者，由于垂体-肾上腺皮质功能受到外源性激素的反馈抑制，在突然中断用药、撤药过快或遇到严重应激情况而未及时增加皮质激素时，可使处于抑制状态的肾上腺皮质不能分泌足够的肾上腺皮质素而诱发危象；且该剂量与用药途径无关（局部、吸入、口服或注射）。此外，垂体前叶功能减退患者使用甲状腺制剂剂量过大，使机体新陈代谢旺盛，对皮质激素需要量骤然增加，亦可诱发危象。

（四）诱因

在已有相关基础疾病的前提下，受到各种因素的刺激或影响，导致肾上腺皮质功能的突发减退或衰竭，即可发生肾上腺危象，临床上常见的诱因：

1. 慢性肾上腺皮质功能减退症加重　因感染、创伤、发热、手术、胃肠功能紊乱、妊娠、分娩或停用激素等导致原有的慢性肾上腺皮质功能减退症加重，诱发肾上腺危象。此外，心理因素和其他应激事件也可能诱发此类患者出现肾上腺危象。

2. 药物因素

（1）主要是长时间应用糖皮质激素治疗的患者，其围手术期发生肾上腺危象的可能性远大于其他患者。

（2）垂体前叶功能减退患者围手术期也要引起警惕，其长期使用甲状腺制剂替代治疗，若剂量不当，可能使机体新陈代谢旺盛，对皮质激素需要量骤然增加，亦可诱发危象。

（3）恶性肿瘤患者使用免疫调节抗癌药物，或者合并使用改变皮质醇代谢的药物也可能会引发肾上腺危象。

（4）在垂体功能低下的患者中，生长激素替代疗法也可能导致肾上腺功能不全，属于围手术期肾上腺危象的高危人群。

（5）诱导药物代谢酶 CYP3A4 的药物，如卡马西平、米托坦和利福平可以提高皮质醇清除率，因此应用此类药物长期治疗的患者需要更高的皮质醇替代剂量，否则容易因为皮质醇的供需失衡而诱发围手术期肾上腺危象。

3. 肾上腺外伤或急性出血　新生儿难产、心肺复苏或成人腹部手术致肾上腺创伤、严重败血症（主要为脑膜炎双球菌性）致弥散性血管内凝血（disseminated intravascular coagulation，DIC）、双侧肾上腺静脉血栓形成、出血性疾病如白血病、血小板减少性紫癜、心血管手术及器官移植手术中抗凝药物使用过多均可导致肾上腺出血而诱发危象。

4. 肾上腺切除术后　双侧切除或一侧因肾上腺肿瘤切除而对侧肾上腺萎缩的患者，围手术期容易因为应激反应而诱发肾上腺危象。

5. 先天性肾上腺羟化酶缺陷致皮质激素合成受阻。此类患者也属于原发性肾上腺功能不全的范围，围手术期应保持警惕。

（五）临床表现

肾上腺危象因病因不同可有各自的临床特点。

1. 共同的临床表现

（1）精神萎靡、乏力。

（2）大多数患者有高热，体温可高达 40℃以上，但亦有体温正常或低于正常者。

（3）可出现中、重度脱水，口唇及皮肤干燥、弹性差。

（4）症状大多为非特异性，起病数小时或 1～3d 后病情急剧恶化。

2. 各系统主要表现

（1）循环系统：由于水、钠大量丢失，血容量减少，表现为脉搏细弱、皮肤湿冷、四肢末梢冷而发绀、心率增快、心律不齐、血压下降、直立性低血压、虚脱，严重时出现休克。

（2）神经系统：精神萎靡、烦躁不安或嗜睡、谵妄或神志模糊，重症者可昏迷。低血糖者表现为无力、出汗、视物不清、复视或出现低血糖昏迷。

（3）消化系统：糖皮质激素缺乏致胃液分泌减少，胃酸和胃蛋白酶含量降低，肠吸收不良及水和电解质紊乱，表现为厌食、腹胀、恶心、呕吐、腹泻、腹痛等。由于肾上腺动静脉血栓所致者，脐旁肋下 2 指处可突然出现绞痛。

（4）泌尿系统：由于血压下降，肾血流量减少，肾功能减退可出现尿少、氮质血症，严重者可导致肾衰竭。

（5）原发疾病的表现：①皮质醇不足的症状，如经常性疲劳、全身无力、食欲缺乏、体重下降、胃肠道不适、低血压、精神失常、发热、低血糖和关节痛；②肾上腺雄激素不足的症状，如女性阴毛与腋窝毛脱落；③原发性肾上腺功能不全的特有症状，如牙龈、关节、手掌沟、指甲盖、乳晕、手术瘢痕等部位出现局部色素沉着。

（六）诊断

成人急性肾上腺危象的诊断主要是依靠相关病史、是否存在诱因、临床表现与实验室检查。

1. 相关病史　主要是详细了解患者有无慢性肾上腺功能不全的既往史。

2. 可能诱因　如前所述的感染、手术、创伤、分娩等应激反应，以及激素应用史和肾上腺出血、切除、血栓等。

3. 临床表现　主要包括循环系统、神经系统、消化系统和体温变化等，易误诊为急腹症。一旦出现超过两种症状，则应考虑可能为肾上腺危象。尤其需要注意的是，围手术期的患者如果出现不明原因的低血压、休克、温度变化或意识变化，一定要警惕肾上腺危象的可能。

4. 实验室检查　肾上腺功能不全的确诊或鉴别诊断，主要还是依靠相关实验室检查。

（1）慢性肾上腺功能不全的实验室检查

1）常规检查：低血糖症（空腹血糖浓度<3.9mmol/L），低钠血症（血清中钠含量<135mmol/L），正常红细胞性贫血（男性 Hb<130g/L，女性 Hb<120g/L），总胆固醇水平偏低（总胆固醇浓度<3.9mmol/L），外周血嗜酸粒细胞增多（嗜酸性细胞≥8%），外周血白细胞及淋巴细胞过多，高钾血症。

2）晨起检测基础血清皮质醇水平：①血清皮质醇水平≥0.5μmol/L，排除 AI 的可能性；②血清皮质醇水平<0.1μmol/L，AI 的可能性极高；③血清皮质醇水平≥0.1μmol/L 但<0.5μmol/L，不能排除 AI 的可能性。

3）快速 ACTH 兴奋性试验：当基础皮质醇水平<0.1μmol/L，或≥0.1μmol/L 但<0.5μmol/L 时，强烈推荐进行快速 ACTH 试验［静脉注射 Cortrosyn（一种人工合成的 ACTH）250μg］，注射后查血清皮质醇水平：①≥0.5μmol/L：通常排除 AI 的可能性；②<0.5μmol/L 但≥0.4μmol/L：无法排除原发性或继发性 AI 的可能性；③<0.4μmol/L：原发性 AI 的可能性极高。

4）促肾上腺皮质激素释放激素（corticotropin releasing hormone，CRH）兴奋性试验：主要用于区分原发或继发性 AI。静脉注射 CRH 1μg/kg 后，分别于 15、30、60 和 90min 查血清皮质醇水平和 ACTH 水平，根据峰值进行鉴别诊断：①ACTH<0.5μmol/L：难以区分原发性或继发性 AI；②ACTH≥0.5μmol/L：基本确诊为原发性 AI，可能是下丘脑 AI；③基础 ACTH 水平正常或偏高，ACTH 峰值升高，疑似原发性 AI；④基础 ACTH 水平正常或偏低，ACTH 无峰值升高，疑似垂体 AI。

5）必要时采用 ACTH-Z 试验：醋酸四环磷酰胺 0.5mg（CORTROSYN Z）肌内注射，连续 3 天，一周后若患者尿皮质醇水平升高 2～3 倍，则可排除 PAI）。

6）若疑似下丘脑 AI，建议进行胰岛素耐受试验：胰岛素 0.1U/kg 静脉注射，若 ACTH 无反应或反应极差，且血清皮质醇峰值<0.5μmol/L，则应该考虑下丘脑 AI。需要注意的是，对于高度疑似 AI 患者，胰岛素注射剂量可减至 0.05U/kg。

（2）急性肾上腺功能不全（肾上腺危象）的实验室检查：若时间允许，其实验室检查与慢性 AI 几乎相同。但是患者若处于强烈的生理应激状态，应及时临时采血进行检查，若临时血样测得皮质醇水平<0.08～0.14 μmol/L，则肾上腺危象的可能性极高。

（七）紧急评估

1. 是否存在休克表现　如血压降低、心率增快，四肢末梢冷、发绀，休克指数>1.0 等；出现休克通常预示着患者病情较重。

2. 是否存在缺氧　如 SpO_2<90%或 PaO_2<60mmHg，及其他低氧血症的表现。

3. 是否存在高热和超高热　如体温>40℃，偶见体温正常或低体温。

4. 是否存在意识障碍　如烦躁不安、嗜睡，甚至昏迷等，其程度与病情轻重相关。

5. 是否存在内环境紊乱 肾上腺危象的患者，多出现低血糖、低血钠、高血钾、氮质血症（尿素氮升高）、酸中毒及低蛋白血症等表现。

6. 血清皮质醇水平 若<0.5μmol/L，提示可能存在肾上腺危象；若<0.1μmol/L，则肾上腺危象的可能性极大。

（八）紧急处理

1. 遵循早诊断、早处理的原则。

2. 迅速补充肾上腺皮质激素，推荐静脉注射氢化可的松 100～200mg，然后持续静脉输注，24h 总量可达 300～600mg，直至病情稳定后减至维持量。或者给予地塞米松 1mg/kg 静脉注射，分 2～3 次注射完毕。

3. 及时纠正低血容量、低血糖和抗休克治疗 推荐使用生理盐水进行补液治疗，在第 1h 静脉快速输注 1000ml 生理盐水，然后根据患者需求继续输注，一般第一个 24h 可补充 2000～3000ml；存在低血糖时可给予 5%葡萄糖注射液 500～1000ml。在补充血容量后如血液循环仍不稳定时，可考虑使用血管活性药物，如静脉微量泵注多巴胺 6～10μg/（kg·min）或去氧肾上腺素 0.15μg/（kg·min）。

4. 保持气道通畅，必要时进行气管插管行机械通气。

5. 维持内环境稳定 根据动脉血气分析结果，如纠正缺氧、酸中毒和电解质紊乱（如纠正低钠、高钾）、贫血等。

6. 预防应激性胃溃疡 静脉给予短效质子泵抑制剂如奥美拉唑。

7. 及时处理诱因 如抗感染、切口感染时需扩创引流、抗应激反应等，必要时暂停手术，改期进行。

需要注意的是，疑似肾上腺危象患者的诊断过程中不应延误治疗；如怀疑为肾上腺危象，则应立即抽取血样检测血清皮质醇和 ACTH，但同时应立即开始治疗，不需等待化验结果。

（九）预防

1. 加强围手术期监测 对于可疑患者或高危患者，围手术期除了血压、心率、心电图、SpO_2、$P_{ET}CO_2$、血常规、中心静脉压、平均动脉压、血气分析、血糖、电解质等常规监测外，还应给予相应的特殊监测，如血清皮质醇及醛固酮水平，肝功能、肾功能等。

2. 患者与医护人员的教育 患者、医护人员和家庭成员要对肾上腺危象的症状有足够的警惕，一旦出现要及时汇报和处理。

3. AI 患者合理的术前替代治疗 围手术期间为预防肾上腺危象，建议根据手术等级确定氢化可的松的剂量：

（1）小型手术：25～50mg/d，或 2～3 倍的日常维持剂量。

（2）中型手术：50～75mg/d。

（3）大型手术：150mg/d，维持至手术开始后 48h，然后可以减量至日常维持剂量。

4. AI 患者合理的日常治疗

（1）氢化可的松：3 次/日，每日剂量 0.12（mg）×体重（kg），早中晚比例 3：2：1。

（2）若患者出现盐流失症状如低钠血症、低血压，建议清晨增加氢化可的松或氟氢可的松 0.05～0.20mg。

（3）当氢化可的松与其他同时服用的药物发生相互作用并导致药效不明显时，推荐更改氢化可的松剂量。

（4）若出现 AI 合并甲状腺功能减退，推荐先服用氢化可的松，后使用甲状腺激素。

（5）若继发性 AI 患者应用糖皮质激素，应注意预防中枢性尿崩症。

（秦明哲　宋晓阳）

第七节　腺垂体功能减退危象抢救流程及解析

一、腺垂体功能减退危象抢救流程

定义	在原有垂体功能减退症的基础上，垂体激素严重分泌不足，在遭遇应激时其功能严重减退而自发地发生休克、昏迷和代谢紊乱的危象征象；又称"垂体前叶功能减退危象"，若不能及时救治，可危及生命
诊断	有腺垂体功能减退危象相关的基础疾病：如垂体缺血性坏死、垂体区肿瘤、垂体卒中、蝶鞍区手术等 诱因：如感染、饥饿、寒冷、手术、创伤、放疗、麻醉药物和降糖药物等 临床表现：危象前期主要以精神神志改变和胃肠道加重；危象期出现昏迷、低温、休克和精神病样发作等 影像学检查：垂体磁共振检查 实验室检查：甲状腺激素和血皮质醇绝对低值，低钠、低渗透压和低糖等
紧急评估	意识：Glasgow评分8～10分为浅昏迷，4～6分为昏迷 体温：T<35℃为低体温，T≤33℃可发生低温性昏迷并易发生心室颤动 循环（是否休克）：血压<90/70mmHg，MAP<60mmHg；心率>100次/分；脉压<25mmHg 呼吸状态：是否有呼吸频率异常；是否存在缺氧、CO_2蓄积
紧急处理	抢救低血糖昏迷为重点：立刻静脉注射50%葡萄糖溶液40～80ml，继以10%葡萄糖溶液500～1000ml维持；30min监测血糖一次，必要时可再次静脉注射50%葡萄糖溶液40～60ml 激素治疗：首次静脉给予氢化可的松100mg，2～4h内输完；第1个24h 200～300mg静脉持续输注。病情稳定后，通常3～8d改为口服 纠正水电解质紊乱：根据血气分析、电解质检测结果予以调整 保温：保持体温≥36℃，补充甲状腺激素，能口服者给予优甲乐（25μg/d开始，逐渐增加至50～150μg/d），同时静脉输注氢化可的松 纠正休克：纠正低血糖、补充肾上腺皮质激素，对于血压下降严重者，必要时给予扩容及升压药等综合抗休克措施 去除诱因和一般处理：如控制感染等
严密监测	常规监测：血压、心率、呼吸、平均动脉压、SpO_2，$P_{ET}CO_2$，心电图，体温 特别注意监测：血气，血钠，血糖，血钾，渗透压 激素监测：血皮质醇、促肾上腺皮质激素、促甲状腺激素、甲状腺激素、垂体激素和靶激素

二、腺垂体功能减退危象抢救解析

（一）定义

在原有垂体功能减退症基础上，其腺垂体部分或多种激素分泌不足，在遭遇应激或因严重功能减退自发地发生的休克、昏迷和代谢紊乱危急征象，又称"垂体前叶功能减退危象"。如果得不到及时诊救，常迅速危及患者生命。

脑垂体位于颅底蝶鞍中央的垂体窝内，是人体内重要的内分泌器官，具有复杂而重要的内分泌功能，分为腺垂体（垂体前叶）和神经垂体（垂体后叶）。垂体前叶分泌激素包括生长激素、催乳素、促肾上腺皮质激素、促甲状腺激素、卵泡刺激素、黄体生成素等；若前叶受损可造成相应的激素水平改变，出现肢端肥大、停经、泌乳、不孕不育和甲状腺功能障碍等。由下丘脑视上核和室旁核团神经细胞所分泌的抗利尿激素（内含有加压素和催产素）沿下丘脑垂体束输送并储存于垂体后叶；故垂体后叶主要起储存作用，它的损伤可造成尿崩症及其他一系列症状。

（二）与垂体危象相关的基础疾病

1. 席汉综合征（Sheehan syndrome）　妊娠期垂体增生肥大，需氧量增加，对缺氧特别敏感。分娩后垂体迅速复旧、血流量下降，相应分泌的激素量亦降低。如果分娩时发生产后大出血，尤其是伴有长时间的失血性休克，使垂体前叶供血减少甚至停止而引起组织缺氧、变性坏死，继而纤维化，最终导致垂体前叶功能减退称为席汉综合征，其发生率占产后出血及失血性休克患者的25%左右。近几年研究显示，席汉综合征并非仅与垂体前叶功能减退有关；有报道，部分垂体前叶功能有减退征象的患者中，其中50%显示垂体后叶功能亦有不同程度的异常。垂体前叶的代偿功能较强，当腺垂体组织破坏50%时，才开始出现症状；当腺垂体组织破坏75%时，出现明显症状；当腺垂体组织被破坏95%以上时，会出现比较严重的症状。发病年龄多在20～40岁生育期，闭经可发生在产后3个月～32年，经产妇多于初产妇。因垂体前叶病变所造成的各种激素分泌减少，其程度各有不同，其相对应的靶器官功能低下的临床表现则不完全平行，发病早晚不一，症状轻重不一。

2. 垂体卒中　垂体突发出血、缺血、梗塞、坏死，并引起突发性鞍旁压迫和颅内高压症或脑膜刺激为特征的急性综合征。常见诱因有外伤，放射治疗，炎症，药物如溴隐亭、氯丙嗪、抗凝剂，酗酒，可致颅内压和血管内压力瞬间升高事件：咳嗽、打喷嚏、情绪激动、血管造影、某些垂体功能试验如促甲状腺释放激素兴奋试验和促性腺激素释放激素兴奋试验等。发病机制为垂体肿瘤继发出血，肿瘤生长迅速超出自身血供能力而出现缺血性坏死和继发性出血，血管出血与梗塞，以及生理性与病理性腺垂体增大继发出血。

3. 蝶鞍区手术、放射治疗和创伤。

4. 感染和浸润病变，如细菌、病毒等感染，或血液病如白血病、淋巴瘤等。

5. 糖皮质激素长期治疗引起的医源性垂体功能减退，突然停用激素时极易出现垂体和肾上腺功能不全。

（三）诱因

在垂体功能减退症基础上，各种应激，如感染、腹泻、呕吐、失水、饥饿、寒冷、急性心肌梗死、脑血管意外、手术、创伤、麻醉及麻醉药物、降糖药物等均可能诱发垂体危象。

（四）临床分型及表现

1. 低血糖昏迷型　最常见的类型，因为进食过少、饥饿、感染、注射胰岛素，或高糖饮食及注射大量葡萄糖后，引起内源性胰岛素分泌导致低血糖而发病。以低血糖为主要临床症状，常表现为心悸、大汗淋漓。严重者烦躁不安、昏厥、昏迷，甚至癫痫样发作及低血压。有垂体功能减退病史的患者，由于氢化可的松不足，升糖和拮抗胰岛素的作用均缺失，肝糖原储备少，胰岛素敏感性增加；如果同时合并甲状腺功能不足，极易出现低血糖，而且不易纠正。

2. 休克型　常因感染诱发昏迷，表现为高热、血压过低，甚至昏迷和休克。该类患者常因缺乏多种激素，如皮质醇、甲状腺激素、性激素，特别是睾酮分泌不足，至机体抵抗力低下。

3. 药物诱导昏迷型　垂体功能低下的患者对镇静、麻醉药物的敏感性增加，一般剂量即可使患者陷入长时期的昏睡乃至昏迷。诱导的药物包括苯巴比妥类、吗啡、氯丙嗪等。

4. 低温昏迷型　多于冬季寒冷诱发，因为甲状腺激素的缺失对低温不能耐受或不保持正常的体温，患者昏迷，同时皮肤干冷、四肢柔软、无反射、心率慢、血压低、脉压小、体温过低（≤33℃）。

5. 低钠性昏迷　多因手术或胃肠道功能紊乱引起低钠脱水，或可促发如同原发性肾上腺皮质功能减退的危象，临床表现为昏迷和外周循环衰竭。

6. 水中毒昏迷　因存在肾排水障碍，一旦进水过多，水潴留，细胞外液稀释至低渗，而引起水中毒。低渗时水向细胞内移动引起细胞水肿，尤其是脑细胞水肿，可出现衰弱无力、食欲减退、呕吐，精神紊乱、昏迷抽搐等，并伴有血细胞比容降低。

7. 垂体卒中型　多由于垂体肿瘤内发生急性出血，导致下丘脑及其他生命中枢被压迫所致，起病急，头痛、呕吐、视力障碍，并迅速昏迷，常因呼吸中枢麻痹、颅内高压脑疝形成而突然死亡。

8. 垂体切除后昏迷型　易发生于垂体切除前已有功能低下的部分患者。切除后诱发昏迷的原因可能有因功能低下不能耐受手术严重刺激，或局部损伤，或手术前、手术后的电解质紊乱等诱发。患者表现为术后神智不能恢复，可持续数天至数周不等。因此，对于围手术期垂体手术患者，建议进行适当的激素补充和替代，以预防手术中、手术后垂体危象的发生。

（五）诊断

患者出现休克、昏迷，临床伴有低血压、低血糖和低钠血症，既往有垂体功能不全病史或垂体激素检查提示有垂体功能不全（血皮质醇、促肾上腺皮质激素、促甲状腺激素、甲状腺激素等垂体激素和靶激素均低于正常），可以明确诊断。在补充糖皮质激素和甲状腺激素后，如果患者的症状和体征明显改善，则更加支持诊断。

值得注意的是，垂体危象时，促肾上腺皮质激素和促甲状腺激素也可以在正常范围低限，但是甲状腺激素和血皮质醇一定是绝对低值。

（六）紧急处理

处理原则：激素替代，纠正电解质紊乱，对症处理，禁用或慎用麻醉药、镇静药、催眠药和降糖药等。重点在于抢救低血糖、低血压、低血钠、脑水肿，维持生命体征及解除病因。

1. 低血糖型　立刻静脉注射 50%葡萄糖注射液 40～60ml，继以 10%葡萄糖注射液 500～1000ml 维持治疗和防止低血糖。为了避免内源性胰岛素分泌过多再度引起低血糖，还需静脉输注氢化可的松，第一个 24h 用量 200～300mg，以后逐渐减量，1 周后过渡到口服。

2. 解除肾上腺危象　每 5%葡萄糖盐水（0.5～1.0L）加入氢化可的松 200～300mg/d，静脉输注。一旦患者从急性发作中恢复，氢化可的松剂量应迅速逐渐减少至标准维持剂量 20～30mg/d。对于垂体卒中患者，常伴有恶心呕吐，因此，在急性环境中不推荐口服皮质类固醇。

3. 低钠型　当血钠离子浓度<110～119mmol/L，为中度低钠血症，缺钠 0.5～0.75g/kg，多半表现为低钠低渗伴脱水，可在心脏功能监测下静脉输注 0.9%氯化钠 500～1000ml/h（2～3h），继以 0.75%～10%NaCl 1～2ml/kg 加入生理盐水稀释配置成 3% NaCl 输注，根据血钠离子浓度测定结果调整治疗方案，血钠≥125mmol/L 可暂停。血钠离子浓度提高至 120～125mmol/L，应以血钠浓度升高 0.5～1mmol/（L·d）为宜，防止脑桥脱髓鞘。同时，可予以氢化可的松 25～50mg 加入 25%葡萄糖注射液 40ml 静脉注射，每间隔 4h 监测血钠离子浓度 1 次，当血钠离子浓度达到 125mmol/L 即可停止补钠。

4. 水中毒型　表现为低钠低渗伴容量过多。应立即口服泼尼松 10～20mg，或静脉注射氢化可的松 50～100mg 或地塞米松 1～5mg 加入 25%葡萄糖注射液 40ml 静脉注射，停止水摄入，快速利尿（静脉给予呋塞米 20～60mg 或 20%甘露醇 0.5～1.0g/kg 静脉输注）、纠正脑水肿。血钠离子浓度<120mmol/L 应补 7.5% NaCl 1～2ml/kg 后查血钠，再逐步纠正。尽量排出过多水，情况危急或利尿无效者可行血液透析。合并低血糖型，可酌情增加皮质激素的用量，如增加氢化可的松用量至 200～300mg/d。应注意补钾，维持血钾离子浓度≥4.5mmol/L。

5. 低温型　应保温和给予甲状腺激素。口服甲状腺片 30～60mg 或优甲乐 20～40μg/6h；严重者每 6h 可静脉注射 T_3 25μg，同时静脉输注氢化可的松 50～100mg。加温不宜迅速，禁用镇静药。

6. 卒中型　应积极脱水并给予激素，必要时紧急外科手术减压和挽救视力及生命。

7. 抗感染治疗，预防休克。

8. 病情稳定后，根据病情给予激素替代治疗。

在治疗过程中，可通过观察患者神志、生命体征和一般状况的恢复情况，如血压、心率、体温、血糖和电解质等，对治疗效果进行评估。一般而言，体温、心率和 FT_4 水平可作为甲状腺激素替代的监测指标；血压、血糖、电解质和尿皮质醇可以作为皮质醇补充或替代的监测指标。当垂体损伤不可逆或持续时，促肾上腺皮质激素和促甲状腺激素的监测不能作为替代治疗的评价指标。

（七）预防

1. 术前认真询问病史和复习病历，尤其是产后妇女，应排除垂体功能不全的基础疾病。

2. 已明确有垂体功能不全的患者，术前应给予激素治疗，术中应加强相关监测并补充激素，麻醉用药应酌情减量。

3. 加强监测，如血糖、血钠、尿量等，及时发现问题及时处理。

4. 垂体手术患者术后应加强病情观察，注意鉴别麻醉药物还是病情变化所致的苏醒延迟。

（程鹏飞　宋晓阳）